セラピストのための基礎研究論文集 4.

遠山正彌	神経解剖学／アルツハイマー病・脳虚血における神経細胞死の分子機序
香山雪彦	神経生理学／睡眠・覚醒の神経機構
今村一之	神経科学／大脳皮質機能再編の細胞・分子機構
中村彰治	神経科学／脳の発達と可塑性
福島菊郎	神経生理学, 脳科学／視覚情報を適切に取り込むための視線運動制御機構

人間行動と皮質下機能

福島順子	神経生理学, 精神医学／眼球運動の生後発達, 眼球運動の神経生理学
加藤 誠	神経生理学／視覚と運動制御
宮下暢夫	臨床神経学, 臨床神経生理学／パーキンソン病の病態生理と治療, 大脳基底核の神経機構
渡辺克成	機能的脳神経外科, 神経生理学／パーキンソン病および不随意運動障害の外科治療
岩崎愼一	神経内科／臨床神経学, パーキンソン病をはじめとする大脳基底核疾患の臨床, 眼球運動の臨床
西条寿夫	神経生理学／感覚認知・行動発現の神経機構
小野武年	行動神経科学／認知・情動・記憶の神経機構
永井正則	環境生理学, 自律神経生理学／温度環境と自律機能, 環境ストレスと自律機能
入來正躬	温熱生理学, 環境生理学, 老年学, 自律機能調節／温度環境の生体への影響, 高齢者の体温調節
上野照子	神経生理学／情動・記憶の脳内機構
前田久雄	精神医学, 大脳生理学, 精神生理学／情動の中枢機序の研究

永井洋一（作業療法）[選]

協同医書出版社

装幀　戸田ツトム

「人間行動と皮質下機能」発刊にあたって

　より多くの知識を得れば得るほど，人間がいかに複雑であるかさらに認識することになる．知識の拡大はパズルを大きくし，そのパズルの数を増やしていくことになりやすい．この"ジグソーパズル"が完成に近づくときがくるだろう．それは我々の人生においては見られないかもしれない．
A. Jean Ayres『エアーズ研究論文集』(1974)

　1960年代に当時明らかになりつつあった中枢神経系の構造と機能に関する研究を引用し，感覚統合療法に関する仮説と治療理論を展開したAyres博士(1923-1988)は，その著書『感覚統合と学習障害』(1972)の中で「脳は全体としてはたらく」と書いた．彼女は，人間が環境からの要請に応えて適応的に反応していくために皮質下が担っている役割の重要性に，当時から着目していたのである．

　私たちが感覚統合療法理論を追究し，それを実践していくにあたっては，時代とともに発展していく基礎研究の知見を整理・反映していくことが必要不可欠であるのは言うまでもない．しかし，最近の脳科学の研究は広範囲にわたり，その中のどこに注目していけばよいのか，取捨選択に困難を感じることも多い．そこで，皮質下の基本的・自動的な情報処理と，より高次レベルの脳機能(認知や行動など)との関連に改めて目を向け，私たちの臨床的知見と基礎的な研究の成果を照らし合わせることはできないだろうか．そのことによって感覚統合に関連する治療理論や仮説をup-to-dateなものにするべく検証し，セラピーの根拠をより確実なものにする必要があるのではないか，というのが選者としての問題意識であった．

　たとえば，最近マスコミで取り上げられることが多くなったADHD(注意欠陥多動障害)の「注意」や「多動」は，大脳皮質だけに注目したのでは理解できないとされている．それは，多動を落ち着かせる効果があるといわれる薬物(リタリン)は本来中枢刺激剤(興奮的に作用する)のはずなのに，なぜか逆説的にはたらくというメカニズムについての理解を私たちに求めているように思われる．また，触覚防衛反応(触刺激が，過剰な情緒反応，多動性，および他の問題行動を引き起こす一種の感覚統合障害)や重力不安(頭の位置や運動により刺激されたときに起きる感覚に対して感じる異常な不安感や苦痛)という現象で感覚入力から強い情動がもたらされることについて探求するには，大脳辺縁系の機能を無視してはならないだろう．

　もちろん，基礎研究と臨床活動の間には大きな溝があるし，動物の実験で判明したことをそのまま人間の行動に当てはめることには無理がある．しかしながら，上記のような観点か

ら，脳幹，大脳基底核，および大脳辺縁系に注目し，それらの構造と機能が人間の行動にどのように影響を与えているのか，最新の神経科学の研究成果を編纂してみようというのが本書の趣旨である．なお，小脳に関する研究はあまりにも分量が多く，誌面の構成上省かざるを得なかったことについてお断り申し上げなければならないだろう．

　さて，本書は3部から構成されている．第1部では脳幹の構造に関する概説の後，睡眠・覚醒，注意，ストレス，姿勢・運動と脳幹の機能の関係について，それぞれの先生方から解説していただいた．主な読者がセラピストであることは，先生方に執筆をお願いする際に前もってお知らせしてあるものの，神経伝達物質などについては，その性質上誰にでもわかりやすくというわけにはいかなかったかもしれない．先生方のご苦心に応えるべく，私たちも参考書にあたる努力を惜しまずに読むべきであろう．

　第2部では大脳基底核と運動の制御，注意，記憶，眼球運動に関する論文を集めた．この部位に関してはまだまだ解明されていないことが多いとのことだが，大脳皮質との関連が強く，認知に関連する機能にも深くかかわっている，という知見が多いことには驚かされる．

　第3部では大脳辺縁系について情動や自律機能とのかかわりを中心に執筆をお願いした．感覚入力に対して情動的反応を生じさせる部位として，また「これがしてみたい」という動機づけ(Ayres博士の言葉では「内的欲求 Inner Drive」)に関連する部位としての大脳辺縁系に光を当てていただいたつもりである．

　ご執筆いただいた先生方はそれぞれの分野の研究においては権威であり，ご多忙な方ばかりである．にもかかわらず，セラピストの勉強になるのであれば，また，リハビリテーションの知識や技術の発展に役立つのであれば，と快く執筆をご承諾いただいた．この場を借りて心から御礼申し上げる次第である．

　また，本書のアイデアを提示されてからずいぶん時間が経ってしまった．この間，協同医書出版社の中村三夫氏，戸髙英明氏にはひとかたならぬお世話になった．特に，仕事の遅い選者に粘り強くつきあっていただいた戸髙氏には大変な迷惑をおかけした．お二人には深謝申し上げる次第である．

選者　永井　洋一
2002年3月1日

執筆者略歴

1. 脳幹の構造

遠山正彌　Tohyama Masaya

専攻／研究テーマ　神経解剖学／アルツハイマー病・脳虚血における神経細胞死の分子機序，小胞体機能異常を起源とする神経細胞死の解析

最終学歴　大阪大学医学部卒業(1972)

現職　大阪大学大学院医学研究科ポストゲノム疾患解析学講座プロセッシング機能形態分野教授

主要著書

『バイオサイエンス戦略マニュアル』（共編／共立出版 1990）

『Handbook of Chemical Neuroanatomy vol. 10：Ontogeny of Transmitters and Peptides in the CNS』（共編／Elsevier 1992）

『見て学ぶマクロ解剖図譜：頭部』（監修／メディカルレビュー社 1992）

『Atlas of Neuroactive Substances and their Receptors in the Rat』（共編／Oxford University Press 1998）

『からだを理解するための解剖・生理学』（共編／金芳堂 1999）

2. 睡眠・覚醒と脳幹モノアミン・アセチルコリン作動性投射系

香山雪彦　Kayama Yukihiko

専攻／研究テーマ　神経生理学／睡眠・覚醒の神経機構

最終学歴　山口大学医学部卒業(1970)

現職　福島県立医科大学医学部生理学第二講座教授

主要著書

『最新 脳と神経科学シリーズ10 睡眠とその障害』（共著／メジカルビュー社 1998）

『標準生理学 第5版』（共著／医学書院 2000）

『病棟で働く人のための生理学』（秀潤社 2000）

3. 注意と中枢ノルアドレナリン投射系

今村一之　Imamura Kazuyuki

専攻／研究テーマ　神経科学／大脳皮質機能再編の細胞・分子機構

最終学歴　群馬大学大学院医学研究科修了(1984)

現職　理化学研究所脳科学総合研究センター視覚神経回路モデル研究チーム研究員

4. 青斑核の可塑性とストレスとうつ病

中村彰治　Nakamura Shoji

専攻／研究テーマ　神経科学／脳の発達と可塑性
最終学歴　大阪大学大学院医学研究科修了(1977)
現職　山口大学医学部高次神経科学講座教授
主要著書
『The Reticular Formation Revisited』（共著／Raven Press 1980)
『Presynaptic Regulation of Nuerotransmitter Release：A Handbook』（共著／Freund Publishing 1991)
『からだの中からストレスをみる』（共著／学会出版センター 2000)

5. 姿勢反射と脳幹

福島菊郎　Fukushima Kikuro

専攻／研究テーマ　神経生理学，脳科学／視覚情報を適切に取り込むための視線運動(空間内眼球運動)制御機構
最終学歴　北海道大学大学院医学研究科生理学専攻修了(1975)
現職　北海道大学大学院医学研究科教授
主要著書
『The head-neck sensory motor system』（共著／Oxford University Press 1992)
『CLIENT21 21世紀耳鼻咽喉科領域の臨床 8 めまい・平衡障害』（共著／中山書店 1999)

5. 姿勢反射と脳幹

福島順子　Fukushima Junko

専攻／研究テーマ　神経生理学，精神医学／眼球運動の生後発達，精神分裂病の眼球運動障害，眼球運動の神経生理学，実験的脳梗塞における運動野の再構築
最終学歴　北海道大学医学部医学科卒業(1973)
現職　北海道大学医療技術短期大学部理学療法学科教授
主要著書
『眼科学大系 7 神経眼科』（共著／中山書店 1995)
『小生理学』（共著／南山堂 1999)
『臨床精神医学講座 21 脳と行動』（共著／中山書店 1999)

6. 大脳基底核と運動制御

加藤　誠　Kato Makoto

専攻／研究テーマ　神経生理学／視覚と運動制御
最終学歴　東京大学大学院医学系研究科第一基礎医学(生理学)専攻博士課程修了(1988)
現職　通信総合研究所関西先端研究センター脳機能グループ

7. 大脳基底核の神経伝達物質と注意

宮下暢夫　Miyashita Nobuo

専攻／研究テーマ　臨床神経学，臨床神経生理学／パーキンソン病の病態生理と治療，大脳基底核の神経機構
最終学歴　順天堂大学医学部卒業(1984)
現職　越谷市立病院神経内科部長
主要著書
『神経疾患 ―state of arts(別冊・医学のあゆみ)』（共著／医歯薬出版 1999）
『EBMのコンセプトを取り入れたパーキンソン病ハンドブック』（共著／中外医学社 2001）

8. 記憶と大脳基底核

渡辺克成　Watanabe Katsushige

専攻／研究テーマ　機能的脳神経外科，神経生理学，脳腫瘍／パーキンソン病および不随意運動障害の外科治療，聴神経腫瘍，術中脳神経機能モニタリング
最終学歴　群馬大学大学院医学部博士課程修了(1998)
現職　群馬大学医学部行動医学研究施設・脳神経外科学教室助手
主要著書
『The Basal Ganglia V』（共著／Plenum Press 1996）
『脳神経外科 周術期管理のすべて』（共著／メジカルビュー社 2000）
『EBMに基づく脳神経疾患の基本治療』（共著／メジカルビュー社 2001）

9. 眼球運動と大脳基底核

岩崎愼一　Iwasaki Shinichi

専攻／研究テーマ　神経内科／臨床神経学，パーキンソン病をはじめとする大脳基底核疾患の臨床，眼球運動の臨床
最終学歴　慶應義塾大学医学部卒業(1968)
現職　城西大学大学院薬学研究科医療薬学教授
主要著書
『脱髄疾患の基礎と臨床』（共著／金剛出版 1983）
『神経の臨床』（共著／中外医学社 1986）
『薬の正しい使い方』（共著／日本医師会 1996）

10. 情動のメカニズムと大脳辺縁系

西条寿夫　Nishijo Hisao

専攻／研究テーマ　神経生理学／感覚認知・行動発現の神経機構
最終学歴　富山医科薬科大学大学院修了(1986)
現職　富山医科薬科大学医学部第一生理教授
主要著書
『新医科学体系10 脳と行動』（共著／中山書店 1994）
『アトラスで学ぶ生理学』（共著／丸善 1996）
『The New Cognitive Neurosciences : 2nd ed』（共著／MIT Press 1999）
『脳科学大事典』（共著／朝倉書店 2000）

10. 情動のメカニズムと大脳辺縁系
12. 扁桃体と情動

小野武年　Ono Taketoshi

専攻／研究テーマ　行動神経科学／認知・情動・記憶の神経機構
最終学歴　金沢大学医学部大学院医学研究科修了(1969)
現職　富山医科薬科大学医学部第二生理教授
主要著書
『岩波講座 認知科学6 情動』（共著／岩波書店 1994）
『分子から病態 —分子神経科学の最先端』（共著／厚生社 1995）
『The New Cognitive Neurosciences：2nd ed』（共著／MIT Press 1999）
『岩波講座 現代医学の基礎7 脳・神経の科学Ⅱ —脳の高次機能』（共著／岩波書店 1999）
『脳図鑑21：育つ・学ぶ・癒す』（共著／工作舎 2001）

11. 情動と自律機能

永井正則　Nagai Masanori

専攻／研究テーマ　環境生理学，自律神経生理学／温度環境と自律機能，環境ストレスと自律機能
最終学歴　岡山大学大学院修了(1976)
現職　山梨県環境科学研究所環境生理学研究室長
主要著書
『新生理科学体系22 エネルギー代謝・体温調節の生理学』（共著／医学書院 1987）
『生気象学の事典』（共著／朝倉書店 1992）
『体温調節のしくみ』（共著／文光堂 1995）
『Thermotherapy for Neoplasia, Inflammation, and Pain』（共著／Springer Verlag 2001）

11. 情動と自律機能

入來正躬　Iriki Masami

専攻／研究テーマ　温熱生理学，環境生理学，老年学，自律機能調節／温度環境の生体への影響，高齢者の体温調節，交感神経地域性反応，温度受容器，発熱症候群
最終学歴　東京大学大学院修了(1960)
現職　山梨県環境科学研究所所長
主要著書
『脳の老化』（共著／共立出版 1981）
『自律神経 —最新の知識 —』（編著／藤田企画 1981）
『生理学』（編著／文光堂 1986）
『発熱症候群』（編著／文光堂 1987）
『体温調節のしくみ』（編著／文光堂 1995）

12. 扁桃体と情動

上野照子　Uwano Teruko

専攻／研究テーマ　神経生理学／情動・記憶の脳内機構
最終学歴　富山医科薬科大学大学院薬学研究科博士前期課程修了(1988)
現職　富山医科薬科大学医学部第二生理助手

13. 情動回路と不安

前田久雄　Maeda Hisao

専攻／研究テーマ　精神医学，大脳生理学，精神生理学／精神分裂病にみられる情動認知障害の研究，情動の中枢機序の研究

最終学歴　九州大学医学部卒業(1966)

現職　久留米大学医学部神経精神医学講座教授

主要著書

『葛藤―心理学・生物学・精神医学―』(共著／金剛出版　1988)

『新生理科学大系11 行動の生理学』(共著／医学書院　1989)

『新医科学大系10　脳と行動』(共著／中山書店　1994)

『私の分裂病観』(共著／金剛出版　1995)

『不安の精神医学』(共著／ライフ・サイエンス　2001)

目次

「人間行動と皮質下機能」発刊にあたって
執筆者略歴

第1部 脳幹の構造と機能

1. 脳幹の構造
　　　遠山正彌　……………………… 3
脳幹の発生
下位脳幹の基本構築
脳幹網様体と縫線核
下位脳幹とりわけ網様体とカテコールアミン
下位脳幹とアセチルコリン（Ach）
下位脳幹とその他の神経伝達（修飾）物質

2. 睡眠・覚醒と脳幹モノアミン・アセチルコリン作動性投射系
　　　香山雪彦　……………………… 31
睡眠覚醒メカニズムの研究の始まり：上行性網様体賦活系
代わるべき説を求めて：睡眠のモノアミン説
新しい発展：アセチルコリン作動性投射系の確立
モノアミン作動性ニューロンの活動
アセチルコリン作動性ニューロンの活動
モノアミン・アセチルコリン作動性ニューロンの相互作用
視床下部と脳幹の関係
脳幹汎性投射系の上位脳に対する影響
まとめ：睡眠覚醒の調節と汎性投射系の機能的役割

3. 注意と中枢ノルアドレナリン投射系
　　　今村一之　……………………… 49
はじめに
ノルアドレナリンニューロンの興奮

ノルアドレナリンによる大脳皮質細胞の興奮性の調節
ノルアドレナリンによるシナプスの可塑性（眼優位可塑性）の調節
ノルアドレナリン系の活性化による可塑性増強
おわりに

4. 青斑核の可塑性とストレスとうつ病
　　　中村彰治　……………………… 65
はじめに
青斑核の機能をめぐって
青斑核ノルアドレナリン線維の再生
青斑核とストレス
青斑核とうつ病
おわりに

5. 姿勢反射と脳幹
　　　福島菊郎・福島順子　……………… 93
反射回路と脳幹
前庭系と前庭感覚
視覚情報の適切な取り込みのための眼球運動
姿勢制御と姿勢反射
高次脳機能における前庭情報と眼球運動の意義

第2部 大脳基底核の機能

6. 大脳基底核と運動制御
　　　加藤　誠　……………………… 123
はじめに
大脳基底核と関係する外見上の運動異常
大脳基底核の破壊実験と行動にみられる運動異常
大脳基底核の破壊と不随意運動

大脳基底核の破壊と随意運動への効果
まとめ：大脳基底核の機能

7. 大脳基底核の神経伝達物質と注意
宮下暢夫 ……………155
はじめに
眼球運動と注意
サッケード制御のメカニズムと大脳基底核の役割
大脳基底核におけるドパミンの役割
MPTPによる片側ドパミン不全モデル動物
自発眼球運動の障害
半側空間無視
眼球運動課題
行動課題による注意障害の検出
ドパミンによる注意機能制御のメカニズム
大脳基底核疾患と注意の障害
まとめ

8. 記憶と大脳基底核
渡辺克成 ……………181
はじめに
順序運動の学習
大脳基底核における神経線維連絡
黒質緻密部ドパミン・ニューロンと行動の動機づけ
黒質線条体ドパミン系の運動学習・記憶への関与
大脳基底核の順序運動学習・記憶への関与
明示的(Explicit)学習と暗黙的(Implicit)学習
強化学習仮説
学習に伴って変化する大脳皮質の活動
手の順序運動の学習：並列性と順序性
おわりに

9. 眼球運動と大脳基底核
岩崎愼一 ……………209
はじめに
眼球運動の役割
眼球運動の種類
サッケードの実際
サッケードの種類
水平性サッケードの神経経路
サッケードの診察方法
パーキンソン病患者のサッケード

第3部　大脳辺縁系と情動・動機づけ

10. 情動のメカニズムと大脳辺縁系
西条寿夫・小野武年 ……………233
はじめに
情動とは
情動の役割
情動を担う脳領域
扁桃体の機能的役割
視床背内側核の機能的役割
前部帯状回の機能的役割
前頭葉眼窩皮質の機能的役割
情動発現時における各脳領域の活動
情動発現を担う神経機構
おわりに

11. 情動と自律機能
永井正則・入來正躬 ……………267
はじめに
情動と自律機能
情動と意思決定機構

情動とコミュニケーション
おわりに

12. 扁桃体と情動
  上野照子・小野武年 ……………295
はじめに
扁桃体の解剖
扁桃体と情動発現
扁桃体と情動記憶
扁桃体と社会状況認知
扁桃体と情動障害
おわりに

13. 情動回路と不安
  前田久雄 ……………319
はじめに
恐怖と不安
行動をどのようにとらえるか―動機づけと学習の関係―
情動回路からみた恐怖
不安の実験法
恐怖，不安の臨床
おわりに

第1部　脳幹の構造と機能

第1章　脳幹の構造
第2章　睡眠・覚醒と脳幹モノアミン・アセチルコリン作動性投射系
第3章　注意と中枢ノルアドレナリン投射系
第4章　青斑核の可塑性とストレスとうつ病
第5章　姿勢反射と脳幹

1 脳幹の構造

遠山　正彌

脳幹の発生

　神経系は外胚葉に由来する．外胚葉の一部が肥厚し神経板(neural plate)を造る．やがて神経板の正中部に溝ができ(神経溝：neural groove)，次第にこの溝が深くなる(図1)．溝の出っ張りの部分は神経堤(neural crest)と呼ばれる．溝が深くなるにつれて側壁が接近し，やがて癒着し神経管(neural tube)が形成される．この背側で皮膚外胚葉が癒着するので，神経管は皮下に埋もれることとなる．この折りに神経堤もいったん癒着し皮下に埋もれるが，やがて再び分離する．この神経堤からは末梢感覚(知覚)神経節細胞，自律神経節細胞，消化管内の神経細胞，副腎髄質などが発生する．

　発生が進むにつれ神経管の吻側部が膨大する．発生4週(ヒト)では前脳胞(forebrain, prosencephalon)，中脳胞(midbrain, mesencephalon)，菱脳胞(hindbrain, rhombencephalon)の3個の膨大部が認められる．この状態の神経管は一次脳胞(primary brain vesicle)と呼ばれる(図2，図3)．この時期では，神経管の背側部の発達の方が腹側部の発達に比較して著しい．その結果，神経管は中脳胞と菱脳胞の境界部と，菱脳胞と脊髄の境界部で腹側に屈曲する．前者の屈曲は頭屈(cephalic flexure)，後者の屈曲は頸屈(cervical flexure)と呼ばれる(図3a)．発生5週になると前脳胞は大きく膨らみ，側方に半球を形成する終脳(endbrain, telencephalon)とそれ以外の眼胞の突出を有する間脳(intermediate brain, diencephalon)に分化する．菱脳胞は，この時期に形成される橋屈(pontine flexure)により，後脳胞(metencephalon)と髄脳胞(myelencephalon)に分かたれる．後脳胞からは橋(pons)と小脳(cerebellum)が，髄脳胞からは延髄(medulla oblongata)が形成される．中脳(midbrain, mesencephalon)を形成する中脳胞は大きな形態変化を示さない．

　解剖学的には中脳から延髄までを下位脳幹，間脳を上位脳幹と呼ぶが，一般的に脳幹と言えば下位脳幹を指すことが多い．

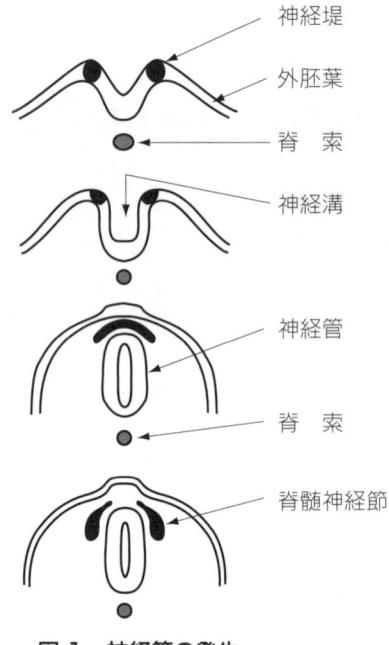

図1 神経管の発生
(遠山と塩谷 1990[1])

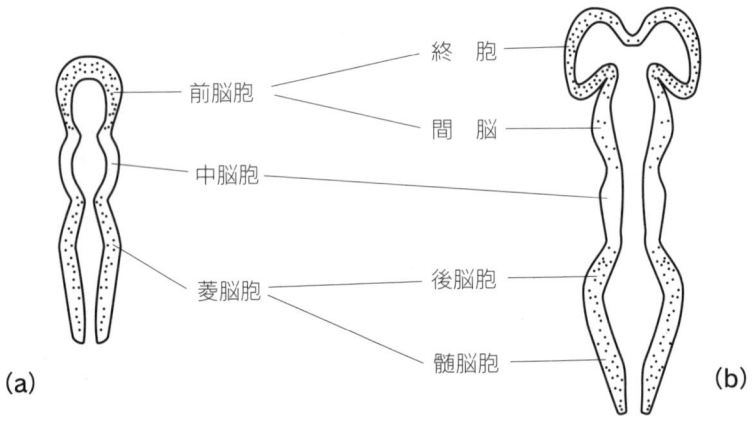

図2 脳胞の分化
a：一次脳胞，b：二次脳胞．
(遠山と塩谷 1990[1])

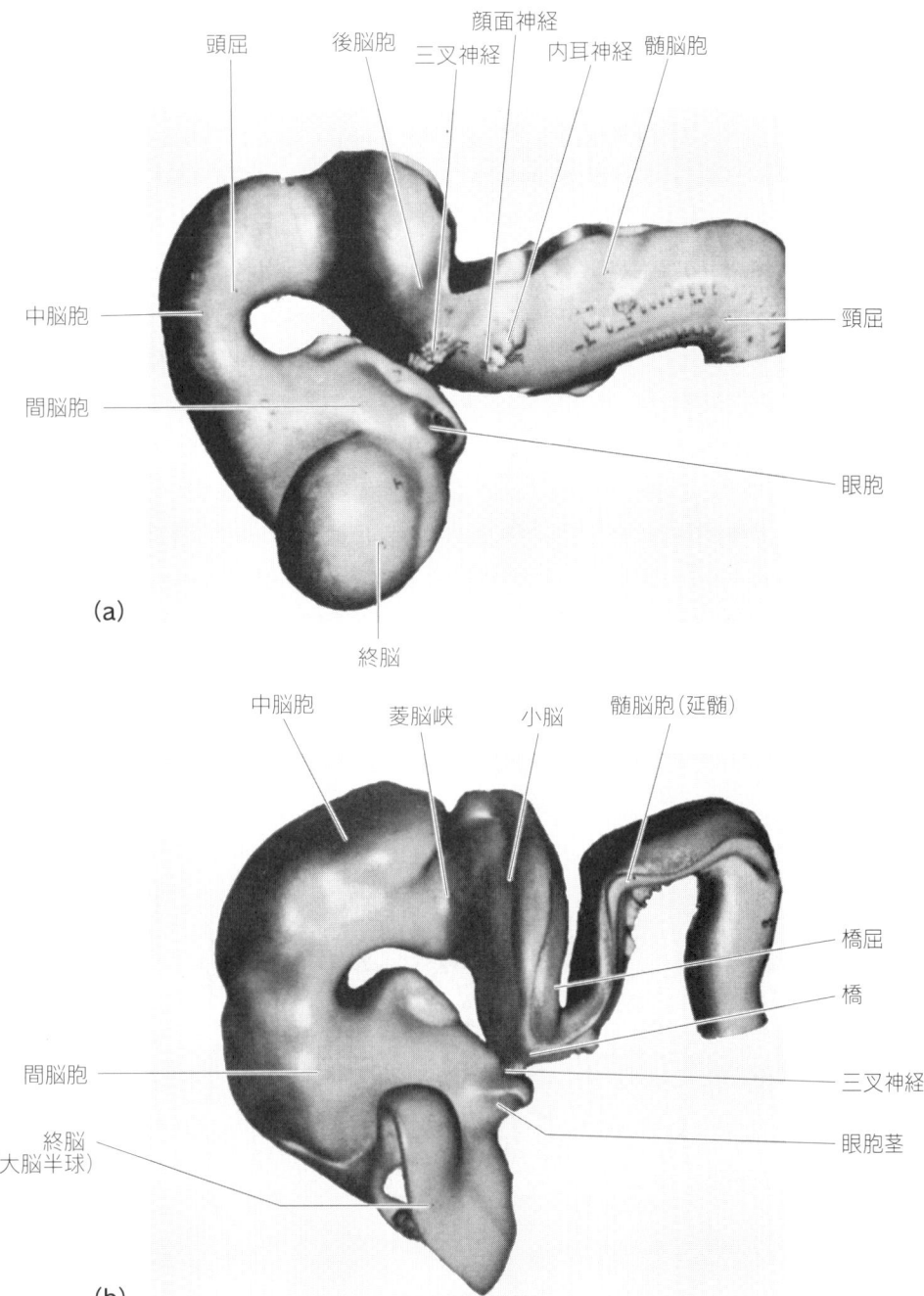

図3 ヒト胎児脳の外側面での屈曲と脳胞の模型
　　a：胎生第6週のはじめ，b：胎生第7週．大阪大学医学部所蔵．
　　（遠山と塩谷 1990[1])

下位脳幹の基本構築

　発生初期には神経管は中心管周囲に存在し，神経細胞の分化に関与する上衣層(ependymal layer)，分化した神経細胞が集まる外套層(mantle layer)，神経線維の多い辺縁層(marginal layer)より形成される(図4)．中心管には境界溝と呼ばれる溝があり，これより背側部の神経管を翼板(alar plate)，腹側部の神経管を基板(basal plate)と呼ぶ(図4)．翼板からは感覚に関係する細胞が分化し，基板からは運動性の細胞が分化する．すなわち翼板には末梢の感覚神経の入力を受けるニューロンが，一方基板にはその軸索を末梢に送る運動ニューロンが数多く存在する．また中心管周囲からは内臓機能に関係する細胞が分化する．すなわち中心管近傍の翼板には内臓感覚(知覚)に関与する細胞が，それ以外の翼板には体性感覚に関与する細胞が，中心管近傍の基板には内臓運動に関与する細胞が，それ以外の基板には体性運動に関与する細胞がそれぞれ発生し，位置することとなる(図4)．

　成熟脳においては脊髄で最もよくこの構造が保存され，延髄，橋，中脳の下位脳幹でも原則的には維持されている．末梢の機能と連関する神経系は一般に，①筋板由来の横紋筋(大部分の横紋筋)を支配する一般体性遠心(運動)性(General Somatic Efferent：GSE)，②鰓弓由来の横紋筋(咀嚼筋，表情筋，嚥下筋など)を支配する特殊内臓遠心(運動)性(Special Visceral Efferent：SVE)あるいは鰓運動性(Branchiomotor System)，③一般の平滑筋を

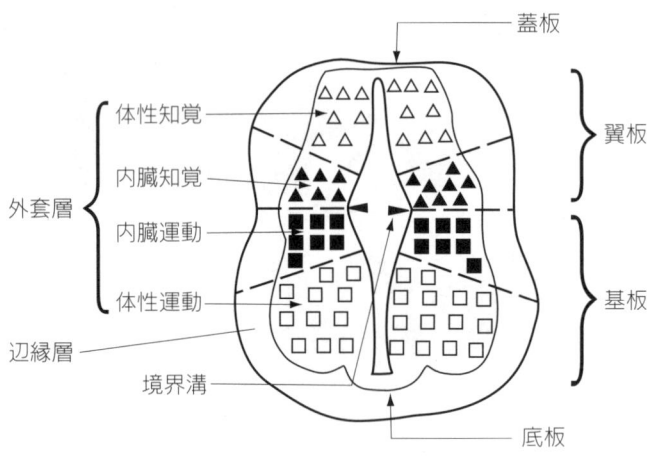

図4　神経管の横断図
(遠山と塩谷　1990[1])

支配する一般内臓遠心(運動)性(General Visceral Efferent：SVE)，④一般体性感覚を受け取る一般体性求心(感覚)性(General Somatic Afferent：GSA)，⑤聴覚や前庭覚に関する入力である特殊体性求心(感覚)性(Special Somatic Afferent：SSA)，⑥内臓感覚のうち味覚を伝える特殊内臓求心(感覚)性(Special Visceral Afferent：SVA)，⑦一般の内臓感覚を伝える一般内臓求心(感覚)性(General Visceral Afferent：GVA)に分けられ，末梢神経はこれらのいずれか，あるいは複数の成分を有する．

1．閉鎖延髄の内部構造(図5a，図6a)

　比較的神経管の構築がよく保たれている．すなわち境界溝のすぐ下には内臓運動ニューロンである迷走神経背側核の紡錘形の細胞集団があり，そのすぐ下には大型の舌下神経核がある．迷走神経背側核は副交感神経系の節前ニューロンで内臓運動支配を行う(一般内臓運動性)．これらの軸索は外方に向かい延髄を出る．舌下神経核からの軸索は腹下方に網様体を横切って脳の外に出て，舌の運動を行う(一般体性運動)．迷走神経背側核の背側，境界溝のすぐ上の灰白質には，小型細胞の集団である孤束核がある．脳の外にある迷走神経下神経節ニューロンの末梢枝が呼吸，血圧，消化管などからの一般内臓知覚を，迷走神経下神経節ニューロン，舌咽神経下神経節ニューロン，顔面神経膝神経節ニューロンの末梢枝が舌，咽頭などの味蕾からの味覚情報(特殊内臓知覚)を受け取り，これらの内臓感覚は各々の中枢枝により孤束核ニューロンに伝えられる．この孤束核の背外側部には後索核が，その外腹側には三叉神経脊髄路核が存在し，ともに一般体性感覚を受け取る．後索核は薄束核と楔状束核に分けられる．脳脊髄の外にあり識別力を伴う触圧覚や位置感覚を受け取り中枢に伝える末梢感覚神経節ニューロンの中枢枝は，脊髄に入り後索を形成する．これらの線維の終末部位が後索核である．これらのニューロンの軸索は視床後腹内側核に運ばれるが，後索核を出たところではこれらの軸索群は内弓状線維と呼ばれ，正中で交叉し厚い内側毛帯を形成する．頭頸部の一般体性感覚は大部分，三叉神経節ニューロンの末梢枝により，耳介からのものは迷走神経上神経節，舌咽神経上神経節，顔面神経膝神経節ニューロンの末梢枝で受け取られる．これらの感覚はそれぞれの中枢枝を介して延髄に入る．延髄では中枢枝は三叉神経脊髄路を構成し，やがてその内側に位置する三叉神経脊髄路核ニューロンに終わる．延髄腹側部には大型細胞から構成され小脳に投射する外側網様核，その内腹側には小型細胞の集団で小脳に投射する下オリーブ核がある．延髄底には一対の錐体路があり，下オリーブ核を挟んで背側には前庭系の線維束である内側縦束がある．内側縦束の間は縫線核，内側縦束と三叉神経脊髄路核との間は網様体である(別項参照)．

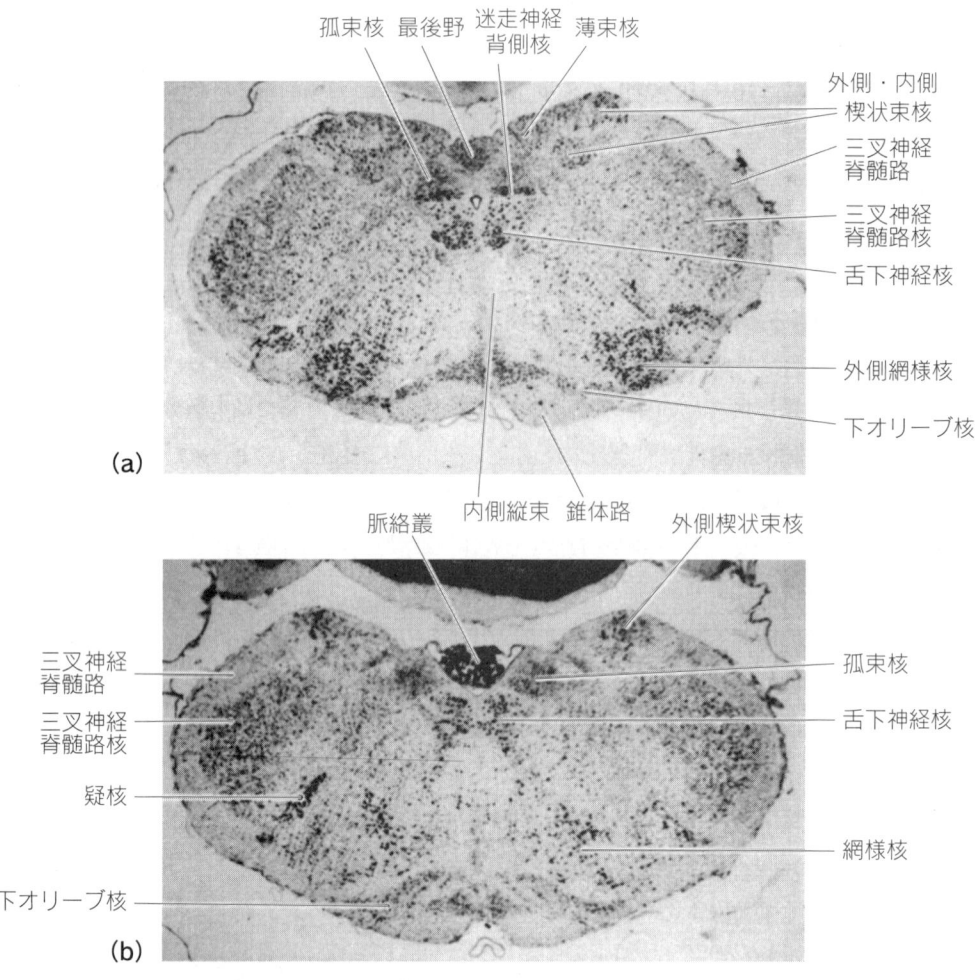

図5 成熟ラット延髄の横断面
ニッスル染色．a：延髄下部(×15)，b：延髄上部(×15)．
(遠山と塩谷 1990[1])

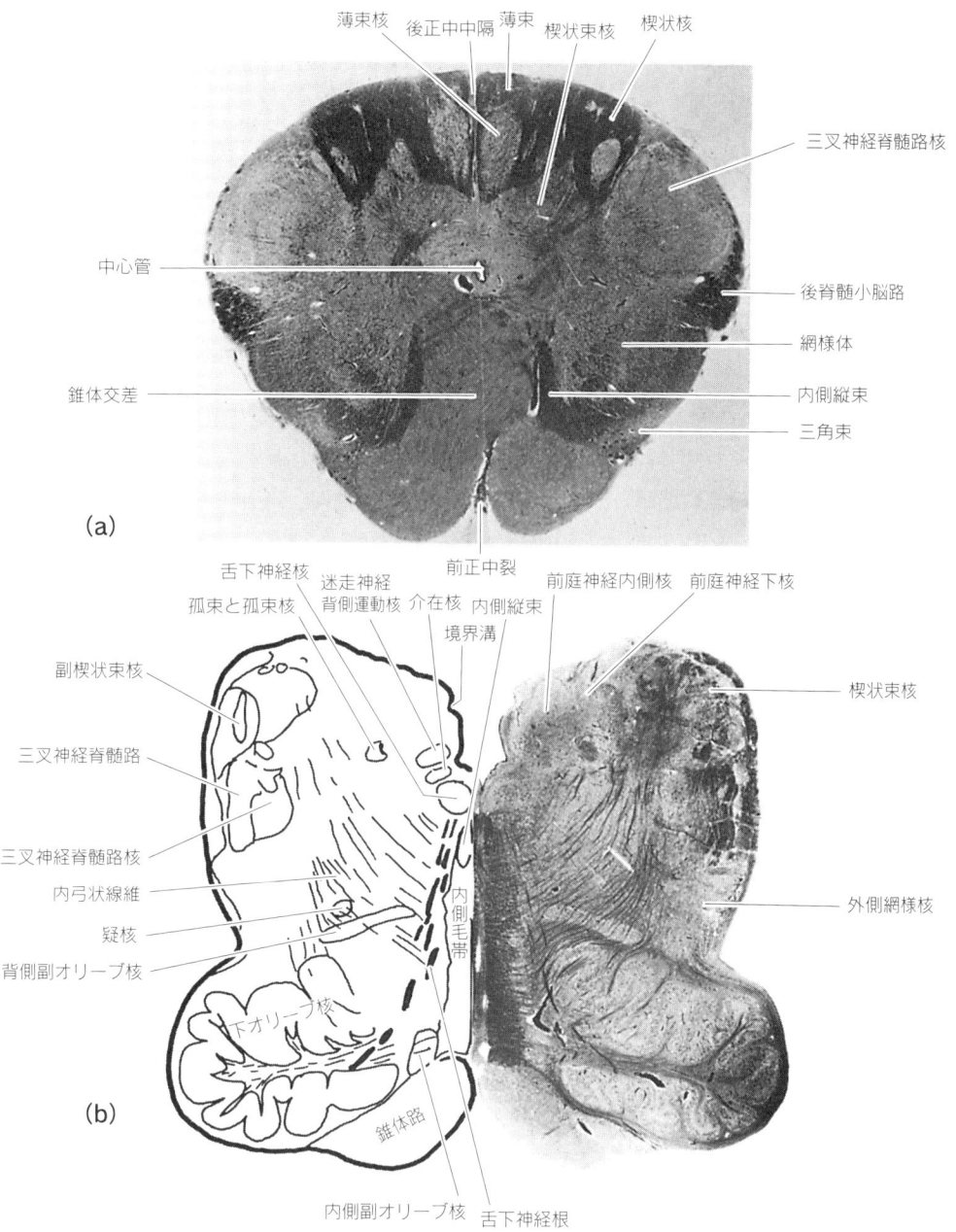

図6 ヒト新生児延髄の横断面
髄鞘染色とニッスル染色．a：延髄下部（×10），b：延髄中部（×8）．
（遠山と塩谷 1990[1]）

2. 延髄開放部の内部構造(図5b,図6b)

　中心管が左右に引き延ばされるようにして開放され，第四脳室に移行する．この部に見られる細胞集団は閉鎖延髄で見られるのと同じである．図5bには疑核が見られるが，この核は延髄に断続的に分布する細胞集団で，喉頭，咽頭筋を支配する特殊内臓(鰓)運動性ニューロンである．一番後方の集団の軸索は副神経の構成分であり，中位のものは迷走神経の構成分となり，上位のものは舌咽神経の構成分である．

3. 延髄・橋移行部および橋尾部の内部構造(図7,図8)

　この付近になると境界溝が不明瞭となる．背側部には感覚に関与する核群が並ぶ(図7a)．第四脳室周囲の灰白質は，小型細胞よりなる前庭神経内側核が大部分を占める．その外側に，神経線維と混在し中型の細胞群が三叉神経脊髄路の背側，下小脳脚(下オリーブより小脳に向かう線維群)の背内側に拡がる．これが前庭神経下核である．下小脳脚の背方には蝸牛神経核が位置する．背側蝸牛神経核と腹側蝸牛神経核に分けられる．三叉神経脊髄路の内側には，三叉神経脊髄路核が拡がる．腹側部では外側網様核に代わり，顔面神経核が現れる．この核のニューロンの軸索は，いったん背側に向かい中心灰白質内側部で顔面神経膝を形成後反転し，密な線維束(顔面神経運動枝)を構成し(図7b)，腹側に向かい延髄底より脳を離れ表情筋を支配する(特殊内臓(鰓)運動性)．顔面神経膝の内側には，外眼筋を支配する運動ニューロンの集団である外転神経核が存在する(一般体性運動性)(図7b)．さらに吻側に至ると顔面神経核は姿を消し，小型細胞の集団で聴覚伝導路の中継核である上オリーブ核(外側部)と台形体核に代わる(図7b)．内側縦側と三叉神経脊髄路核の間は延髄網様体が，正中部は縫線核が占める(別項参照)．

4. 橋吻側部(図8〜図11)

　橋は，背側部は橋被蓋として区別される．中心灰白質は橋被蓋に存在する代表的な細胞集団で，種々の重要な核を含む(図8〜図11)．橋の中位までは前庭神経下核がその大部分を占める(図7,図8)．橋上部ではノルアドレナリン細胞よりなる青斑核が現れる(図9,図11)．その内吻側には，P物質とアセチルコリンを含み前頭前野に投射する中型細胞が散在する橋背外側被蓋核が存在する(図10,図11)．橋背外側被蓋核の尾外側部は小型細胞の集団よりなり，副腎皮質刺激ホルモン放出因子(CRF)を含み脊髄に投射し，排尿に関連するので，バーリントン氏核として区別される(図11)．その内側にはGuddenの背側被蓋核が，その腹側直下の網様体には腹側被蓋核が存在する(図10,図11)．自律・辺縁機能

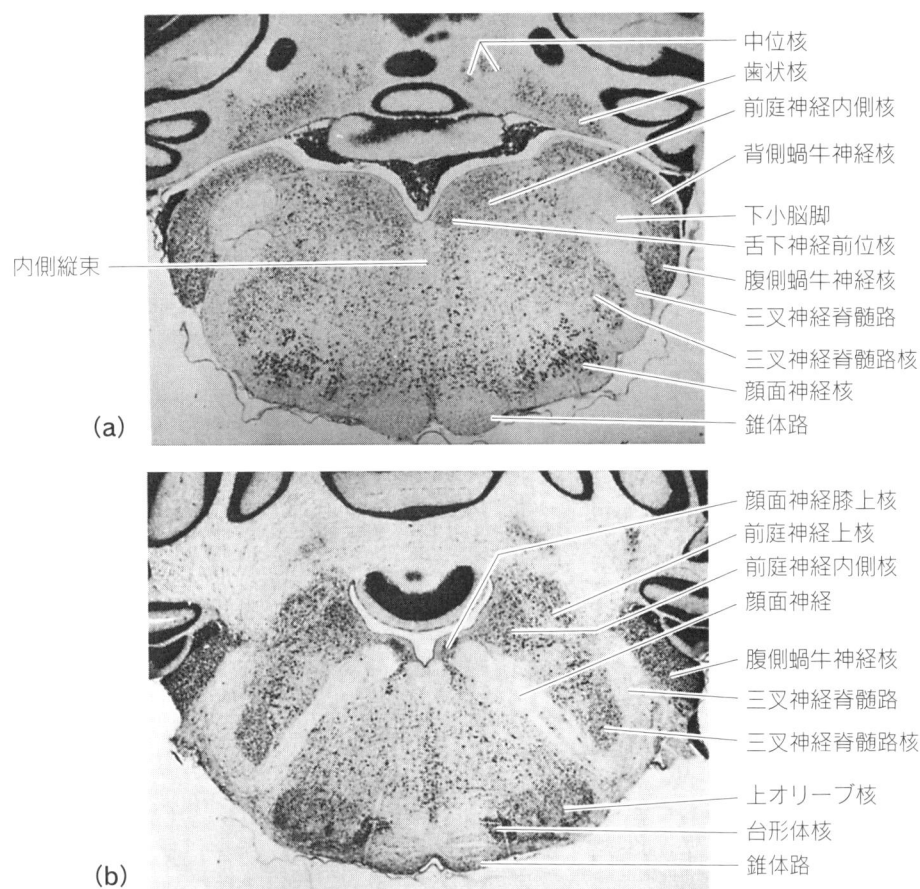

図7　成熟ラット延髄橋移行部の横断面(a)と成熟ラット橋尾部の横断面(b)
ニッスル染色．×12．
(遠山と塩谷　1990[1])

第 I 部　脳幹の構造と機能

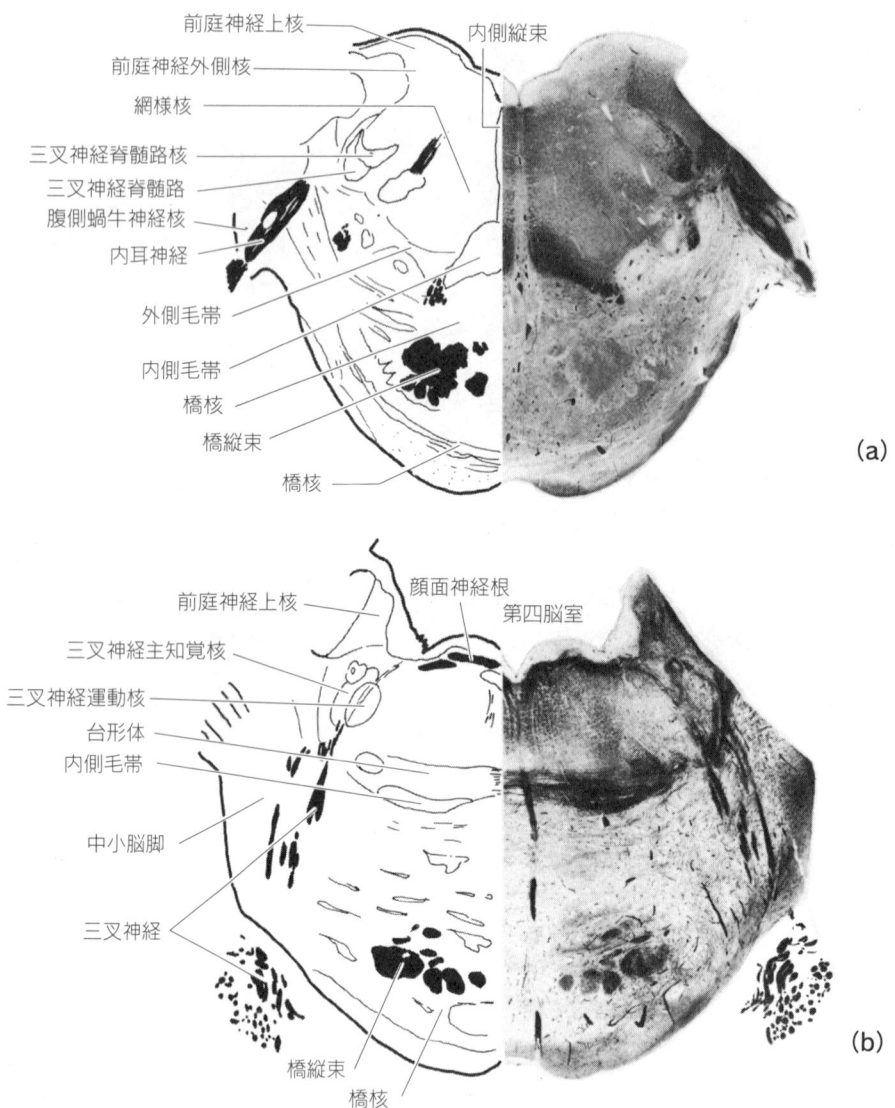

図8　ヒト新生児橋の横断面
　髄鞘染色とニッスル染色．a：橋下部（×5），b：橋上部（×5）．
　（遠山と塩谷　1990[1]）

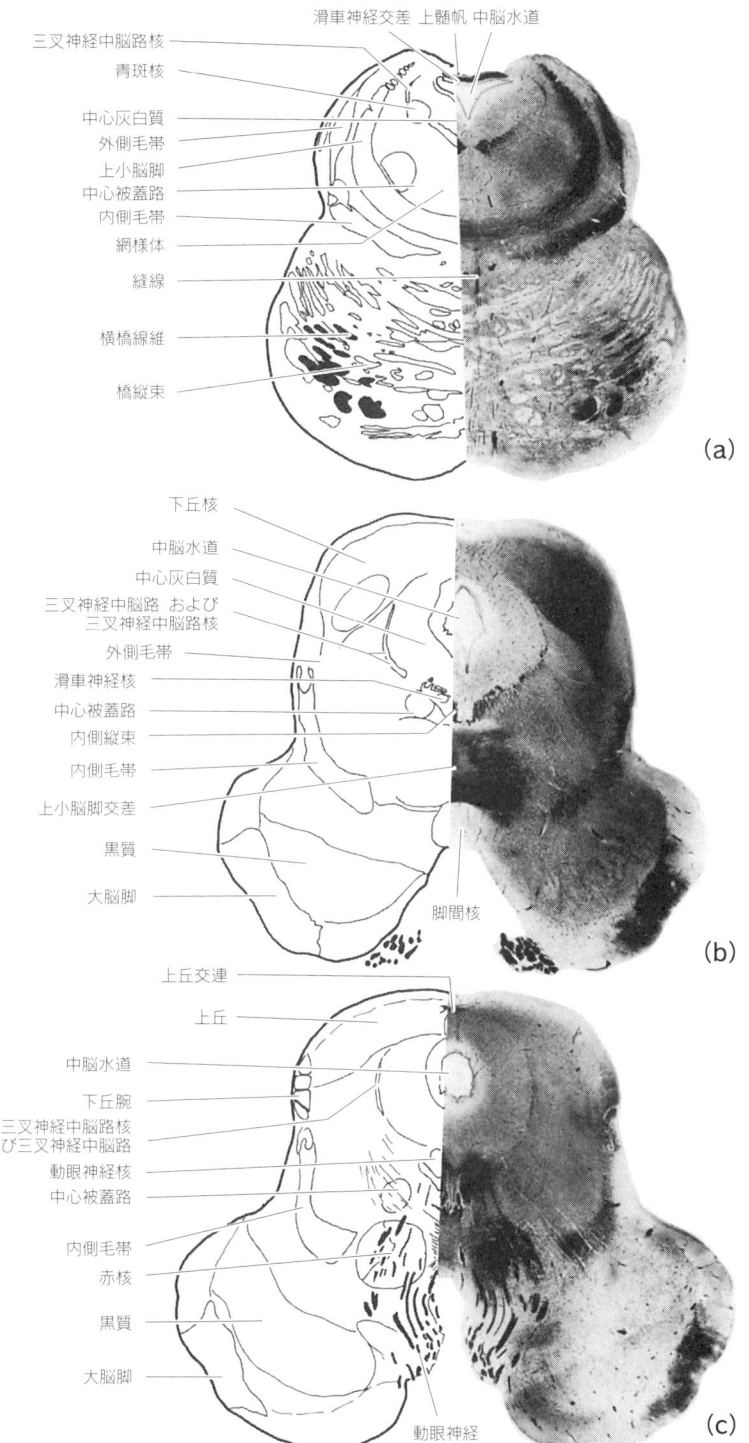

図9 ヒト新生児橋と中脳の横断面
髄鞘染色とニッスル染色．×4．a：橋上部，b：中脳下部（下丘レベル），
c：中脳上部（上丘レベル）．
（遠山と塩谷 1990[1]）

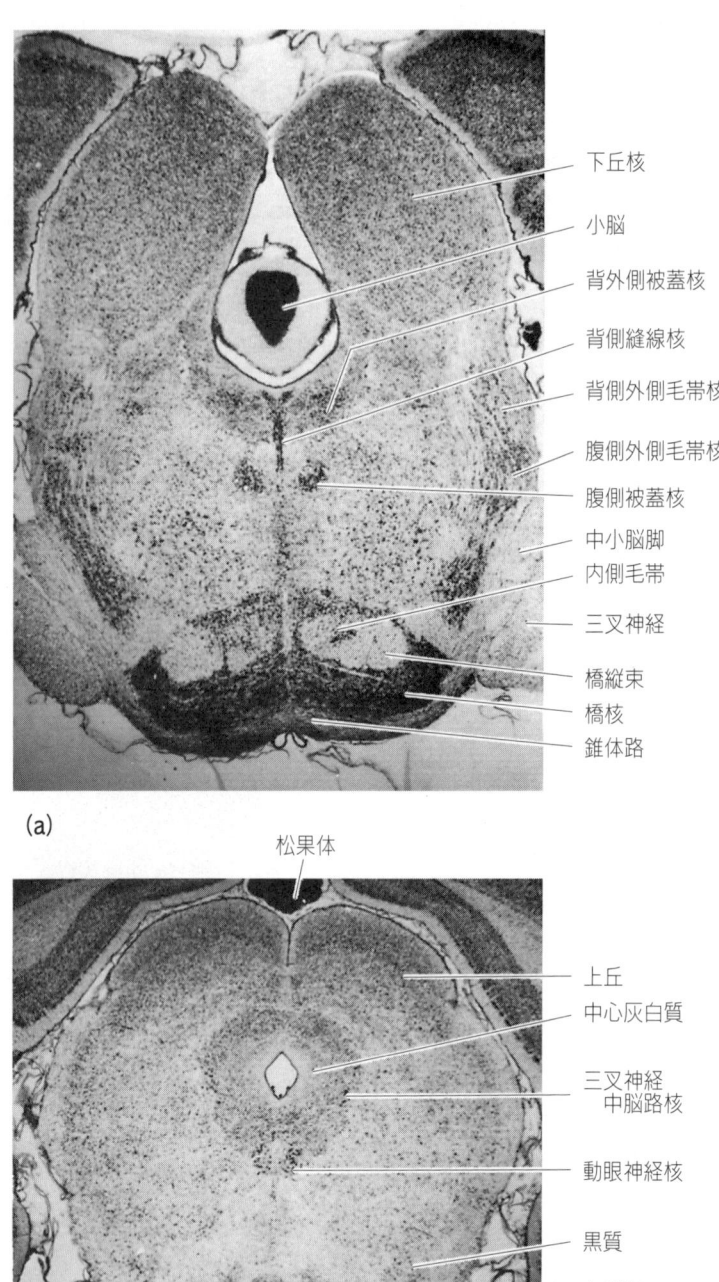

図10 成熟ラット中脳の横断面
ニッスル染色．a：下丘レベル（×17），b：上丘レベル（×15）．
（遠山と塩谷 1990[1]）

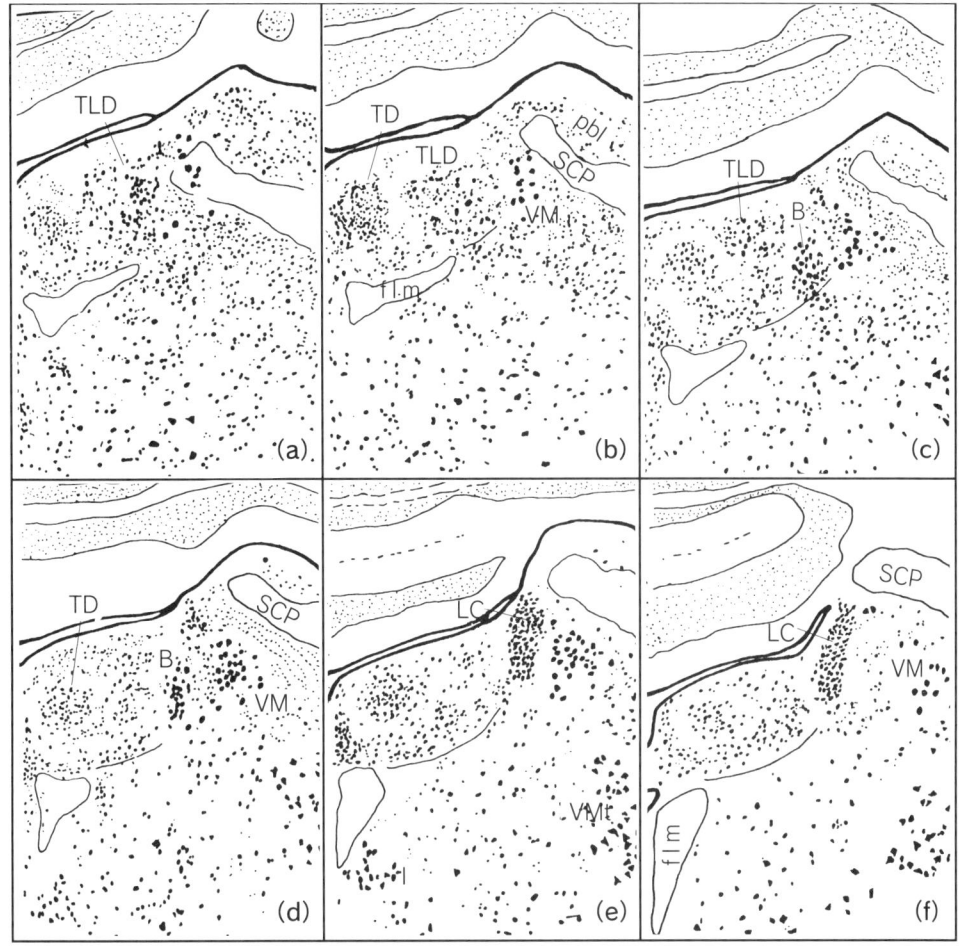

図11　橋背側被蓋野の細胞構築
　aから吻側より尾側に向かう．B：バーリントン氏核，flm：内側縦束，I：group I，LC：青斑核，pbl：外側脚傍核，SCP：上小脳脚，TD：Guddenの背側被蓋核，TLD：橋背外側被蓋核，VM：三叉神経中脳路核，VMt：三叉神経運動核．
（遠山と塩谷　1990[1]）

に関与する．青斑核の外側のニューロピルには，大型の三叉神経中脳路核(頭頸部の固有知覚を感受する偽単極性一次感覚ニューロンで例外的に脳内に存在する)と，その中枢枝で視床に向かう突起より構成される三叉神経中脳路が見られる．その外側には小脳から赤核への投射路である上小脳脚があり，この周囲の核を脚傍核(あるいは結合腕傍核)と呼ぶ(図11)．この核は種々の伝達物質を含み，呼吸，摂食，味覚などの種々の辺縁，自律機能に関与する．上小脳脚は橋上部では45度ぐらいの角度を保って存在する．三叉神経脊髄路核は，橋上部では三叉神経主知覚核となり頭頸部の触圧覚を受け取る．橋吻側部橋中位から吻側部の網様体に大型細胞の集団が現れる．これは咀嚼筋運動を司る三叉神経運動核である(図11)(特殊内臓(鰓)運動性)．また橋底には橋核が現れる．この核は大脳皮質よりの入力を受け，小脳に伝える．橋核から小脳に向かう線維は中小脳脚を構成する．橋核の背側には内側毛帯，その背側にやや大型の細胞集団からなり小脳に投射する橋被蓋網様核が位置する．橋上部の外側部には，腹側から背側に向かい中脳下丘に向かう聴覚伝導路の外側毛帯が現れる(図9，図10)．その途中に外側毛帯腹側核，背側核が見られる．

5. 中脳下部の内部構造(図9，図10)

中脳は大きく中脳蓋(四丘体)と腹側の被蓋に分けられる．中脳下部の四丘体は聴覚の中継核の下丘である．第四脳室はここでは管状となり，中脳水道と呼ばれる．中脳水道の周囲の灰白質は中心灰白質と呼ばれ，大型細胞の三叉神経中脳路核，正中部にはセロトニン細胞よりなる背側縫線核がある．内側縦束の背側の中心灰白質には細胞小集団が存在する．これが滑車神経核である．このニューロンの軸索はいったん背側に向かい，すぐに交叉し外背方に走り脳の背方より脳を出て，眼筋のうち上斜筋の運動を支配する(一般体性運動)．上小脳脚は中脳に入ると次第にその角度を失い水平となり，やがて交叉する．上小脳脚周囲の細胞集団は橋と同様に脚傍核(結合腕傍核)と呼ばれるが，神経伝達物質の種類や投射路から見て，橋の脚傍核とはその性質が大きく異なる．中脳の下部では，被蓋という区分よりもむしろ橋上部の構造を維持している．すなわち，外側には外側毛帯，脳底部には橋核，それらに取り囲まれた部位が網様体である．

6. 中脳上部の内部構造(図9，図10)

視覚反射の中枢である上丘が四丘体を占める．中心灰白質ではすでに三叉神経中脳路核は認められない．中心灰白質の基底部中央には，外眼筋のうち上下直筋，内側直筋，下斜筋，上眼瞼挙筋を支配する動眼神経核がある(一般体性運動)．一対の動眼神経核に挟まれて紡錘

形の細胞が正中部に並ぶ．これが Eddinger-Westphal 核で，網様体を支配する副交感神経の節前ニューロンである（一般内臓運動）．網様体神経節に終わり，毛様体，虹彩の運動を制御する．動眼神経核付近には Cajal の間質核，Darkschewitsch 核，および交連核がある．間質核は内側縦束の外側にある大型細胞で，動眼神経核，滑車神経核，脊髄，前庭内側核に投射し，眼球の回転，垂直反射運動に関与する．Darkschewitsch 核は中心灰白質の腹外側縁にある小型細胞群であり，交連核は左右の中脳を結ぶ後交連の周囲に存在する細胞群である．後交連は視蓋前域（上丘の吻側に位置し対光反射の中枢），後交連核，間質核，Darkschewitsch 核からの交叉線維を主体とし，瞳孔反射と眼球の垂直運動の統合に関与する．中脳被蓋の網様体中央部には赤核が位置する．大脳皮質，小脳より入力を受け，脊髄や下オリーブ核に線維を送る．大細胞性部と小細胞性部に分かたれる．中脳被蓋の外腹側部には，錐体路の中脳通過部である大脳脚がある．大脳脚の内方には黒質がある．緻密質と網様質に分けられ，緻密質には線条体に投射するドーパミン細胞が存在する．尾側大脳脚の背方の網様体には，アセチルコリンを含む細胞よりなる脚橋核 (peripeduncular nucleus) がある．左右の大脳脚の間の中脳被蓋は腹側被蓋野と呼ばれドーパミンを含み，辺縁系に投射する細胞群が存在する．腹側被蓋の腹側部で，左右の大脳脚の間には脚間核が存在する．辺縁機能に関与する．黒質および腹側被蓋野のドーパミン投射については「下位脳幹とりわけ網様体とカテコールアミン」の節を参照されたい．

脳幹網様体と縫線核

脳幹網様体は中脳，橋，延髄にかけてよく発達し，これらの領域で幅広い部位を占める．吻側は視床髄板内核，尾側は頸髄の中間質外側部の網様体に移行する．脳幹網様体では神経細胞がニューロピルの間に散在し，明瞭な核集団を形成しない．神経細胞の間を埋めるように神経線維が走行することから網様体と呼ばれる．縫線核は延髄から中脳までの正中に位置する細胞群の総称である．網様体の正中部に位置する部位を縫線核と呼ぶ．しかし通常網様体と呼べば縫線核を含まず，縫線核は独立した細胞群として扱われる．正中にあり交叉線維がその核内を横断するため縫い目模様を呈したことからこの名がついた．

1. 網様体の分類（図12）

延髄最尾部では（図12k），網様体は腹内側部（腹側網様核：RV）と背外側部（背側網様核：RD）に分けられる．これに加えて，舌下神経の内側部を正中傍網様核（PR）として区分する．延髄下部腹外側部には，中〜大型で構成され小脳に投射する外側網様核（RL）が大き

な面積を占める．やや吻側に至ると正中傍縫線核は消失する．背側縫線核は小細胞性網様核(PC)に(図12j)，腹側網様核はそれよりやや吻側で巨大細胞性網様核(GC)に移行する(図12i)．巨大細胞性網様核の腹側部は，大細胞性網様核(MC)として巨大細胞性網様核より区分されることが多い(図12h, i)．ここまでを総称して延髄網様体と呼ぶ．

橋下部では，巨大細胞性網様核および大細胞性網様核は尾側橋網様核(PoC)に連なる(図12g)．尾側橋網様核は，三叉神経運動核ぐらいの高さで吻側橋網様核(PoO)に移行する(図12e)．小細胞性網様核は延髄上部から次第に小さくなり，橋に入ると消失する．橋中

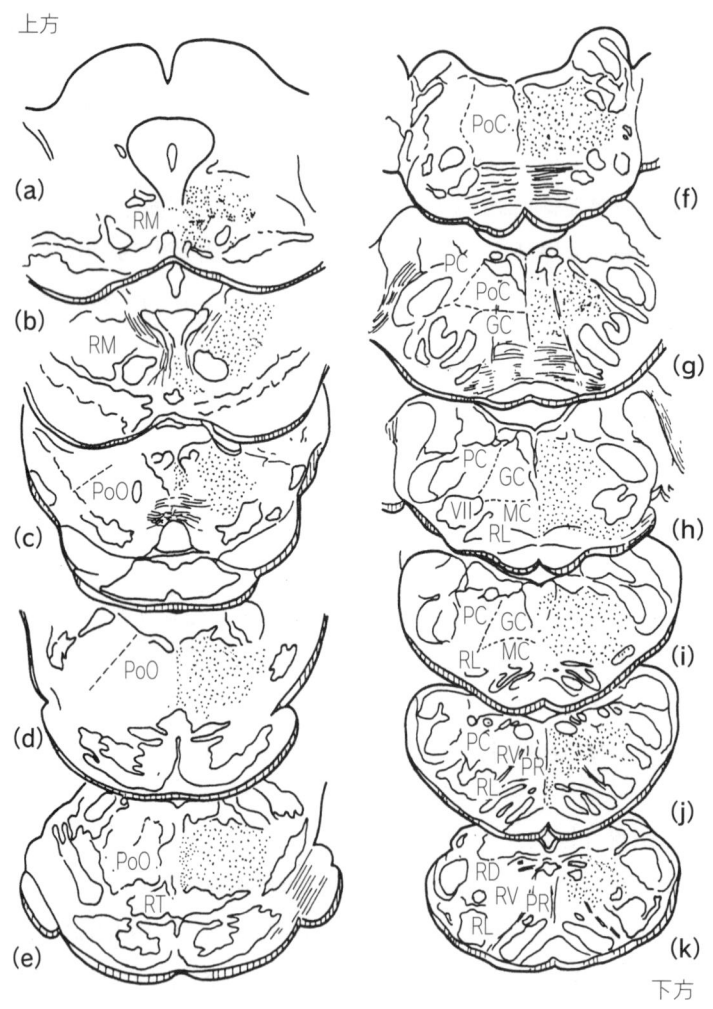

図12　網様体の分類
(遠山と塩谷　1990[1])

央部から中脳にかけて橋被蓋網様核が存在する(図12e).この核は小脳に投射する.
　中脳では網様体は細分されず,中脳網様体として一括される(図12a,b).

2. 縫線核の分類

　縫線核は,尾側縫線核群と吻側縫線核群に大別される.延髄下部の正中部の縫線核は不確縫線核(Rob)(図13g〜i),錐体路の間の小細胞群を淡蒼縫線核(Rpa)と呼ぶ(図13f〜i).延髄吻側部から橋尾部にかけての正中部には細胞が密になり,その細胞も不確縫線核や淡蒼

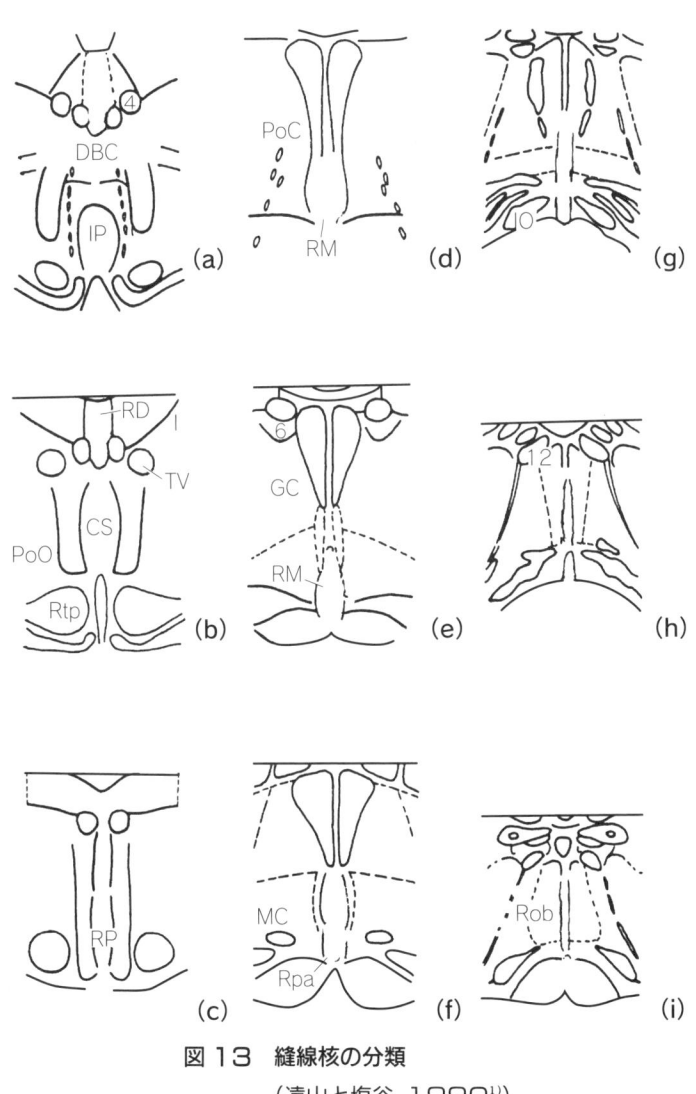

図13　縫線核の分類
(遠山と塩谷　1990[1])

縫線核に比べて大きくなる．これが大縫線核（RM）である（図13d〜g）．これらを総称して尾側縫線核群という．橋の正中部では細胞集団が明瞭でないが，この部位を橋縫線核（RP）と呼ぶ（図13c）．中脳下部に至ると中心灰白質に明瞭な細胞集団が認められる．これが背側縫線核（RD）（図13b）である．中心灰白質から離れニューロピルに存在する正中の細胞群が正中縫線核（CS）である（図13b）．さらに中脳上部の正中部は，中間線条核と上線条核に分けられる．これらを総称して吻側縫線核群と呼ぶ．

3．網様体の出入力

　上行性，下行性および小脳に投射する．それ以外に近傍の網様体亜核間，近傍諸核とも連絡する．主な下行路は網様体-脊髄路である．巨大細胞性網様核からの下行路は，両側側索を下行する外側網様体-脊髄路と，同側前索を下行する内側網様体-脊髄路に分けられる．脊髄では介在ニューロンに終わり，αおよびγ運動ニューロンの機能の調節を行う．通常，屈筋ニューロンには興奮性に，伸筋ニューロンには抑制的に働く．橋網様体内側1/3からも下行路が出る．上行路は，腹側網様核の外側網様核に接する領域，一部の外側網様核細胞，巨大細胞性網様核背側部，橋網様核の一部，中脳網様体の一部などである．これらの上行線維の一部は内側前脳束を吻側に向けて走り，視床下部，視床，辺縁系，大脳皮質の機能制御にかかわっている．延髄および網様体ニューロンは，脳幹を上昇する種々の感覚伝導路の側副枝の入力により興奮する．この興奮は中心被蓋束を通過する延髄および橋網様体ニューロンの軸索により視床非特殊核に伝えられ，さらにここから大脳皮質に投射する．このように大脳皮質の機能に影響を与える網様体からの上行路を，上行性網様体賦活路という．齧歯類では中心灰白質に局在するが，高等ほ乳類では網様体内に侵入し，大脳皮質に投射する青斑核や橋背外側被蓋核もこの経路に含まれると思われる．

　小脳への密な投射を有する網様体は，外側網様核と橋被蓋網様核である．正中傍網様核，小細胞性網様核，巨大細胞性網様核の一部も小脳に投射する．青斑核に加えて，食肉類以上で青斑下核として区分されている吻側橋網様核背外側部の一部も小脳に投射する．

　一方網様体には，大脳皮質，視床下部，視蓋，小脳，脊髄，脊髄視床路と三叉毛帯からの側副枝などの幅広い入力がある．

4．縫線核の出入力とセロトニン（5HT）

　5HT含有細胞は下位脳幹，しかもそのほとんどが縫線核に局在する．これらの5HT細胞はB1からB9までの細胞群に分けられる．B1群は淡蒼縫線核に，B2群は不確縫線核

表1 セロトニン投射路

		起　　始	投　射　域
上行路	背側路	背側縫線核(B7)	新線条体，淡蒼球，側坐核
	内側路	背側縫線核(B7)	黒質
	腹側路	背側縫線核(B7)，正中縫線核(B8)	中脳，間脳，前脳各部
下行路	延髄−脊髄路　　背側路	大縫線核(B3)	後角，中間質
	中間路	尾側縫線核群	中間質
	腹側路	淡蒼縫線核(B1)，不確縫線核(B2)	前角
	中脳−橋路	背側縫線核(B7)	青斑核

に，B3群は大縫線核に，B4群は縫線核の亜核に分類し得る第四脳室底中心灰白質正中部(外転神経核レベル)に，B5群は橋縫線核に，B6群はこれも縫線核の亜核に分類し得る青斑核レベル(橋上部)の中心灰白質正中部に，B7群は背側縫線核に，B8群は正中縫線核に，B9群は中脳内側毛帯周囲に存在する．

　縫線核からの出力も，上行性，下行性，小脳に分けられる．下行路の主体は延髄-脊髄路で，その起始は当然，尾側縫線核群(大縫線核，淡蒼縫線核，不確縫線核)である(**表1**)．大縫線核からは脊髄後角と中間質に終わる．後角に終わるニューロンは，5HTとともにエンケファリン(Enk)を含有する．痛覚の下行性抑制路を構成する．大縫線核は侵害刺激を伝える脊髄-視床路の側副枝の入力を受ける．すなわち，痛覚刺激があまりに強いときは脊髄-視床路からの情報を受け，大縫線核はその下行路により一次感覚ニューロンから脊髄後角ニューロンへの侵害刺激伝達を抑制する．淡蒼縫線核と不確縫線核からは主として前角に投射する．この経路は5HTと甲状腺刺激ホルモン放出因子(TRH)を含有する．このように尾側縫線核群には5HTとEnk，5HTとTRHを含有する細胞が存在するが，それ以外にも，5HTとP物質を，また5HTとP物質とTRHを，5HTとCCKを，5HTとGABAを含むニューロンも存在する．大縫線核からの下行路は主として脊髄側索背側部を，少数が側索腹側部あるいは前索を通る．一方，淡蒼縫線核と不確縫線核からの下行路は，主として側索腹側部を通る．猫では少数ながら，背側縫線核から脊髄までの下行性投射がある．延髄-脊髄尾側縫線核路に加えて，背側縫線核から青斑核までの短い下行性投射も認められている

(表1).

　上行路は吻側縫線核を起始とするが，背側縫線核と正中縫線核がその主体である．背側，内側，腹側の3上行路に分けることが多い(表1)．背側縫線核は3種のいずれの経路においても起始核であり，黒質に投射する経路(内側路)，線条体・淡蒼球・側坐核に投射する経路(背側路)，および中脳・間脳・大脳皮質に投射する経路(腹側路)を構成する．5HTトランスポーターの阻害剤は抗うつ剤として使われている．すなわち，シナプス間に5HT量が減少しすぎるとうつ状態となり，逆に増えすぎると不安を増強する．これにかかわる経路は，吻側縫線核からの上行路が主に関与していると思われる．

　腹側路には正中縫線核からの上行路が合流するが，一部は脚間核に終わる．尾側縫線核からもわずかながら上行路が出るが，その詳細は不明である．

　小脳へは大縫線核，不確縫線核，橋縫線核ニューロンの一部が投射するが，これらは5HT作動性ではない．

　一方，縫線核群には前頭前野，視床下部，外側手綱核，小脳，脊髄などからの入力を受けるが，その詳細は不明である．背側および正中縫線核からの5HT投射の存在が示唆されている．

下位脳幹とりわけ網様体とカテコールアミン

　ノルアドレナリンとドーパミン細胞群にはA，アドレナリン細胞群にはCと名づけられている．

1．ノルアドレナリン(NA)(図14，図15)

　NA細胞はA1〜A7群に分類される．その多くが網様体内に散在する．A1群は外側網様核周辺の網様体内(延髄腹側網様核腹外側部あたり)に，A2群は孤束核から迷走神経背側核にかけて，A3群は下オリーブ核の背外側の網様体内(延髄腹側網様核吻側から巨大細胞性網様核尾側の腹外側部あたり)に，A4群は網様体から離れ青斑核の尾部の第四脳室上位細胞直下の灰白質内に，A5群は顔面神経核と上オリーブ核の間の網様体に，A6群は青斑核に，A7群は吻側橋網様核の外側部で外側毛帯に接する領域に存在する．A6群はエンケファリン，バゾプレッシン，ガラニン，ニューロペプチドY(NPY)を含有する．NPYはA1，A2，A4群に，ガラニンはA2，A4群にも含まれる．

　上行性投射(図14)は，背側NA束(あるいは背側被蓋NA束)，腹側NA束(あるいは中心被蓋NA束)，脳室周囲NA束に分けられる．背側NA束は青斑核から発し，中脳中心灰

白質の腹外側部を通り，内側前脳束に入りここを上昇する．その途中で扁桃体，視床，中隔野，海馬，視床，視床下部，嗅球，大脳皮質に投射する．腹側NA束の主体は，青斑核以外のNAニューロンを起始とする．中心被蓋路を上行し，内側前脳束に入る．これを上昇しつつ視床下部，扁桃体，梨状葉，基底核腹側部，対角帯に終わる．脳室周囲NA束は青斑核やA2群の脳室周囲を上行し，脳室周囲に終末する線維により構成される．

下行性投射はA1, A2, A3, A5, A6群腹側部, A7群細胞を起始とする（図15）．

小脳には青斑核，A4群が投射するが，網様体に散在するNA細胞の少数も小脳に投射する（図14）．

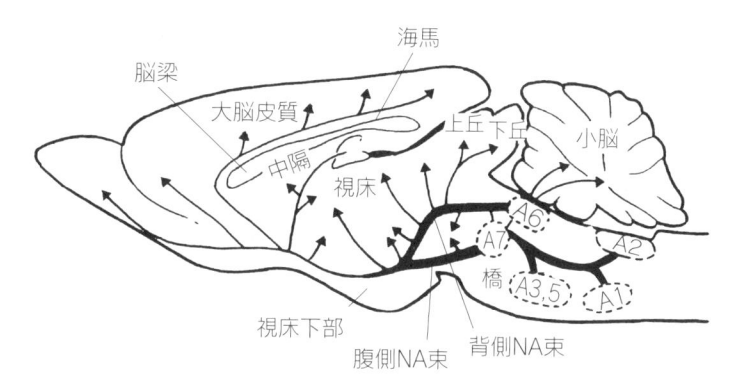

図14 ノルアドレナリンの上行性投射
（遠山と高辻 1993[2]）

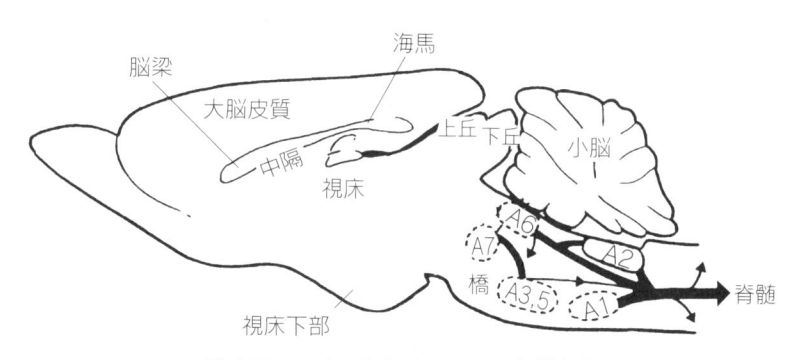

図15 ノルアドレナリンの下行性投射
（遠山と高辻 1993[2]）

2. アドレナリン(AD)(図16)

　AD細胞はC1～C3群に分類される．C1群はA1群とA5群の間の網様体腹外側部に，C2群は孤束核から迷走神経背側核の内側部にかけて，C3群は内側縦束の背側部から脳室周囲にかけて存在する．C1群は中心被蓋路を通って視床下部などに投射する．C2群はやはり上行性で，脚傍核(結合腕傍核)に加えて，中脳水道周囲の中心灰白質，青斑核などに分布するらしい．一方，下行性投射はC3群より起きる．脊髄，特に中間質外側部に投射する．C1群，C2群のうちの大型細胞およびC3群はNPYを含む．C2群のうち小型細胞は，コレシストキニン(CCK)，ニューロテンシン(NT)，P物質を含む．そのうちCCK，NTを含むAD細胞は，脚傍核(結合腕傍核)に投射する．

3. ドーパミン(DA)(図17)

　DA細胞群はA8群からA17群まで区別されている．下位脳幹に存在するDA細胞は，A8，A9，A10群である．A8は赤核の尾側の中脳網様体内に認められる(retororubal nucleus)．A9群は黒質に，A10群は腹側被蓋野に分布する．この3群からの上行路は，尾状核，被殻に投射する中脳-線条体DA路と，内側前脳束内を上昇し嗅球，前頭前野，外側中隔核，側坐核，梨状葉，分界条床核，扁桃体に投射する中脳-辺縁系DA路に大別される．この両者の上行路にはいずれの3群も関与するが，その比率が大きく異なる．前者は黒質が主体をなすため黒質-線条体DA路と呼ばれることが多く，後者の主体はA10群である．下位脳幹内でのDA線維量は少ないが，中脳中心灰白質，胸腰髄の側角には相当数認められる．A9群，A10群はCCKを，A10群はさらにNTを含む．これらは視床下部のA11群より主として，一部A13群より供給される．

第 1 章 脳幹の構造

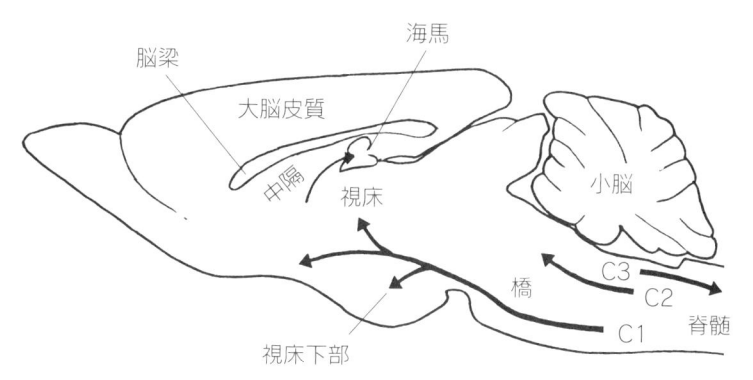

図16 アドレナリンの投射路
（遠山と高辻 1993[2]）

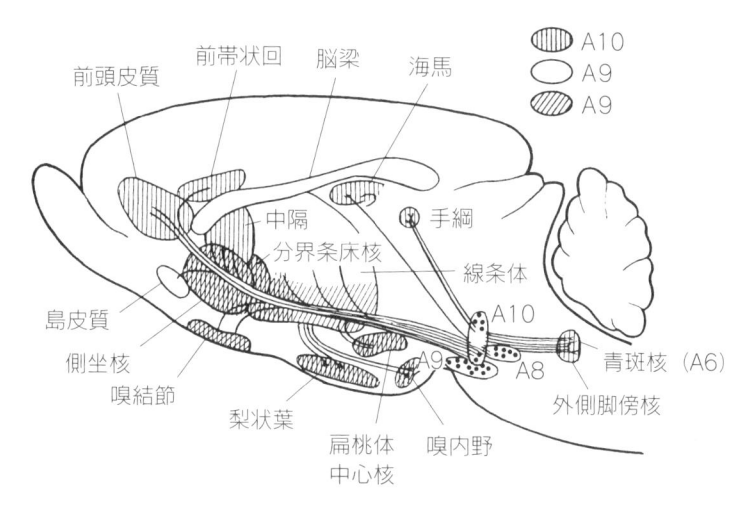

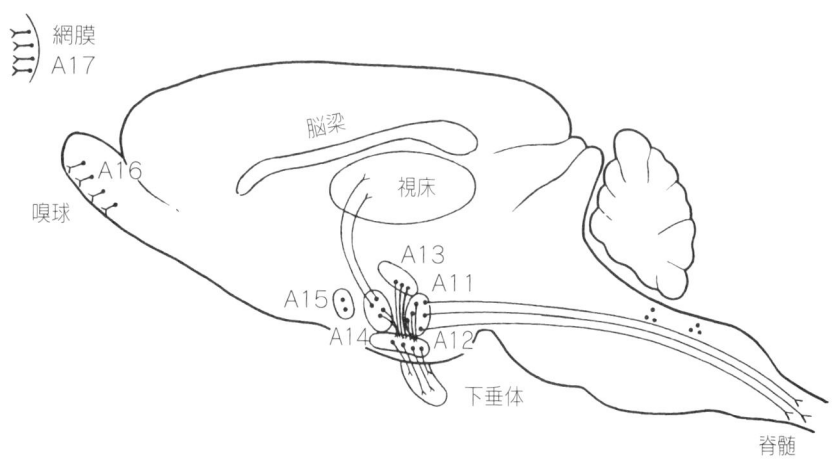

図17 ドーパミンの投射路
（遠山と高辻 1993[2]）

下位脳幹とアセチルコリン（Ach）（図18）

　脳には幅広くAchニューロンが存在するが，そのごく一部がCh1からCh6まで分類されている（**表2**）．そのうち下位脳幹に位置するのはCh5とCh6である．Ch5は脚橋核で中脳大脳脚の背側の網様体中に存在する．主として視床に投射する．Ch6は橋背外側被蓋核で橋吻側部の青斑核の吻内側部の中心灰白質内に散在する中型細胞で，P物質も含有し，前頭前野と視床に投射する．この核にはさらに，NT，Enk，NPY，ソマトスタチン（SOM）含有細胞が分布する．この両核以外にも，下位脳幹には多数のAchニューロンが存在する．一般体性運動および特殊内臓（鰓）運動性ニューロンはすべて，Achとカルシトニン遺伝子関連ペプチド（CGRP）を含有する．一般内臓運動性ニューロン（自律神経節前ニューロン）もすべてAchを含む．前庭に脳幹から投射する前庭遠心路の起始は，外転神経核の内側および外側の網様体，顔面神経の下降枝の内側の網様体に分布する．これらもすべてAchを含む．外転神経核外側の網様体の細胞群はCGRPを含有するが，それ以外の起始はCGRPを含まない．蝸牛には上オリーブ核より蝸牛遠心路（オリーブ蝸牛束）が投射する．外側系と内側系に分けられるが，いずれの起始もAchに加えてEnk，CGRP，GABA，ダイノルフィンを含有する．以上に加えて，多数のAchニューロンが脚傍核に，相当数のAchニューロンが前庭神経核内側核に，少数のAchニューロンが網様体内側1/3に分布する．

表2　Ch_{1-6}と命名されているAchニューロン群とその投射部位

	Achニューロンの存在部位	投射部位
Ch_1	内側中隔野	海馬
Ch_2	対角帯垂直肢	海馬
Ch_3	〃　水平肢	嗅球・視床網様核
Ch_4	前脳基底核	大脳皮質，扁桃体　視床網様核
Ch_5	脚橋核（n. pedunculopontinus）	視床（網様核，前腹側核，外側腹側核，内側腹側核，背側外側核，後外側核，内側膝状体）
Ch_6	橋背外側被蓋核	大脳皮質，視床（前腹側核，後外側核，背内側核）

注：これ以外にも多数のAchシステムが存在する．

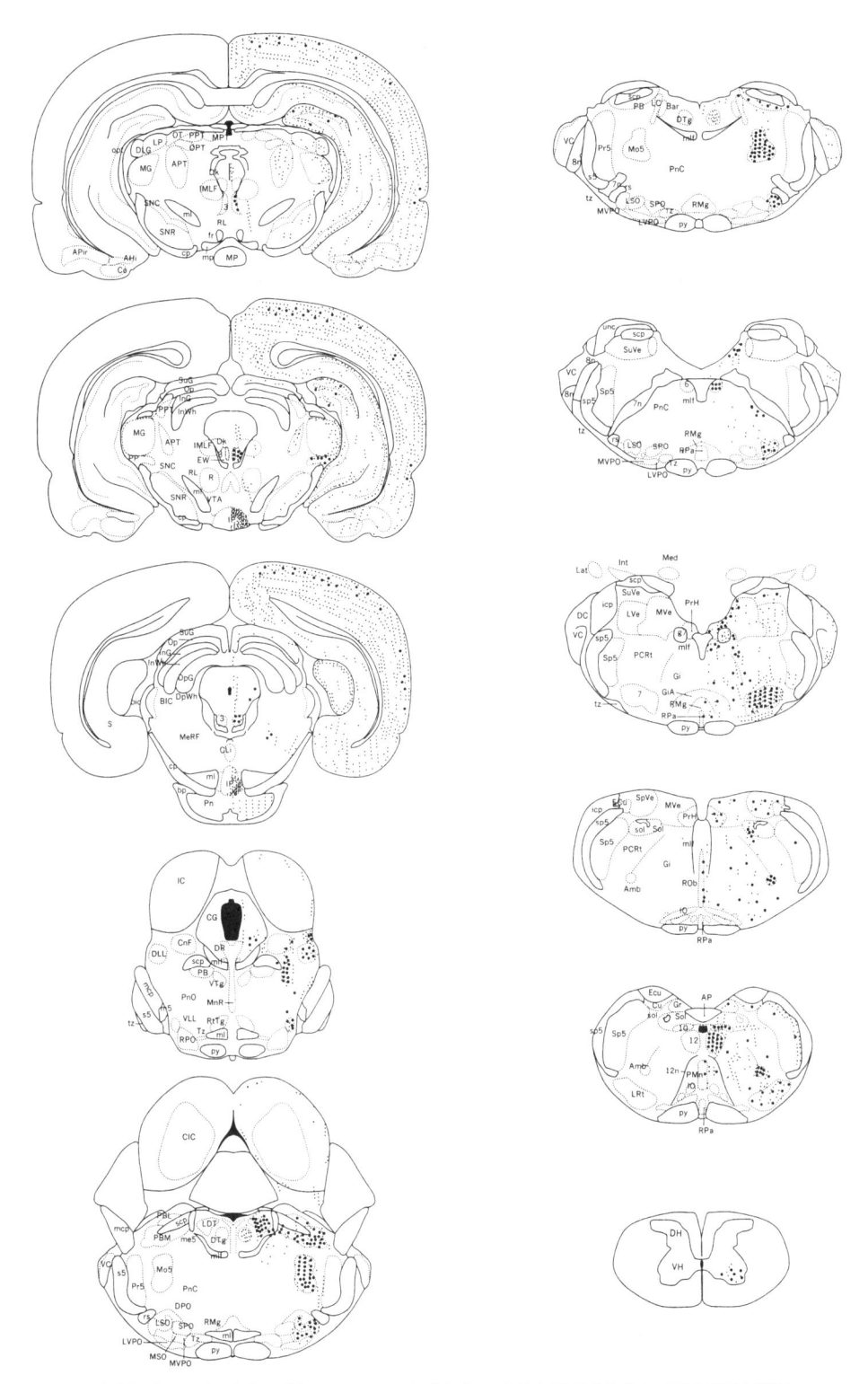

図18 アセチルコリンニューロン（大きい点）と線維（小さい点）の下位脳幹分布

（遠山と高辻 1993[2)]）

下位脳幹とその他の神経伝達(修飾)物質

　下位脳幹にはその他にも，種々の神経ペプチドニューロン，線維と，神経アミノ酸ニューロン，線維が分布する．その詳細については参考文献を参照されたい．下位脳幹でとりわけこれらの神経伝達(修飾)物質の分布が豊富な領域は，脚傍核(結合腕傍核；結合腕という呼び名はもう使われず上小脳脚として統一されているので本稿ではこの名を用いない)，孤束核，三叉神経脊髄路核などである．脚傍核についてのみ簡単に触れたい(図19)．脚傍核は，橋吻側部から中脳尾側部にかけての上小脳脚周囲のニューロピルに存在する細胞群を指す．極めて多様な細胞集団より構築されている．大きく外側核，内側核とKölliker-Fuse(kf)核(故・東北大学布施教授の名がつけられている)に分けられる．外側核はさらに，上部亜核(s)，背側亜核(d)，腹側亜核(v)，中心亜核(c)，最外側亜核(exl)に細分される．内側核は，内側亜核(m)と最内側亜核(exm)に細分される．kfは孤束核，脊髄へ，e, cは扁桃体中心核，分界条床核，視床下部外側部へ，sは視床下部腹内側核(VMH)などに投射する．一方で脚傍核は，孤束核，扁桃体中心核よりの投射を受ける．脚傍核は孤束核からの味覚情報を受け，それを視床腹内側核に伝える味覚伝達の中継核として有名であるが，それ以外にも摂食，呼吸，循環機能など種々の自律機能に関与する．脚傍核には豊富なP物質，NT, Enk, SOM, GRP, NPY, CRF, カテコールアミン線維が認められる．このうちCRF, NT, SOM線維の一部は扁桃体中心核より供給され，CCK, NT, AD線維の一部は孤束核より供給される．さらに多数のEnk, CCK, CGRP, Ach細胞も存在する．橋レベルのCGRP細胞は，同側性に分界条床核，側坐核，視床腹内側核，視床下部外側部に投射する．中脳尾側レベルのCGRP細胞は，視床下部腹内側核に投射する．同様に背側脚傍核の外側部のCCK細胞も，視床下部腹内側核に投射する．視床下部腹内側核に投射する領域の破壊により摂食抑制が起きる．脚傍核のP物質とNTを含む細胞の一部は，扁桃体や内側視束前野に投射する．これらの細胞はP物質，NT, CGRPの三者を同時に含有する．

c
腹外側延髄
視床下部外側核
室傍核
不確帯
正中視索前核
分界条床核
視床室傍核

s
視床下部外側核
室傍核
不確帯
VMH

m
視床下部外側核
視床枕
不確帯
大細胞性基底核
髄板内核

exl
分界条床核
視床下部外側核
室傍核

e
正中視索前核
不確帯

kf
腹外側延髄

i
髄板内核

c
扁桃体中心核
正中視索前核
分界条床核

d
正中視索前核
室傍核
分界条床核
視床下部外側核
室傍核
背内側核
腹外側延髄

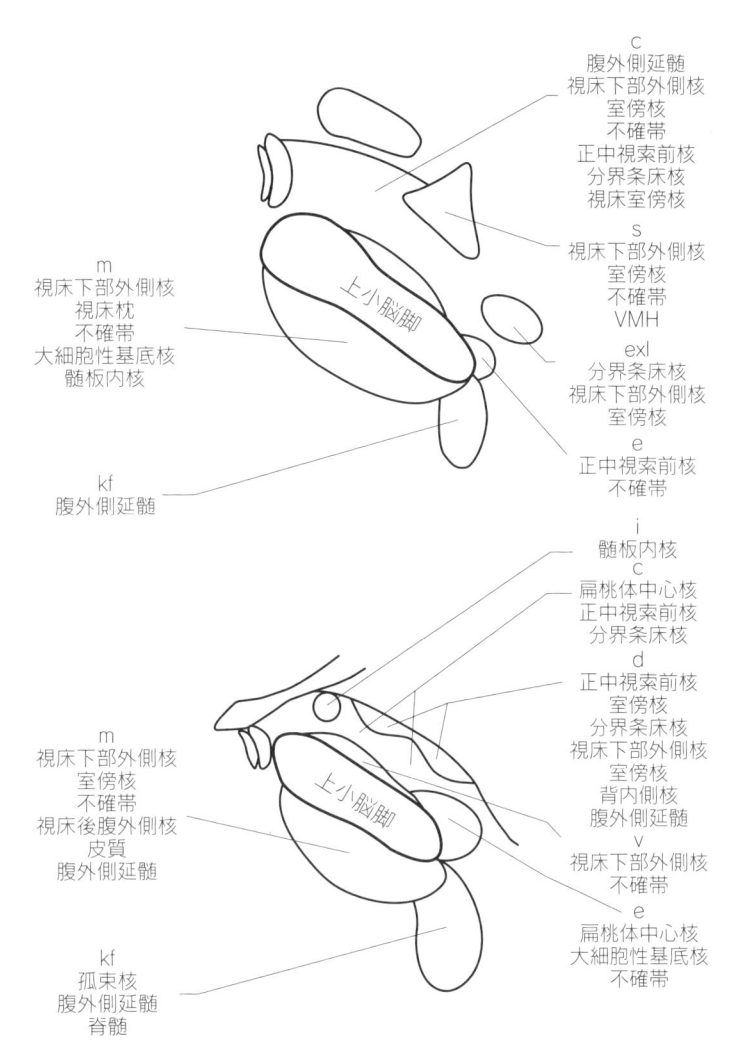

m
視床下部外側核
室傍核
不確帯
視床後腹外側核
皮質
腹外側延髄

v
視床下部外側核
不確帯

e
扁桃体中心核
大細胞性基底核
不確帯

kf
孤束核
腹外側延髄
脊髄

図19 脚傍核の亜核とその投射領域
(遠山と塩谷 1990[1])

引用文献

1) 遠山正彌, 塩谷弥兵衛・編：化学的神経機能解剖学. 厚生社, 大阪, 1990.
2) 遠山正彌, 高辻功一・編：脳の神経活性物質・受容体アトラス. 医学書院, 東京, 1993.

参考文献

遠山正彌, 塩谷弥兵衛・編：化学的神経機能解剖学. 厚生社, 大阪, 1990.
遠山正彌, 高辻功一・編：脳の神経活性物質・受容体アトラス. 医学書院, 東京, 1993.
遠山正彌・編：分子神経機能解剖学. 金芳堂, 京都, 2002.

2 睡眠・覚醒と脳幹モノアミン・アセチルコリン作動性投射系

香山 雪彦

睡眠覚醒メカニズムの研究の始まり：上行性網様体賦活系

　睡眠・覚醒の神経機構の研究は，Magoun[1] らによる上行性網様体賦活系(ascending reticular activating system)の提唱によって本格的に始まったと言ってよい．それから約50年経ったが，その前半の時期にはこの説は一世を風靡し，どの教科書にも図1のもとになった図とともにこの説が紹介されていた．この説は覚醒のメカニズムを明らかにしようとしたもので，種々の感覚伝導路の側枝による入力が中脳を中心とした脳幹の網様体を興奮させ，その興奮が上行性に伝えられて，視床の非特殊核と総称された中心部の核を介して大脳全体に広がって覚醒が保たれると説明する．なお，脳幹網様体(brainstem reticular formation)とは，脳幹の中で明確な細胞集団(灰白質や核)や線維束(神経路)以外の，明確な方向性のない神経線維の中に神経細胞が散在している，ほかに名前のつけようのない部位と考えてよい．Magounらが刺激による賦活効果が強いとしたのは，網様体の中でも，中脳の中心灰白質に近い内側部である．

　その後，この説には様々な疑問が提出された．たとえば，中脳網様体の広い部位を破壊すると動物は昏睡に陥るが，そこで人為的に水と栄養の補給を維持してやると，やがて覚醒の時期が回復してくることが示され，これはこの賦活系説と矛盾する(中枢神経系では破壊された神経細胞体も神経線維も通常は再生しない)．また，この説では，徐波睡眠(次頁脚注参照)は覚醒が維持できなくなることによって生じると説明するとしても，その後に発見された逆説睡眠(REM睡眠)[2](次頁脚注参照)はどうして生じるのか説明のしようがない．さらに，上述の視床非特殊核の中心であるCM核からの投射先は線条体が中心で，大脳皮質への投射は弱いものであることが明らかにされたり，脳幹のどのようなニューロン(あるいは

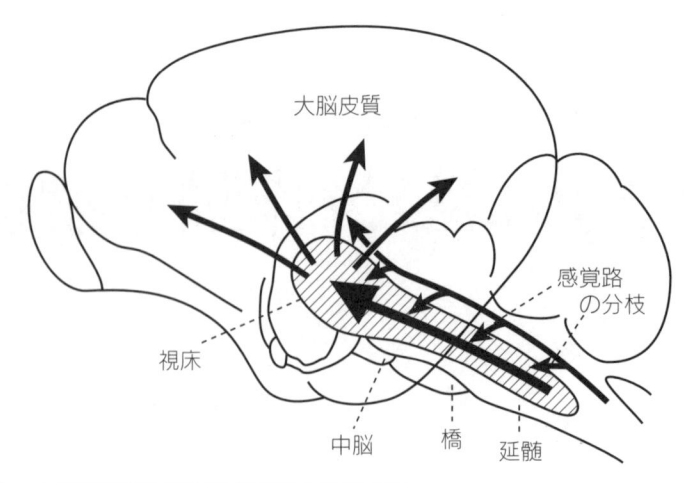

図1 上行性網様体賦活系を説明する模式図
Magounらが描いて教科書などに広く掲載されている図をもとに著者が改変した．斜線部分が脳幹網様体とその興奮を大脳全体に中継する視床非特殊核．

ニューロン群)がこの系の正体なのかが明らかにならなかったこともあって，この説は過去のものになったと言ってよく，今でも教科書に取り上げられているとしたら，歴史的な意義(これは大きい)によるか，もしくは著者の不勉強である．

代わるべき説を求めて：睡眠のモノアミン説

その後1970年頃までに，青斑核(橋中心灰白質の最外側部に存在)から発するノルアドレナリン作動性投射系や，背側縫線核(中脳中心灰白質の正中線上に存在)から発するセロトニン作動性投射系の存在が，解剖学的に明らかにされた(図2)(ノルアドレナリンやセロトニン，後で出てくるヒスタミンなどは芳香族アミノ酸から脱炭酸(カルボキシル基をはずす)して作られ，アミノ基が一つ残る物質なのでモノアミンと総称される)．これらのモノアミン

注）普通の睡眠時には大脳皮質の脳波は周波数の低い波(徐波)になるために，この状態を徐波睡眠と呼ぶ．しかし，周期的(人間の一夜の睡眠では1.5〜2時間ごと)にそれとは違う状態，すなわち行動的には明らかに深く眠っているのに，脳波は覚醒時あるいはそれに近いごく浅い眠りのような状態になる睡眠相が出現する．この睡眠中には眼球運動(rapid eye movement)がさかんに起こるため，その頭文字をとってREM睡眠と呼ばれることが多いが(これに対して徐波睡眠はnon-REM睡眠と呼ぶ)，REMはこの睡眠相の特徴の一つに過ぎないため，ここでは逆説睡眠(paradoxical sleep：行動的な睡眠と大脳の高い活動状態との間にパラドックスがあるという意味である)という用語を使うことにする．逆説睡眠時には運動ニューロンに強い抑制をかける機構が働くために全身の骨格筋の緊張が完全に消失し，さらに呼吸や心拍が不規則になったり，陰茎勃起が起こったりするなどの特徴があり，また，この睡眠中は活発な(場面が脈絡もなく展開するおかしな内容の)夢を見ていることが多い(睡眠については文献3,4を参照されたい)．

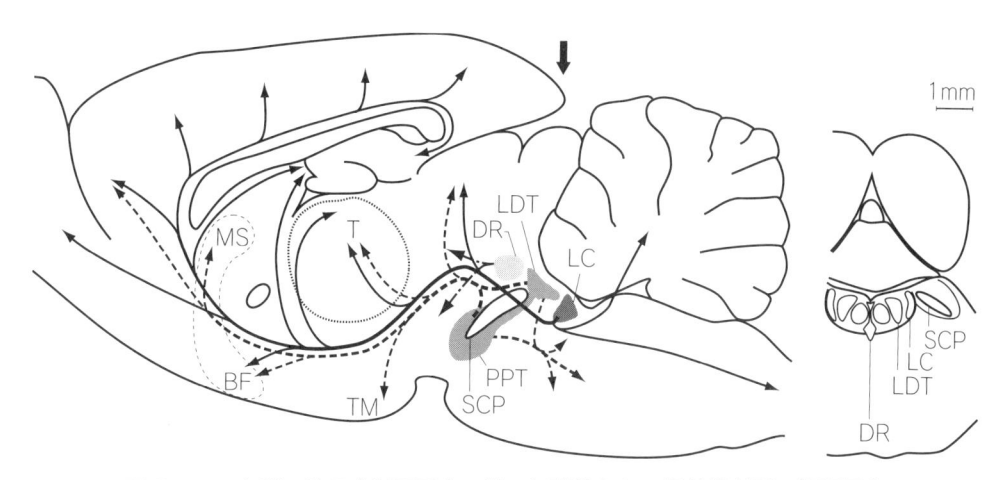

図2 ラット脳の傍正中断面図上に描いた脳幹からの汎性投射系の概観図と，矢印部での冠状断面図（右）

背側縫線核（DR）からのセロトニン作動性投射については，青斑核（LC）からのノルアドレナリン作動性投射（実線）と類似のため，起始部のみ示した．破線は外背側被蓋核（LDT）および上小脳脚（SCP）周囲網様体（PPT）由来のアセチルコリン作動性投射．BFとMS（前脳基底部と内側中隔核）を含む点線で囲んだのは，大脳皮質に投射するアセチルコリン作動性ニューロンが散在する部位．Tは視床．TMは視床下部後部の乳頭体周囲（ヒスタミン作動性ニューロンが存在する部位）．

作動性投射系は，ある特定の部位に投射するのではなく，頻回に分枝する軸索でもって脳の広い部位を網の目のように覆う投射構造をもったニューロン群であり，しかも軸索にはvaricosity（途中のふくらんだところ）が連なっていて，そこからも伝達物質を放出できる構造になっている．そのような投射系をここでは汎性投射系（diffuse projection systems）と名づけることにする．このような汎性投射系は，睡眠・覚醒のような脳全体の活動状態を一斉にコントロールするシステムとして働いているのではないかと容易に想像される．

この推察に基づいてネコで実験を行ったJouvetのグループは，p-chlorophenylalanine（PCPA）という薬物の投与によってセロトニンを枯渇させると動物は不眠に陥るなどの実験結果をもとに，1970年頃に睡眠のモノアミン説を提唱した[5]．この説の要点は次のようなものである．

　1. 縫線核群のセロトニン作動性ニューロンの活動によって睡眠が生じる．

2. 青斑核を中心としたノルアドレナリン作動性ニューロンは逆説睡眠，および覚醒維持の実行系である．

　この説もその後の研究で不都合な点が明らかになってきた．たとえば，PCPA を連続投与してセロトニンが枯渇した状態を維持しても，睡眠量は一時的な完全に近い不眠状態から回復してくる．より決定的に，単一ニューロン活動を記録したところ，セロトニン作動性ニューロンは例外なく覚醒時に持続的に活動するが，その活動は睡眠に入る前から減少し，徐波睡眠中はその低い活動状態が持続，さらに逆説睡眠時にはほとんど活動を停止することが明らかになった．すなわち，セロトニン作動性ニューロンの活動により睡眠が起こることはあり得ない．また，ノルアドレナリン作動性ニューロンも例外なくまったく同じ振る舞いをするため，この活動が逆説睡眠を起こすこともあり得ない(これらのニューロン活動については，後にサンプルを提示して詳しく述べる)．

新しい発展：アセチルコリン作動性投射系の確立

　上記のようにモノアミン説が明らかな間違いを含み，大幅な修正が必要であることがわかった後，睡眠・覚醒の神経機構の研究は停滞した感があった．それがこの 10 年ほどでまた活発になってきたのは，1980 年代の中頃になってようやく脳内のアセチルコリン作動性ニューロンの局在と投射が明らかにされたことによる．

　中枢神経系内で長い投射線維を延ばすアセチルコリン作動性ニューロンは 2 群あり，一つは無名質やマイネルト基底核などの前脳基底部から前上方に延びて内側中隔核に到る一連の構造(図 2 参照)の中に散在しているものであり，このアセチルコリン作動性ニューロンは新皮質系および辺縁系大脳皮質のすべての部位に投射する．ただし，個々のニューロンは特定の狭い部位にしか投射せず，その部位の興奮性の制御にかかわっていると考えられている．アルツハイマー型痴呆の患者では，最初にこのアセチルコリン作動性ニューロンが変性すると言われている．この群のニューロンは，睡眠・覚醒の調節には直接関係しない．

　もう一群は脳幹にあって，中脳・橋境界部の中心灰白質内の外背側被蓋核(laterodorsal tegmental nucleus：LDT)に密集し，またその吻側方向に中心灰白質から外に出て中脳の上小脳脚周囲(pedunculopontine tegmental nucleus：PPT)に散在する．このアセチルコリン作動性ニューロンから発する投射系は脳の広範な部位に枝を伸ばし，これも汎性投射系を形成する(図 2)．この系は，広範な部位といっても大脳については前頭葉のごく一部を除いた大部分の領域には直接投射しないが，視床，視床下部や前脳基底部(前述の大脳皮質に投射するアセチルコリン作動性ニューロンが存在する部位)を介して大脳全体の機能状態

もコントロールしていると考えられる．

　このような汎性投射系はすべての動物に備わっている（たとえば青斑核は魚にも存在するが，ノルアドレナリン作動性ニューロンの数は4～8個であるという．ちなみにラット，ヒトの青斑核では1,500個，5,000個くらいである）．その起始細胞は，ラットではそれぞれの小さい核に密集する傾向が強いのに対し，ネコでは，たとえばノルアドレナリン作動性ニューロンは明確な青斑核を形成せずに橋の上小脳脚周囲（parabrachial area）に散在して，そこでアセチルコリン作動性ニューロンと混在するというように，存在様式に種差がある．Jouvetのモノアミン説が行き詰まったのも，ネコで実験したことが関係していると思われる．それゆえ，我々は汎性投射系の起始細胞がお互いに分離して存在しているラットを実験に使用して，これらの投射系の機能を，①それぞれの起始核の単一ニューロン活動を睡眠・覚醒を繰り返す無麻酔の動物で記録する[6,7]，および②それぞれの起始核の電気刺激の上位脳に対する影響を観察する[8～10]，という2種類の実験で追求してきた．

モノアミン作動性ニューロンの活動

　覚醒・睡眠中のニューロン活動を記録するためには，睡眠のステージを判別するための脳波および筋電図を記録するための電極をセットし，頭部を痛みなしに定位固定（どの位置にどの脳部位があるかを同定できる方法での固定）するための仕組みとともに頭蓋骨にセメントで固定した動物を，前もって麻酔下の手術で用意しておかなければならない．そのようにして脳波，筋電図と同時に単一ニューロン活動を記録することは，現在ではラットのような小さい動物でも慣れれば簡単にできる．図3はそのような記録の例であるが，徐波睡眠（図ではSで示す）は高振幅の脳波（早送りの脳波では徐波が見られる）で容易に判断される．覚醒（W）と逆説睡眠（P）時の脳波はともに低振幅（早送りでは速波）であるが，筋電図が出ていれば覚醒，消失すれば逆説睡眠である（図3では消失したように見えないが，それは心電図が残ったためで，早送りでは消失が確認できる）．

　モノアミン作動性ニューロンは大脳皮質などで普通に記録できる活動電位（スパイク）よりもずっと幅の広いスパイクを発することが知られていて，そのスパイク幅と，実験終了後に組織切片上で確かめる記録部位のマークによって，記録したニューロンの種類の同定は容易である．そのようにして同定された青斑核のノルアドレナリン作動性ニューロンや背側縫線核のセロトニン作動性ニューロンは，覚醒時に数Hz以下の頻度で持続的に活動し，その活動は徐波睡眠時には減少して，さらに逆説睡眠時にはほとんど活動しなくなる（図3a）[6,11,12]．この性質は例外なくどのノルアドレナリン・セロトニン作動性ニューロンでも見

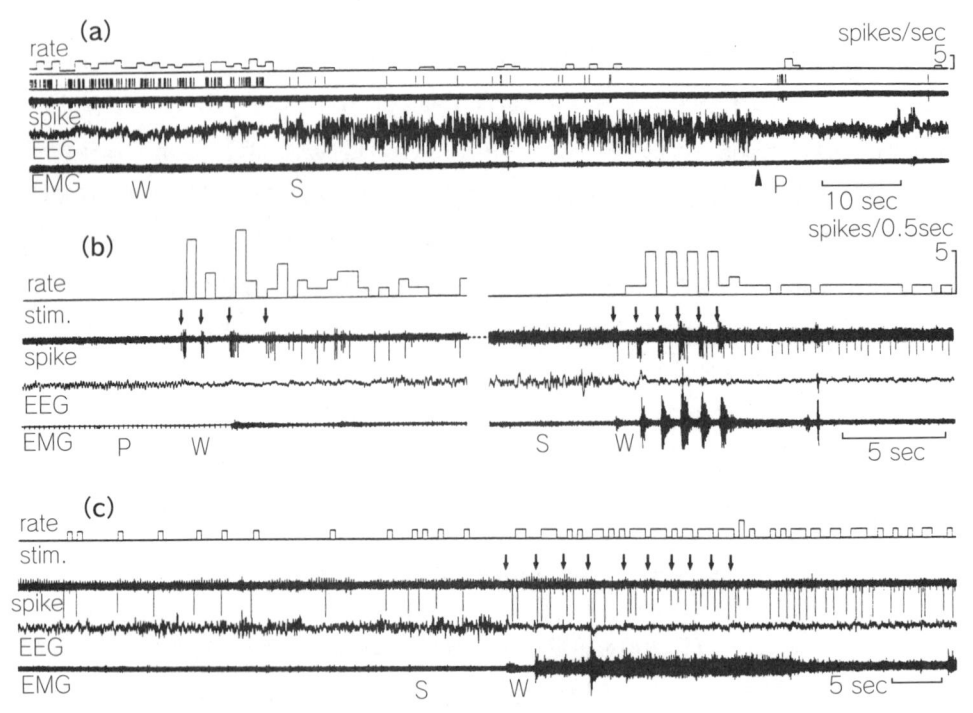

図3 無麻酔ラットで記録したモノアミン作動性ニューロンの覚醒(W)，徐波睡眠(S)および逆説睡眠(P)に伴う自発活動の変化(a)，および体性感覚刺激(小矢印)に対する反応(b, c)

aとcはセロトニン作動性，bはノルアドレナリン作動性ニューロン．記録はそれぞれ上から発火頻度，単一ニューロン活動(spike)，皮質脳波(EEG)，頸筋筋電図(EMG)で，スパイクが小さくしか記録できなかったaではシュミット回路の出力も加えた．矢頭は脳波脱同期による逆説睡眠開始のタイミング(筋電図消失は通常少し遅れ，心電図が残る)．

られ，すなわちこれらは非常に均質な性質のニューロン群である．

この活動レベルの低下は，脳波で見られる徐波睡眠や逆説睡眠の開始に先行して起こる．また，徐波睡眠から覚醒するときも，脳波の脱同期(速波化)に先行して発火が始まる．このような事実は，これらのモノアミンニューロンは脳波やそれに引き続いて起こる行動的な睡眠・覚醒のコントロールにかかわっている可能性を示す．ただ，逆説睡眠から覚醒するときだけは，脳波変化に先行する活動の変化は見られない．

上記のように，ノルアドレナリン・セロトニン作動性ニューロンは睡眠・覚醒に関してまったく同じように振る舞うが，感覚刺激によって覚醒レベルが上がる際の反応性は異なっている．ほとんどすべてのノルアドレナリン作動性ニューロンは感覚刺激（皮膚への接触などの体性感覚刺激，音による聴覚刺激，フラッシュによる視覚刺激）に対して相動性の反応を示すが，セロトニン作動性ニューロンの場合は，刺激によって覚醒レベルが上がったことによる発火の増加は見られるものの，相動性反応を示すものは極めて少ない（図3b, c）[7]．そのような振る舞いは，どの刺激に対しても共通したものである（反応しやすさには刺激の種類によって違いがあるが）．

アセチルコリン作動性ニューロンの活動

脳幹のアセチルコリン作動性ニューロンがNADPH-diaphorase組織化学法で特異的に染色される[13]ことを利用して，我々はこのアセチルコリン作動性ニューロンも上記のモノアミン作動性ニューロンと同じような幅の広いスパイクを発することを示した[14]．しかし，このようにして同定したアセチルコリン作動性ニューロンは，モノアミン作動性ニューロンと違って均質な性質のニューロン群ではなく，睡眠・覚醒時の活動はニューロンによって異なっていることがわかった．それらはいくつかのグループに分けられるが，その中で最も特徴的なものは，モノアミン作動性ニューロンと逆に，覚醒時にはほとんど活動せず，逆説睡眠に近づくと次第に発火が増加して活動が最も高まったところで逆説睡眠に入り，この睡眠相の間活動が維持される一群のニューロンである（図4a）．この群と，覚醒時と逆説睡眠時の両方で活動が高まるニューロン（図4b，この場合も脳波の変化に先行して発火が始まる）が主要なグループをなし，その他の性質のもの（たとえば睡眠・覚醒の相変化のときに一過性に活動が高まるニューロンなどがある）は少数しかない[6,15,16]．

ついでに述べると，アセチルコリン作動性ニューロンについても，逆説睡眠からの覚醒に先行して発火の変化するニューロンは見つからず，現在までのところ逆説睡眠からの覚醒を起こす機構についてはまったく不明である．

アセチルコリン作動性ニューロンでは感覚刺激に対する反応も様々で，感覚刺激で覚醒レベルが上昇したことによって発火が減少したり増加したりするものもあるが，睡眠・覚醒による発火の変化にかかわらず相動性反応を示すニューロンが多数見られる（図4c）[7]．この相動性反応は感覚刺激を繰り返した場合には強く減弱することが多く，その1回目だけにしか反応しないものもある．

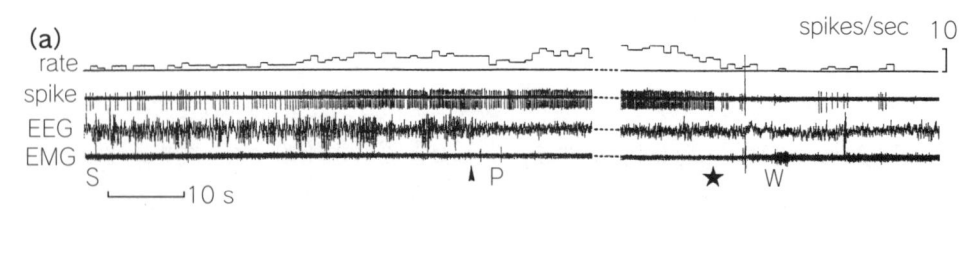

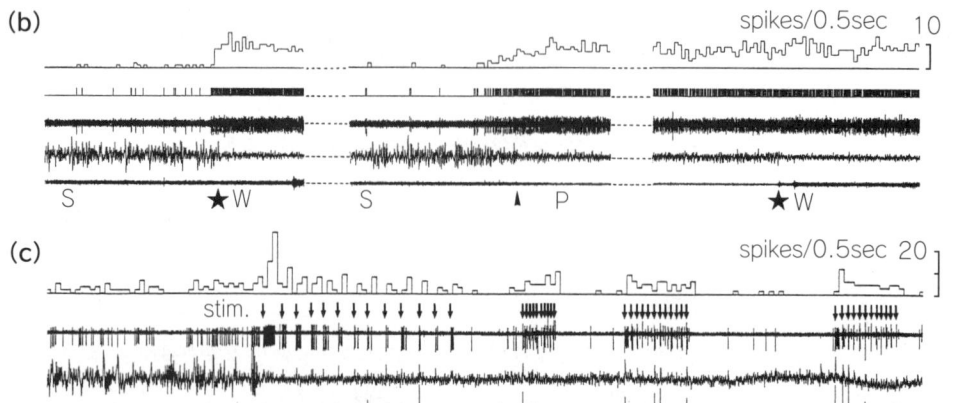

図4 無麻酔ラットで記録したアセチルコリン作動性ニューロンの例

a：逆説睡眠時に特異的に活動するニューロン．b：逆説睡眠時と覚醒時に活動するニューロン．c：体性感覚刺激に対する反応(このニューロンの自発活動は逆説睡眠時に特異的に見られるが，覚醒時に相動性の反応をする)．記号などは，覚醒のタイミングを示す星印以外図3と同じ．

モノアミン・アセチルコリン作動性ニューロンの相互作用

このように，脳幹のモノアミン・アセチルコリン作動性ニューロンは睡眠・覚醒の相変化に先行して活動が変化することから，睡眠・覚醒の制御に関係していることは間違いないであろうが，それらはいずれも中脳・橋の近接した部位に存在していることもあり，お互いに影響を及ぼしあっていると考えるのは当然である．その相互作用についての仮説を最初に立てたのはHobsonらであったが，それはノルアドレナリン作動性ニューロンとセロトニン作動性ニューロンを同じ性質のものとして，それらとアセチルコリン作動性ニューロンとの

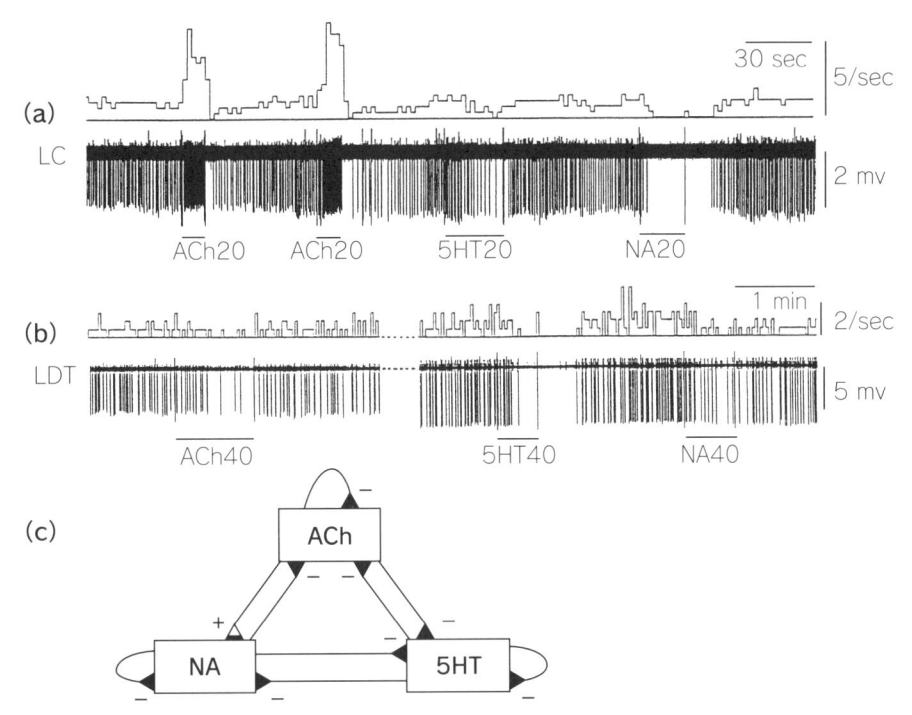

図5 ノルアドレナリン(NA), セロトニン(5HT), アセチルコリン(ACh)作動性ニューロン間の相互作用のまとめ(c)と, そのもとになったそれぞれの伝達物質を微小電気泳動的に青斑核(LC)ニューロン(a), 外背側被蓋核(LDT)ニューロン(b)に投与したとき(下線の期間)の自発発火の変化

背側縫線核ニューロンについての結果は省略. 伝達物質名の後の数字は, 投与に用いた電流値(nA). ＋は興奮性, －は抑制性を示す.

関係を考える仮説であった[17]. しかし前述のように, この2種のモノアミン作動性ニューロンは, 睡眠覚醒に伴う振る舞いは同じでも感覚刺激に対する反応には違いがあり, また後述するように機能的な役割も違っていて, 一括して考えることはできない.

我々はこれらのニューロンの活動を記録しながら, そのニューロンにこれらの伝達物質を直接に作用させてその相互作用の様子を探る実験を行った(図5)[18]. この実験においては, (マイクロ)イオントフォレーシス(微小電気泳動法)という, 単一ニューロン活動記録用の微小電極の先端近くに貼りつけた薬剤用の微小電極から電圧をかけてイオン化した薬剤を押し出し, 記録中のニューロンだけに薬剤を作用させる方法を利用する. その結果では, ノルア

ドレナリン作動性ニューロンに対するアセチルコリンの作用だけが興奮性で，それ以外はすべて抑制を及ぼしあっていることがうかがわれる（自己受容体を介した抑制もある）．ただし，Koyama らのネコでの実験では少し違った結果が出ていて[19]，実際にはこの図の模式図に示されるような単純なものではないようである．

視床下部と脳幹の関係

　上述のように，覚醒や逆説睡眠に先行して活動の始まる脳幹ニューロンの存在は，それらが覚醒や逆説睡眠の発現に強く関与していることをうかがわせる．しかし，徐波睡眠に先行して活動の高まるニューロンは脳幹に存在しない．そのようなニューロンが存在するのは視索前野を中心にして，視床下部の前部から前脳基底部にかけての領域である．その領域は，IL-1 などのサイトカインやプロスタグランディン D2 が睡眠誘発物質として作用する部位であり，また，そこをうまく刺激すると動物は眠り，破壊すると不眠を生じる部位でもあって，この領域が睡眠，特に徐波睡眠から入っていく普通の睡眠の誘導に重要な役割を果たしていると考えられる[3]．

　ただし，この視索前野を中心とした部位には，徐波睡眠のときに活動が高まるニューロンだけが存在するのではない．図6に示すように，この部にはそれ以外にも逆説睡眠時や覚醒時に活動するものなど，様々な性質のニューロンが特別な局在を示さずに混在している[20]．視索前野と脳幹の汎性投射系とは相互に影響しあっており[21]，その相互作用によって睡眠・覚醒全体がコントロールされていると考えられる．

　また，視索前野は体温調節や性行動発現に重要な部位であり，大脳辺縁系からの情動に関する情報も直接に入ってくることから，生体の様々な状況と睡眠・覚醒の関係にもこの部が重要な意味をもっていることは間違いないところである．

　このように睡眠誘導に重要な視床下部前部と対照的に，視床下部の後部は刺激により覚醒が起こり，破壊により昏睡が起こる部位である．人間での症例でも，嗜眠性脳炎では視床下部後部から中脳にかけて病変が見られると報告されている．視床下部後部の乳頭体の周囲にはもう1種類のモノアミンであるヒスタミン作動性ニューロンが分布しており，このニューロンも上行性および下行性に汎性投射系を形成していて，これが覚醒を起こすように働いていると考えられる．抗ヒスタミン薬と言われてきたH1ヒスタミン受容体遮断薬（かゆみ止めや風邪薬に含まれ，乗り物酔いの薬として使われることもある）は強い眠気を起こすことがその根拠であるが，実際にヒスタミン作動性ニューロンもまた，ノルアドレナリン・セロトニン作動性ニューロンと同じように，覚醒時に特異的に活動することもこの考えを支持す

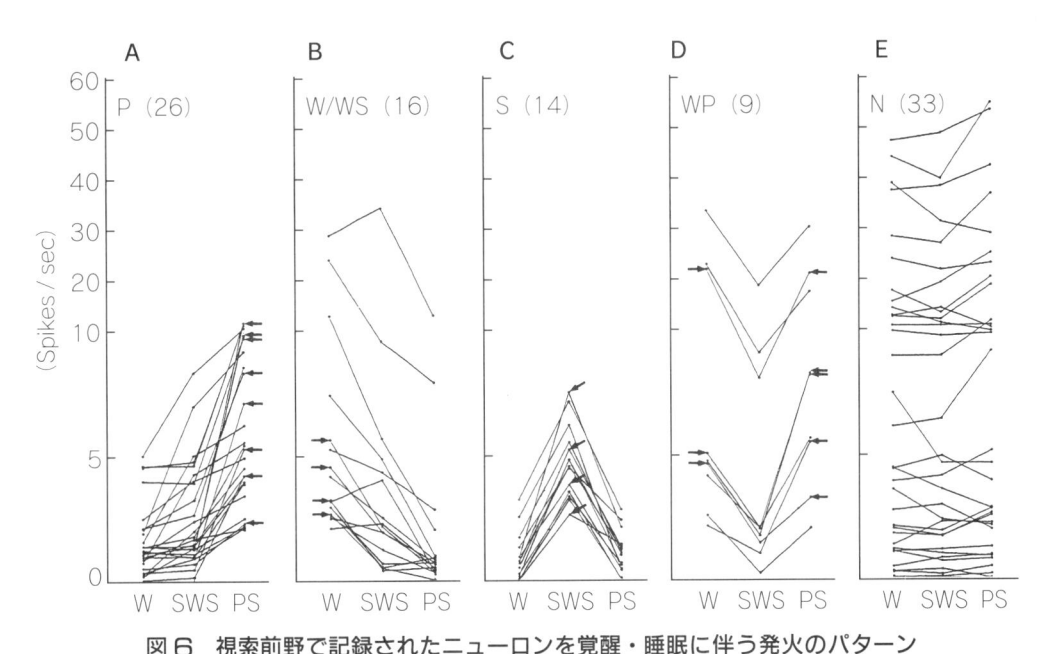

図6 視索前野で記録されたニューロンを覚醒・睡眠に伴う発火のパターンによって5群に分けた，各群のニューロンの覚醒時(W)，徐波睡眠時(SWS)，逆説睡眠時(PS)の発火頻度

それぞれの群は各カラムの上に示すように活動の高まる時期によって命名された（S=SWS，P=PS，Nは明確な変化の見られなかった群）．数字は記録されたニューロン数．小矢印は脳波で示される覚醒・睡眠相の変化に先立って発火の増加が起こったニューロン．

る．このヒスタミン作動性ニューロンも，脳幹のニューロンと相互に作用を及ぼしあっていることが示されつつある．

　視床下部でもう一つ睡眠・覚醒に関係するのは，概日リズム(circadian rhythm)を作る生物時計として働いている視交叉上核である．ここは直接に睡眠や覚醒を起こすニューロン群に働きかけて，たとえば普通の人なら夜の就眠の頃に睡眠欲求の高まりを起こすと考えられる．人間では視交叉上核は25時間くらいのリズムを作ることが多く，それを毎日，光やその他の刺激で24時間に同調させているのであるが，最近このリズムを作る遺伝子の研究が急速に進んでおり，その遺伝子の変異によって24時間から大きくはずれたリズムをもつ人たち（家族）がいることも明らかにされている（なお，同じような時計遺伝子が無脊椎動物や植物にまで存在していることが明らかにされている）．

脳幹汎性投射系の上位脳に対する影響

さて,前述の脳幹の汎性投射系は,大脳などの上位脳に具体的にどのような影響を与えているであろうか.最終的には脳波に対する影響を見れば,大脳皮質に興奮性に作用するか抑制性に作用するかは推察できるが,それではその効果は直接作用なのか,別の部位を介した間接作用なのかわからないし,具体的なメカニズムの研究も難しい.そこで個々のニューロンのレベルでその影響を観察したいが,そのためには記録しているニューロンがどのような性質のものか明確にする必要がある.それは様々な種類のニューロンが混在している大脳皮質では目下のところ極めて困難である.

そこで我々が記録したのは,局所回路や入出力がよく解明されている視床中継核である外側膝状核(網膜から大脳に到る視覚情報の中継を行う)のニューロンである.図7に示すように,この核は中継細胞(P),介在細胞(I)およびこの核のすぐ外にあって反回抑制をかける視床網様核細胞(TR)の3種類のニューロンだけで局所回路が構成され,それぞれのニューロンは視神経刺激に対する反応によって容易に同定される[22].さらに,この核は上述の脳幹からの3種類の汎性投射を直接に受けていることも,この研究に適している点である.

例として図8に示すのは,この3種類のニューロンに対する青斑核反復刺激(200 Hz)の影響を比較したものである[8].P-細胞,I-細胞に対する作用が反対になるなど,ニューロンの種類によって影響が異なることがよくわかる.なお,この青斑核刺激による興奮性の影響は,$\alpha(\alpha 1)$受容体を介したものであることが証明されている.

このようにそれぞれのタイプの細胞に対する汎性投射系の作用を調べたのであるが,そのうちこの核に対する最終的な効果を見るために,出力細胞である中継細胞(P)についての作用を比較したものが図9である.青斑核(LC)刺激によるノルアドレナリン作動性の影響も,外背側被蓋核(LDT)刺激によるアセチルコリン作動性の影響も,ともに中継細胞の発火を増やすことに見られるように興奮性であるが,青斑核刺激の効果は刺激を止めてもしばらく残って徐々に消失する(図9a)のに対し,外背側被蓋核刺激の効果は刺激を止めるとすぐに消失し,刺激を長く続けると減弱する傾向にある(図9c),という点で違いがある.その時間的な効果の違いは,同じ一つのニューロンにそれぞれの伝達物質を微小電気泳動的に作用させたときに,アセチルコリンの作用はすぐに現れてすぐに消失するのに,ノルアドレナリンの作用はゆっくりと強くなっていきゆっくりと消えていく(図9d)ことにも,まったく同じように見られる.アセチルコリンの作用はムスカリン受容体を介したもので,α受容体を介したノルアドレナリンの作用とともにGタンパク(GTP結合タンパク)を介したもので

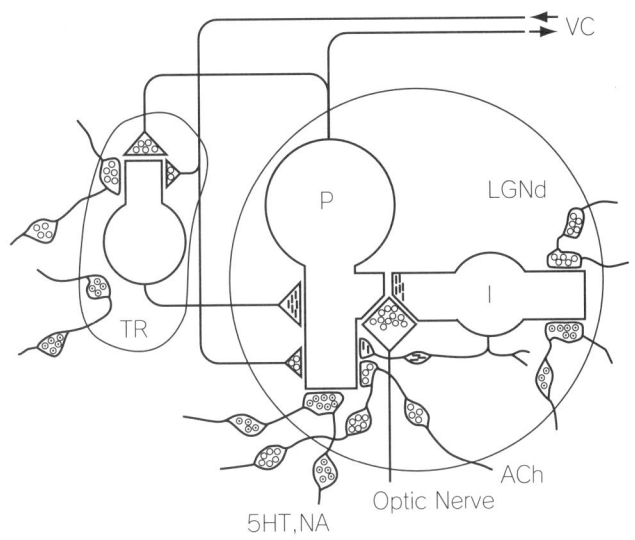

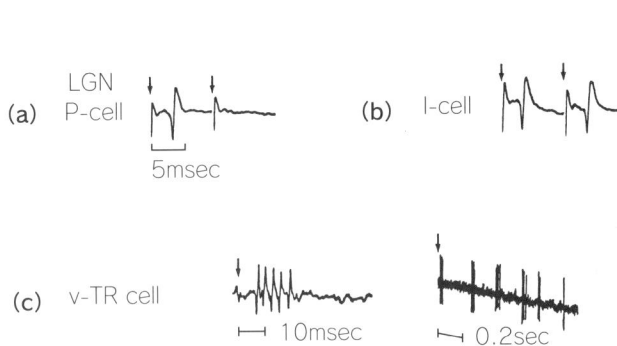

図7 外側膝状体背側核(LGNd)の局所回路の模式図(上)と,視神経電気刺激(小矢印でそのアーティファクトを示す)に対する反応特性による3種類のニューロンの同定(下)

P:主(中継)細胞,I:介在細胞,TR:視床網様核,VC:視覚領皮質.模式図には,脳幹由来のモノアミン(NA,5HT),アセチルコリン(ACh)作動性ニューロンの軸索(varicosityが連なる)も書き加え,電子顕微鏡で見られるシナプス小胞の形も模した.

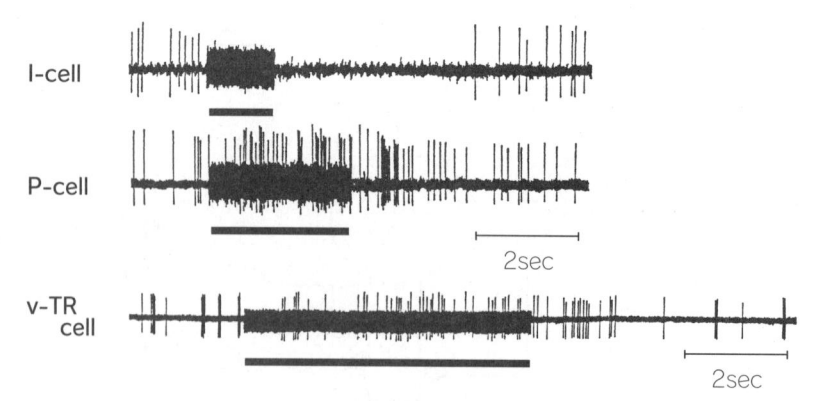

図8 青斑核の高頻度（200 Hz）電気刺激（下線部）に対する図7の3種類のニューロンのスパイク発火の変化

P-cell, I-cell の記録は，同一トラックのすぐ近傍で得られた．

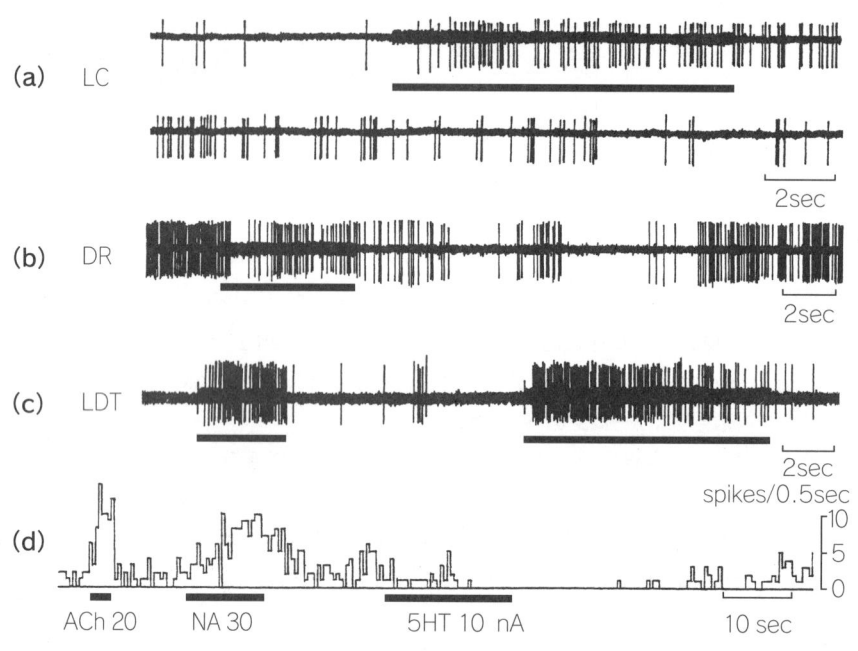

図9 青斑核(a)，背側縫線核(b)，外背側被蓋核(c)それぞれの高頻度（200 Hz）電気刺激（下線部）による外側膝状核中継細胞のスパイク発火の変化，および，一つの中継細胞に対するそれぞれの伝達物質の微小電気泳動的投与（下線部）の影響(d)

a～c はスパイク発火のオッシロスコープ記録で，d は発火頻度で示した．なお，d の下線部の数字は，投与の電流量(nA)を示す．

あるのに，これだけの時間的違いが生じるのは少し驚きである．

中継細胞に対する背側縫線核(DR)刺激の効果は抑制性である(図9b)．その作用は，微小電気泳動的に作用させたセロトニンの効果(図9d)と同じく，非常にゆっくりと現れ，長く続いてゆっくりと消失する．

まとめ：睡眠覚醒の調節と汎性投射系の機能的役割

以上のような結果をまとめてみると，目下のところ次のように結論できる．

1. 睡眠・覚醒は，主として視床下部と汎性投射系が起始する脳幹の相互作用によって調節されている．中でも，睡眠の導入には視索前野を中心とした視床下部の前部が重要な働きをすると考えられる．

2. 青斑核から発するノルアドレナリン作動性投射は，覚醒時に活動し，その刺激効果は上位脳に対して興奮性であることから，この投射系は上行性賦活系の正体(少なくともその一つ)であると考えて矛盾はない(Magounらの上行性網様体賦活系説のもとになった実験では，この系の上行線維を刺激していた可能性が高い)．ただし，全体としては賦活作用があると言っても，注意や記憶といった大脳の個々の機能については違った作用として見えることはあるであろう．

3. 背側縫線核から発するセロトニン作動性投射の機能については，この系は覚醒時に活動するのに，その刺激効果は抑制的であり，また睡眠のモノアミン説[5]の根拠となったようにセロトニンの枯渇は不眠を起こすことから，謎が多いと言わざるを得ない．(SSRIと言われる放出されたセロトニンの再取り込みを特異的に阻害する抗うつ薬はパニック障害に有効とされていることなどから考えると，セロトニン作動性投射系は，覚醒時に活動して上位脳にゆっくりとした抑制をかけて，突発的な現象が起こりにくいように脳の興奮性を調節し，行動をなめらかにするような機能をもっているのかもしれない．)

4. 外背側被蓋核などから発するアセチルコリン作動性投射の起始ニューロンは異なった振る舞いをするものが混在しており，この系はいくつかの機能にかかわっていると考えられる．その一つの明確な機能は逆説睡眠の導入と維持である．さらに，感覚刺激に対して順応の強い相動性反応を示すニューロンが多数あり，この系の刺激による上位脳の興奮は出現も消退も速いことから，これらは新奇刺激が加わったときに一時的に脳の興奮性を上げることに作用しているのではないかと考えられる．

このように，単一ニューロン活動のレベルでの研究から，昔よりはかなりはっきりと具体

的な睡眠・覚醒調節機構の姿が見えてきた．しかし，このような研究は始まったばかりである．今後さらに明確な神経機構を追求していきたい．

引用文献

1) Moruzzi G : The sleep-waking cycle. Ergeb Physiol 64 : 1-165, 1972.
2) Dement WC, and Cleitman N : Cyclic variations in EEG during sleep and their relation to eye movements, body motility, and dreaming. Electroenceph Clin Neurophysiol 9 : 673-690, 1957.
3) 北浜邦夫：ヒトはなぜ，夢を見るのか．文春新書120，文藝春秋，東京，2000.
4) ペレツ・ラヴィー：20章でさぐる睡眠の不思議．朝日選書594，朝日新聞社，東京，1998.
5) Jouvet M : The role of monoamines and acetylcholine-containing neurons in the regulation of the sleep-waking cycle. Ergeb Physiol 64 : 166-307, 1972.
6) Kayama Y, Ohta M, and Jodo E : Firing of 'possibly' cholinergic neurons in the rat laterodorsal tegmental nucleus during sleep and wakefulness. Brain Res 569 : 210-220, 1992.
7) Koyama Y, Jodo E, and Kayama Y : Sensory responsiveness of "broad-spike" neurons in the laterodorsal tegmental nucleus, locus coeruleus and dorsal raphe of awake rats : implications for cholinergic and monoaminergic neuron-specific responses. Neuroscience 63 : 1021-1031, 1994.
8) Kayama Y, Negi T, Sugitani M, and Iwama K : Effects of locus coeruleus stimulation on neuronal activities of dorsal lateral geniculate nucleus and perigeniculate reticular nucleus of the rat. Neuroscience 7 : 655-666, 1982.
9) Kayama Y, Takagi M, and Ogawa T : Cholinergic influence of the laterodorsal tegmental nucleus on neuronal activity in the rat lateral geniculate nucleus. J Neurophysiol 56 : 1297-1309, 1986.
10) Kayama Y, Shimada S, Hishikawa Y, and Ogawa T : Effects of stimulating the dorsal raphe nucleus of the rat on neuronal activity in the dorsal lateral geniculate nucleus. Brain Res 489 : 1-11, 1989.
11) Jacobs BL, and Azmitia EC : Structure and function of the brain serotonin system. Physiol Rev 72 : 165-229, 1992.
12) Aston-Jones G, Chiang C, and Alexinsky T : Discharge of noradrenergic locus coeruleus neurons in behaving rats and monkeys suggests a role in vigilance. Prog Brain Res 88 : 501-520, 1991.
13) Vencent SR, Satoh K, Armstrong DM, Panula P, Vale W, and Fibiger HC : Neuropeptides and NADPH-diaphorase activity in the ascending cholinergic reticular system of the rat. Neuroscience 17 : 167-182, 1986.
14) Koyama Y, Honda T, Kusakabe M, Kayama Y, and Sugiura Y : In vivo electrophysiological distinction of histochemically-identified cholinergic neurons using extracellular recording and labelling in rat laterodorsal tegmental nucleus. Neuroscience 83 : 1105

-1112, 1998.
15) El Mansari M, Sakai K, and Jouvet M：Unitary characteristics of presumptive cholinergic tegmental neurons during the sleep-waking cycle in freely moving cats. Exp Brain Res 76：519-529, 1989.
16) Steriade M, Datta S, Paré D, Oakson G, and CurróDossi R：Neuronal activities in brainstem cholinergic nuclei related to tonic activation processes in thalamocortical systems. J Neurosci 10：2541-2559, 1990.
17) Hobson JA, Lydic R, and Baghdoyan HA：Evolving concepts of sleep cycle generation：From brain center to neuronal populations. Behav Brain Sci 9：371-448, 1986.
18) Koyama Y, and Kayama Y：Mutual interactions among cholinergic, noradrenergic and serotonergic neurons studied by ionophoresis of these transmitters in rat brainstem nuclei. Neuroscience 55：1117-1126, 1993.
19) Koyama Y, and Sakai K：Modulation of presumed cholinergic mesopontine tegmental neurons by acetylcholine and monoamines applied iontophoretically in unanesthetized cats. Neuroscience 96：723-733, 2000.
20) Koyama Y, and Hayaishi O：Firing of neurons in the preoptic/anterior hypothalamic areas in rat：its possible involvement in slow wave sleep and paradoxical sleep. Neurosci Res 19：31-38, 1994.
21) 香山雪彦，宮崎　真，小山純正：脳内自律神経系としての脳幹汎性投射系―睡眠・覚醒調節についての視索前野との関係―．自律神経 34：234-238，1997.
22) Shosaku A, Kayama Y, Sumitomo I, Sugitani M, and Iwama K：Analysis of recurrent inhibitory circuit in rat thalamus：Neurophysiology of the thalamic reticular nucleus. Prog Neurobiol 32：77-102, 1989.

3 注意と中枢ノルアドレナリン投射系

今村 一之

はじめに

　ストレスが原因で精神のバランスが崩れたり，病気になったりしたという話を聞くと「ストレスは悪玉」のように感じるが，人間は精神的ストレスがまったくない環境に置かれると，知的好奇心のみならず，生きていく気力さえも奪い取られてしまうことが知られている．ストレスも適度であれば仕事への意欲を高め，多少のことにはへこたれない強い心や身体を造ってくれる．良いストレス(ポジティブストレス)とは，目標，夢，スポーツ，良い人間関係など，自分を奮い立たせたり勇気づけてくれる刺激のことで，反対に，悪いストレス(ネガティブストレス)とは，過労，煩わしい人間関係，不安など，自分の身体や心を苦しくしたり，嫌な気分になってやる気をなくすような刺激である．人間の身体は，ストレスがかかるとアドレナリンやコルチゾールといったホルモンを分泌し，ストレスに抵抗しようとする．その結果，プレッシャーが良いストレスになって「ポジティブストレス」の状態が生まれる．ある意味でポジティブストレスは，薬である．第4章に詳しく述べられているように，ストレスに対して，脳内の青斑核の神経細胞は活動を増加させ，脳全体にノルアドレナリンが遊離されることが知られている．

　「好きこそ物の上手なれ」ということわざがあるが，これは，「意識を集中して，その気になって努力すれば，明らかに成果にも違いが生じる」ということを意味している．ポジティブストレスの状態を自ら作り出すことができるかどうかが肝要である，と言い換えることもできる．また，リハビリを担当する方々が口を揃えて言う「漫然とリハビリを続けても効果は上がらず，本人の意欲の有無が結果に大きく作用する」という経験則も，その好例であろう．ポジティブストレスが学習効率を増大させる実験的証拠が得られている[1]．これらは，

青斑核の機能でうまく説明されるように思われ，究極的には，脳内でのカテコールアミンの作用に帰する部分があるのではないかと考えられる．

本章では，脳内，特に大脳に遊離されたノルアドレナリンが，神経回路の動作にどのような影響を与えるかについて，主に機能回復学の観点から論じてみたい．

ノルアドレナリンニューロンの興奮

青斑核のニューロンの数は，半球で約6,000個しかないが，広く脳全体に向けて軸索を伸ばし，ノルアドレナリンを供給している[2,3]．したがって，どのような刺激に対して，あるいは，どのような状態で，ノルアドレナリンニューロンが興奮するかを調べることは，この系の機能を知る上で，極めて重要な研究である．

最近，青斑核ニューロンの発火パターンには，一過性モード (phasic mode) と緊張性モード (tonic mode) があり，それぞれ異なった機能に関連しているという仮説が報告された[4]．

環境の特定の部分に選択的に反応し，現時点での行動を遂行するのに無関係で，邪魔になるものを無視する能力は，目的をもって行動するためには極めて重要なものである．同時に，動物の行動は，緊急で予期せぬ新しい事態に速やかに対応できるような柔軟かつ順応性に富むものでなくてはならない．したがって，動物あるいは人間が適切な行動を起こすためには，安定した特定の環境要因に選択的に反応し，かつ変化する環境にも素早く順応するという両方の能力が要求される．この能力は，注意には一過性，緊張性という二つの異なるモードがある中で，その状態間を中枢神経系が如何に切り替えているかという問題と関連する．すなわち，選択的で特定の対象に焦点を当てた注意と，特定の対象に集中することなく自由に周囲全体に振り向ける注意が，どのように制御されているかである．この特定の対象に焦点を絞った反応と状況に応じた柔軟性に富む反応が自在に切り替わることは，高次神経系の基本的特性であるにもかかわらず，その実態はほとんど理解されていない．

このバランスをコントロールしているのは，青斑核に由来する脳内ノルアドレナリン系であるという仮説が提唱されている[4]．

自発性の青斑核の活動は，睡眠-覚醒のステージに伴って一定の変化を示す．覚醒時に最も高頻度で活動し，徐波睡眠期には低頻度になり，逆説睡眠期にはほとんど活動が消失する．

青斑核の活動は，覚醒レベルが低いときに低下するだけではなく，仮にしっかり覚醒していても，たとえば動物が自動的で安定した行動をとり続けていながらも外部の刺激に対して注意を向けていないようなときにも減衰していることがわかっている[1]．

青斑核のニューロンの応答を引き起こす刺激は，継続している行動を妨害し，その刺激に

注意を振り向ける行動を惹起するようなものであり，その刺激は，視覚刺激でも聴覚刺激でもよく，刺激の感覚の様態は関係ない．逆に青斑核ニューロンに小さな反応しか惹起しないような刺激は，動物が継続して遂行している行動を妨げることはない．したがって，感覚刺激によって誘起される青斑核のニューロンのインパルス活動は，一定の継続している行動の阻害と注意の集中を新しい対象に向け直す行動と深い相関がある．また，痛覚刺激などのストレス刺激によって，青斑核ニューロンが素早い一過性の，あるいは緊張性の反応を示すことが知られている．

次に，最近報告された覚醒サルの青斑核ニューロンの活動記録について述べる．これは，注意の集中を要求する視覚弁別課題遂行中のサルを用いた実験である[4]．

サルはチェアーに座らされて，眼前のカラービデオモニターに向き合う．サルがレバーを押すとモニターの中央に小さなスポットが提示される．サルは，このスポットを注視するよう訓練されている．やがてこのスポットが消えて，次に，垂直か水平の方位をもつバーが提示される．どちらかの方位のバーは標的刺激で，他は攪乱用の刺激である．サルは，標的刺激が提示された後，3秒以内にレバーを離さなければならない．成功すると報酬としてジュースが与えられる．標的刺激は，ランダムに試行の20%程度提示され，残り80%は攪乱用の刺激が提示される．たとえば，縦の方位をもつバーが標的刺激である場合は，横の方位のバーが提示されてもレバーを離してはいけない．試行間の時間は，1.1〜2.4秒(平均1.6秒)の間でランダムに設定されている．成績は，標的刺激に対して正しくレバーを離した回数，標的が提示されたにもかかわらずレバーを離さなかったミスの回数，攪乱刺激に対してレバーを離さなかった拒否(正解反応)の回数，そして攪乱刺激であるにもかかわらずレバーを離してしまった誤試行の回数として記録される．

この課題を遂行中のサルの個々の青斑核のニューロンの活動は，極めて選択的であった．図1に示されるように，青斑核の細胞は標的刺激によってのみ活性化され，攪乱刺激にはほとんど反応を示さなかった．正解反応のレバーを離す際にも報酬のジュースが与えられた際にも反応はなかった．反応の潜時は100ミリ秒で，常に行動発現に先行していた．垂直，水平どちらのバーが標的刺激に設定されているかは，反応に影響を与えなかった．途中で逆転させても，新しい標的刺激に対して選択的な反応を示すようになった．したがって，一過性のこの反応は，刺激の意味に関連していて，刺激の物理的性状には無関係である．以上の結果は，青斑核のニューロンの活動が，「注意の集中」に関連していることを示している．

興味深いことに，標的刺激に対する一過性の反応とは異なり，青斑核ニューロンの持続性活動の方は，攪乱刺激に対して誤ってレバーを離してしまった際に上昇していた．逆に，青

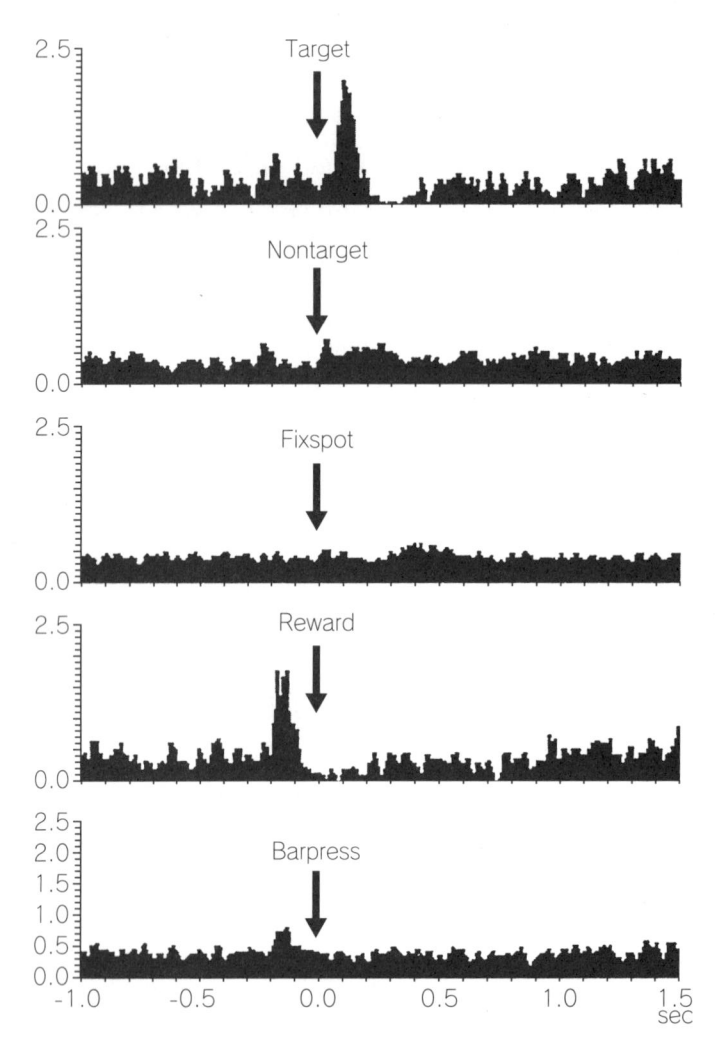

図1 刺激分別課題遂行中のサル青斑核ニューロンの活動の様子を示すヒストグラム

それぞれのヒストグラムは，矢印で示される課題中の事象にタイミングを合わせて，100回の試行分の記録から作成された．標的刺激の提示によって選択的な反応が生じていることに注意．報酬の前，あるいはレバーを離す直前に見られる反応は，標的刺激の提示によるものである．縦軸は，10ミリ秒のビンに蓄積されたスパイク数を示している．

(Aston-Jones et al 2000[4])

斑核の細胞の持続性活動が高まっている際には，攪乱刺激から標的刺激を区別する能力が低下していることがわかった．このとき，スクリーン上に提示される刺激を注視する頻度も低下し，逆に走査性の眼球運動が増加していた．持続性の活動が低下すると注視の頻度が増えた．しかし，青斑核ニューロンの持続性活動と視点の位置，あるいは眼球運動の方向との間には，何ら相関が見出されなかった．以上の結果より，注意の集中は，青斑核ニューロンの活動が中間レベルにあるときに最も高く，活動が増え過ぎると低下することが考えられた．事実，ノルアドレナリンの α_2 受容体のアゴニストのクロニジンを用いて持続性の青斑核ニューロンの活動を低下させたり，ムスカリン性コリン作動性受容体に作用するピロカルピンで持続性活動を誘起したりすると，その薬理学的操作によって行動上の変化が誘導されることから，青斑核ニューロンの持続性の活動は，単に注意の集中の変化に相関しているだけでなく，実際にその神経基盤(原因)になっていることが考えられた．

さらに，この持続性の活動レベルが高いときには，一過性の反応が抑制されることがわかった．すなわち，標的刺激に対する青斑核ニューロンの一過性の反応は，持続性活動が中間レベルにあり行動上の成績が高いときに，最も顕著に認められるということである．逆に，持続性活動が高いときには注意の課題の遂行も低下し，標的刺激に対する青斑核ニューロンの一過性の反応も低下するということである．以上のことから，一過性の青斑核ニューロンの活動は，持続性活動が中間レベルに維持されていること，注意が集中していることと対応している．

青斑核の活動が極めて低いレベルにあるときは，動物は覚醒レベルが低くウトウトしているので，課題を遂行することができない．中間レベルの活動のときは，標的刺激に対して一過性の応答が生じ，覚醒レベルも高く，課題遂行の成績も高い．さらに活動が高くなると，課題遂行の成績が低下してしまう．この青斑核ニューロンの活動と，注意課題遂行の行動上の成績との逆U字型の関係は，覚醒レベルと行動上の成績との間に見られるYerkes-Dodsonの関係によく似ている(図2)．

高い持続性の活動は，注意の集中ではなくて，より広範囲に走査的に注意を向けていることに対応していて，これが行動上の柔軟性を生み出しているのかもしれない．すなわち，青斑核は，集中型と柔軟性をもった注意のバランスを制御しているという考え方である．

さらに，Aston-Jonesは，この持続活動が高まったり，中間程度に維持されたりするモードの切り替えが，青斑核ニューロン間の電気的結合により調節されているという仮説を提唱している[4]．

以上の青斑核の活動による注意の集中行動の調節の問題は臨床的にも重要で，多動性を伴

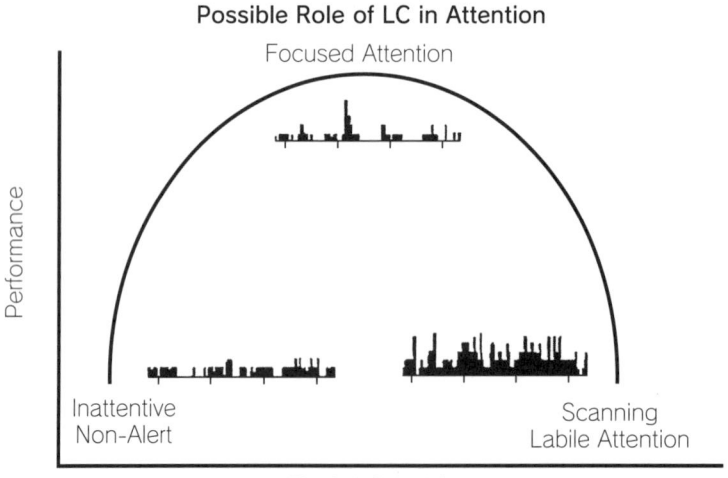

図2 青斑核ニューロンの持続性活動と弁別課題遂行の成績の逆U字型の関係

青斑核ニューロンの持続性活動のレベルが低いときは,動物はウトウトしていて覚醒状態にないので,行動上の成績は低い.注意の集中を要求するこの課題の成績は,持続性活動が中間程度に維持されていて,標的刺激に対する一過性の反応が惹起されているときに最も高い.成績は持続性活動が高いときには低下する.おそらく,その際には,この課題には必要とされないのであるが,周囲に対して注意をあちこち振りまいているからである.持続性活動が高く保たれているモードは,注意の集中より行動学上高い柔軟性が要求されるような課題にとって最適である.ここでは,青斑核は,焦点を絞った行動と柔軟性のある行動のバランスを調節していると想定されている.
(Aston-Jones et al 2000[4])

う注意欠陥障害(attention deficit-hyperactivity disorder:ADHD)の病因の少なくとも一つに,青斑核が持続的に過度に興奮していて,なかなか一過性モードに切り替わらないことが考えられる.逆に,ある型の自閉症では,青斑核が過度に一過性モードにあることと関連している可能性がある.ADHDの治療に中枢性興奮薬のメチールフェニデートやα_2アゴニストのクロニジンが奏功することも知られている[5].これらの薬剤はノルアドレナリンの放出の増減を調節する働きがある.

したがって，青斑核ニューロンの活動モードの切り替えの機構を明らかにすることによって，これらの小児神経疾患や心的外傷後ストレス障害，強迫性不安障害などの病態の解明と，新しい治療法が開発されるものと期待される．

ノルアドレナリンによる大脳皮質細胞の興奮性の調節

青斑核ニューロンの興奮によって，大脳皮質のほぼ全領域にノルアドレナリンが遊離されるが，この伝達物質は大脳皮質の働きに如何なる影響を与えるのであろうか？　この問題は，微小ガラス管にノルアドレナリンを充填して，記録細胞の近傍に投与した際に，活動がどのように変化するかを調べることによって研究されてきた．

その結果，ノルアドレナリンは一般に興奮性にも抑制性にも作用することが明らかになっており，受容体のサブタイプ，受容体の存在部位，異なる受容体の活性化のタイミングなどの因子によって，作用が異なることが考えられる[6,7]．

近年，神経回路を伝達する興奮を光学的に計測する技術が開発され，興奮の伝搬の様子を空間的に解析することが可能になった．この節では，我々が行った光学計測を用いたノルアドレナリンの神経興奮伝搬に対する効果について述べる．

神経興奮の伝搬を光学的にとらえるためには，大きく二つの方法がある．一つは，膜電位感受性色素を用いたもので，神経細胞の膜電位の変化によって，光の吸収スペクトルが変化するような特殊な色素を用いて，神経活動を光信号に変換してCCDカメラで2次元的情報を収集する方法[8]である．もう一つは，神経細胞の興奮に伴う局所血流量の変化によって組織中の酸化，還元ヘモグロビンの割合が変化するが，酸化，還元ヘモグロビンは光吸収スペクトルが異なるので，この変化をとらえる方法[9,10]である．前者は，主に脳切片標本を用いた研究で使われ，後者は，全動物標本を用いた大脳皮質の機能を調べる実験に適用されてきている．

我々は，発達期のラットの視覚野の切片標本を作成し（生体から取り出した切片でも適当な環境下では，10時間程度は細胞は生きて機能している），白質に電気刺激を与えることによって切片標本内の神経回路を伝搬する神経興奮を画像としてとらえることができる方法を用いて，切片に与えたノルアドレナリンの効果を検討した[11]．

図3にその結果の一部が示されている．白質に電気刺激を与えると，興奮はまず大脳皮質の層に垂直に脳表面に向かって伝搬し，その後大きく増幅されて，大脳皮質表面に並行に水平方向に2-3層を1 mmほど伝搬し，やがて消失する．この間，おおよそ30ミリ秒である．培養液中にノルアドレナリンを加えると，垂直方向の伝搬が生じ，興奮は深層部から脳

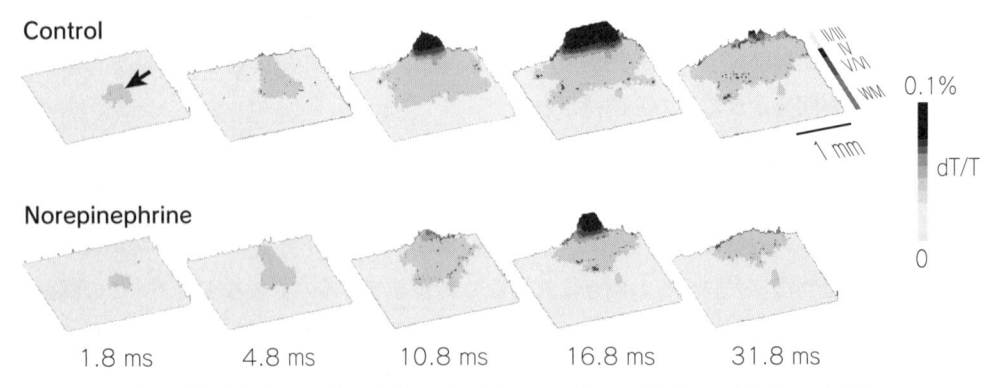

図3 視覚野のスライス標本における興奮伝搬のノルアドレナリンによる抑制の光学イメージング

光ダイオードに入ってきた信号比を擬似グレースケール表示で示してある．五つの異なる時間フレーム（電気刺激を与えてからの時間経過はそれぞれの図の下方に示されている）での，3次元的な興奮伝搬の様子．コントロールでの状態では，白質に与えた電気刺激（刺激部位を矢印で示す）によって，皮質表面（図の上方，大脳皮質の層構造は右上のパネルに示してある）に向かって伝搬し，その後大きな興奮が皮質表面に水平に広がっていく．ノルアドレナリンを加えておくと，水平方向への伝搬が選択的に抑制されて，垂直方向の興奮伝搬が顕著になる．
(Kobayashi et al 2000[11])

表面まで増幅され伝搬するが，水平方向の伝搬は著明に抑えられる．これまで，水平方向の神経連絡は視野内の多くの視覚情報を統合することに役立っていると考えられているので，この伝搬が抑制されるということは，視野内の特定の刺激要素のみが独立して情報処理されることを想像させる．

このような研究により，大脳皮質内に遊離されたノルアドレナリンは，神経細胞を単純に興奮させたり抑制したりするのではなく，大脳皮質神経回路内の興奮，抑制の伝達パターンに影響を与え，水平結合による情報の伝達を抑制し，特定の機能カラム間の連絡を強調するように調節していると考えられる．この働きは，主に α_1 型のノルアドレナリン受容体によって担われ，GABA抑制の増強によって生じていることを示す証拠が得られた．光学計測法の開発，進歩によって，中枢のノルアドレナリンが，個々の神経細胞に対して如何なる影響を与えるかという問題から，如何に神経回路の機能を調節するかという問題に挑戦することができるようになった．

ノルアドレナリンによるシナプスの可塑性（眼優位可塑性）の調節

　中枢ノルアドレナリン系が，神経回路の興奮性の調節にかかわる以外に，シナプスの可塑性に関与しているという仮説は，Kasamatsu によって提唱された[12~14]．発達期のネコあるいはサルの視覚野は，シナプス可塑性の機構を研究するための格好のモデルシステムを提供している．視覚野に関する解剖・生理学的研究成績は，他の皮質領野に比べて圧倒的に多いことから，この系が可塑性に関する実験成績を細胞・分子レベルからシステムのレベルまで統合するのに最も有利であるように思える．

　網膜から，外側膝状体を経て，第一次視覚野第4層までの神経投射では，左右の眼球の情報が乖離して伝達されている．外側膝状体のニューロンは，どちらかの眼の刺激にしか反応を示さない．それぞれの眼の情報は別な層で処理されている．第一次視覚野第4層でも，外側膝状体の軸索終末が乖離してシナプスを形成していることから，眼優位カラムというそれぞれの眼に対応した機能カラムが形成されている[15,16]．したがって，第一次視覚野第4層のニューロンは，どちらかの眼の刺激に反応するものが多い．両眼の視覚情報は，視覚野第4層から4層外のニューロンに情報が伝達される際に初めて統合され，4層外では，両方の眼の刺激，つまりどちらにも反応を示す細胞（両眼性細胞）が多い[17]．特定の層に限らず，たくさんの細胞について，どちらの眼の刺激に反応するか（眼優位性）を電気生理学的に調べると，たとえばネコの場合，80％以上の細胞が両眼性細胞で，どちらかの眼に与えた刺激にのみ選択的に反応する単眼性細胞の割合は少ない．ところが，発達初期の感受性期と呼ばれる時期に片眼を遮蔽して使用できないようにすると，第一次視覚野から両眼性細胞は消失し，正常に視覚体験をした方の眼に選択的に反応する単眼性細胞が増大する（眼優位可塑性）[18,19]．この可塑的変化が誘導されるときに，外側膝状体ニューロンの軸索終末に解剖学的変化が生じる[20]．すなわち，遮蔽眼の情報を運ぶニューロンの軸索終末は退行してしまい，正常眼のそれは拡大してたくさんの分枝を伸ばすようになる．このような可塑的変化は，発達初期の感受性期に限って認められ，成熟した動物の視覚野には惹起されない．

　青斑核から視覚野へ投射するノルアドレナリン線維を，視覚野に直接カテコールアミン神経毒である6-ヒドロキシ・ドーパミン（6-OHDA）を注入して変性させておくと，電気生理学的に検出される眼優位可塑性が阻害される．すなわち，6-OHDA の注入を受けた視覚野では，片眼遮蔽が施されたにもかかわらず，たくさんの両眼性細胞が記録された[13]．この実験結果から，中枢カテコールアミン系が大脳皮質のシナプス可塑性調節に重要な働きをしている可塑性が示された．

その後，視覚野のノルアドレナリン含有量を低下させるいろいろな方法が工夫され，同様な実験が行われたが，視覚野のノルアドレナリン量が低下していても必ずしも眼優位可塑性の阻害が認められなかったことから，眼優位可塑性と視覚野内のノルアドレナリンの関連は，疑問視された[21~23]．

しかし，その後，視覚野内のノルアドレナリン・β受容体のアンタゴニストを用いた実験により，アンタゴニストの濃度依存的に眼優位可塑性が阻害されることが明らかにされ，神経伝達のパターンに影響を与えた α_1 サブタイプ受容体の働きとは別に，β受容体の活性化を介して，シナプスの可塑性が調節されているものと考えられた[24,25]．その後，中枢ノルアドレナリン系自体がもつ高レベル可塑性が明らかにされ（第4章参照），さらに，次節で述べるように，中枢ノルアドレナリン系を活性化することによって，可塑性レベルが増大することを示唆する一連の実験結果が得られてきた．

ノルアドレナリン系の活性化による可塑性増強

眼優位可塑性のレベルが中枢ノルアドレナリン系の活性化によって増大することは，次のような実験によって示されてきた．

感受性期を過ぎて成熟した動物を片眼遮蔽しても，視覚野に可塑的変化は生じない．ところが，①視覚野に外来性のノルアドレナリンを注入する[14,26]，②青斑核を電気刺激して内在性のノルアドレナリンの遊離を促進させる[24,25]，あるいは，③ノルアドレナリンの合成前駆アミノ酸を経口投与して脳内のノルアドレナリン遊離量を増加させる[27]といった実験操作によって，非可塑的な視覚野に眼優位可塑性を回復させることができる．すなわち，片眼遮蔽に伴って両眼性細胞が減少することが，電気生理学的実験によって証明されている．

感受性期の動物であっても，麻酔・非動化された状態では，数日間の単眼視体験をさせても第一次視覚野から両眼性細胞が消失することはない．もちろん覚醒状態では，4時間程度の単眼視で両眼性細胞が減少することが知られている[28]．ところが，麻酔・非動化された状態で，視覚野に外来性ノルアドレナリンを持続注入し，単眼視覚刺激を20時間ほど与えると，両眼性細胞は消失し，眼優位可塑性が回復する[26,29]．

最近になって，ノルアドレナリンによる可塑性増強作用は，β受容体の活性化に続く，細胞内サイクリックAMPの増大によるものであることが明らかになった[30]．β受容体が活性化されるとGタンパク質がアデニレートサイクレースに情報を流し，この酵素によって細胞内にサイクリックAMPが産生される．

Gsタンパク質の活性化剤であるコレラ毒Aサブユニット，アデニレートシクラーゼの活

性化剤であるフォルスコリン，さらに細胞膜を透過することのできるサイクリックAMPのアナログ——これら物質のいずれの視覚野内直接注入によっても，成熟した動物の視覚野に眼優位可塑性を回復することができる（図4）．しかし，完全な眼優位可塑性の回復とは言い難く，感受性期の仔猫に見られるような眼優位分布の完全な正常眼へのシフトではなく，両眼性細胞の消失である．外来性ノルアドレナリンの場合と同様に，これらの薬剤の視覚野内直接注入だけでは決して眼優位分布には変化が起こらず，単眼遮蔽を組み合わせることによって初めて，眼優位分布の変化が生じる．

以上のような研究成績から，眼優位分布の可塑的変化が生じるためには，二つの要因が同時に活性化される必要があると考えられる．一つは，可塑的変化の方向を決定する視覚入力そのものの神経活動である[31~33]．他は，可塑性のレベルを調節する因子であって，この中に少なくとも中枢ノルアドレナリン系が含まれる[34]．

仮にノルアドレナリン系の活性化によって可塑性のレベルが高く保たれても，そのシステムに神経活動が入力してこなければ，神経回路の再編は誘導されない．いくら再編のための神経活動が入力されても，可塑性のレベルが低ければ，やはり変化が惹起されることはない．我々は，これら二つの可塑性調節機序の間に密接な相互作用が存在していることを，発達期の動物の第一次視覚野の眼優位可塑性をモデルに明らかにしてきた．まず，神経活動の入力パターンの変化がノルアドレナリン・β型サブタイプ受容体の発現に影響することを，受容体のリガンド結合実験によって示した[35]．また逆に，中枢ノルアドレナリンの枯渇により，神経活動に依存して発現する最初期遺伝子c-fosの発現が抑制されるということを，分子生物学的および免疫組織化学的実験によって証明した[36]．

大脳皮質の機能再編を最大の効率で誘導するためには，機能回復のために感覚・運動系の神経活動を誘導すると同時に，関連神経回路の可塑性のレベルを高く保つ必要があることが想像される．

もし，脳内ノルアドレナリンを増やすことによって大脳皮質の神経回路の可塑性レベルを亢進できるとしたら，臨床医学的にも新しい機能回復の方法が考えられるはずである．実際にそのような試みが始められている．Nishinoらは，脳卒中による麻痺からのリハビリテーションにノルアドレナリンの前駆アミノ酸であるl-threo，DOPSの投薬を組み合わせて，運動機能回復の亢進を報告している．この効果を支持する実験事実として，感覚運動野を実験的に破壊し，運動機能の低下したラットの脳のノルアドレナリンを増やす薬理操作を加えると，短時間の内に運動機能が回復することが報告されている[37~39]．また，Shimodaらは，脳梗塞による失語患者に従来のスピーチ療法にDOPSの投薬を組み合わせた治療を試みて

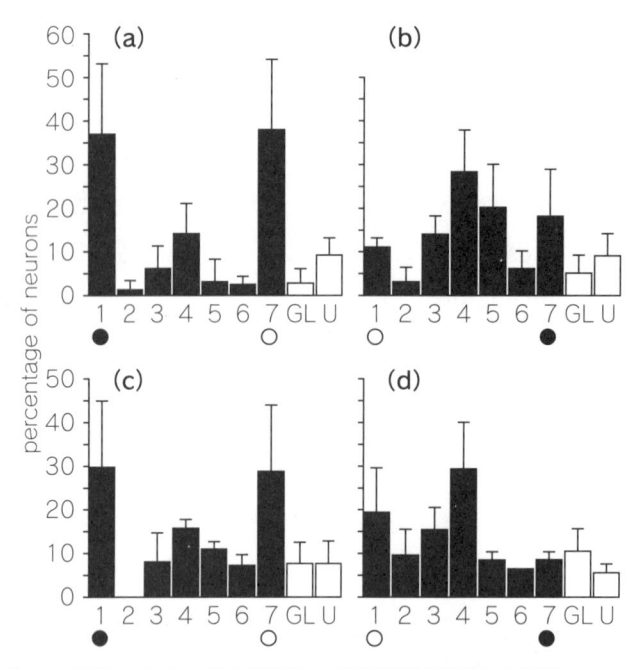

図4 細胞内cAMPの産生を促す薬剤による眼優位可塑性の増強

細胞膜を透過することのできるサイクリックAMPのアナログであるdibutyryl cAMP(dbcAMP)を感受性期を過ぎた成熟ネコの視覚野に浸透圧ミニポンプを用いて直接注入し，注入期間(1週間)中に施された単眼遮蔽の効果を電気生理学的に調べた．a：100μMのdbcAMPの注入部位近傍から得られた眼優位ヒストグラム．5匹の動物から記録された148個のニューロンの活動に基づいている．b：薬剤の注入を受けなかった反対半球の視覚野から得られた眼優位ヒストグラム．3匹の動物から得られた89個のニューロン活動に基づいている．c：10μMのdbcAMPの注入部位近傍から得られた眼優位ヒストグラム．3匹の動物から得られた90個のニューロン活動に基づいている．d：同様にcの反対半球の視覚野からの記録．3匹の動物から得られた90個のニューロン活動に基づいている．眼優位ヒストグラムは，それぞれの動物について作成し，その後平均して，その平均値(カラム)と標準偏差(カラム上の細いバー)が示されている．それぞれのニューロンの眼優位性は，1～7のスケールで表現されている．1と7はそれぞれ，記録半球と反対側，同側の眼の刺激にのみ選択的に反応する単眼性細胞を表している．4は，両方の眼の刺激に均等に反応を示した両眼性細胞で，2・3，5・6はそれぞれ，1と4，7と4の中間的反応を示した両眼性細胞を示している．GLとUはそれぞれ，外側膝状体ニューロンの軸索からの記録と視覚刺激に反応しなかった細胞の割合を示している．dbcAMPの注入を受けた半球から得られた眼優位ヒストグラムはU字型を示しており，両眼性細胞が減少していることが明らかである．両眼性細胞の割合は，a-b，c-d間でそれぞれ統計学的に有意に異なっていた．

(Imamura et al 1999[30])

いる．この方法によって言語機能が向上した症例が報告されている[40]．

　これらの新しい機能回復のための治療法開発の努力は，やがて新たな機能回復学を確立し，実を結ぶことであろう．

おわりに

　脳幹の青斑核から脳全体に投射する中枢ノルアドレナリン系の働きは，興奮，抑制のバランスの調節により，神経回路の興奮伝搬のパターンを修飾する．さらに，中枢ノルアドレナリン系の活性化により大脳神経回路の可塑性レベルが増大し，回路に入力する神経活動に応じて機能の再編が生じることを紹介した．これらの成績は，主に大脳視覚野を研究の舞台に進められてきた研究による．この研究成績をより一般化して，たとえば運動機能の回復のメカニズムについても細胞レベルでの説明が必要である．すでに臨床的に新しい機能回復のための治療法の試みが開始されており，これを確立するためには，さらに分子・細胞レベルでの基礎的研究が進展することが期待される．

引用文献

1) Sara SJ, and Segal M：Plasticity of sensory responses of locus coeruleus neurons in the behaving rat：implications for cognition. Prog Brain Res 88：571-585, 1991.
2) Foote SL, Bloom FE, and Aston - Jones G：Nucleus locus ceruleus：new evidence of anatomical and physiological specificity. Physiol Rev 63(3)：844-914, 1983.
3) Morrison JH, et al：Laminar, tangential and regional organization of the noradrenergic innervation of monkey cortex：dopamine-beta-hydroxylase immunohistochemistry. Brain Res Bull 9(1-6)：309-319, 1982.
4) Aston-Jones G, Rajkowski J, and Cohen J：Locus coeruleus and regulation of behavioral flexibility and attention. Prog Brain Res 126：165-182, 2000.
5) Solanto MV：Neuropsychopharmacological mechanisms of stimulant drug action in attention-deficit hyperactivity disorder：a review and integration. Behav Brain Res 94(1)：127-152, 1998.
6) Curet O, and de Montigny C：Electrophysiological characterization of adrenoceptors in the rat dorsal hippocampus. I. Receptors mediating the effect of microiontophoretically applied norepinephrine. Brain Res 475(1)：35-46, 1988.
7) Curet O, and de Montigny C：Electrophysiological characterization of adrenoceptors in the rat dorsal hippocampus. II. Receptors mediating the effect of synaptically released norepinephrine. Brain Res 475(1)：47-57, 1988.
8) Grinvald A, et al：Simultaneous optical monitoring of activity of many neurons in invertebrate ganglia using a 124-element photodiode array. J Neurophysiol 45(5)：829-840, 1981.

9) Bonhoeffer T, and Grinvald A : Iso-orientation domains in cat visual cortex are arranged in pinwheel-like patterns. Nature 353(6343) : 429-431, 1991.
10) Grinvald A, et al : High-resolution optical imaging of functional brain architecture in the awake monkey. Proc Natl Acad Sci U S A 88(24) : 11559-11563, 1991.
11) Kobayashi M, et al : Selective suppression of horizontal propagation in rat visual cortex by norepinephrine. Eur J Neurosci 12(1) : 264-272, 2000.
12) Kasamatsu T, and Pettigrew JD : Depletion of brain catecholamines : failure of ocular dominance shift after monocular occlusion in kittens. Science 194(4261) : 206-209, 1976.
13) Kasamatsu T, and Pettigrew JD : Preservation of binocularity after monocular deprivation in the striate cortex of kittens treated with 6-hydroxydopamine. J Comp Neurol 185(1) : 139-161, 1979.
14) Kasamatsu T, Pettigrew JD, and Ary M : Restoration of visual cortical plasticity by local microperfusion of norepinephrine. J Comp Neurol 185(1) : 163-181, 1979.
15) Hubel DH, and Wiesel TN : Binocular interaction in striate cortex of kitten reared with artificial squint. J Neurophysiol 28 : 1041-1059, 1965.
16) LeVay S, Stryker MP, and Shatz CJ : Ocular dominance columns and their development in layer IV of the cat's visual cortex : a quantitative study. J Comp Neurol 179(1) : 223-244, 1978.
17) Shatz CJ, and Stryker MP : Ocular dominance in layer IV of the cat's visual cortex and the effects of monocular deprivation. J Physiol(Lond) 281 : 267-283, 1978.
18) Wiesel TN : Postnatal development of the visual cortex and the influence of environment. Nature 299 : 583-591, 1982.
19) Wiesel TN : Early explorations of the development and plasticity of the visual cortex : A personal view. J Neurobiol 41(1) : 7-9, 1999.
20) Antonini A, and Stryker MP : Development of individual geniculocortical arbors in cat striate cortex and effects of binocular impulse blockade. J Neurosci 13(8) : 3549-3573, 1993.
21) Adrien J, et al : Noradrenaline and functional plasticity in kitten visual cortex : a re-examination. J Physiol(Lond) 367 : 73-98, 1985.
22) Daw NW, et al : Effects of 6-hydroxydopamine on visual deprivation in the kitten striate cortex. J Neurosci 3(5) : 907-914, 1983.
23) Daw NW, et al : DSP-4(N-(2-chloroethyl)-N-ethyl-2-bromobenzylamine)depletes noradrenaline in kitten visual cortex without altering the effects of monocular deprivation. J Neurosci 5(7) : 1925-1933, 1985.
24) Kasamatsu T, and Shirokawa T : Involvement of beta-adrenoreceptors in the shift of ocular dominance after monocular deprivation. Exp Brain Res 59(3) : 507-514, 1985.
25) Shirokawa T, and Kasamatsu T : Concentration-dependent suppression by beta-adrenergic antagonists of the shift in ocular dominance following monocular deprivation in kitten visual cortex. Neuroscience 18(4) : 1035-1046, 1986.
26) Imamura K, and Kasamatsu T : Ocular dominance plasticity restored by NA infusion to aplastic visual cortex of anesthetized and paralyzed kittens. Exp Brain Res 87(2) : 309-

318, 1991.
27) Mataga N, Imamura K, and Watanabe Y : L-threo-3, 4-dihydroxyphenylserine enhanced ocular dominance plasticity in adult cats. Neurosci Lett 142(2) : 115-118, 1992.
28) Olson CR, and Freeman RD : Progressive changes in kitten striate cortex during monocular vision. J Neurophysiol 38(1) : 26-32, 1975.
29) Imamura K, and Kasamatsu T : Ocular dominance plasticity : usefulness of anesthetized and paralyzed preparations. Jpn J Physiol 41(4) : 521-549, 1991.
30) Imamura K, et al : Restoration of ocular dominance plasticity mediated by adenosine 3',5'-monophosphate in adult visual cortex. Proc R Soc Lond B Biol Sci 266(1428) : 1507-1516, 1999.
31) Reiter HO, Waitzman DM, and Stryker MP : Cortical activity blockade prevents ocular dominance plasticity in the kitten visual cortex. Exp Brain Res 65(1) : 182-188, 1986.
32) Reiter HO, and Stryker MP : Neural plasticity without postsynaptic action potentials : less-active inputs become dominant when kitten visual cortical cells are pharmacologically inhibited. Proc Natl Acad Sci U S A 85(10) : 3623-3627, 1988.
33) Stryker MP : Role of visual afferent activity in the development of ocular dominance columns. Neurosci Res Program Bull 20(4) : 540-549, 1982.
34) Kasamatsu T : Adrenergic regulation of visuocortical plasticity : a role of the locus coeruleus system. Prog Brain Res 88 : 599-616, 1991.
35) Muguruma K, et al : Down-regulation of beta-adrenergic receptor following long-term monocular deprivation in cat visual cortex. Brain Res 740(1-2) : 131-140, 1996.
36) Yamada Y, et al : Differential expression of immediate-early genes, c-fos and zif 268, in the visual cortex of young rats : effects of a noradrenergic neurotoxin on their expression. Neuroscience 92(2) : 473-484, 1999.
37) Kikuchi K, Nishino K, and Ohyu H : L-DOPS-Accelerated recovery of locomotor function in rats subjected to sensorimotor cortex ablation injury : pharmacobehavioral studies. Tohoku J Exp Med 188(3) : 203-215, 1999.
38) Kikuchi K, Nishino K, and Ohyu H : Increasing CNS norepinephrine levels by the precursor L-DOPS facilitates beam-walking recovery after sensorimotor cortex ablation in rats. Brain Res 860(1-2) : 130-135, 2000.
39) Kikuchi K, Nishino K, and Ohyu H : Increasing CNS norepinephrine levels by the precursor L-DOPS facilitate beam-walking recovery after sensorimotor cortex ablation in rats (1). Brain Res 865(2) : 130-135, 2000.
40) Shimoda K, et al : Contralateral activation of the word generation in a patient of motor aphasia recovered four years after stroke : fMRI study to evaluate L-threo-3, 4-dihydroxyphenylserine combined with speech therapy. Aphasiology, 2001. in press.

青斑核の可塑性と
ストレスとうつ病

中村 彰治

はじめに

青斑核(locus coeruleus：LC)は，脳幹の橋にある小さな核であり，ノルアドレナリン(NA)を含有するニューロンからなっている[1](図1)．LCニューロンは，形態的に特徴があり，1個のニューロンが細胞体から軸索を長く伸ばし脳の広汎な領域を支配する[2](図2)．実際，LCニューロンの中には，大脳皮質のほぼ全域にNA線維を分布するものもある[3]．さらに，1個のニューロンが軸索から枝を出して大脳，小脳，海馬と異なる脳部位を同時に支配するものもあることが明らかになっている[4]．このような極めて特徴的な形態から，LCは脳全体の活動の調節にかかわる神経系であると考えられたのは当然のことである[1,5]．一方，LCニューロンは外界からのあらゆる感覚刺激によって興奮する[6~8]．特に，LCニューロンは生体に対するストレス刺激に敏感に反応して興奮するので，LCの機能はストレスと密接に関連している[9]．もう一つの注目すべきLCニューロンの特徴は，LCニューロンの細胞体から発するNA線維は極めて再生能力が高いという点である．すなわち，NA線維は損傷を受けても容易に再生することが知られている[10~15]．

我々はこれまで，このようなLCニューロンの高い可塑的能力とストレス反応との関連性に注目して研究を行ってきた．その結果，LCのNA線維は損傷に反応して再生するだけでなく，繰り返し(慢性)のストレス刺激に反応してNA線維をダイナミックに変化させていることを示唆する実験結果を得ている[16~19]．すなわち，LCニューロンはストレスに反応してそのNA線維を退縮・変性させるか，逆に発芽・再生させている可能性がある．このようなNA線維の可塑的変化の二面性が，ストレスに対する不適応あるいは適応の脳内メカニズムの一部を説明すると考えられる(図3)．

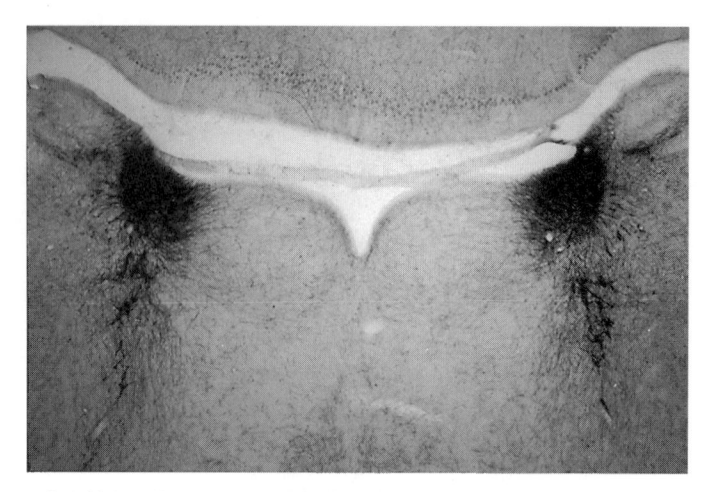

図1 青斑核(LC)ニューロンの免疫染色
ドーパミン-β-ヒドロキシレース(dopamine-β-hydroxylase：DBH)の抗体を用いた免疫組織化学法でLCを染色している．

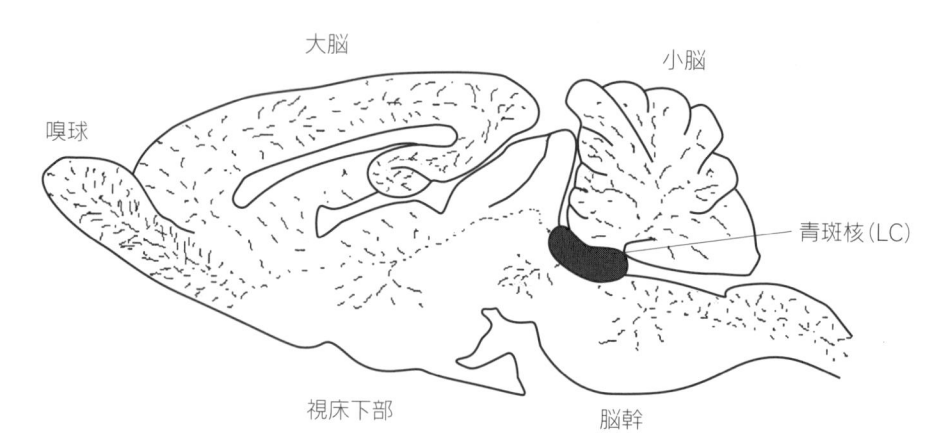

図2 青斑核(LC)とLCからのノルアドレナリン(NA)線維の投射脳部位
脳幹の橋にあるLCのニューロンは，脳のほとんどの部位にNA線維を投射する．LCには，1個のニューロンがNA線維を大脳，小脳，海馬に同時に投射するものもある．

ストレスによる脳細胞の形態変化の二面性

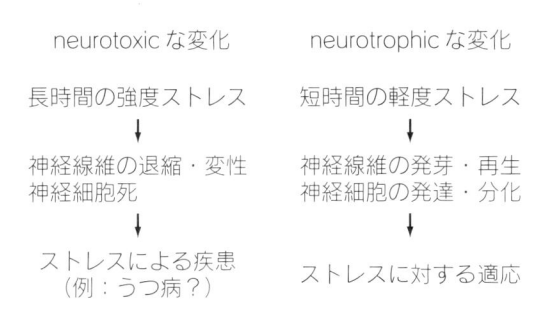

neurotoxic な変化   neurotrophic な変化

長時間の強度ストレス   短時間の軽度ストレス
↓   ↓
神経線維の退縮・変性   神経線維の発芽・再生
神経細胞死   神経細胞の発達・分化
↓   ↓
ストレスによる疾患   ストレスに対する適応
（例：うつ病？）

図3　ストレスによる神経細胞の形態変化における二面的効果

　本稿では，特に LC の NA 線維の可塑的変化に注目し，ストレスとストレスと関連の深いうつ病の病態に LC の NA 線維の可塑的変化がどのように関与しているかを中心に述べる．

青斑核の機能をめぐって

　LC の機能をめぐってはこれまで膨大な研究が行われてきた．その詳細については他の総説[1,5]]にゆずることにし，ここでは本稿の内容と特に関連する LC の機能についてだけにふれる．

　LC の機能を考える上で重要な点は，LC ニューロンにおける入力と出力の関係を知ることである．入力については，痛みのようなストレス刺激を含むすべての感覚刺激が LC ニューロンを興奮させることが明らかになっている[1,5,17]．LC ニューロンの興奮の程度は，感覚刺激の強度と相関している．すなわち，LC ニューロンは感覚刺激が強くなるにしたがってより強い興奮を示すようになる．たとえば，LC ニューロンは痛みのような強い刺激で強い興奮を起こすが，単に皮膚にさわるというような刺激ではその興奮は弱い．出力は，すでに述べたように脳のほとんどの部位に広汎になされる．したがって，LC は外界からの刺激を受けてその情報を脳全体に伝達する神経系であると言える．その意味で，LC の機能として，意識との関連が最も注目されたのは当然のことであった．多くの研究から，LC は覚醒反応と関連していることが明らかとなっている[5]．実際，LC ニューロンを興奮させるような薬物を LC に直接投与すると動物は覚醒する[20,21]．逆に LC ニューロンの活動を抑制するような薬物の LC への直接投与は，覚醒した動物の意識を低下させる[20,22]．さらに，LC ニューロンの活動は，覚醒中に高く睡眠中に低下していることも明らかになっている．以上のような実験結果から，外界からの感覚入力によって LC ニューロンが興奮すると，LC ニューロ

ンの線維終末から脳全体にNAが放出されることによって生体の覚醒反応が誘発されると考えられている．より強い感覚刺激でLCニューロンの興奮はより強くなり，その結果としてより強い覚醒反応を生じることになる．LCは，外界からの感覚刺激に反応して覚醒レベルを上げるだけでなく，生体にとって不快な刺激に特によく反応し不安を誘発すると考えられている．すなわち，強いストレスによって生じる不安行動の一部は，LCを介していると推測される[23～26]．

LCの機能として，覚醒レベルの調節や不安行動の発現以外にも，他の多くの機能との関連が報告されている[1,5,27,28]．その中には，脳の発達と可塑性，記憶・学習行動，選択的注意などが含まれる．一方，LCの機能が障害された場合には，どのようなことが生体に起こるのであろうか．上記のことからLCの機能障害は，意識障害や記憶・学習障害などを引き起こす可能性が考えられる．しかし，現時点において，LCの機能障害によるヒトにおける疾患は明確に同定されていない．

青斑核ノルアドレナリン線維の再生

LCニューロンのNA線維が慢性ストレスによってダイナミックに形態を変化させているという発想は，LCニューロンのNA線維が極めて高い再生能力をもつという事実から導かれたものである．一般に，成熟した中枢神経は再生能力がまったくないか，あるいは極めて小さいと言われてきた．事実，末梢神経に比較すると中枢神経の再生能力は弱い．しかし，成熟脳の神経でも再生能力はあることが，種々の神経系で明らかになってきている．その中でも，LCのNAニューロンを含むモノアミンニューロンは，再生能力が最も高いことが知られている．これらモノアミンニューロンは，線維の損傷を受けた後，数週間から数カ月をおいて明らかな再生の兆候を示す[10,12～15]．

LC由来のNA線維の再生は，老化の過程でも起こることが最近報告されている[29,30]．Shirokawaらは，ラットにおいてLCから大脳皮質へ投射するニューロンは7カ月齢以上で減少するが，残った投射ニューロンがNA線維終末の発芽を起こすということを見出している．このことは，老化脳においてもLCニューロンのNA線維は可塑的能力を十分に保持していることを示しており，興味深い．また，同じ部位にNA線維を投射するニューロンでも，線維の変性を起こすものと逆に発芽を起こすものがあるという現象のメカニズムを明らかにすることは，NA線維の可塑的変化のメカニズムを解明する上で重要である．

1. ノルアドレナリン線維の再生能力

具体的な実験例において，NA 線維の再生の事実を以下に示す(図 4)．この実験では，動物(ラットやネコ)の大脳皮質に分布する NA 線維の再生を観察している．なお，大脳皮質に見られる NA 線維は，ほとんど LC ニューロンから発したものであることが知られている．NA 線維を選択的に損傷するために，6-ヒドロキシドーパミン(6-hydroxydopamine：6-OHDA)というカテコールアミンニューロンの選択的神経毒を用いる．この毒素は，ドーパミン(DA)と NA のようなカテコールアミンニューロンに作用してこれらニューロンの細胞

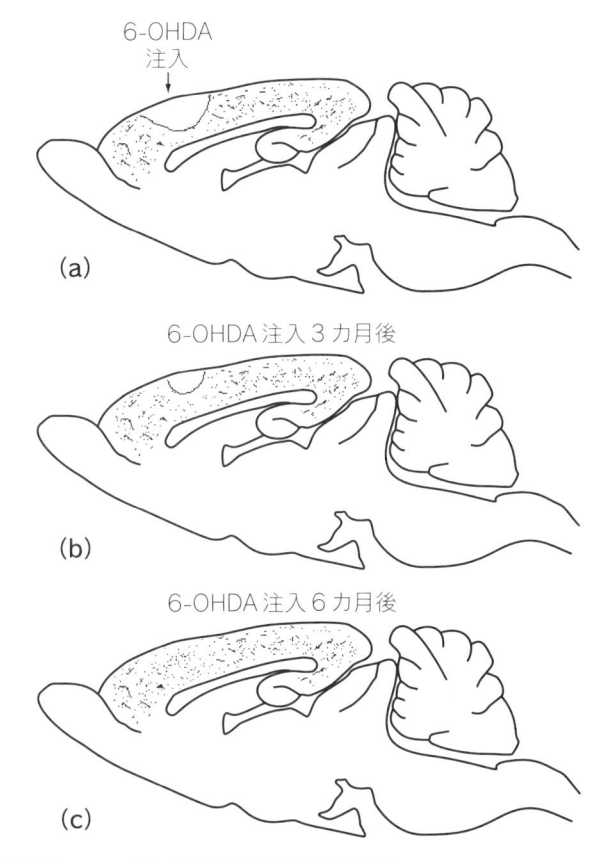

図 4 青斑核ニューロンの NA 線維の再生能力
大脳皮質の局所に神経毒の 6-OHDA を注射し，注入部位局所の NA 線維を変性させる(a)．その後，数カ月後には NA 線維の再生が明瞭に認められるようになり(b)，6 カ月を経過すると NA 線維はほとんど完全に再生する(c)．

死を起こすか，DA や NA を含有する線維を変性させる．6-OHDA を LC に直接注射すると，LC の NA ニューロンの細胞体を破壊できる．一方，6-OHDA を大脳皮質に局所的に注射すると，投与部位を中心にしてある範囲に分布する NA 線維を選択的に変性させることができる．この実験では，6-OHDA を大脳皮質局所に投与して NA 線維をいったん変性させた後，時間を追ってその再生過程を検討した．NA 線維の変性と再生を観察するためには，NA 線維を可視化する必要がある．NA 線維を見るために，DA から NA を合成する酵素であるドーパミン-β-ヒドロキシレース(dopamine-β-hydroxylase：DBH)の抗体を用いて，免疫組織化学的に NA 線維を染色した．6-OHDA を投与した直後では，投与部位を中心にして NA 線維が完全に消失(変性)した領域が観察される．6-OHDA を投与して数カ月後に観察すると，NA 線維の変性部位の範囲が小さくなっているのがわかる．すなわち，NA 線維の再生が起こっているのが明らかとなる．6カ月以上を経過すると，大脳皮質の NA 線維変性部位はほとんど見えなくなり，変性した NA 線維が完全に再生したことを示す．

2. ノルアドレナリン線維の再生能力の定量的評価

以上のように，NA 線維は損傷に対して極めて強い再生能力を示す．このことから我々は，NA 線維はそれ自身が損傷されなくても，ある状況でダイナミックに線維の発芽や退縮・変性を生じる可能性があるのではないかと推測した．上記の実験のようにはっきりと変性を起こした線維の再生を検討する場合は，変性部位の大きさが小さくなるという変化から再生の有無を知ることができる．しかし，そのような明確な変性がない状態で NA 線維がダイナミックに形態変化を起こしているときには，その変化をどのようにとらえるかが大きな問題となる．特に，NA 線維の分布密度が高くなったか低くなったかをどのように定量的に評価するかが重要である．最近では，コンピュータを用いた画像解析法が進歩しており，線維密度もある程度簡単に定量的に測定できるようになってきている．我々が実験を始めた頃はまだ線維の定量化がそれほど簡単にできなかったので，まず電気生理学的方法を用いて NA 線維の密度の定量化を行った．

LC ニューロンから大脳皮質に投射する NA 線維密度を電気生理学的に算定する方法を図5 に示している．まず動物を麻酔した状態で，微小ガラス管電極を用いて単一の LC ニューロンの活動電位を記録する．記録電極を正確に LC に挿入する方法については，文献に直接あたられることをおすすめする．また，大脳皮質に刺激電極をあらかじめ植え込んでおく．今ここに 10 個の LC ニューロンがあって，そのうちの 3 個あるいは 6 個が大脳皮質の刺激部位に NA 線維を投射しているとする．この 10 個のニューロンについて 1 個 1 個活動電位

Projection-index (P-index)
青斑核ノルアドレナリン線維の分布密度の生理学的指標

P-index
3/10=30%

P-index
6/10=60%

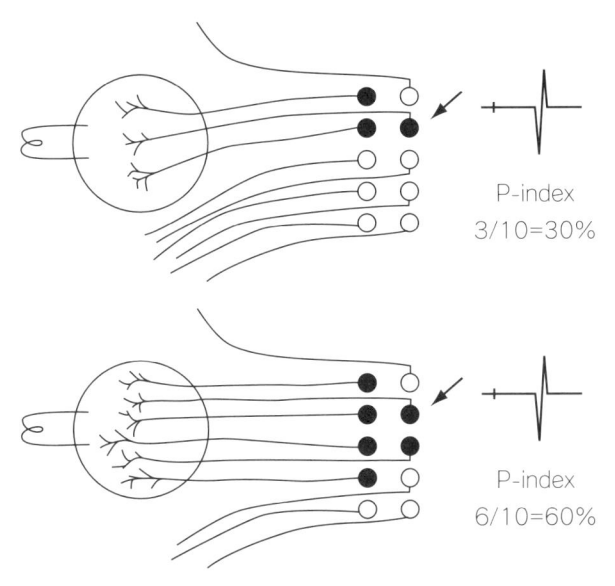

図5 青斑核ニューロンのNA線維投射部位におけるNA線維密度の生理学的算定法

動物を麻酔した状態で微小ガラス管電極を用いて，単一のLCニューロンの活動電位を記録する．今，10個のLCニューロンのうち3個が大脳皮質の刺激部位にNA線維を投射しているとする．この10個のニューロンについて1個1個活動電位を記録し，各々のニューロンについて大脳皮質の電気刺激による効果を検討する．記録しているニューロンがその線維を皮質刺激部位に投射している場合には，刺激によってその線維終末に活動電位を誘発することができる．誘発された活動電位は，終末から細胞体に向かって伝導してきた逆行性電位として記録される．したがって，この場合，10個のニューロンの中で3個において逆行性電位を記録できることになる．図の下の場合には，6個のニューロンにおいて逆行性電位が記録される．このときに得られる30%(3/10)と60%(6/10)という値は，LCから大脳皮質の刺激局所に投射するニューロンの割合，あるいは皮質刺激部位のNA線維密度を反映するものとみなされる．このように電気生理学的に算出した値を，NA線維密度の生理学的指標としてP-index (projection index)と呼ぶ．実際の実験では，一匹の動物のLCから40個ないし60個のLCニューロンを記録してP-indexを算定する．

を記録し，各々のニューロンについて大脳皮質の電気刺激による効果を検討する．記録しているニューロンがその線維を皮質刺激部位に投射している場合には，刺激によってその線維終末に活動電位を誘発することができる．誘発された活動電位は，終末から細胞体に向かって逆行性に伝導してくる．細胞体で記録される誘発活動電位が逆行性かあるいは順行性であるかは，電気生理学的方法で簡単に区別できる．したがって，この場合，10個のニューロンの中で3個あるいは6個において逆行性電位を記録できることになる．このときに得られる30%あるいは60%という値は，LCから大脳皮質の刺激局所に投射するニューロンの割合あるいは皮質刺激部位のNA線維密度を反映するものとみなされる．このように電気生理学的に算出した値をNA線維密度の生理学的指標とし，P-index(projection index)と呼ぶことにした．実際の実験では，一匹の動物のLCから40個ないし60個のLCニューロンを記録してP-indexを算定する．

　このP-indexが実際にNA線維密度を反映することを確認するために，以下のような実験を行った．生まれた直後のラットに6-OHDAを腹腔内注射すると，成熟した動物において大脳皮質のNA線維は変性しているが，皮質下のたとえば視床の外側膝状核(lateral geniculate nucleus：LGN)では逆にNA線維が過剰支配になっていることが知られている[31](図6)．このような動物モデルを用いて，大脳皮質とLGNにおけるP-indexを算定してみた[32]．その結果，このモデル動物では，大脳皮質のP-indexは正常動物と比較して極めて低くなっていた．それに対して，LGNのP-indexは逆に正常群よりも有意に高くなっていた(図7)．したがって，P-indexを用いることによって，NA線維密度の変化を定量的にとらえられることが明らかとなった．我々は，後述するように，P-indexを用いて慢性ストレスによって皮質NA線維密度が変化するという発見をすることができた．

正常動物

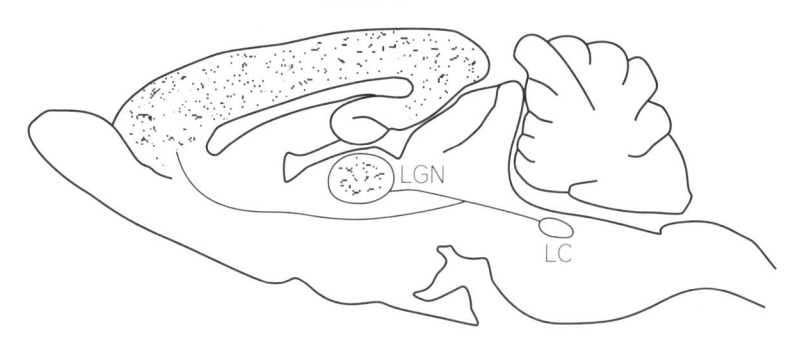

6-OHDA 処置動物

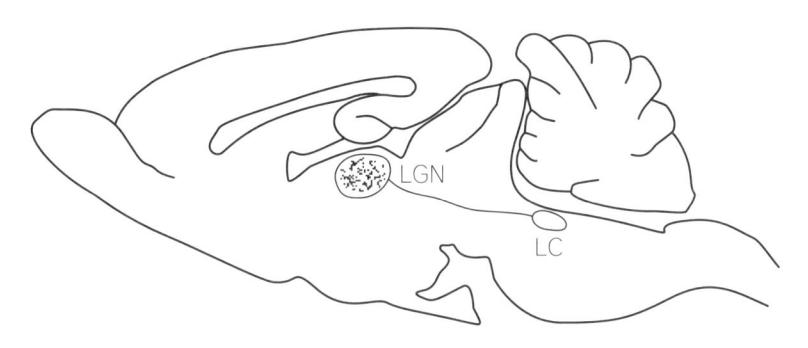

図6　発達脳の青斑核 NA 線維の可塑的変化
　生まれた直後のラットに 6-OHDA を腹腔内投与した後，ラットが成熟すると大脳皮質の NA 線維はほとんど消失している．しかし，逆に皮質下の外側膝状核（LGN）では NA 線維は過剰になっている．

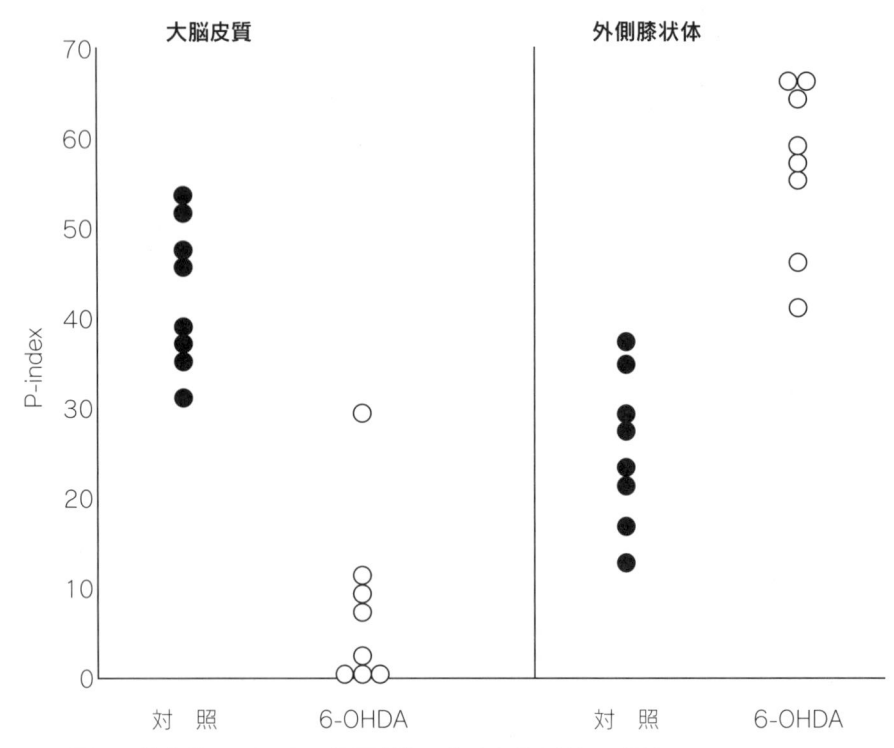

図7 生直後6-OHDA処置動物の大脳皮質と外側膝状核のP-index
生直後6-OHDA処置動物において，大脳皮質のP-indexは対照群に比べて有意に減少していた．逆に，外側膝状核のP-indexは6-OHDA処置動物で有意に高くなっていた．

青斑核とストレス

1．青斑核ニューロン活動とストレス

　LCニューロンがストレス刺激によって強い興奮を示すことはすでに述べた．このときのストレス刺激は，瞬間的な痛みのような急性ストレスである．急性ストレスによるLCニューロンの興奮は，生体がストレス刺激を受けたときに生じる意識レベルの上昇（覚醒反応）や不安行動を説明するものである．ストレスによって誘発されるLCニューロンの興奮のメカニズムについて，少なくとも一部のストレスでは，LCで放出される副腎皮質刺激ホルモン放出ホルモン（corticotropin-releasing hormone：CRH）が関与していることが明らかにな

っている[33~36]. 実際に, LC には CRH を含有する神経終末と CRH の受容体が存在し, CRH を LC ニューロンに直接作用させると LC ニューロンの興奮を誘発できる. 血圧を低下させるようなストレスによって生じる LC ニューロンの興奮は, CRH の阻害剤をあらかじめ LC に投与しておくと起こらなくなる. したがって, このようなストレスでは, CRH が LC に放出されて LC ニューロンが興奮した結果として, 意識レベルの上昇や不安行動が生じると考えられる.

次に, 慢性ストレスによって LC がどのような影響を受けるかについて述べる. 拘束ストレスのような身体的ストレスを繰り返し負荷していると, ストレスによる LC ニューロンの活動性の上昇が見られなくなる. すなわち, 慢性ストレスによって LC ニューロンの活動性に慣れあるいは適応が生じる[37,38]. 一方, 拘束ストレスを急性で長時間負荷した場合は, LC でのストレスに対する適応は起こりにくかった[39]. このようなストレスに対する LC ニューロンの活動性の変化は, ニューロンが興奮すると発現する最初期遺伝子 c-fos あるいはその蛋白である Fos を指標として一般に研究されている. 急性ストレスを負荷すると LC ニューロンは著明な c-fos(あるいは Fos)の発現を示す. 同じストレスを何日も繰り返しているとその発現が減弱あるいは消失するようになり, c-fos の発現変化からストレスに対する適応現象を見ることができる.

2. ノルアドレナリン線維の可塑性とストレス

脳のニューロンのストレスに対する反応は, ニューロンの興奮性の変化だけにとどまらないという事実が明らかになってきている. 注目すべきは, 慢性ストレスによってニューロンに形態変化が起こるという発見である[40~46]. ストレスによるニューロンの形態変化について最もよく研究されているのは, 記憶の形成に重要な脳部位の海馬である. サルを用いた研究で, 慢性ストレスによって海馬ニューロンの樹状突起の萎縮や細胞死などの形態変化が起こることが報告されている[47]. この形態変化のメカニズムには, ストレス時に副腎から血中に分泌される副腎皮質ホルモンのコルチコステロンが関与している. ストレスによる海馬ニューロンの形態変化は, 海馬にコルチコステロンを直接投与しても同じように生じる[48]. 実際に, 海馬にはコルチコステロンが結合するグルココルチコイド受容体が多く存在することがわかっている[49,50].

我々は, LC ニューロンの高い可塑的能力に注目し, 慢性ストレスによって LC ニューロンにも何らかの形態変化が起こる可能性があるのではないかと推測した. 特に, LC ニューロンの NA 線維は再生能力が極めて強いので, NA 線維の終末がダイナミックに変化してい

る可能性を考えた．この仮説を検証するために，慢性ストレスを負荷した動物の大脳皮質における NA 線維密度の変化を P-index を用いて検討した．異なるストレスで実験を行ったが，ここでは小さな金網のケージにラットを拘束するストレスの結果について述べる．この実験では，一日に1回だけラットを1時間(短時間ストレス群)あるいは6時間(長時間ストレス群)拘束するストレスを用いて，このストレスを1週間(1週間ストレス群)あるいは2週間(2週間ストレス群)毎日負荷した．ストレス負荷終了後に動物を麻酔した状態で，LC から大脳皮質に投射する NA 線維の P-index を算定した[18]．その結果，短時間あるいは長時間ストレスの1週間負荷群では，どちらも P-index には有意な差を認めなかった．ところが，2週間負荷群では，短時間ストレス群で P-index は有意に大きくなったのに対して，長時間ストレス群では逆に P-index は有意に小さくなった(図8)．この実験で注意をしなければならない点は，P-index の変化がそのまま NA 線維密度の変化を反映すると言えないことである．P-index の変化が，形態変化ではなく，NA 線維終末の生理的な変化を反映している可能性もある．後者の可能性としては，NA 線維終末の興奮性が変化したために，先に述べたような逆行性活動電位の誘発が起こりやすくなったり起こりにくくなったとも考えられる．そのために，逆行性電位を誘発するために必要な電気刺激の強さ(閾値)が変化しているかどうかを，ストレス群と非ストレス対照群で比較しておかねばならない．上記のストレス実験では，ストレス群と対照群の間において，逆行性活動電位の閾値に有意な差はなかった．したがって，短時間ストレス2週間群の P-index の増加は，NA 線維密度の上昇すなわち線維の発芽(終末線維が新たにできて伸びること)を反映している可能性が考えられる．一方，長時間ストレス2週間群での P-index の低下は，NA 線維終末の退縮・変性の結果を示すものと解釈される．

　上記の実験に加えて別のストレスを用いた同様の実験を行い，以下のような結論を得ることができた．軽度の短時間ストレスでは，LC ニューロンに由来する大脳皮質 NA 線維は発芽(neurotrophic な変化)を起こすが，長時間の強度ストレスは NA 線維の退縮あるいは変性(neurotoxic な変化)を生じる．このような慢性ストレスによる LC ニューロンの NA 線維の可塑的変化が生体にどのような意義をもっているかについては，まだ完全に理解されたわけではない．可能性として考えられることは，短時間の軽度ストレスで見られる NA 線維の neurotrophic な変化は，ストレスに対する適応のメカニズムに含まれるものかもしれない．一方，長時間の強度ストレスによる NA 線維の neurotoxic な変化は，ストレスへの不適応によって生じるストレス関連疾患の病態の一部を説明する可能性がある(図3)．実際に，NA 線維の neurotrophic あるいは neurotoxic な変化が，ストレスに対する適応ある

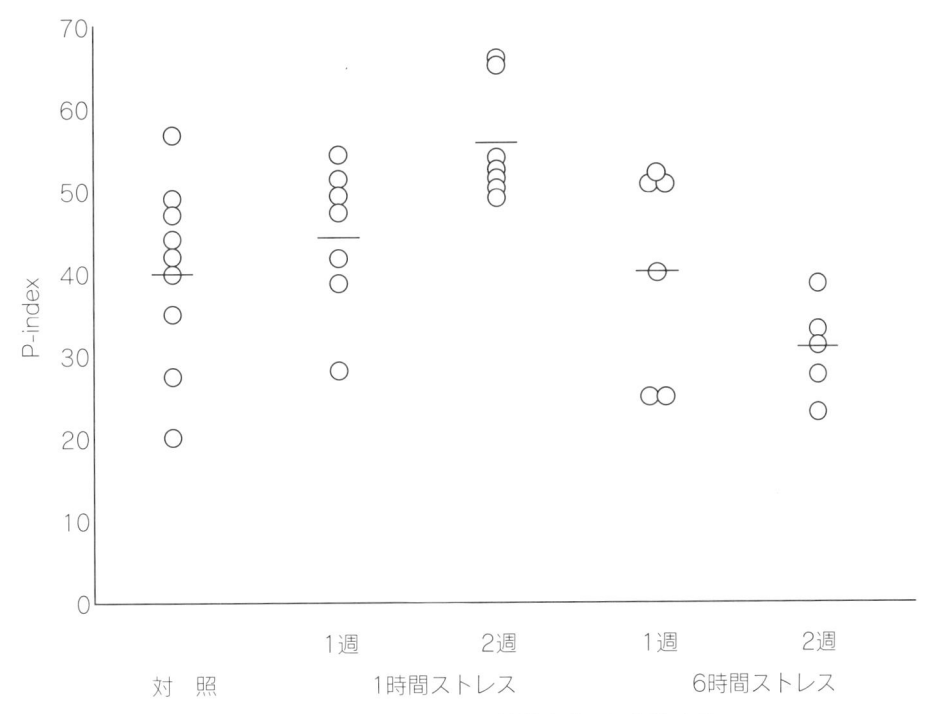

図8 慢性ストレスによる大脳皮質NA線維密度の可塑的変化
慢性ストレスとして，拘束ストレスを一日に1時間（短時間ストレス）あるいは6時間（長時間ストレス）を1週間あるいは2週間負荷した．青斑核（LC）から大脳皮質に投射するNA線維のP-indexは，慢性ストレス1週間の負荷群では有意な差を認めなかった．2週間負荷群では，P-indexは短時間ストレス群において有意に大きくなったのに対して，長時間ストレス群では逆に有意に小さくなった．

いは不適応に関連していることを示唆する実験結果の一例を以下に示す．

3．ノルアドレナリン線維の可塑性とうつ病モデル

この実験では，強制走行ストレスによる動物モデルを用いている．この動物モデルは，もともと三重大学医学部精神科でうつ病モデルとして作製されたものである[51,52]．強制走行ストレスとして，雌ラットを1分間に5回自動的に回転するドラムの上を持続的に強制走行させる．この間，餌と水は自由にとれるようにしてある．動物の直腸温が33℃にまで下降し

たところで，24時間の休息を与えた．このストレスと休息を1サイクルとして，2～3回のサイクルを繰り返す．平均のストレス負荷日数は12日であった．ストレス負荷の終わった動物は，もとの飼育ケージに戻し，自発走行活動を記録した．実験に用いた雌ラットは，ストレス負荷前には発情周期に対応する自発走行活動のリズムを示すが，ストレス負荷後には自発活動の変化から2群に分けられた．一つはほとんど自発活動を示さない群（うつ病モデル群）と，もう一つはストレス負荷終了後にすぐに活動量とリズムを回復する群（自然回復群）である（図9）．このうつ病モデルのラットは，ヒトのうつ病者に似たいくつかの所見を示すことが知られている．たとえば，このうつ病モデル動物は，行動量の低下だけでなく，ヒトのうつ病者で見られる血中コーチゾル濃度の上昇を示す．以上のようなストレス負荷実験からわかることは，動物は，同じ強度のストレスを長期間負荷されても，ストレスに適応するかあるいは不適応を起こすかに分かれるということである．

次に，このストレス負荷実験から得られた2群（うつ病モデル群と自然回復群）の動物を用いて，P-index を算定してみた[53]．うつ病モデルの大脳皮質の P-index は，有意に低下していた（図10）．一方，自然回復群の動物のそれは，対照群と変わらないか，むしろやや大きくなっていた．この電気生理学的方法を用いて得られた実験結果を確認するために，DBH の抗体による免疫組織化学法を用いて，実際にこれらの動物の皮質 NA 線維を染色して検討した[54]．その結果，うつ病モデルでは，皮質 NA 線維の密度が低下しており，NA 線維の変性を裏づける形態変化が認められた（図11）．一方，自然回復群では，皮質 NA 線維密度はむしろ対照群よりも増加していることが確認された．これらの結果から，P-index の変化と実際の NA 線維密度の変化がよく対応していることが再度確認された．

この実験から，ストレスに適応できなかった動物の脳では，皮質 NA 線維に退縮・変性という neurotoxic な変化を生じることが明らかになった．それに対して，ストレスに適応した動物では，皮質 NA 線維は発芽・再生という neurotrophic な変化をすることが確認された．したがって，動物におけるストレスに対する適応あるいは不適応行動発現の脳内メカニズムの少なくとも一部に，中枢 NA 線維の可塑的変化が関与しているという見解は支持されると考えられる．実際に，ストレスによる海馬ニューロンの形態変化や LC ニューロン NA 線維の可塑的変化の研究結果をきっかけにして，現在これらの形態変化の分子メカニズムに神経栄養因子（neurotrophic factor）が関与しているかどうかについて研究が行われている．

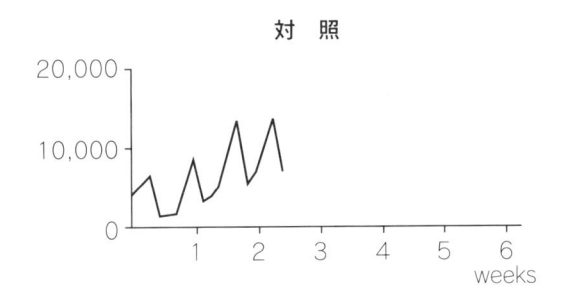

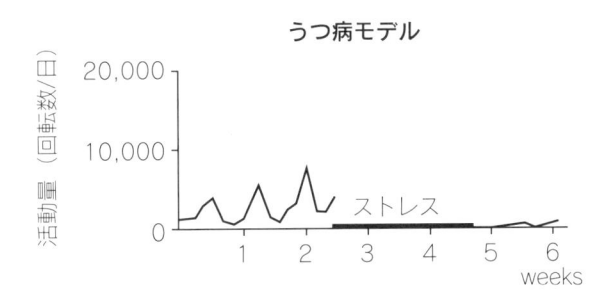

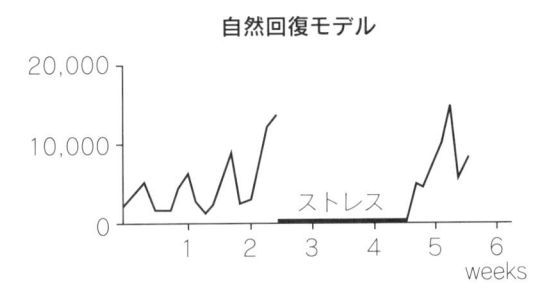

図9 強制走行ストレスによるうつ病モデルと自然回復モデル

これらは，三重大学医学部精神科で開発されたモデル動物である．強制走行ストレスとして，雌ラットを1分間に5回自動的に回転するドラムの上を連続的に強制走行させる．この間，餌と水は自由にとれるようにしてある．動物の直腸温が33℃にまで下降したところで，24時間の休息を与える．このストレスと休息を1サイクルとして，2〜3回のサイクルを繰り返す．平均のストレス負荷日数は12日であった．ストレス負荷の終わった動物は，もとの飼育ケージに戻され，自発走行活動を記録された．実験に用いた雌ラットは，ストレス負荷前には発情周期に対応する自発走行活動のリズムを示すが，ストレス負荷後には自発活動の変化から2群に分けられた．一つはほとんど自発活動を示さない群（うつ病モデル群）と，もう一つはストレス負荷終了後にすぐに活動量とリズムを回復する群（自然回復群）である．

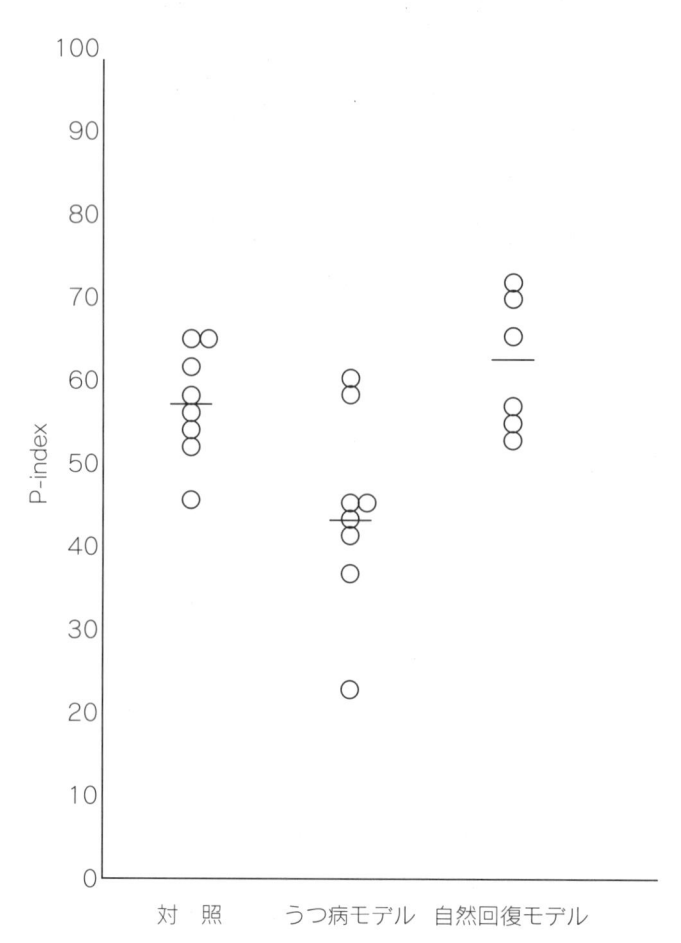

図 10　うつ病モデルと自然回復モデルの大脳皮質の P-index
　図 9 に示したうつ病モデルの大脳皮質の P-index は，対照群に比べて有意に低下していた．一方，自然回復モデルの P-index は対照群よりも有意に高くなっていた．このことは，うつ病モデルでは，皮質 NA 線維の変性が起こっていることを示唆している．逆に，自然回復モデルでは，皮質 NA 線維は発芽を起こしている可能性が示唆される．

正常

うつ病モデル

自然回復モデル

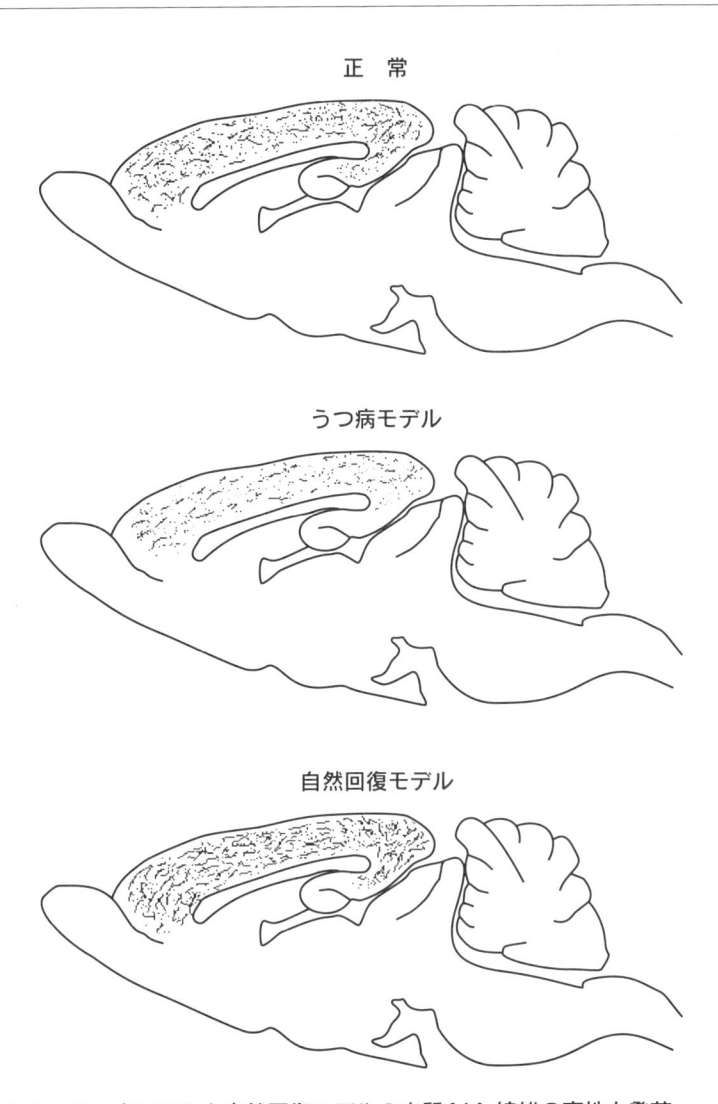

図11 うつ病モデルと自然回復モデルの皮質NA線維の変性と発芽
　図9に示したうつ病モデルと自然回復モデル動物の大脳皮質NA線維を，DBHの抗体を用いて免疫染色した．その結果，うつ病モデルでは，皮質NA線維密度が減少しており，NA線維の変性が起こったことを示している．一方，自然回復モデル動物での皮質NA線維密度は高くなっており，NA線維の発芽が起こったことを示している．

青斑核とうつ病

1. うつ病のモノアミン仮説

　上記のストレスの項で述べたように，強度のストレスを長時間負荷することによって動物にうつ病モデルを作製できる．実際に，うつ病の一部は，ストレスと関連して発症するということはよく知られている．上記のストレス負荷によって作製したうつ病モデルでは，LCニューロンに由来するNA線維に退縮・変性が起こっていた．次に，LCとうつ病についてNA線維の可塑的変化の観点から見てみよう．

　うつ病と中枢NA神経系に密接な関連があるという点については以前からよく知られている．たとえば，NAとセロトニン(5-HT)のモノアミンを神経終末から枯渇させる作用のあるレセルピンは，もともと降圧剤として高血圧症患者に投与されていた．その結果，一部の患者において，レセルピンの投与によってうつ症状が出ることが明らかとなった．この事実は，うつ病患者の脳ではモノアミンが枯渇しているという，うつ病のモノアミン仮説の基礎となった[55]．また，現在使用されている抗うつ薬のほとんどは，NAあるいはセロトニンのシナプスでの取り込み阻害作用をもち，結果としてこれらモノアミンのシナプスでの濃度を上げる効果がある．すなわち，うつ病者では脳内モノアミン濃度が減少しているので，抗うつ薬によってその濃度を上げることでうつ症状が改善するということになる．したがって，抗うつ薬の効果からもモノアミン仮説が支持されるように見える．

　ところが，ここでモノアミン仮説に反するように見える二つの実験結果が問題となった．第一は，抗うつ薬を1回(急性)投与するとNAやセロトニンの神経終末への取り込み阻害作用によりこれらモノアミン濃度は上昇するのに対して，抗うつ薬の抗うつ作用の発現には数週間以上の繰り返し投与が必要であるという点である．すなわち，抗うつ薬によるモノアミン濃度の上昇と抗うつ効果の発現の間には時間的なずれがあり，モノアミン濃度の上昇だけからでは抗うつ薬の抗うつ作用を説明できない．第二の問題は，抗うつ薬を繰り返し(慢性)投与していくと，シナプス後膜にあるβ受容体の感受性が低下(受容体の数が減少)するという実験結果である[56,57]．β受容体は，NA線維終末から放出されたNAが結合するシナプス後膜あるいはグリア細胞膜にある受容体である．受容体の数が減少するということは，NA神経系の機能としては低下することを意味する．したがって，抗うつ薬の慢性投与によって受容体の数が減少することで抗うつ効果が発現するということであれば，うつ病では逆にNA神経系の機能が亢進した状態である可能性が考えられる．これは，本来のモノアミン仮説とはまったく逆の考え方に基づく，新しいモノアミン仮説ということになる．そして，

このことが，うつ病の病態をめぐって大きな混乱をもたらす結果となった．

2. うつ病と NA 線維の可塑性

うつ病の病態に NA 線維の退縮・変性が関与しているとすると，抗うつ薬が NA 線維の再生を起こすことで抗うつ作用を発現している可能性が出てくる．我々は，この可能性を実験的に検証した[58]．この実験では，ラットの大脳皮質の両側対称部位に 6-OHDA を局所注射し，その部位の NA 線維を前もって変性させておく．その 1～2 週間後に，同じ皮質部位の一側に抗うつ薬(デシプラミン)を，他側には生理食塩水(生食)を浸透圧ミニポンプを用いて 2 週間以上持続的に投与した(図 12)．その結果，皮質 NA 線維の変性部位の大きさは，

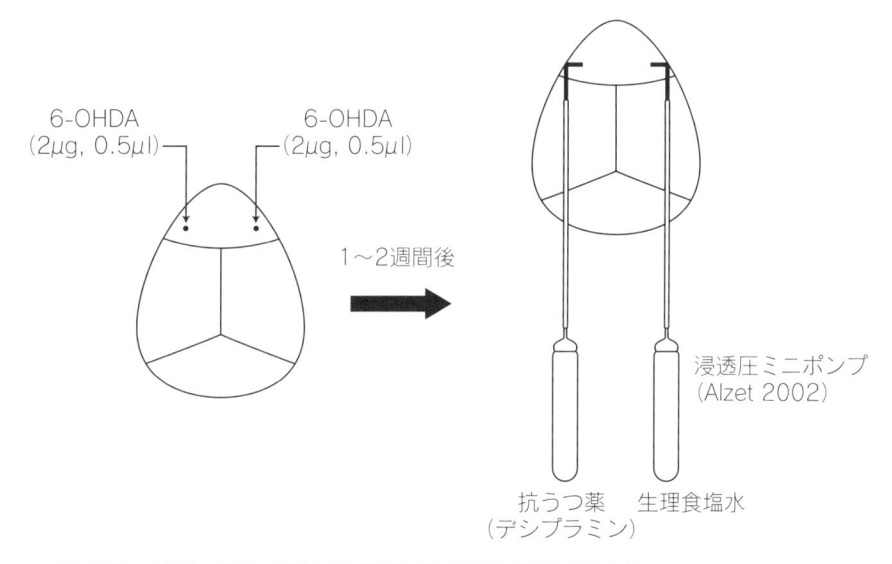

図 12 抗うつ薬の皮質 NA 線維再生効果を検討する方法

ラットの大脳皮質の両側対称部位に 6-OHDA を局所注射し，その部位の NA 線維を前もって変性させておく．その 1～2 週間後に，同じ皮質部位の一側に抗うつ薬(デシプラミン)を，他側には生理食塩水を浸透圧ミニポンプによって 2 週間以上持続的に投与する．その後，脳を取り出し，DBH の抗体を用いた免疫組織化学法で NA 線維を染色する．抗うつ薬投与側と生食投与側において，6-OHDA 注射による NA 線維の変性部位の大きさを比較して NA 線維の再生を確認する．

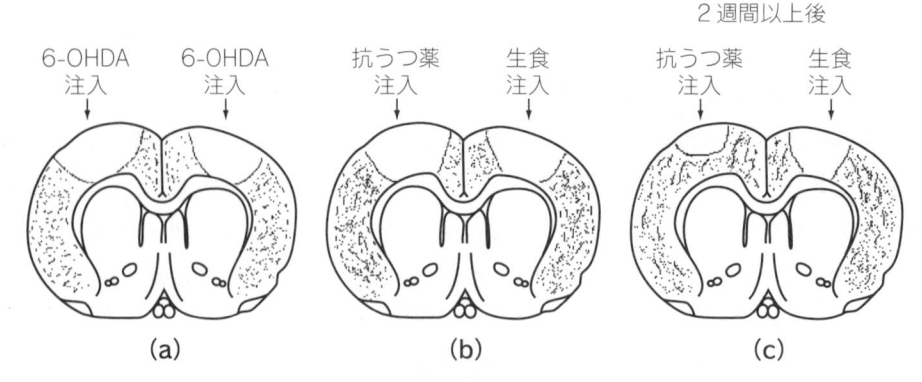

図 13　抗うつ薬による皮質 NA 線維の再生
　　a：両側皮質の 6-OHDA 局所注射による NA 線維の変性．b：一側 6-OHDA 注入側に抗うつ薬を，他側に生食を浸透圧ミニポンプで注入．c：抗うつ薬注入後 2 週間以上経過した後の NA 線維変性部位．抗うつ薬注入部位で NA 線維変性部位が生食注入部位よりも縮小しており，抗うつ薬によって NA 線維が再生したことを示している．

生理食塩水投与側に比べて抗うつ薬投与側で小さくなっていた（図 13）．この結果は，NA 線維はもともと再生能力があるので，抗うつ薬が NA 線維の再生を促進することを示唆している．

　抗うつ薬が NA 線維の再生を促進することは，上で述べたうつ病モデル動物においても確認できた[54]．すなわち，うつ病モデル動物で見られた皮質 NA 線維の変性を，抗うつ薬の慢性投与によって回復（再生）させることが可能であった．したがって，うつ病の病態に NA 線維の変性があるとすると，抗うつ薬は変性した NA 線維を再生させることによって抗うつ作用を発現している可能性がある．

　うつ病の病態に NA 線維の変性があり，抗うつ薬が NA 線維の再生を起こしているとすると，先ほど述べたモノアミン仮説における二つの問題点についての合理的な説明が可能になる．第一の問題点である抗うつ薬の抗うつ作用の発現までの数週間の遅れは，変性した線維が再生するのにかかる時間で説明できる．また，新旧二つのモノアミン仮説の間にある矛盾点も説明可能となる．この点を説明するには，シナプス後膜にある受容体とシナプス前線維との，以下のような関連性に注目する必要がある．

　シナプス後膜にある受容体の数は，シナプス前線維終末から放出される伝達物質の量によ

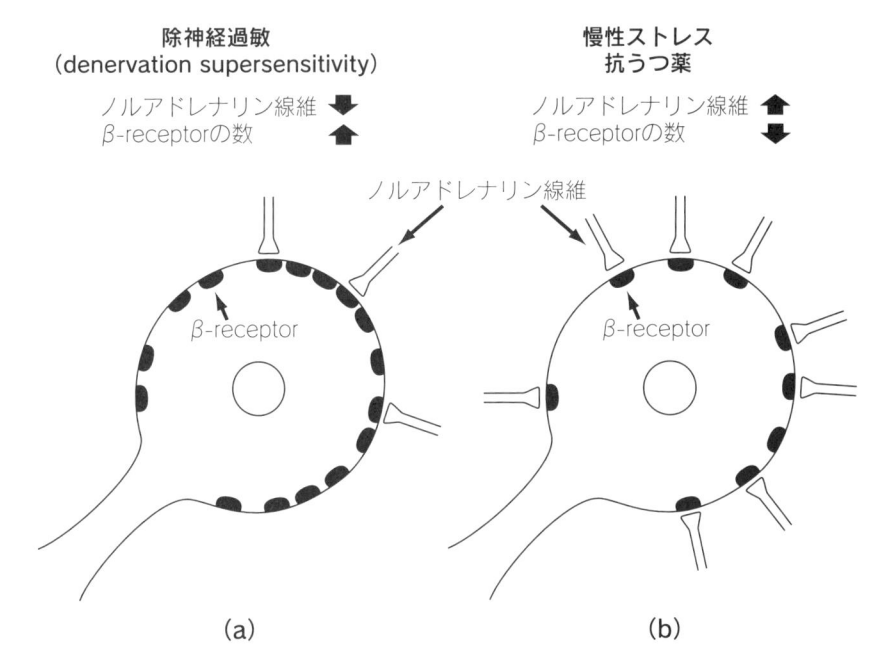

図 14　NA 線維と受容体との関係

除神経過敏
(denervation supersensitivity)
ノルアドレナリン線維 ↓
β-receptorの数 ↑

慢性ストレス
抗うつ薬
ノルアドレナリン線維 ↑
β-receptorの数 ↓

a：シナプス前線維の NA 線維が減少すると，シナプス後膜にある β-受容体の数が増加する(除神経過敏)．たとえば，6-OHDA を脳室内に投与して脳 NA 線維を変性させると，受容体の数が増加することが知られている．b：NA 線維が増加すると受容体の数は逆に減少する．抗うつ薬の慢性投与や慢性ストレスによって β-受容体の数が減少することが知られているので，抗うつ薬やストレスによって，NA 線維が増加(再生あるいは発芽)している可能性がある．

って変化することが知られている．すなわち，過剰な伝達物質の受容体への結合と刺激は，受容体の数を減少させる．逆に，シナプス前線維の変性あるいは伝達物質の枯渇は，受容体の数を増やす．実際，このような現象は NA 線維と受容体との間でも起こる．6-OHDA を脳室内に投与して脳 NA 線維を変性させると，受容体の数が増加することが報告されている[59]．このことから，抗うつ薬の慢性投与によって受容体の数が減少するのは，6-OHDA の投与実験(NA 線維の変性)と逆の状態を生じているためではないかと考えることができる．すなわち，抗うつ薬の慢性投与によって NA 線維が再生するために，β 受容体がより強く刺激されるようになり，その数を減少させる結果となったと考えられる(図 14)．この場合，

β 受容体の数は減少しているが NA 線維は増えているので,結果として NA 神経の機能は亢進することになる.したがって,β 受容体の数の減少は,NA 神経系の機能低下ではなくむしろ機能亢進の結果と解釈される.以上のことから,新しいモノアミン仮説による古典的なモノアミン仮説に対する反論は退けられ,うつ病における NA 神経系の機能低下説が強く支持される.

3. 神経可塑性疾患としてのうつ病

うつ病の病態をめぐっては,これまでに膨大な研究が行われてきた.しかし,これまでにうつ病の病態に中枢の NA 線維の変性が関与しているという可能性を示した研究はない.すでに述べたように,抗うつ薬が NA 線維の再生を起こして抗うつ効果を発現しているとすると,抗うつ薬による抗うつ作用の発現の遅れと受容体の感受性低下をうまく説明できる.したがって,我々が提唱するうつ病の NA 線維の変性説は,かなり有力なうつ病の病態仮説であると信じる.少なくとも一部のうつ病が NA 線維の変性によって起こっているとすると,うつ病は一種の変性疾患と言えるかもしれない.ただし,これまでの神経変性疾患と異なる点は,NA 線維は再生能力が強いために可逆的に変性線維を容易に再生できることである.その意味では,うつ病は極めて軽い変性疾患と言えるかもしれない.あるいは,NA 線維がダイナミックに変性と再生を生じるということから,うつ病は一種の神経可塑性疾患と言った方がいいのかもしれない.

4. うつ病と神経栄養因子

神経細胞の生存や維持には,神経栄養因子(neurotrophic factor)が必要であることがよく知られている.神経栄養因子には,神経成長因子(nerve growth factor:NGF)や脳由来神経栄養因子(brain-derived neurotrophic factor:BDNF)などがよく知られている.神経線維の再生においても,これらの神経栄養因子が重要な役割を果たしていることも明らかになっている.しかし,その詳細な役割やメカニズムについてはあまり解明されてはいない.

抗うつ薬が NA 線維の再生作用をもつことから,最近,NA やセロトニンなどのモノアミン線維の再生を起こす神経栄養因子に注目が集まってきている.実際に,抗うつ薬の投与によって,BDNF などの神経栄養因子が脳で発現するという報告がなされている[60].この BDNF は,NA やセロトニンニューロンの神経栄養因子であると言われている.しかし,現時点では,抗うつ薬の NA 線維の再生が BDNF を介して起こっているかどうかについては明らかではない.いずれにしても,うつ病が一種の変性疾患であるとすると,BDNF な

どの神経栄養因子を抗うつ薬として用いる可能性も出てくる[61]．また，新しい抗うつ薬を開発する場合に，神経栄養因子の発現作用をもつ化学物質を探索する方向も重要となる．今後，神経栄養因子の関与を含めて，抗うつ薬によるNA線維の再生の分子メカニズムを解明する研究が注目される．さらに，うつ病にNA線維の変性が関与するならば，どのようなメカニズムによってNA線維の変性が起こるのかを明らかにしなければならない．このことは，うつ病の発症原因を解明することにつながるだけでなく，うつ病の予防法・治療法の開発にもつながる重要な研究となる．

おわりに

脳幹に細胞体がありその線維を脳の広汎な領域に投射するLCニューロンは，外界からのあらゆる感覚入力を受け脳全体の活動を調節している神経系のニューロンである．特に生体がストレスのような強い刺激を受けた場合，LCニューロンの興奮性は最も高まる．その結果，生体は覚醒レベルを上げたり，情動行動を起こす．生体がストレス刺激を繰り返し受けるような場合には，LCニューロンは興奮性を変化させるだけでなく，LCニューロンのNA線維を可塑的に変化（発芽・再生）させることによってストレスに適応する．NA線維がneurotrophicな変化を起こさずに，逆にneurotoxicな変化を起こしたときには，ストレスに対する不適応を生じることになる．ここでは，NA線維について特に述べたが，NA神経系と同様の形態と可塑的能力をもつ神経系（たとえばセロトニン神経系）に関連する機能と病態を考えるときには，これら神経系のニューロンの可塑的変化に注目することが重要である．

引用文献

1) Amaral DG, and Sinnamon HM : The locus coeruleus : Neurobiology of a central noradrenergic nucleus. Prog Neurobiol 9 : 147-196, 1997.
2) Ungerstedt U : Stereotaxic mapping of the monoamin pathways in the rat brain. Acta Physiol Scand Suppl 367 : 1-48, 1971.
3) Sakaguchi T, and Nakamura S : The mode of projections of single locus coeruleus neurons to the cerebral cortex in rats. Neuroscience 20 : 221-230, 1987.
4) Nakamura S : Some electrophysiological properties of neurons of rat locus coeruleus. J Physiol(Lond) 267 : 641-658, 1977.
5) Foote SL, Bloom FE, and Aston-Jones G : Nucleus locus coeruleus : New evidence of anatomical and physiological specificity. Physiol Rev 63 : 844-914, 1983.
6) Takigawa M, and Mogenson GJ : A study of input to antidromically identified neurons of

the locus coeruleus. Brain Res 153 : 217-230, 1977.

7) Foote SL, Aston-Jones G, and Bloom FE : Impulse activity of locus coeruleus neurons in awake rats and monkey is a function of sensory stimulation and arousal. Proc Natl Acad Sci U S A 77 : 3033-3037, 1980.

8) Aston-Jones G, and Bloom FE : Norepinephrine-containing locus coeruleus neurons in behaving rats exhibited pronounced responses to non-noxious environmental stimuli. J Neurosci 1 : 887-900, 1981.

9) Jacobs BL : Single unit activity of locus coeruleus neurons in behaving animals. Prog Neurobiol 27 : 183-194, 1986.

10) Stenevi U, Bjöklund A, and Moore RY : Growth of intact adrenergic axons in the denervated lateral geniculate body. Exp Neurol 35 : 290-299, 1972.

11) Moore RY, Bjöklund A, and Stenevi U : Growth and plasticity of adrenergic neurons. The Neuroscience Third Study Program, 1974, pp. 961-977.

12) Bjöklund A, and Stenevi U : Regeneration of monoaminergic and cholinergic neurons in the mammalian central nervous system. Physiol Rev 59 : 62-100, 1979.

13) Nakai K : Regenerative catecholamine-containing terminals in kitten visual cortex : An ultrastructual study. Neurosci Res 4 : 475-485, 1987.

14) Nakai K, Jonsson G, and Kasamatsu T : Norepinephrinergic reinnervation of cat occipital cortex following localized lesion with 6-hydroxy-dopamine. Neurosci Res 4 : 433-453, 1987.

15) Fritschy JM, and Grzanna R : Restoration of ascending noradrenergic projections by residual locus coeruleus neurons : compensatory response to neurotoxin-induced cell death in the adult rat brain. J Comp Neurol 321 : 421-441, 1992.

16) Nakamura S, Sakaguchi T, and Aoki F : Electrophysiological evidence for terminal sprouting of locus coeruleus neurons following repeated mild stress. Neurosci Lett 100 : 147-152, 1989.

17) Nakamura S, and Sakaguchi T : Development and plasticity of the locus coeruleus : A review of recent physiological and pharmacological experimentation. Prog Neurobiol 34 : 505-526, 1990.

18) Nakamura S : Axonal sprouting of noradrenergic locus coeruleus neurons following repeated stress and antidepressant treatment. Prog Brain Res 88 : 587-598, 1991.

19) Nakamura S, Kitayama I, and Murase S : Electrophysiological evidence for axonal degeneration of locus coeruleus neurons following long-term forced running stress. Brain Res Bull 26 : 759-763, 1991.

20) De Sarro GB, Ascioti C, Froio R, Libri V, and Nistico G : Evidence that locus coeruleus is the site where clonidine and drugs acting at $\alpha1$- and $\alpha2$-adrenoceptors affect sleep and arousal mechanisms. Brit J Pharmacol 90 : 675-685, 1987.

21) Butler PD, Weiss JM, Stout JC, and Nemeroff CB : Corticotropin-releasing factor produces fear-enhancing and behavioral activating effects following infusion into the locus coeruleus. J Neurosci 10 : 176-183, 1990.

22) De Sarro GB, Bagetta G, Ascioti C, Libri V, and Nistico G : Microinfusion of clonidine and

yohimbine into locus coeruleus alters EEG power spectrum: effects of aging and reversal by phosphatidylserine. Br J Pharmacol 95: 1278-1286, 1988.

23) Weiss JM, Stout JC, Aaron MF, Quan N, Owens MJ, Butler PD, and Nemeroff CB: Depression and anxiety: role of the locus coeruleus and corticotropin-releasing factor. Brain Res Bull 35: 561-572, 1994.

24) Zacharko RM, Koszycki D, Mendella PD, and Bradwejn J: Behavioral, neurochemical, anatomical and electrophysiological correlates of panic disorder: multiple transmitter interaction and neuropeptide colocalization. Prog Neurobiol 47: 371-423, 1995.

25) Koob GF: Corticotropin-releasing factor, norepinephrine, and stress. Biol Psychiatry 46: 1167-1180, 1999.

26) Tanaka M, Yoshida M, Emoto H, and Ishii H: Noradrenaline systems in the hypothalamus, amygdala and locus coeruleus are involved in the anxiety: basic studies. Eur J Pharmacol 405: 397-406, 2000.

27) 中村彰治：中枢ノルアドレナリン・ニューロンの機能をめぐって―最近の研究の展望―．神経精神薬理 16：409-426，1994．

28) 今村一之：注意と中枢ノルアドレナリン系―学習・記憶に関するシナプス可塑性の調節機構―．神経精神薬理 16：469-480，1994．

29) Ishida Y, Shirokawa T, Miyaishi O, Komatsu Y, and Isobe K: Age-dependent changes in projections from locus coeruleus to hippocampus dentate gyrus and frontal cortex. Eur J Neurosci 12: 1263-1270, 2000.

30) Shirokawa T, Ishida Y, and Isobe K: Age-dependent changes in axonal branching of single locus coeruleus neurons projecting to two different terminal fields. J Neurophysiol 84: 1120-1122, 2000.

31) Gustafson EL, and Moore RY: Noradrenaline neuron plasticity in developing rat brain: Effects of neonatal 6-hydroxydopamine demonstrated by dopamine-β-hydroxylase immunocytochemistry. Dev Brain Res 37: 143-155, 1987.

32) Aoki F, and Nakamura S: The mode of axonal regeneration of locus coeruleus neurons in the lateral geniculate nucleus following neonatal 6-hydroxydopamine treatment. Exp Neurol 112: 284-291, 1991.

33) Valentino RJ, and Wehby RG: Corticotropin-releasing factor: evidence for a neurotransmitter role in the locus coeruleus during stress. Neuroendocrinol 48: 674-677, 1988.

34) Curtis AL, Drolet G, and Valentino RJ: Hemodynamic stress activates locus coeruleus neurons of unanesthetized rats. Brain Res Bull 31: 737-744, 1993.

35) Valentino RJ, Foote SL, and Page ME: The locus coeruleus as a site for integrating corticotropin-releasing factor and noradrenergic responses. Ann N Y Acad Sci 697: 173-188, 1993.

36) Page ME, and Valentino RJ: Locus coeruleus activation by physiological challenges. Brain Res Bull 35: 557-560, 1994.

37) Umemoto S, Noguchi K, Kawai Y, and Senba E: Repeated stress reduces the subsequent stress-induced expression of Fos in rat brain. Neurosci Lett 167: 101-104, 1994.

38) Watanabe Y, Stone E, and McEwen BS: Induction and habituation of c-fos and zif/268 by

acute and repeated stressors. Neuro Report 5:1321-1324, 1994.
39) Iqbal Chowdhury GM, Fujioka T, and Nakamura S: Induction and adaption of Fos expression in the rat brain by two types of acute restraint stress. Brain Res Bull 52:171-182, 2000.
40) Watanabe Y, Gould E, and McEwen BS: Stress induces atrophy of apical dendrites of hippocampal CA 3 pyramidal neurons. Brain Res 588:341-345, 1992.
41) Fuchs E, Uno H, and Flugge G: Chronic psychosocial stress induces morphological alterations in hippocampal pyramidal neurons of the tree shrew. Brain Res 673:275-282, 1995.
42) Magarinos AM, and McEwen BS: Stress-induced atrophy of apical dendrites of hippocampal CA 3 neurons: comparison of stressors. Neuroscience 69:83-88, 1995.
43) Huether G: The central adaptation syndrome: psychosocial stress as a trigger for adaptive modifications of brain structure and brain function. Prog Neurobiol 48:569-612, 1996.
44) Magarions AM, and McEwen BS, Flugge G, and Fuchs E: Chronic psychosocial stress causes apical dendritic atrophy of hippocampal CA 3 pyramidal neurons in subordinate tree shrews. J Neurosci 16:3534-3540, 1996.
45) Magarions AM, Verdugo JM, and McEwen BS: Chronic strees alters synaptic terminal structure in hippocampus. Proc Natn Acad Sci U S A 94:14002-14008, 1997.
46) McEwen BS, and Magarions AM: Stress effects on morphology and function of the hippocampus. Ann N Y Acad Sci 821:271-284, 1997.
47) Uno H, Tarara R, Else JG, Suleman MA, and Sapolsky RM: Hippocampal damage associated with prolonged and fatal stress in primates. J Neurosci 9:1705-1711, 1989.
48) Sapolsky RM, Uno H, Rebert CS, and Finch CE: Hippocampal damage associated with prolonged glucocorticoid exposure in primates. J Neurosci 10:2897-2902, 1990.
49) Canny BJ: Hippocampal glucocorticoid receptors and regulation of ACTH serection. Mol Cell Endocrinol 71:C35-38, 1990.
50) Young EA, and Vazquez D: Hypercortisolemia, hippocampal glucocorticoid receptors, and fast feedback. Mol Psychiatry 1:249-159, 1996.
51) Kitayama I, Hatotani N, and Nomura J: Experimental studies on the pathogenisis of depression in a stressed-animal model. In: Hatotani N and Nomura J (eds), Neurobiology of Periodic Psychosis, Igaku-Shoin, Tokyo, 1983, pp. 169-183.
52) 北山 功, 野村純一:うつ病―動物モデルによる研究―. 神経精神薬理 12:713-724, 1990.
53) Nakamura S, Kitayama I, and Murase S: Electrophysiological evidence for axonal degeneration of locus coeruleus neurons following long-term forced running stress. Brain Res Bull 26:759-763, 1990.
54) Kitayama I, Yaga T, Kayahara T, Nakano K, Murase S, Otani M, and Nomura J: Long-term stress degenerates, but imipramine regenerates, noradrenergic axons in the rat cerebral cortex. Biol Psychiatry 42:687-696, 1997.
55) 中村彰治, 渡辺義文, 三国雅彦:うつ病の病態をめぐって. 生体の科学 48:58-61, 1997.
56) Vetulani J, and Sulser F: Action of various antidepressant treatments reduces reactivity

of noradrenergic cyclic AMP-generating system in limbic forebrain. Nature 257：495-496, 1975.
57) Banerjee SP, Kung LS, Riggi SJ, and Chanda SK：Development of β-adrenergic receptor subsensitivity by antidepressants. Nature 268：455-456, 1977.
58) Nakamura S：Antidepressants induce regeneration of catecholaminergic axon terminals in the rat cerebral cortex. Neurosci Lett 111：64-68, 1990.
59) Sporn JR, Harden TK, Wolfe BB, and Molinoff PB：β-Adrenergic receptor involvement in 6-hydroxydopamine-induced supersensitivity in rat cerebral cortex. Science 194：624-626, 1976.
60) Nibuya M, Morinobu S, and Duman RS：Regulation of BDNF and trkB mRNA in rat brain by chronic electroconvulsive seizure and antidepressant drug treatments. J Neurosci 15：7539-7547, 1995.
61) Alter CA：Neurotrophins and depression. Trends Pharmac Sci 20：59-61, 1999.

5 姿勢反射と脳幹

福島　菊郎，福島　順子

　この総説の目的は，人間が運動行動を適切に行う上で，前庭系を中心とする姿勢反射と眼球運動がどのような役割を果たすかについての概略を理解することである．このため本章は反射の基本概念，前庭系，視覚情報の適切な取り込みのための眼球運動の基礎を概説した後，姿勢制御と姿勢反射を説明し，最後に前庭情報と眼球運動が高度な脳の働きとどのような関連があるかについて概説する．したがって「反射回路と脳幹」「前庭系と前庭感覚」「視覚情報の適切な取り込みのための眼球運動」「姿勢制御と姿勢反射」「高次脳機能における前庭情報と眼球運動の意義」の順に述べる．

反射回路と脳幹

　神経系の構成素子はニューロンと，個々のニューロンが信号を伝達しあうシナプスである．これらが回路を構成することにより，神経系はその機能を発現する．その最小単位は反射と呼ばれる．種々の運動系の反射回路の機能は個々の反射により異なるが，基本的には現状を維持し，現状からのズレを種々の感覚受容器で検出し，ズレの起こる前の状態を回復することである．そのために体幹あるいは四肢の骨格筋に合目的的に働きかける(図1a)．たとえば腱反射は，腱の昂打により変化する筋の長さと張力を，その前の状態に戻すように自分の筋に働きかける伸張反射である[1,2]．反射の基本構造は，図1bに示すように，脊髄の伸張反射や屈曲反射によく表されている．脊髄は多数の髄節からなり，基本的には個々の髄節が体の一つの節を支配し，後根から入る感覚入力と前根から出る運動出力を通じて反射回路を構成する．感覚信号はその髄節で反射の入力として使われるだけでなく，同じ感覚信号がより上位の中枢にも送られる．脳においてその感覚情報は解析され，運動出力の制御のために使われ，さらに感覚対象の性質を特定するために使われる(図1b)．これらの感覚情報は，動物が系統発生的に高等になるほど必要になるからである．

　脳幹とは延髄，橋，中脳の3領域を総称した名称である．脳幹は基本的には脊髄の延長で

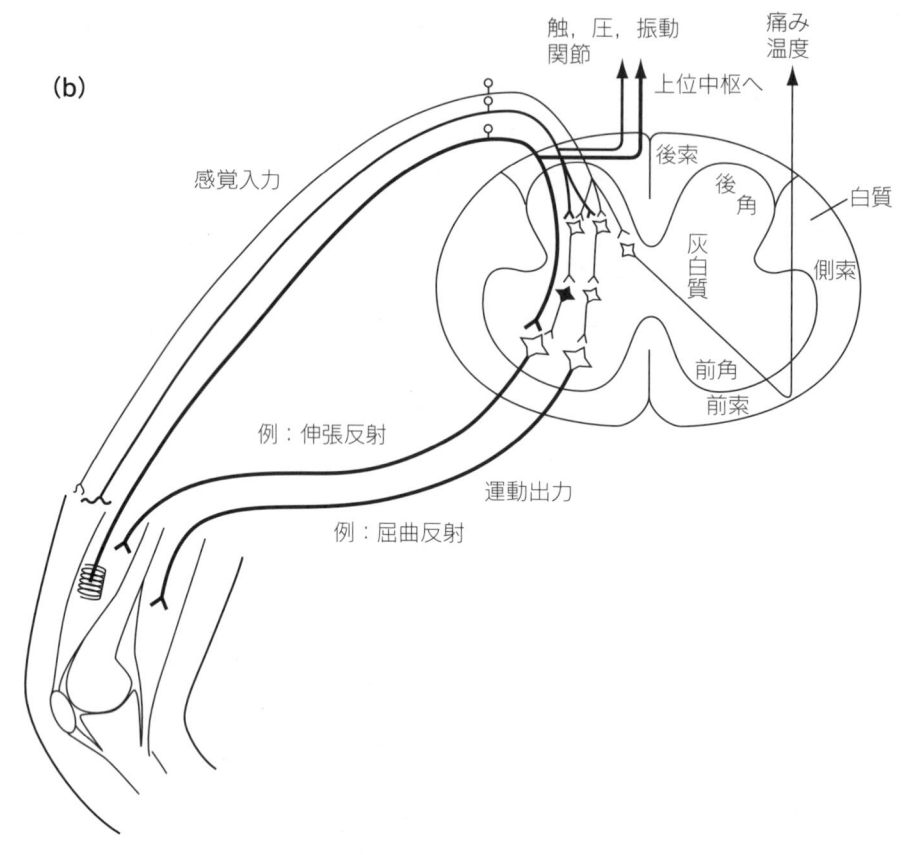

図1 反射の基本構造(a)と随節性反射回路の一例(b)
反射回路を構成する感覚入力が上位中枢にも送られる(b).
(本間ら 1999[1])

あるが，感覚線維の入る部位と運動線維の出る部位は脳幹ではズレており，脊髄で見られるような髄節構造も崩れている．脳幹には吻側部から順番に脳神経のⅠ番からⅫ番まで出入りするが，たとえば顔面筋の感覚入力はⅤ番から入るが運動出力はⅦ番から出るという具合である．脳幹には，特殊感覚線維が入力する．これらは嗅覚(第Ⅰ脳神経)，視覚(第Ⅱ脳神経)，味覚(第Ⅶと第Ⅸ脳神経)，聴覚と平衡(前庭)感覚(第Ⅷ脳神経)である．体性感覚と同様に，個々の特殊感覚情報も基本的に種々の要素的情報に分解されて検出される．特殊感覚情報がそれぞれ異なる感覚線維を経由して脳幹に入力され，そこで種々の反射回路を構成するだけでなく，上行して視床の対応する領域でシナプスを変えた後，大脳皮質のそれぞれの感覚野へ投射することで，感覚情報の処理と統合が行われる．脳幹には脊髄における場合と同様に，そこに固有の反射回路が存在することに加えて，脊髄の反射回路を制御する，より上位中枢としての役割がある．

　反射には伸張反射のように1髄節で起こる要素的反射から，脊髄の多数の髄節にわたる反射(たとえば四肢間反射)，さらに脳幹に主要な中枢をもつ姿勢反射のような，より複雑な反応まで多岐にわたる(後述)．いずれにせよ脳幹と脊髄には，要求される機能を最も効果的に発現するために，固定した運動パターンを発現し遂行する反射回路がハードウェアででき上がっている．これは大脳のまだ発達していない魚類や両生類の最高中枢が視蓋(中脳の上丘に対応する)であることを考えれば当然のことである．より上位の中枢からの運動指令は主にこの回路を使って発現遂行される．ヒトは系統発生上の最高位に位置するが，ヒトの神経系は，系統発生的に，より下位の動物の神経系の特性を継承しているので，脳幹反射回路の正確な理解がヒトの神経系の理解のために必要になる．

前庭系と前庭感覚

　前庭感覚とは自分のからだが動いているという感覚のことで，平衡感覚とも呼ばれる．エレベーターや飛行機に乗っているとき，皮膚および深部感覚または視覚がまったく除かれても自分のからだが動いているという感覚である．

1．半規管と耳石器

　前庭受容器は内耳の中の迷路に存在する．図2に内耳と迷路の概略を模式的に示す．骨性の迷路の中に(図2a)，さらに膜性迷路があり(図2b)，その間に外リンパ液が満たされている．膜性迷路の中は内リンパ液で満たされている(図2b)．迷路の構造は大きく二つに分かれ，それぞれ前庭迷路と蝸牛と呼ばれる．前庭迷路はさらに3個の半規管(前，後，水

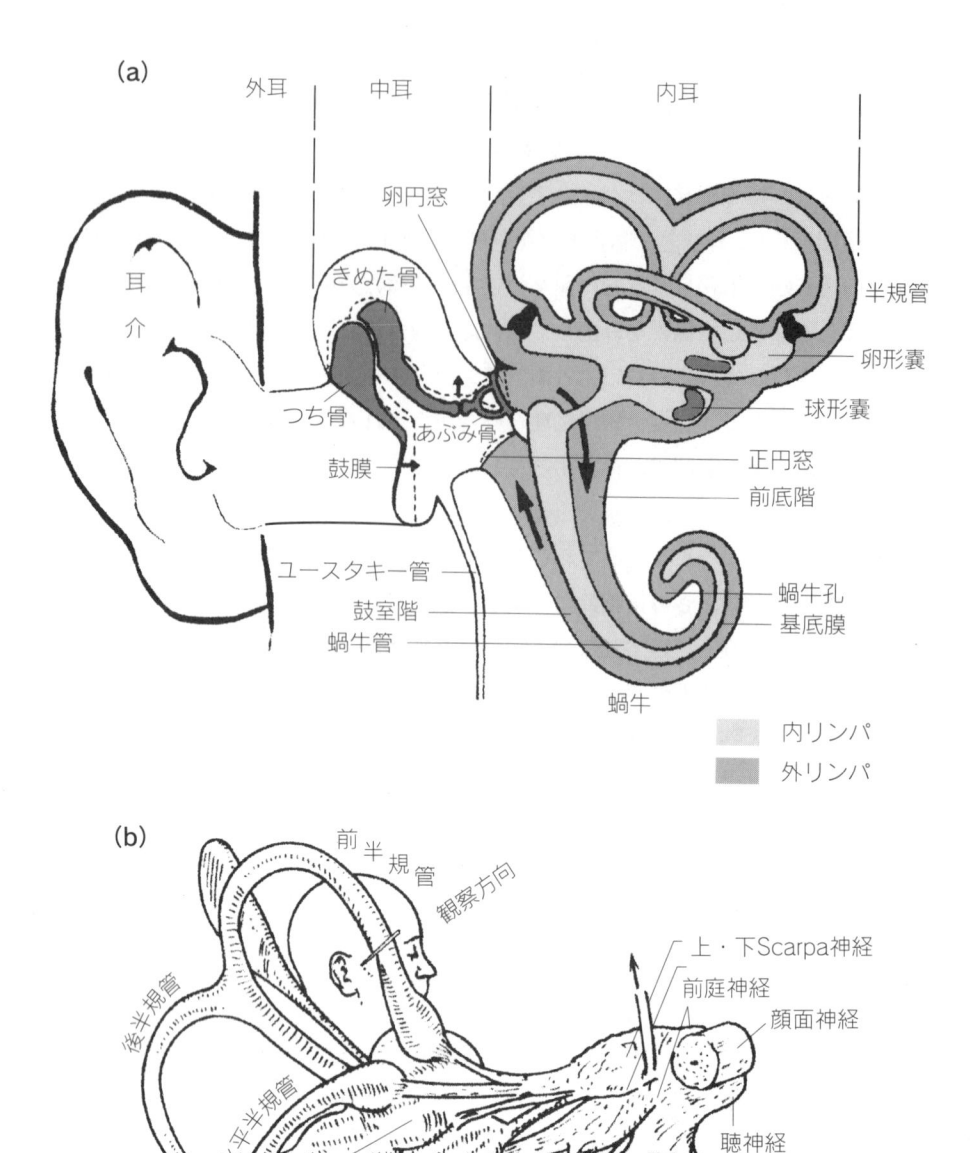

図2 迷路の構造と骨迷路と膜迷路
(広重 力, 加藤正道:小生理学. 南山堂, 東京, 1987 ; Hardy M : Observations on the innervation on the macula sacculi in man. Anatomical Res., vol. 59, 1934 ; Schmid and Thews 1983)

平半規管)と2個の耳石器(卵形嚢と球形嚢)からなる．水平半規管は解剖学的には外側半規管と呼ばれる．蝸牛は球形嚢から発達したと考えられ聴覚受容器であるのでここでは説明しない．いずれの受容器からの情報も第Ⅷ脳神経(前庭神経と聴神経，図2b)を介して脳幹に入力される．

2．前庭受容器の応答機構

前庭感覚の受容器は有毛細胞である．図3aに有毛細胞の形態を模式的に示す．受容器電位は有毛の屈曲により発生する．動毛側に屈曲するとき静止電位は脱分極を起こし，不動毛側に屈曲するとき過分極を起こす(図3a)．1次前庭神経は自発発射を維持しており，受容器電位の脱分極あるいは過分極に伴い，自発発射頻度を増やしたり減らしたりする(図3a)．このように受容器細胞の興奮は，有毛がどちらの方向に屈曲するかで決まる．これを興奮の極性と呼ぶ．このような生理学的な興奮の極性は，解剖学的な有毛の配列(動毛と不動毛の配置により決まる形態学的な極性，図3a)と一致する[2]．

図3bに模式的に示すように，三つの半規管は側頭骨内で，それぞれ互いにほぼ直交する平面に位置しており，それぞれはほぼ半円形の管状構造の中に膨大部と呼ばれる構造をもつ(図3c)．膨大部には有毛細胞が規則正しい極性で配列している(図3d)．頭部回転の際，半規管内の内リンパ液が慣性により頭部回転と逆方向へ移動するため有毛が屈曲し，この屈曲が脱分極あるいは過分極性の受容器電位を発生する．半規管の応答様式は前，後，水平半規管のどれでも基本的には同じであり，興奮の極性も各半規管で一定している(図3b, d)．また左右の半規管は頭蓋骨内で特定の角度に位置し(図3b)，機能的な対をなす．いずれの半規管も応答の最適方向が異なること以外は，その働きは同じである．

半規管に対する最適刺激は，したがって頭部に加わる回転加速度になる．このようにして頭部に加えられる空間内のあらゆる方向の回転運動の加速度成分は，三つの半規管により直交する3平面に，頭部運動ベクトルのcosine成分を投影することにより検出される(図3e)．ベクトルの長さが加速度の大きさを表す．

図4に耳石器の構造を示す．耳石器は各嚢の内面に平衡斑があり，平衡砂(耳石)をのせている．平衡砂が重力の作用により有毛細胞を絶えず押している状態(すなわち直線加速度が働いている状態)が定常状態で，この押し方が変わることによる有毛の屈曲の変化が，脱分極あるいは過分極性受容器電位を発生する(図4b)．有毛の屈曲を起こさせるのはしたがって直線加速度であり，頭部の傾きもその一つになる．

卵形嚢の受容器細胞ののっている平面はほぼ水平に近く，逆に球形嚢の受容器細胞ののっ

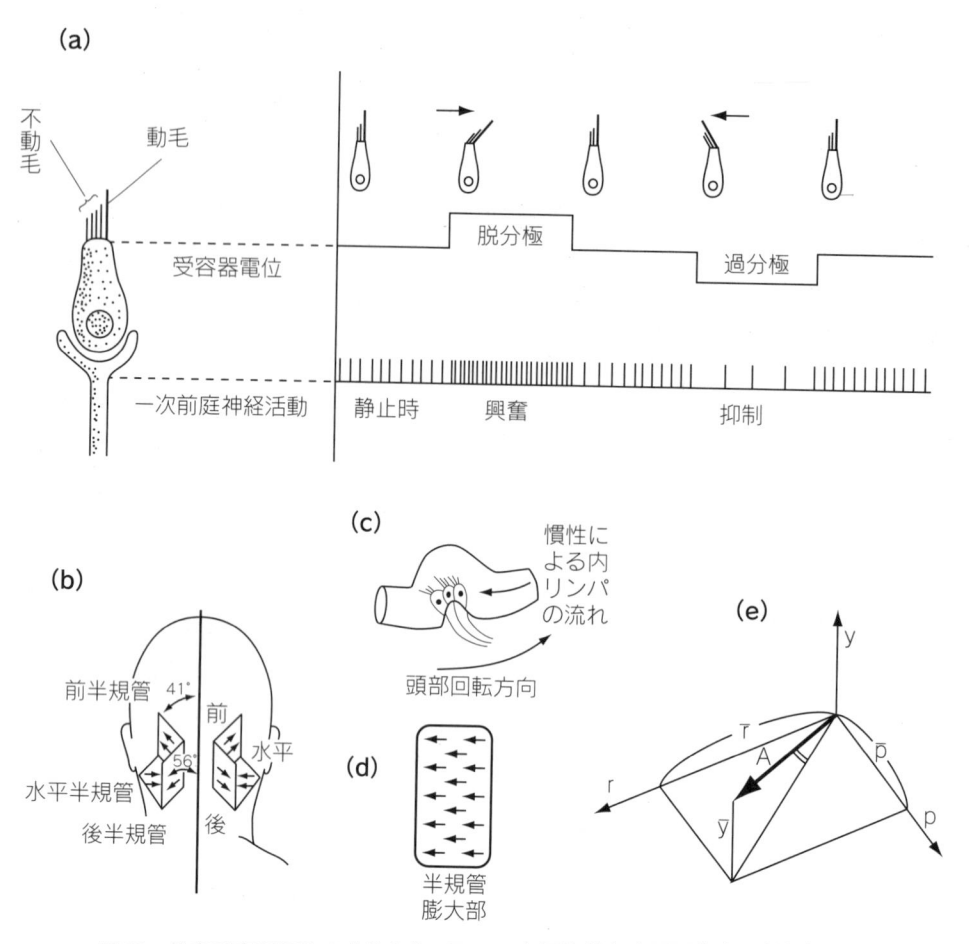

図3 前庭受容器細胞の応答(a), 三つの半規管がなす平面(b), 膨大部での内リンパの流れの模式図(c), 膨大部での各受容器細胞が示す解剖学的な有毛の配列(極性)(d). 三つの半規管による頭部回転加速度の検出方法をベクトルで模式的に示す(e).
(本間ら 1999[1])

第5章　姿勢反射と脳幹

(a)

(b)

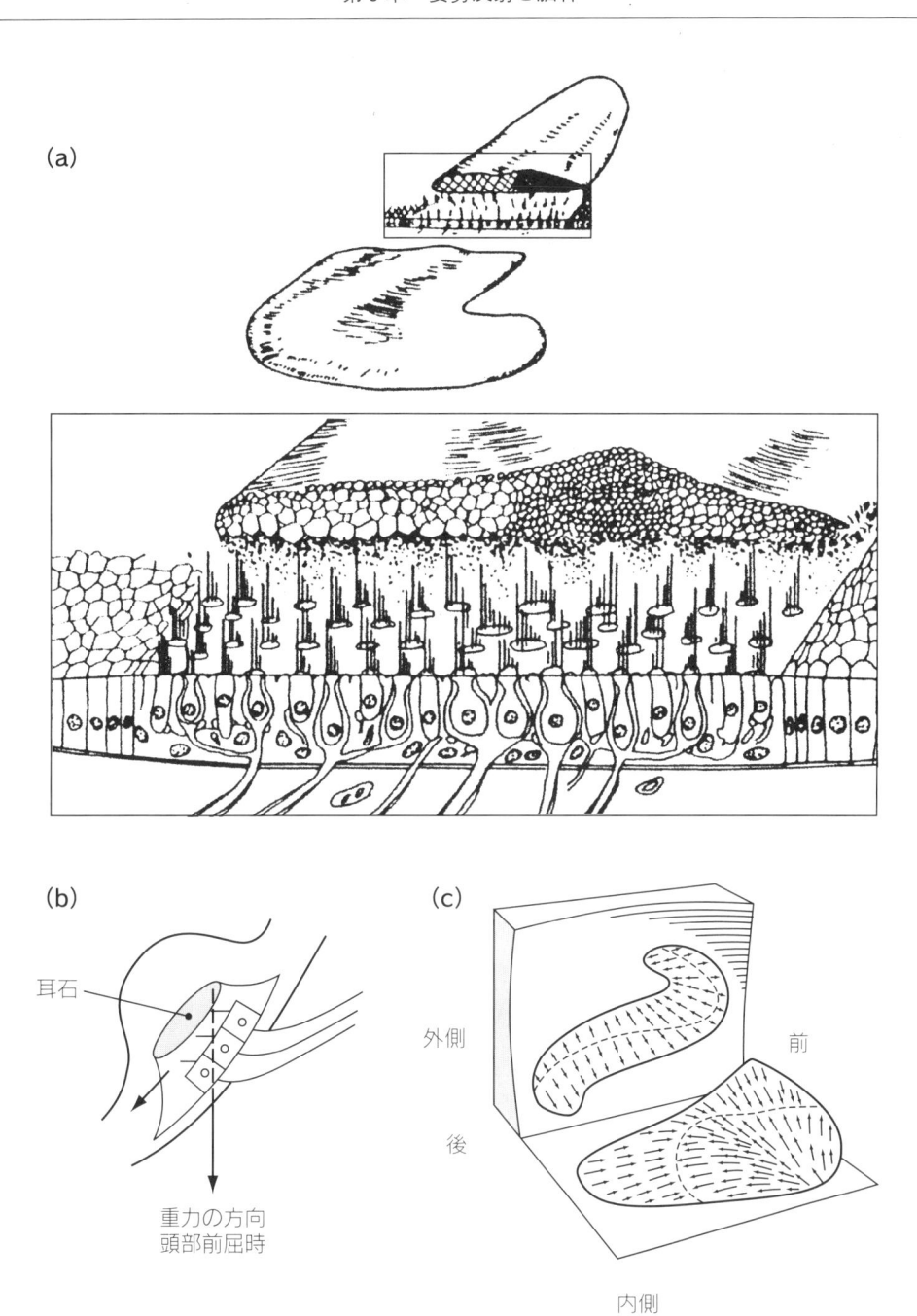

耳石

重力の方向
頭部前屈時

(c)

外側

後

前

内側

図4 耳石器の構造(a)，頭部の傾きの際の耳石器受容器細胞の応答の仕方(b)，球形嚢と卵形嚢容器細胞が示す解剖学的な有毛の配列(極性)(c)．
(広重　力，加藤正道：小生理学．南山堂，東京，1987；Lindeman HH：Anatomy of the otolith organs. Adv. otorhino-laryngol, vol.20, 1973；Spoendlin 1966)

ている平面はほぼ垂直に近いので(図4c),これらは頭部の直線運動の加速度成分を,水平成分と垂直成分に分解して検出することになる.

いずれの受容器細胞も遠心性前庭神経により支配されている.これら遠心性支配は,受容器細胞の頭部加速度入力に対する応答の感度を制御するものと解釈されている[3].

3. 前庭1次ニューロンの担う信号

半規管および耳石器は,いずれも頭部に加わる運動の加速度成分によって刺激される.しかし,1次前庭神経が担う情報も実際に頭部運動の加速度情報かどうかを詳細に調べると,そうではない.頭部回転速度を一定増加させることによるステップ状の加速度刺激を与えて,1次前庭神経の応答を調べた例を図5に示す[4].もしも1次前庭神経の応答が入力加速度に対応するのであれば図中のbで示すようなステップ状の応答になるはずであるが,実際は発射をほぼ指数関数的に増加させてbの一定値に向かう.つまり応答の後期成分は加速度に対応するが,初期成分は異なる.日常生活で起こる頭の回転は加速度が長時間持続することはないので,この応答の初期成分をとらえればよく,これは図中のaに示すように直線

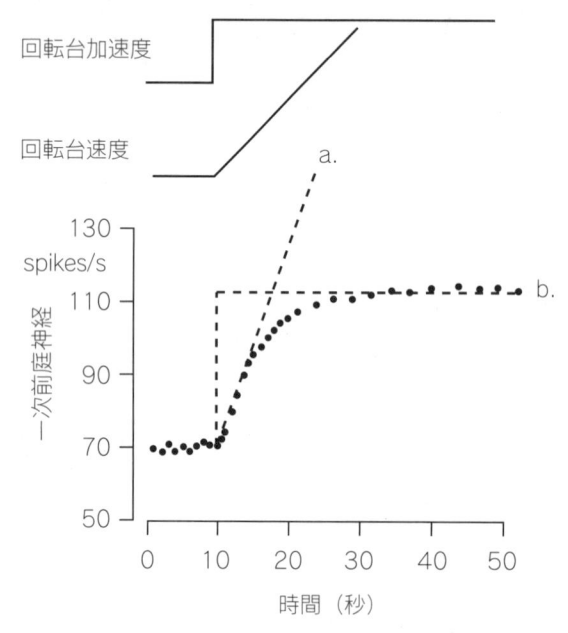

図5 前庭1次ニューロンの一定加速度の頭部回転に対する応答
(Goldberg and Fernandez 1971[4])

で近似できる.つまり回転台の速度に比例するので,1次前庭神経は頭部加速度を速度信号にした情報を担うと解釈される[4].頭部回転が一定速度で連続して与えられるときには,1次前庭神経は時定数約5秒で応答しなくなる[2].

4. 前庭感覚の経路

半規管,球形嚢,卵形嚢からの感覚線維は集まって1次前庭神経となり,蝸牛神経(聴覚)と合して延髄に入り前庭神経核に終わる.前庭神経核は内側核,上核,下核,外側核からなる.前庭神経核から出る2次前庭神経は脳幹を上行して,途中で多数の軸策分枝を出しながら,視床でシナプスを換え,そこから大脳皮質の少なくとも二つの領域に投射することがネコで示されている.一つは1次体性感覚野と2次体性感覚野の移行部(前庭皮質)であり,他は1次体性感覚野と運動野の移行部(感覚運動皮質)である.サルでは,さらに広範な投射を示し,少なくとも六つの大脳皮質領域に投射することが明らかになっている.ヒトでも,対応するこれらの領域は,最近画像法で確認されている(Fukushima 1997の総説参照)[5].

5. 前庭反射と前庭情報の意義

前庭器官からの感覚情報は,前庭反射として全身の体性運動系および自律神経系に働く.体性運動系に働く前庭反射はその出力先により,眼球(前庭動眼反射),頚部(前庭頚反射),躯幹(前庭躯幹反射),四肢(前庭四肢反射)に分類される(図6).このうち頚部,躯幹,四肢に対する反射は前庭脊髄反射とも呼ばれる.またそれらの前庭反射を起こす入力により,半規管性前庭反射と耳石器性前庭反射に分類される.耳石器性前庭反射には,空間内の頭部位

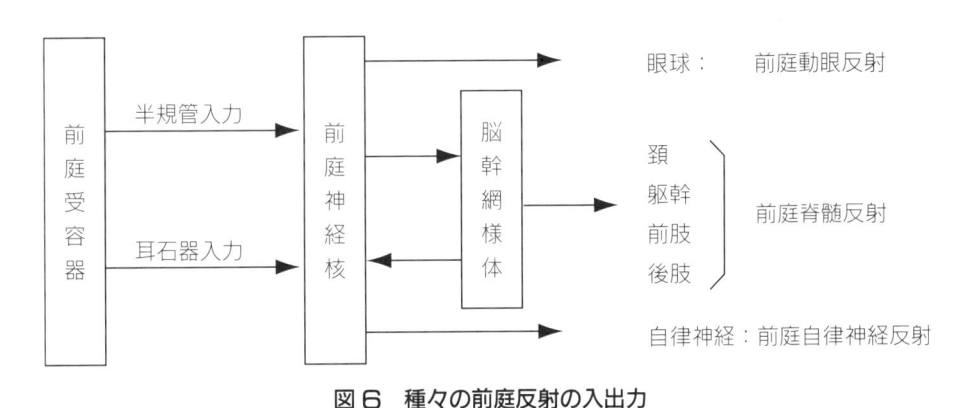

図6 種々の前庭反射の入出力
(本間ら 1999[1])

置自体のズレにより起こる静的前庭反射と，耳石が動的に刺激されて起こる動的前庭反射がある．後者は，たとえば電車に乗っていて急に動き出すときに姿勢を保持するように手足を反射的に動かす現象である．半規管性前庭反射は回転加速度刺激による反射なので，すべて動的反射になる．これらの反射の機能は前庭神経が検出した頭部速度情報を用い，それが加わる前のそれぞれの効果器の空間内の位置を保持しようとするものであり，姿勢反射に特に重要になる（後述参照）．

前庭情報は3次元空間で頭部がどのような運動をしているか，その運動の速度情報を脳に伝えるので，私たちが3次元空間で適切に運動行動する場合に必要である．このような情報は自分の体の動きを脳に伝えるだけでなく，自分とともに外界で対象物が動いているときには，その対象物の空間における運動の知覚にも用いられる（「高次脳機能における前庭情報と眼球運動の意義」参照）．

視覚情報の適切な取り込みのための眼球運動

視覚情報は私たちにとって最も重要な感覚情報であるが，これは正確な眼球運動によって初めて適切に取り込まれている[2,6]．眼球はカメラに似た機能をもつ光学系であるが，網膜のカメラとしての性能は，高精度カメラと比較すると，空間解像度がそれほど高くなく，映像ブレにも弱いという欠点をもつ．図7に示すように，私たちは上下左右約180°に及ぶ広い視野をもっているが（図7a），視力（視覚の空間解像度）はこの視野の中で均一ではない（図7b）．私たちが視覚対象物を見つめた場合，その倒立実像が結ばれる網膜部位は中心窩と呼ばれ，組織学的にも特殊な構造をしている．ここが平均視力1.0であり，5mの距離で視角にして1分（1/60°）の空間解像度をもつ（図7b）．視力が最もよい部分である．網膜には光の受容器細胞である錐体と杆体が一列に並んでいるので，視覚情報は中心窩を中心として上下左右の平面に投影してとらえられることになる．奥行き方向の知覚は高次視覚野における処理によって初めて可能になる．

中心窩は霊長類で特によく発達し，その領域はヒトでは視角にして約1.6°で非常に狭く，それからわずか数度ずれるだけで視力は極端に（～0.2-0.3）低下する（図7b）．私たちは外界が鮮明によく見えると知覚するが，実はこれは，私たちが意図するしないにかかわらず眼球運動が頻繁に行われ，中心窩が外界の種々の視覚対象に絶えず向けられることにより外界からの視覚情報が取り込まれている結果である．したがって，視覚対象像を中心窩上で素早く適切にとらえ，かつとらえられた網膜像がブレずに適切に保持されるために眼球運動が必須になる．わずか数度/秒の網膜ブレでも視力が極端に低下するからである．

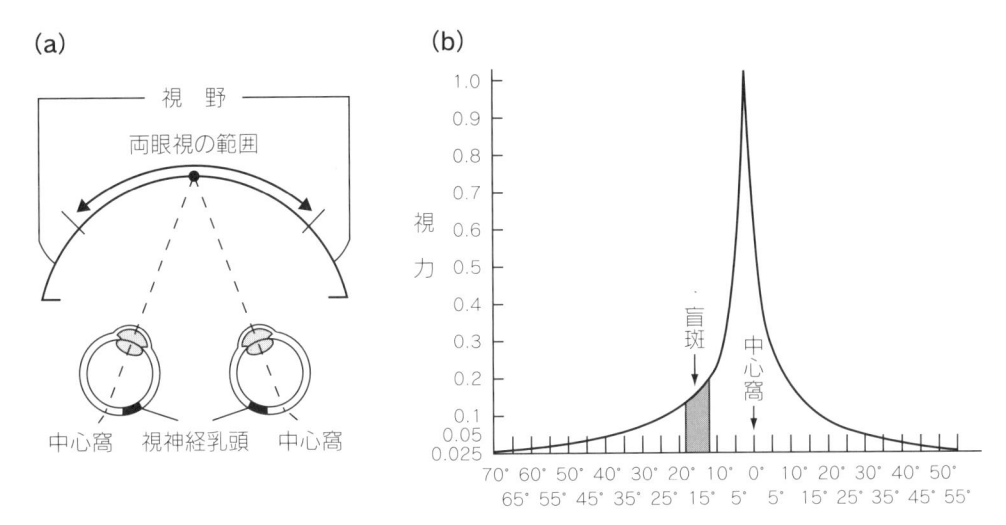

図7 視力の網膜部位による差(a)と視野(b)
(真島 1994, Kandel et al 2000[2])

表1 眼球運動制御系

[共同性眼球運動　conjugate eye movement]
　衝動性眼球運動(サッカード)　saccade
　滑動性(追跡)眼球運動　smooth pursuit
　前庭眼反射　vestibulo-ocular reflex
　視運動性反射　optokinetic reflex
[非共同性眼球運動]
　輻輳, 開散運動　convergence, divergence
[固視 fixation]

　視覚情報の取り込みが障害される原因は, 視覚対象あるいは生体自身が動くことである. その状況に応じて入力と出力経路, さらに動特性も異なる眼球運動制御系を脳は巧みに使い分ける. 六つの眼球運動制御系が区別されている(表1). 視覚対象の動きは, その位置および速度成分が視覚情報として検出され, 視覚対象の動きに合わせて眼球を動かす. 急速な眼球運動としての衝動性眼球運動(サッカード)と, 緩徐な滑動性(追跡)眼球運動が区別される. 生体自身の動きはその加速度成分が前庭器官により検出され, その動きを補正するように前庭動眼反射により眼球を反対方向へ動かす. しかし, 生体自身の等速度運動は前庭器官では

検出できないため外界の相対的な動きを視覚情報として検出し，その方向へ眼球を動かすのが視運動性反射である．これらはいずれも左右の眼球を同方向へ動かす共同性眼球運動であるが，これらとは別に視覚対象あるいは，自分自身が奥行き方向へ動く場合には左右の眼球は非共同性の輻輳，開散運動を起こす．さらに，静止した視覚対象を見続ける眼球運動は，固視という別の制御系が使われる．外眼筋運動ニューロンはこれらすべての眼球運動制御系の最終共通路になる[6]．

1. 眼球運動特性

運動系は系統発生学的には反射の出力として発達した(図1a)．脳の最終出力を送る運動ニューロンの発射特性は，効果器である筋の収縮特性に対応して決まっている[2]．眼球運動の場合，外眼筋の単収縮持続時間は他の骨格筋運動ニューロンと比べて極めて短いので，効果的な張力を発生させ，ブレの少ない正確な眼球運動を発現実行するために，外眼筋運動ニューロンは発射間隔の短い(すなわち発射頻度の高い)，かつ発射間隔の均一な発射を必要とする．これらの特性のもとで，前庭動眼反射と視運動性反射は，大脳が発達していない魚類においても脳幹神経機構によって遂行されることができる．魚類では，視線の保持に対する外乱となる主要な原因は，自分自身の動きかあるいは外界の動きである．自分自身の動きは頭部に備えられた前庭器官により検出される(「前庭系と前庭感覚」参照)．前庭器官は頭部運動の加速度成分を検出し，外界の動きは網膜情報として検出される．前庭器官は前述したように等速度運動には応答できないため，これを外界の相対的な動きとして網膜情報として取り込む．このため前庭情報あるいは網膜ブレ情報を入力として，網膜ブレを防ぐための基本的な反射である前庭動眼反射と視運動性反射が，脳幹と前庭小脳(特に小脳片葉)を含んだ回路で完成したと考えられる[6]．この二つの反射は共通の神経機構をもち，それらは高等動物でも基本的に同様，前庭性眼振あるいは視運動性眼振として急速相と緩徐相からなる(表2)．緩徐相が網膜ブレを防ぐための反射性眼球運動である．急速相は緩徐相をリセットするためと考えられる．つまり，眼球運動は基本的に速い運動(急速相)系と遅い運動(緩徐相)系からなり，速い運動系からサッカードが発達し，遅い運動(緩徐相)系から滑動性(追跡)眼球運動が発達したものと考えられ，サッカードと急速相系の間では，また滑動性追跡眼球運動と緩徐相系の間では，脳幹機構に共通点が多い．眼球運動の障害患者は目がよく見えないと訴え，眼球運動がよくできないとは訴えないことに注意しなければならない．

表2 急速眼球運動と緩徐眼球運動

[急速眼球運動]
 前庭眼反射の急速相
 視運動性反射の急速相
 衝動性眼球運動(サッカード)
[緩徐眼球運動]
 前庭眼反射の緩徐相
 視運動性反射の緩徐相
 滑動性(追跡)眼球運動

2. 外眼筋の作用平面と眼球回転軸

図8に模式的に示すように,眼球運動は基本的に眼窩内での眼球の回転により行われる(図8d, e).回転軸は回転平面と直交する.眼球を回転させる眼筋は一側につき3対(6筋)からなる.内外直筋,上下直筋と上下斜筋である(図8e).水平回転は内外直筋の対により,他の2対と独立して垂直軸(図8dのz軸)を回転軸として眼球を水平回転する.残りの上下直筋と上下斜筋の2対の共同作用により,垂直および回旋運動が起こる(図8e).上下直筋の主要作用方向は水平軸(図8dのx軸)を回転軸とする上下回転であり,上下斜筋の主要作用方向は前後軸(図8dのy軸)を回転軸とする回旋運動である.

眼筋の作用平面と前庭半規管の平面とは密接な関係がある(図8a～c)[7].水平半規管の平面は内外直筋の作用平面と,前半規管の平面は上下直筋の作用平面と,後半規管の平面は上下斜筋の作用平面と対応する.外眼筋がこのような特定の作用平面をもつことと対応して,外眼筋運動ニューロンの最適作用方向もそれが直接支配する外眼筋の作用平面と一致する[8].

3. 外眼筋運動ニューロンの発射特性

外眼筋運動ニューロンは中脳から延髄まで分かれて存在し,第Ⅲ,第Ⅳ,第Ⅵ脳神経を構成する(図9).各外眼筋運動ニューロンの発射特性は,最適作用方向が異なること以外は(図8e),六つの外眼筋を支配する運動ニューロンのどれでも基本的には変わらない.外眼筋運動ニューロンの発射特性をサッカードで説明する[6,9].覚醒動物の眼球が眼窩内の一点から別の点へサッカードするとき(図10aのA, B),それを直接起こす外眼筋運動ニューロンは特徴的な発射を示し,バースト-トーニック発射と呼ばれる(図10aのD).

サッカードの開始時に高頻度(バースト)発射し,サッカード後にサッカード前とは異なった頻度の持続(トーニック)発射をする.この発射は縦軸をアナログ表示することにより,パ

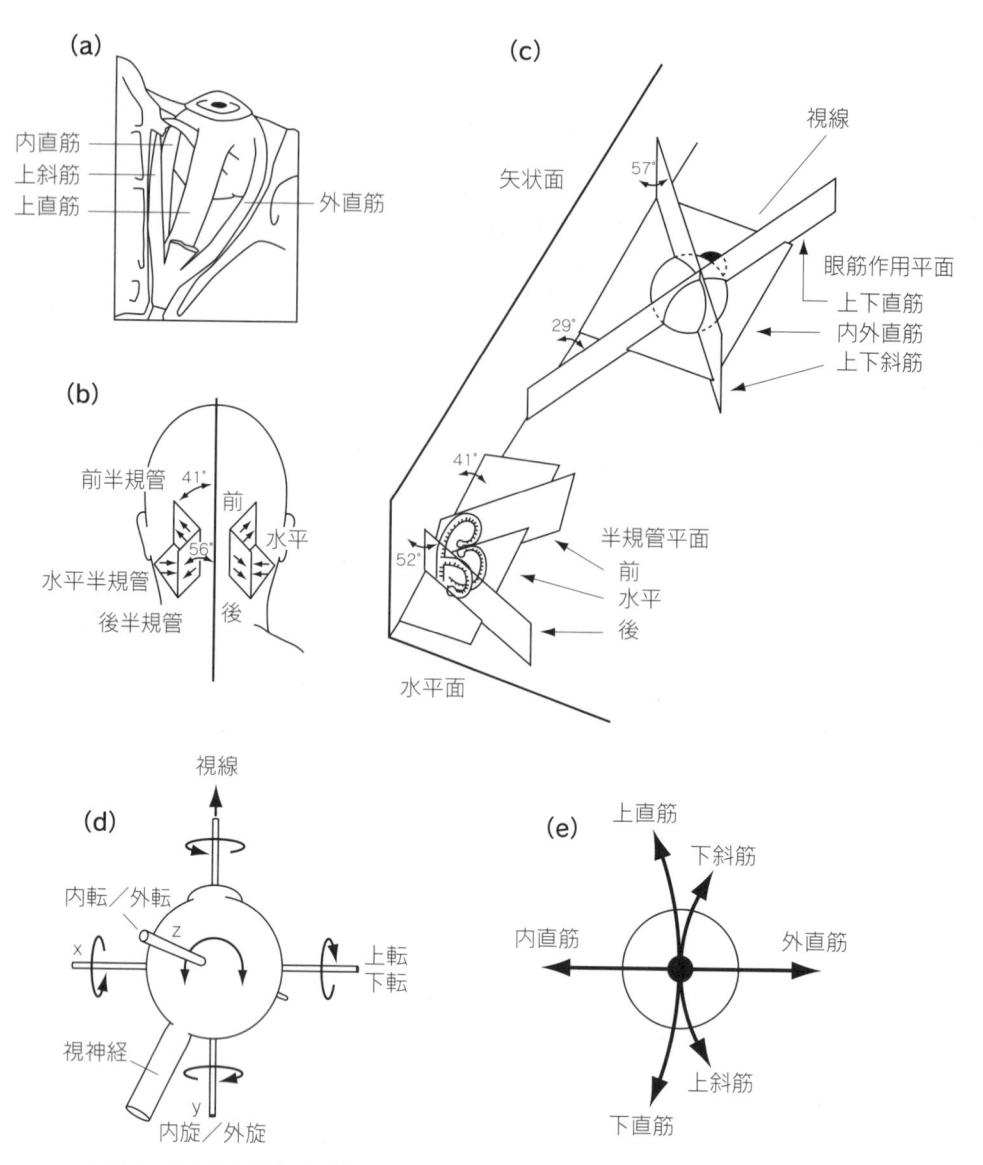

図8　外眼筋と前庭半規管の作用平面
　　a：右眼を真上から見た図．b：左右の半規管の平面を後ろから見た図．c：ネコの外眼筋と前庭半規管の作用平面を右側だけ示した模式図（Ezure and Graf 1984[7]）．d：眼球回転軸．e：各外眼筋の主要作用方向．

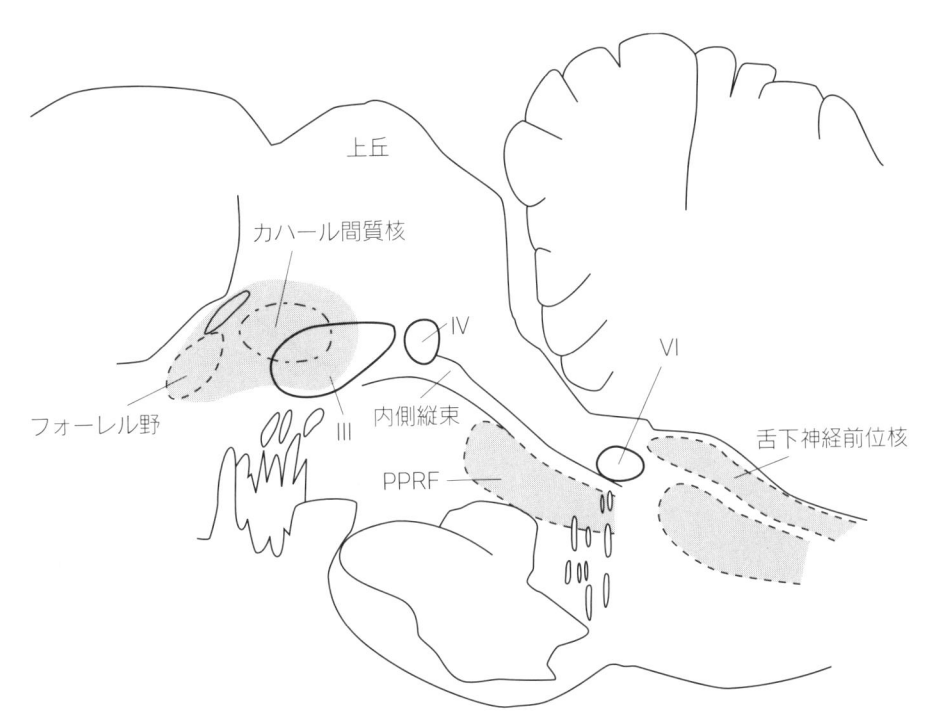

図 9 眼球運動の発現遂行に関与する脳幹領域
サルの脳幹矢状断.
(Buttner-Ennever 1979)

第 I 部　脳幹の構造と機能

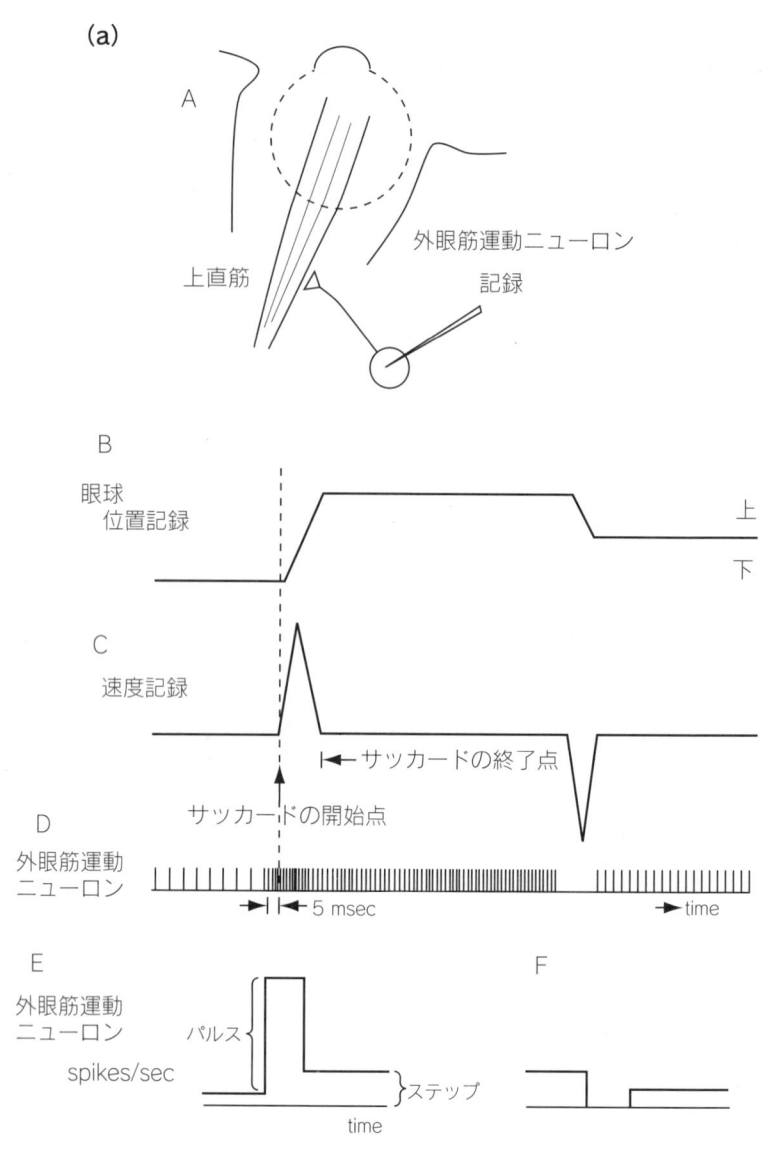

図10　サッカード時の外眼筋運動ニューロンの発射特性(a)と，中脳および橋傍正中部網様体(PPRF)のサッカード関連ニューロンの発射パターン(b)
(a：Kandel et al 2000[2]，b：本間ら 1999[1])

第5章　姿勢反射と脳幹

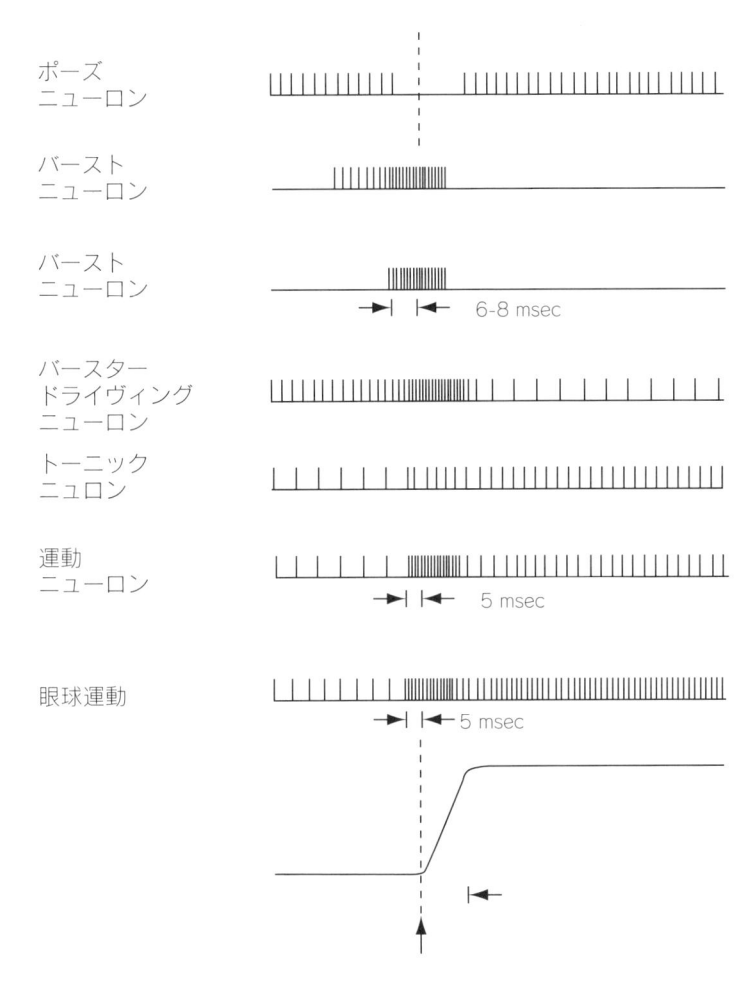

(b)

ポーズ
ニューロン

バースト
ニューロン

バースト
ニューロン
　　　　　→| |← 6-8 msec

バースター
ドライヴィング
ニューロン

トーニック
ニュロン

運動
ニューロン
　　　　　→| |← 5 msec

眼球運動
　　　　　→| |← 5 msec

ルス-ステップ発射とも呼ばれる(図10aのE).バースト成分はサッカードの速度成分(図10aのC)とよく相関し,逆にトーニック成分はサッカード後の眼窩内眼球位置(図10aのB)とよく相関することから,外眼筋運動ニューロンの活動は基本的には,眼球運動の速度成分と位置成分をもつ.覚醒動物の眼球が眼窩のある点から別な点に移ったときの外眼筋運動ニューロンの発射頻度は,この二つの成分に自発発射を加えることにより数学的に近似できる[6].

サッカードの方向に対して,反対方向に働く外眼筋運動ニューロンの発射は,収縮する外眼筋の短縮を妨げないように休止し(図10aのD, E),その筋は引き伸ばされる.四肢筋で見られるような主動筋と拮抗筋の協同収縮は外眼筋では正常個体では見られず,また体幹や四肢筋と異なり,外眼筋では伸張反射が,少なくとも正常個体では起こらない.これは眼球運動が眼窩内という特殊な条件下で起こり,そこでの眼球の負荷は正常個体では常に一定であるため,中枢指令通りに眼球運動が起こり,伸張反射を必要としないためと思われる.すなわち脳が眼球運動をモニターするために,末梢からの筋固有受容器の反射入力を使わなくとも中枢指令をモニターすることによって可能になる[6].

外眼筋運動ニューロンへ直接出力を送る主要脳幹領域は,前庭神経核群,舌下神経前位核,橋傍正中部網様体(PPRF),カハール間質核と中脳吻側部のフォーレル野である(図9).フォーレル野はサルとヒトでは内側縦束吻側間質核と呼ばれている.これらの領域が,外眼筋運動ニューロンの発射を特徴づける成分(眼球運動の速度成分,位置成分あるいは自発発射)を送る[9,10].

4. サッカードの発現遂行回路

図11にサッカードの発現遂行のための主要回路をまとめて示す.脳幹の主要領域は上丘である.そこに存在するサッカード関連ニューロンは,サッカードのベクトル(方向と振幅)情報をもつ[6,9].どのようなベクトルのサッカードが起こるかは,上丘のどの部位のサッカード関連ニューロンが活動するかに依存する.このベクトル情報が上丘以下で初めて,サッカードの水平成分と垂直成分に分解される.水平成分には橋に存在するPPRFと舌下神経前位核が関与し,垂直成分には中脳フォーレル野とカハール間質核が関与する.これらの領域は,眼球運動の水平と垂直の主要成分を起こす外眼筋運動ニューロンの存在部位の近く(動眼神経核-中脳,外転神経核-橋)になる(図9).またこれら領域は,図10bに示すように,サッカードの種々の側面に特徴的な発射を示すニューロンを含み,それぞれの領域で水平あるいは垂直眼球運動の速度成分と位置成分の制御に局在がある.

第5章　姿勢反射と脳幹

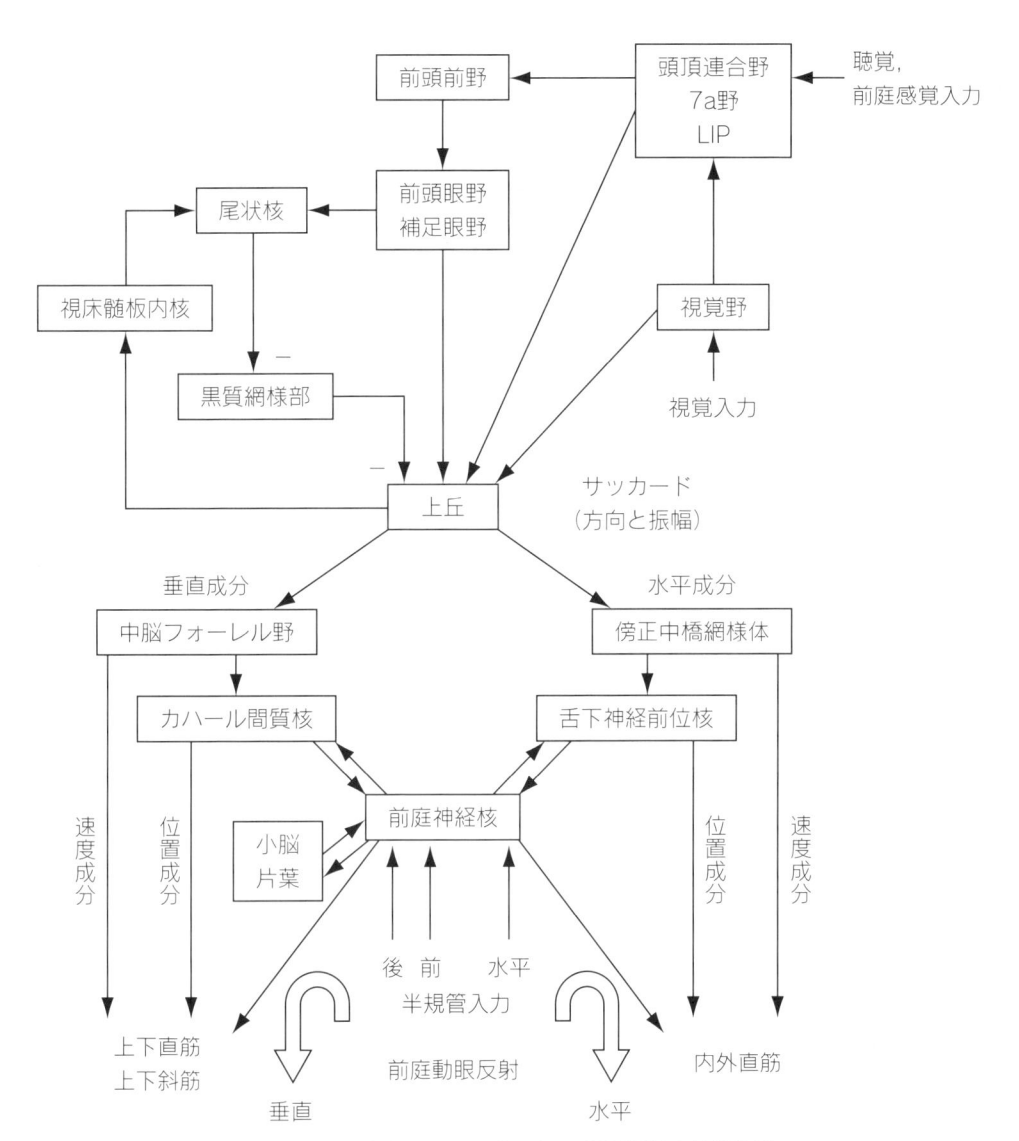

図11　簡略化したサッカードの発現遂行の神経経路
（本間ら　1999[1]）

上丘へのサッカード指令情報は，大脳皮質の複数の領域からくる[11]．随意性が要求されるサッカードや記憶によるサッカードの場合は，前頭眼野(ブロドマンの8野)から直接あるいは大脳基底核を経由して，脱抑制機構を介して上丘へサッカード指令情報が送られる(図11, Kandel et al 2000を参照)．

姿勢制御と姿勢反射

姿勢とは，体の各部位が，体の他の部位に対してあるいは外界に対してとる位置関係をいう．これは私たちが運動をしているいないにかかわらない．この位置関係が適切に保たれなければ適切な身体平衡を保てず，運動も適切に実行できない．したがって姿勢の適切な制御は，単に静的姿勢のみの問題ではなく，運動の適切な実行に密接にかかわる重要な問題である．末梢感覚器からの感覚情報による姿勢の制御を姿勢反射と呼ぶ．体の各部位が，体の他の部位に対してあるいは外界に対してとる位置関係を，脳は，体性感覚，平衡(前庭)感覚と視覚情報によって検出する．逆にこれらの情報に外乱が起こると姿勢が乱される．したがって姿勢反射のために重要な感覚情報は，これら視覚，前庭感覚と体性感覚(特に躯幹からの)情報になる．

姿勢反射とは，正常姿勢を維持するために働く静的および動的な種々の反射の総称である．伸長反射や屈曲反射などを構成要素としているが(図1b)，複雑な種々の反応も含む．主要中枢は脳幹部にあるが，脊髄で起きる反応から大脳皮質が関与する反応までも含む．静的姿勢反射はMagnus(1926)[12]により分類された．表3にその分類を示す．いずれの反射の場合でもその基本的な制御様式は，現状からのズレの情報をそれぞれの受容器が検出し，ズレを補正するのに適切な運動信号に変換して反射が実行される．以下，姿勢反射の要点を説明する．

1．体性感覚入力による姿勢反射

姿勢の制御にかかわる体性感覚情報として特に重要なのは，筋紡錘の伸展受容器からの信号である(図1b)[2]．この受容器は単シナプス性の伸長反射にかかわり，その反応時間はヒトで約40 msである[2]．筋紡錘は単に筋の長さの情報を検出するだけでなく，それに対応して関節角度の情報も検出する．頚筋からの伸展受容器による頚反射は，全身の筋に働く反射である．そのうち四肢に働く反射が緊張性頚反射である(図12)．

緊張性頚反射は古くから知られた有名な姿勢反射で，その入力は頚椎の関節受容器と考えられたが，実は頚筋の筋紡錘であることが明らかにされた[13]．頚部には大小多数の頚筋があ

表3 静的姿勢反射(postural reflexes)の分類(Magnus 1926)

1. 局所性姿勢反応
    例：陽性支持反応
    　　陰性支持反応
2. 体節姿勢反応
    例：交差性伸展反射
3. 全身性姿勢反応
    A. 緊張性頚反射
    B. 緊張性迷路反射
    C. 緊張性頚反射と迷路反射の干渉
    D. 立ち直り反射
        a. 頭部に対する迷路性立ち直り反射
        b. 頭部に対する躯幹性立ち直り反射
        c. 躯幹に対する頚性立ち直り反射
        d. 躯幹に対する躯幹性立ち直り反射
        e. 頭部に対する視覚性立ち直り反射

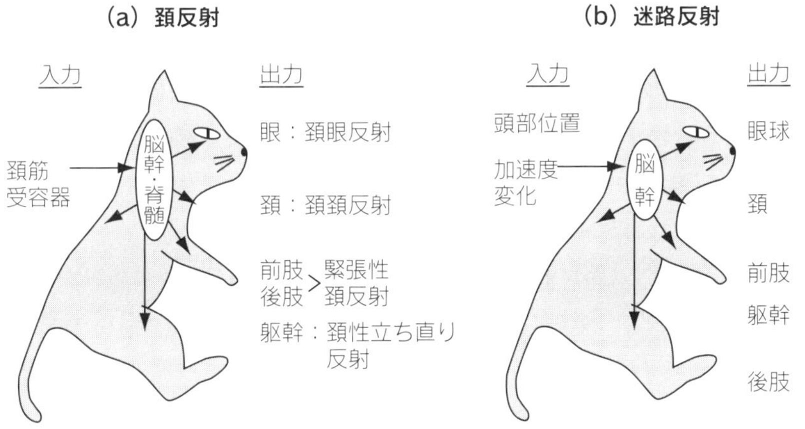

(a) 頚反射

入力　　　　　　　　　　出力
頚筋受容器 → 脳幹・脊髄
　　　　　　　　　眼：頚眼反射
　　　　　　　　　頚：頚頚反射
　　　　　　　　　前肢・後肢：緊張性頚反射
　　　　　　　　　躯幹：頚性立ち直り反射

(b) 迷路反射

入力　　　　　　　　　　出力
頭部位置　　　　　　　　眼球
加速度変化 → 脳幹　　　頚
　　　　　　　　　　　　前肢
　　　　　　　　　　　　躯幹
　　　　　　　　　　　　後肢

図12　頚反射および迷路反射の入出力
　　　(本間ら 1999[1])

り，特に頚椎に密接した頚筋の筋紡錘は頚筋の伸展を検出し，その筋に対して伸張反射(頚頚反射)を起こすだけでなく，全身の運動系に働きかけ(図12a)，そのうち四肢に対する静的反射が緊張性頚反射(頚四肢反射)である．緊張性頚反射の中枢路は充分明らかでないが，除脳動物でよく観察されるので，脊髄だけでなく延髄の関与が推測される．

　四肢に対するこの反射を図13aに模式的に示す．前庭入力が変わらないように頭部が空間上で固定され，躯幹が図13a-1のように右へずれると(あるいは回転すると)，頭部は躯幹に対して相対的に右に傾いたことになる．このとき左側(あるいは顎の向いている側)の前後肢の伸展と対側の前後肢の屈曲を起こす(図13a-1)．図13a-2のように頭部は固定していて躯幹部が上にずれると，頚部は躯幹に対し相対的に後屈状態になる．このとき前肢の伸展，後肢の屈曲を起こす．この逆の場合(頚部の相対的前屈，図13a-3)には，前肢の屈曲，後肢の伸展を起こす[14]．

2．前庭入力による反射

　前庭動眼反射の反応時間は他の姿勢反射の反応時間に比べて早く，10〜15 msである．この反射は頭部運動を補正して網膜ブレを防ぐために存在する．静的姿勢反射の一つとして重要な緊張性迷路反射は，耳石器性の前庭脊髄反射である．緊張性頚反射が起こらないように頭部と躯幹部の捻れを起こさない状態で頭部位置を変えると，四肢の伸筋群の興奮に変化を起こす．この反射は前庭脊髄路および網様体脊髄路を介して四肢に出力される(図6)．頭部の左右の傾きに対しては(図13b)，傾いた側の前後肢の伸展，対側の屈曲(図13b-1)，頭部が水平位から後屈位になると(図13b-2)前肢の屈曲，後肢の伸展を，その逆に頭部の前屈では(図13b-3)前肢の伸展，後肢の屈曲を起こす．

　緊張性頚反射と緊張性迷路反射の四肢に対する作用は，図13a,bに示すようにちょうど逆方向になっているので，両反射が同時に働くときには(図13c-1〜3)，算術的加算効果を引き起こし打ち消されることが除脳動物で確認されている．これによって四肢の筋群の活動に影響を与えることなく，頭部のみを自由に動かすことができると考えられている[14]．

第 5 章 姿勢反射と脳幹

(a) 緊張性頚反射

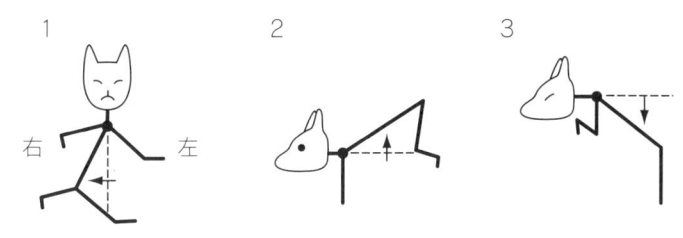

(b) 緊張性迷路反射

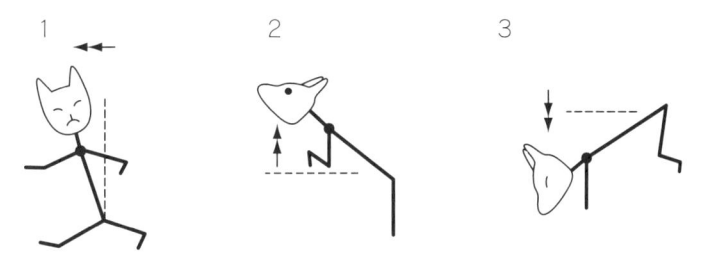

(c) 緊張性頚反射と迷路反射の干渉

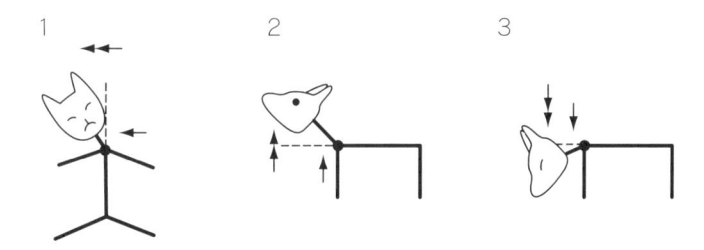

図 13　緊張性頚反射と緊張性迷路反射と両者の干渉（Roberts 1968 より改変）
（本間ら 1999[1]）

3. 視覚入力による反射

網膜での信号処理時間に約30～40 msを要するため，その反応時間は一般に遅い．外界が動く方向へ反射性に緩徐な眼球運動を起こす視運動性反射の反応時間は約100 msである．視覚入力による反射の場合，反応時間が遅いため，速い頭部運動の結果として生ずる網膜ブレの補正はできないが，加速度成分の少ない頭部運動や等速度運動の補正に適している．したがって視運動性反射は前庭動眼反射とともに網膜ブレを防ぐために協調して働く[6]．これらはいずれも生得的な反射であるが，ズレの補正が繰り返されると，その状況に応じて適応性変化を起こす．そのような変化に小脳がかかわる[15]．

4. 立ち直り反射

これは頭部および躯幹が種々の入力により直立位を保持しようとする反射の総称である（**表3**参照）．前庭入力（迷路性立ち直り反射），体性感覚入力（躯幹性立ち直り反射）と，視覚入力による頭部あるいは躯幹に対する姿勢反射である．立ち直り反射が起こるためには中脳の働きが必要である．

5. 新生児および乳児の姿勢反射

静的姿勢反射は除脳動物でよく出現するが，新生児でもこれらすべての反射が観察できると報告されている[16]．新生児および乳児の正常発育を見るためには，これら姿勢反射の正常発達を観察することが重要である．たとえば，3～4カ月で首がすわる現象は頭部の迷路性立ち直り反射そのものであり，4～6カ月で見られる寝返りには種々の立ち直り反射が関与する．このような静的姿勢反射が完成してその上で初めて，歩行などの運動行動が可能になる．

6. 姿勢調節における予測制御

反射による姿勢制御の欠点は反応時間の遅れである．特に，たとえば走る，跳ぶなどの私たちの随意的な動作は，それ自体が身体平衡を崩す場合が多いため，運動の結果生ずる身体平衡の崩れの感覚情報だけを使って姿勢反射を起こし，身体平衡を補正しようとしても，平衡を維持できずに転倒してしまう．これを補うため予測制御が必要になる[15]．この場合脳は，予測される身体平衡の崩れを補正するために必要な運動指令を，あらかじめ運動に先行させて，対応する筋群に出力する[2]．姿勢制御のこのような予測的制御は，どのような運動が実際に行われるかに依存して学習により形成され，通常無意識のうちに行われる[2,15]．この出

力は姿勢反射の回路に対して行われるため，その姿勢反射で見られる場合と同様の姿勢が，その運動の開始とほぼ同時に見られる．スポーツ選手によく見られる現象である．このような予測制御に小脳がかかわる[15]．つまり姿勢の制御は，末梢感覚器からの感覚情報による反射性制御と，中枢指令による予測制御の二つの制御系によって別々に行われるのではなく，両者が補い合って行っており，どちらの制御系にも適応学習が働く．

最近の機能的磁気共鳴法による画像解析では，大脳皮質運動野あるいは小脳の運動関連領域が，運動を実際に行わずにそれを想像するだけでも，あるいはその運動領域とかかわる感覚刺激(手の領域と手への触覚刺激)を与えることによって活性化されることが報告されている[2]．中枢指令による予測制御が，イメージトレーニングにより学習される可能性を示唆する[15]．

高次脳機能における前庭情報と眼球運動の意義

反射回路で使われる感覚情報の大脳皮質への投射は，私たちの知覚に使われる．霊長類で大脳皮質に広範に投射する前庭情報の役割として，主に以下の二つが考えらる．一つは，脳幹・小脳に主要中枢をもつ種々の前庭反射の制御および前庭信号がかかわる運動行動の制御であり，もう一つは，視覚情報とともに前庭情報が種々の認知過程，特に空間認知において果たす役割である[5]．前庭情報は3次元空間での頭部運動の速度情報を脳に伝えるので，私たちが3次元空間で適切に運動行動する場合に必須である．たとえば，目を閉じて外界を想像し，私たちの体全体がある角度に他動的に動かされたときでも，自分に対し外界はどのような位置関係になっているかを比較的適切に判断することができる．これは，外界に対応した内的(ヴァーチュアル)世界が脳内に構成され，どれだけ動いたかを前庭情報により認知することにより空間認知が行われるためであると解釈される．前庭情報はこのような動的な情報を与えるだけでなく，正常重力下の地上では，自分の姿勢にかかわらず重力を検知して，重力方向が下向きであるという情報も与える．この，いわば重力座標と自分の前後左右の座標を基準にした3次元視空間に対応した内的世界が脳内に構成され，そこで視覚，聴覚などの外界からの感覚情報と，自分自身がどれだけ動いたという前庭情報，さらにこれらすべてにかかわる記憶情報が割り付けられることにより，空間認知と，そこにおける私たちの運動行動が適切に行われると解釈される[5,17]．

一般に，感覚情報の認知は，感覚器官からの情報による受動的な過程だけではなく，多くの場合に，私たちがアクティブに働きかけることによる運動指令信号の脳内のコピー(エフェレンスコピー(efference copy)，あるいは随伴発射(corollary discharge))と，その結果

生ずる感覚信号(re-afference)の相互作用による[18]．眼球運動の場合も同様であり，正常個体では中枢指令通りに眼球運動が起こるので，脳は眼球運動のモニターを，中枢指令をモニターすることにより行っていると解釈されている(「視覚情報の適切な取り込みのための眼球運動」参照)．この指令情報を使って私たちは，視覚対象の空間での動きを適切に認知することができ，また空間認知においても眼球運動指令情報が使われていると解釈される[2]．眼球運動はさらに注意と密接に関連している[2]．これは通常，注意を向ける方向に視線を向け，視覚情報を適切に取り込むためであると解釈される．注意障害が種々の眼球運動異常を起こすこともよく知られている．したがって，前庭と眼球運動系を正しく理解することが，種々の高次機能を理解する上で必須になる．

引用文献

1) 本間研一，本間さと，福島菊郎，福島順子：小生理学．第4版，南山堂，東京，1999.
2) Kandel ER, Schwartz JH, and Jessell TM：Principles of neural science. 4th ed. McGraw-Hill, New York, 2000.
3) Goldberg JM, and Fernandez C：Efferent vestibular system in the squirrel monkey：anatomical location and influence on afferent activity. J Neurophysiol 43：986-1025, 1980.
4) Goldberg JM, and Fernandez C：Physiology of peripheral neurons innervating semicircular canals of the squirrel monkey. I. Resting discharge and resposne to constant angular accelerations. J Neurophysiol 34：635-660, 1971.
5) Fukushima K：Cortico-vestibular interactions：anatomy, electro-physiology and functional considerations. Exp Brain Res 117：1, 1997.
6) Robinson DA：Control of eye movements. In：Brookhart JM, and Mountcastle VB(eds), Handbook of Physiology, American Physiological Society, Bethesda, 1981.
7) Ezure K, and Graf W：A quantitative analysis of the spatial organization of the vestibulo-ocular reflexes in lateral-and frontal-eyedanimals. II. Orientation of semicircular canals and extraocular muscles. Neuroscience 12：85-93, 1984.
8) Baker JF, and Peterson BW：Excitation of the extraocular muscles in decerebrate cats during the vestibulo-ocular reflex in three-dimensional space. Exp Brain Res 84：266-278, 1991.
9) Leigh R, and Zee DS：The neurology of eye movements. 3rd ed. Oxford University Press, New York, 1999, pp. 4-197.
10) Fukushima K, Kaneko CRS, and Fuchs AF：The neural substrate of integration in the oculomotor system. Prog Neurobiol 39：609-639, 1992.
11) Wurtz RH, and Goldberg ME：The neurobiology of saccadic eye movements. Elsevier, Amsterdam, 1989.
12) Magnus R：The physiology of posture：Cameron Lectures. Lance 211：531, 585, 1926.

13) Peterson BW, and Richmond FJ：Control of head movement. Oxford University Press, New York, 1988.
14) Robertz TDM：Neurophysiology of postural mechanisms. 2nd ed, Butterworths, London, 1968, p. 228.
15) Ito M：The cerebellum and neural control. Raven Press, New York, 1984.
16) 中島雅之輔：発達から見た乳児脳性運動障害の治療．新興医学出版社，東京，1978.
17) Fuchs AF, and Phillips JO：Association cortex. In：Patton HD, Fuchs AF, Hille B, Scher AM, and Steiner R(eds), Textbook of physiology, vol. 1, WB Saunders Company, Philadelphia, 1989, p. 663.
18) McClosky DI：Corollary discharge：motor commands and perception. Control of eye movements. In：Brookhart JM, and Mountcastle VB(eds), Handbook of Physiology, American Physiological Society, Bethesda, 1981, p. 1415.

第2部　大脳基底核の機能

第6章　大脳基底核と運動制御
第7章　大脳基底核の神経伝達物質と注意
第8章　記憶と大脳基底核
第9章　眼球運動と大脳基底核

大脳基底核と運動制御

加藤　誠

はじめに

　大脳基底核は大脳皮質の内側に包まれる形で存在する神経核の集まりである(図1)．大脳基底核は，主に，尾状核(Caudate nucleus)，被殻(Putamen)，淡蒼球外節と内節(Globus pallidus, external & internal segments)，視床下核(Subthalamic nucleus)，黒質(Substantia nigra)の神経核から構成される．これらの神経核のうち興奮性の出力をもつのは視床下核だけで，そのほかの神経核は，すべて出力は抑制性である．また，大脳基底核は様々な神経伝達物質をもつことも，脳の中で特徴的である．まず，大脳基底核の脳全体の中での大まかな構成と位置づけを，解剖学的，機能的な見地から説明する．

　大脳基底核への入力は線条体に始まる．線条体は神経核としては被殻と尾状核から構成され，被殻の中でも前頭部の腹側部は特別に腹側線条体として区別される．大脳基底核は，マクロ的な解剖学的見地から大きく三つの経路に分けることができる(図2)．

　第1の経路は被殻-淡蒼球-視床-皮質の経路であり，手や足などの身体の運動に関する機能はこの経路に属する．第2の経路は尾状核-黒質-視床-皮質経路であり，眼球運動に関する機能はこの経路に属することが知られている．第3の経路は腹側線条体-腹側淡蒼球-視床-皮質経路で，報酬や学習にかかわる機能が関係すると考えられている．

　解剖学的には，大脳皮質のほぼ全領域(第1次視覚野からだけは入力を受けないことが知られている)から大脳基底核の線条体(被殻と尾状核)へ投射するが，大脳皮質の部位により線条体上への投射部位は異なる(図3)．大脳皮質運動野から被殻への投射は，体部位局在的に投射することが知られ，しかも両側性である．大脳皮質前頭前野からは主に尾状核の頭部，体部に投射するが，前頭前野の場所によりその投射部位は異なる．視覚情報をつかさどる大脳皮質後頭・頭頂葉や側頭葉からは，尾状核の尾部，被殻の後部に投射する．

　しかし，大脳基底核の出力が影響を与える大脳皮質は，眼球運動と関係の深い後頭頂葉皮

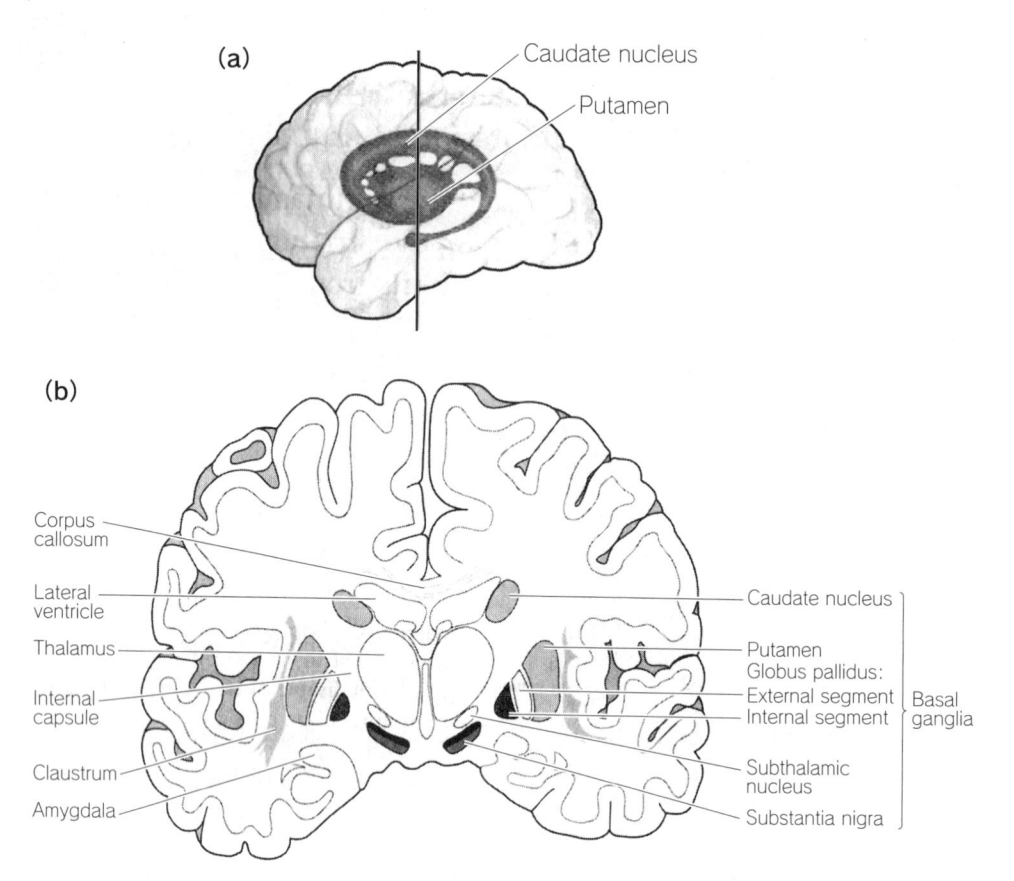

図 1 大脳の中心に位置する基底核(a)と基底核に含まれる神経核(b)
bはaの垂直線上の断面図．大脳基底核は，主に，尾状核(Caudate nucleus)，被殻(Putamen)，淡蒼球外節と内節(Globus pallidus, external & internal segments)，視床下核(Subthalamic nucleus)，黒質(Substantia nigra)の神経核から構成される．
(Nieuwenhuy et al 1981[1])

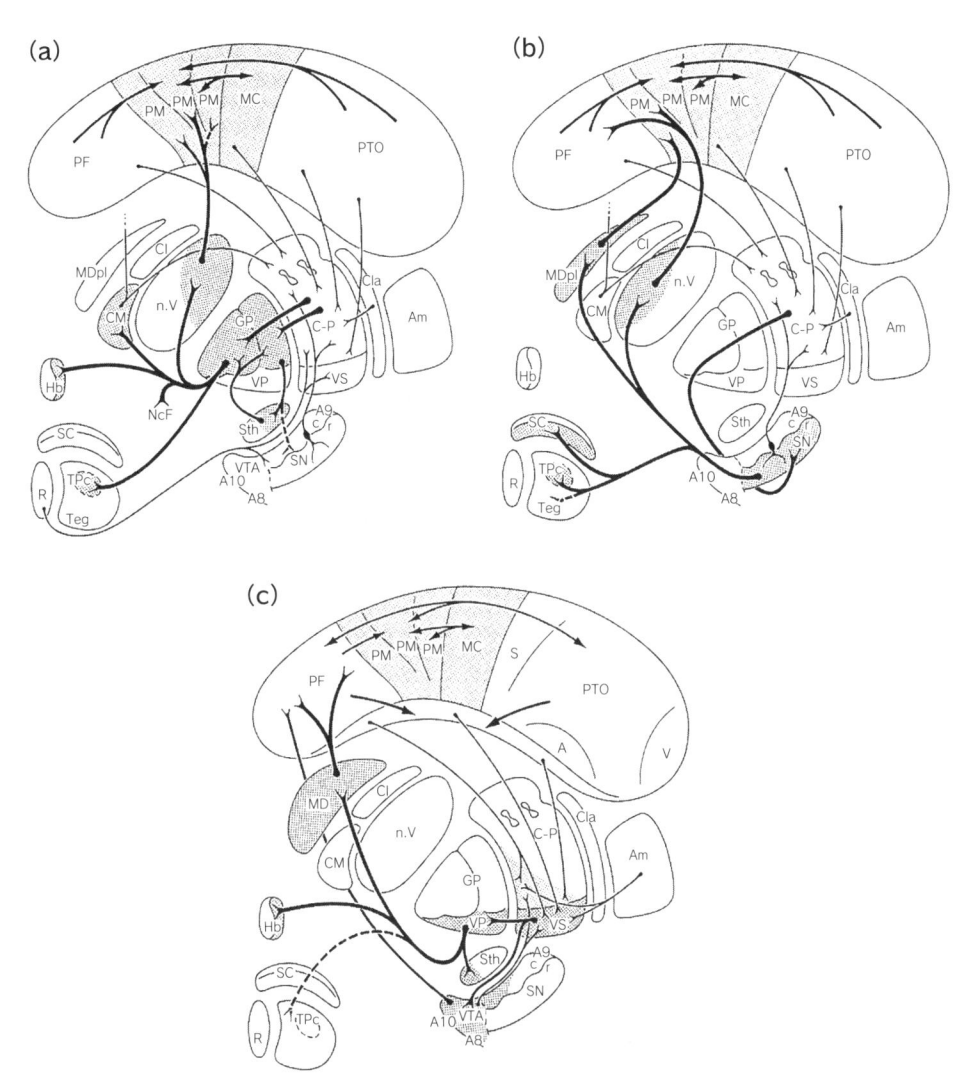

図2 大脳基底核と他の脳部位との関係

a：被殻-淡蒼球-視床-皮質経路．手や足などの身体の運動に関する機能はこの経路に属する．b：尾状核-黒質-視床-皮質経路．眼球運動に関する機能はこの経路に属する．c：腹側線条体-腹側淡蒼球-視床-皮質経路．報酬や学習にかかわる機能が関係すると考えられている．
(Graybiel 1984[2])

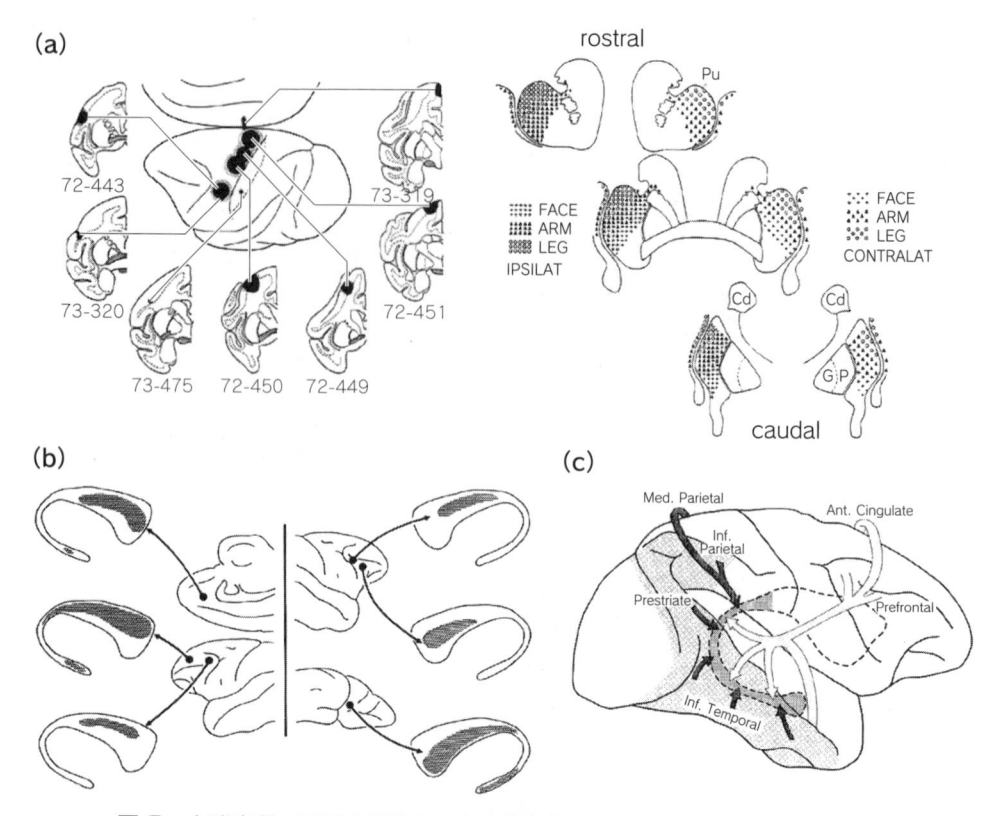

図3 大脳皮質のほぼ全領域から大脳基底核の線条体(被殻と尾状核)へ投射するが，大脳皮質の部位により，線条体上への投射部位は異なる．a：大脳皮質運動野からの投射を調べるためのトレーサーの注入部位(左)と被殻上の投射部位(右)．大脳皮質運動野から被殻へ投射するが，体部位局在的に投射し両側性である．b：大脳皮質前頭前野からは主に尾状核の頭部，体部に投射するが，前頭前野の場所によりその投射部位は異なる．c：大脳皮質後頭・頭頂葉や側頭葉からは，尾状核の尾部，被殻の後部に投射する．
(a：Kunzle 1975[3]，b：Yeterian and Pandya 1991[4]，c：Saint-Cyr et al 1990[5])

質以外は前頭葉皮質に限られ,これらの皮質は線条体に出力を送っていることから,これらの前頭皮質は,大脳皮質-大脳基底核-大脳皮質という形で閉回路をなしていることになる.その大脳基底核と閉回路をなす前頭部の五つの大脳皮質部位は,サルでは,大脳皮質の外側面と内側面にある補足運動野(SMA),前頭眼野(FEF),背外側前頭皮質(DLC),外側眼窩前頭皮質(LOF),前帯状野(ACA)である(図4).これら五つの大脳皮質部位は,それらが投射する大脳基底核の入力部位である線条体(被殻,尾状核,腹側線条体)が他の皮質部位(弓状溝前運動野,内梨状皮質,海馬皮質,下側頭回,運動皮質,体性感覚皮質,後頭頂葉皮質,上側頭回)からも入力を受け,その大脳基底核の出力(淡蒼球内節,黒質網様部,腹側淡蒼球)は,視床(腹外側核,腹側前核,背内側核)を介してまた五つの大脳皮質部位のそれぞれ自分自身に戻り,閉回路をなしていることがわかる.

このように,大脳基底核は,運動を制御する皮質,学習にかかわる皮質,報酬にかかわる皮質,短期記憶にかかわる皮質など,様々な皮質に対して閉回路の一部として関係しており,このことから,これらの機能のすべてに関係し影響を与えると考えられる.しかしながら,基底核内の回路はこれらの閉回路のどれをとっても基本的に同じであることから,これらの機能を越えた共通の働きをしていると考えられる.

しかし,運動・学習・報酬・記憶などの機能に共通して必要となるような何らかの制御機能とは何なのだろうか.その答えは今もって謎のままである.このことが大脳基底核の理解を難しくし,未だにこれぞ決定版という大脳基底核の機能的なモデルや理論が存在していない理由でもある.しかしながら,この何十年の間に多くの実験がされ,大脳基底核に関する知見は十分過ぎるくらい積もってきてはいる.この章では,その中でも特に大脳基底核の破壊実験とその運動に対する効果に焦点を絞り,紹介したいと思う.

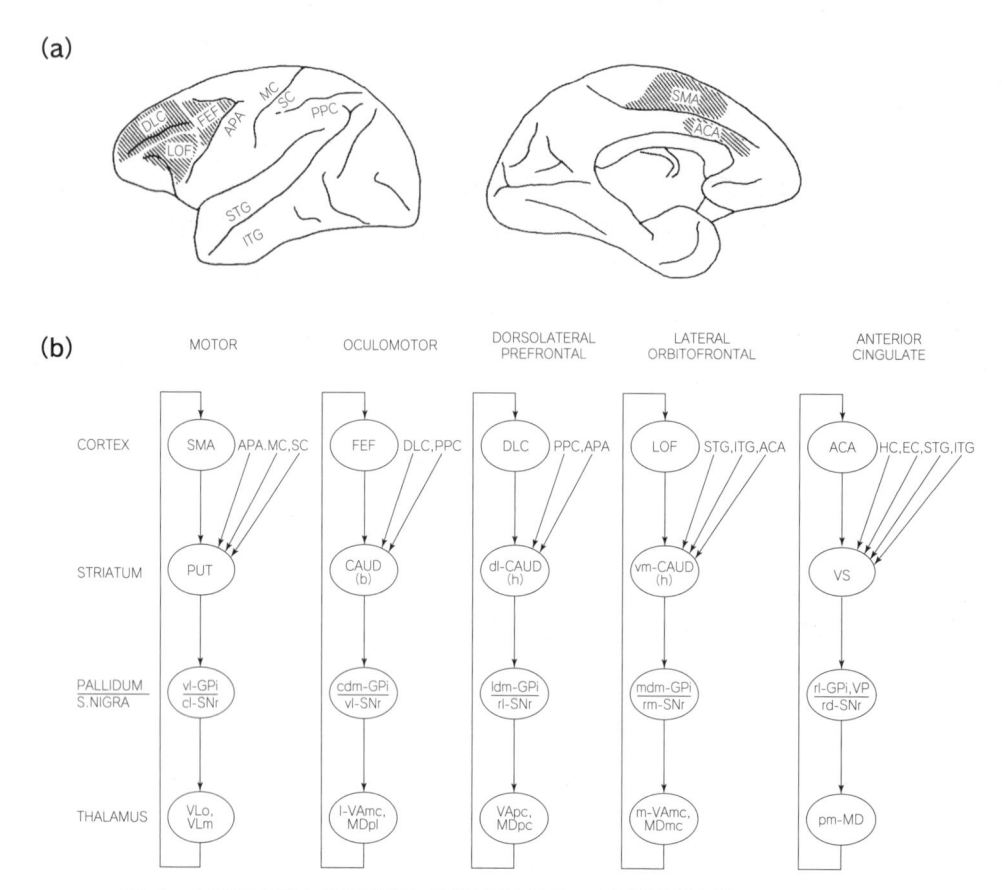

図4 大脳基底核と閉回路をなす前頭部の五つの大脳皮質部位

a：サル大脳皮質の外側面（左）と内側面（右）にある補足運動野（SMA），前頭眼野（FEF），背外側前頭皮質（DLC），外側眼窩前頭皮質（LOF），前帯状野（ACA）．b：これら五つの大脳皮質部位は，それらが投射する大脳基底核の入力部位である線条体［被殻（PUT），尾状核（CAUD），腹側線条体（VS）］が他の皮質部位［弓状溝前運動野（ACA），内梨状皮質（EC），海馬皮質（HC），下側頭回（ITG），運動皮質（MC），体性感覚皮質（SC），後頭頂葉皮質（PPC），上側頭回（STG）］からも入力を受け，その大脳基底核の出力［淡蒼球内節（GPi），黒質網様部（SNr），腹側淡蒼球（VP）］は，視床［腹外側核（VL），腹側前核（VA），背内側核（MD）］を介してまた自分自身に戻り，閉回路をなしている．

(Alexander et al 1986[6])

大脳基底核と関係する外見上の運動異常

　大脳基底核のかかわる疾患といえば，パーキンソン病をあげないわけにはいかない．パーキンソン病は，黒質の緻密部にあるドーパミンニューロンが減少することにより，このニューロンの投射部位である線条体のドーパミンが減少することによって引き起こされる運動障害である．このドーパミンは，神経伝達物質の一つではあるが，興奮性伝達物質の代表であるグルタミン酸や抑制性伝達物質の代表であるGABAとは，その神経細胞に及ぼす作用は大きく異なる．グルタミン酸やGABAは，神経細胞の膜電位をイオンチャンネルの開閉により直接的に変え，グルタミン酸は興奮させ，GABAは抑制するのに対し，ドーパミンはイオンチャンネルには直接的に影響せず，細胞内化学物質を変化させることによりイオンチャンネルに間接的に影響を与える．そのため，ドーパミンニューロンが興奮し，ドーパミンが線条体で放出されても，その結果として線条体のニューロンが興奮するのか抑制されるのかは，線条体のニューロンの状態にも依存し，単純には予想することができない．しかし，不思議なことに，このドーパミンが不足したことによる運動障害は，大脳基底核の機能異常と思われる障害の中でも実にはっきりしている．このパーキンソン病での運動障害は，前屈の姿勢，曲がった背中，肘で曲がった腕，関節で曲がった指などが特徴的である．また，静止振戦と呼ばれる，じっとしているときにも腕などが比較的低い周期で震えることがある．パーキンソン病の初期には，緩徐な運動，運動の減少，片側の固縮もみられることがある（図5）．

　このパーキンソン病のモデル実験として，MPTPという黒質緻密部のドーパミンニューロンを選択的に破壊する化学物質が発見され，この物質をサルに静脈注射すると，ヒトのパーキンソン病とそっくりの状態を作り出すことができる．このモデル動物の淡蒼球内節と外節のニューロンの活動を調べた実験がある（図6）．淡蒼球内節の神経活動は，注入後には，注入前にはみられなかった特徴的なバースト状の活動がみられ，全体的に発火頻度が上がった．淡蒼球外節の神経活動は，淡蒼球内節と同様，注入後には，注入前にはみられなかった特徴的なバースト状の活動がみられるが，全体的には逆に発火頻度が下がった．このように，ドーパミンの減少は大脳基底核の出力部である淡蒼球の活動に影響を与え，大脳基底核とパーキンソン病との関係が深いことはこの実験からも支持されるが，大脳基底核のこのような活動の変化がなぜパーキンソン病のような症状を引き起こすかについては，よくわかっていない．

　また，ハンチントン舞踏病と呼ばれる腕，足の不随意な運動が起こる遺伝疾患がある（図

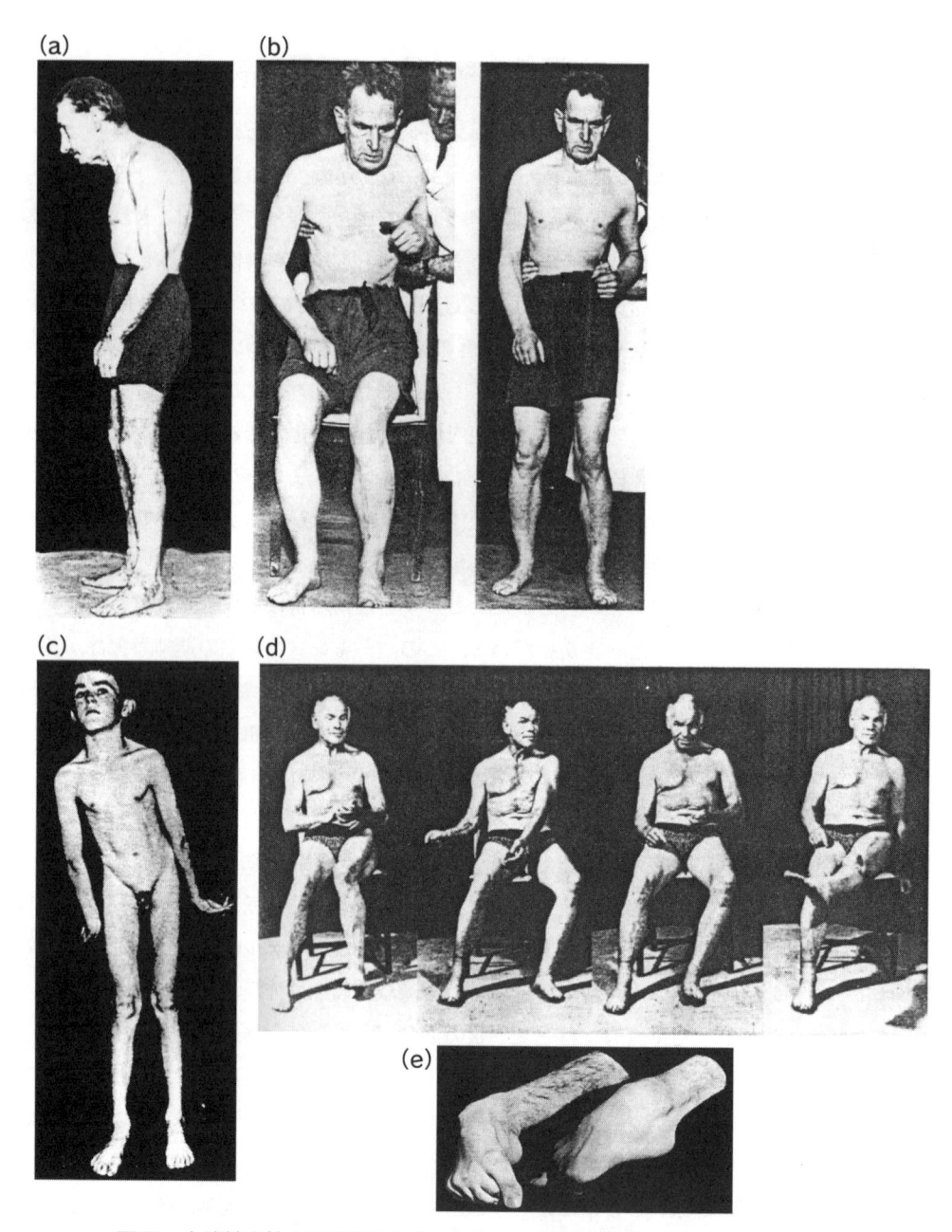

図5 大脳基底核と関連すると考えられている運動異常

a：パーキンソン氏症候群にみられる前屈の姿勢，曲がった背中，肘で曲がった腕，関節で曲がった指．b：パーキンソン氏症候群の初期にみられる緩徐な運動，運動の減少，片側の固縮．c：不随意な腕の捻転．d：ハンチントン舞踏病にみられる腕，足の不随意な運動．e：足先の捻転が強くなるとつま先が強く屈曲する．
(Bradley 1984[7])

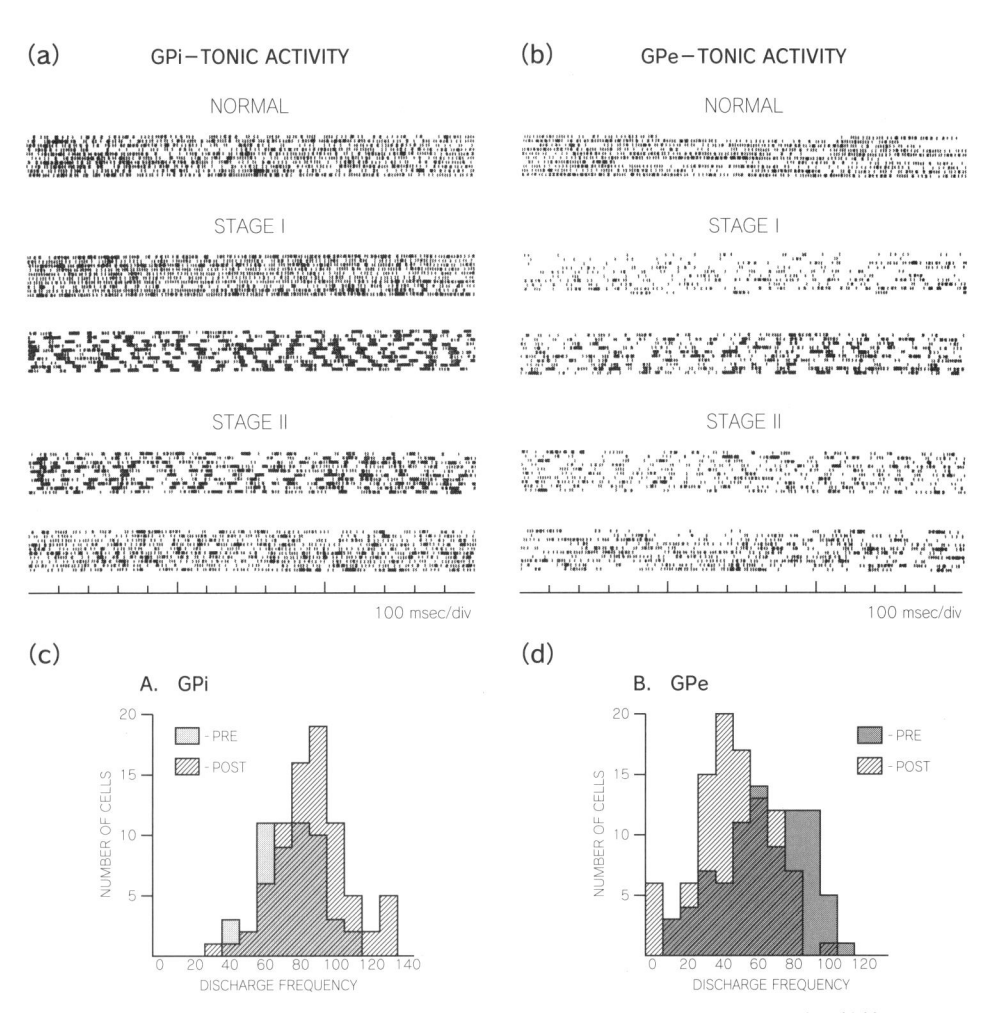

図6 MPTP注入によるパーキンソン病モデルの淡蒼球内節（GPi）と外節（GPe）のニューロンの活動

a：淡蒼球内節の神経活動の例．NORMAL：注入前，STAGE I：注入後数日，STAGE II：注入後2週間．注入後には，注入前にはみられなかった特徴的なバースト状の活動がみられ，全体的に発火頻度が上がる．b：淡蒼球外節の神経活動の例．淡蒼球内節と同様，注入後には，注入前にはみられなかった特徴的なバースト状の活動がみられ，全体的に発火頻度が下がる．c：淡蒼球内節の神経細胞の発火頻度のヒストグラム．注入前（PRE）に比べ，注入後（POST）は発火頻度が上がる．d：淡蒼球外節の神経細胞の発火頻度のヒストグラム．注入前に比べ，注入後は発火頻度が下がる．
(Miller and DeLong 1987[8])

5 d). この疾患では，大脳基底核の神経細胞が緩やかに変性していくため，不随意運動は大脳基底核の機能障害のために起こると考えられている．しかし，大脳皮質も同様に変性していくので，この不随意運動が基底核の変性だけに依存するのかどうかはわからない．

不随意運動と大脳基底核の関係では，投射部位である視床の一部を破壊すると，不随意運動に改善がみられることがある（図7）．たとえば，あごや舌の不随意運動により入れ歯が押

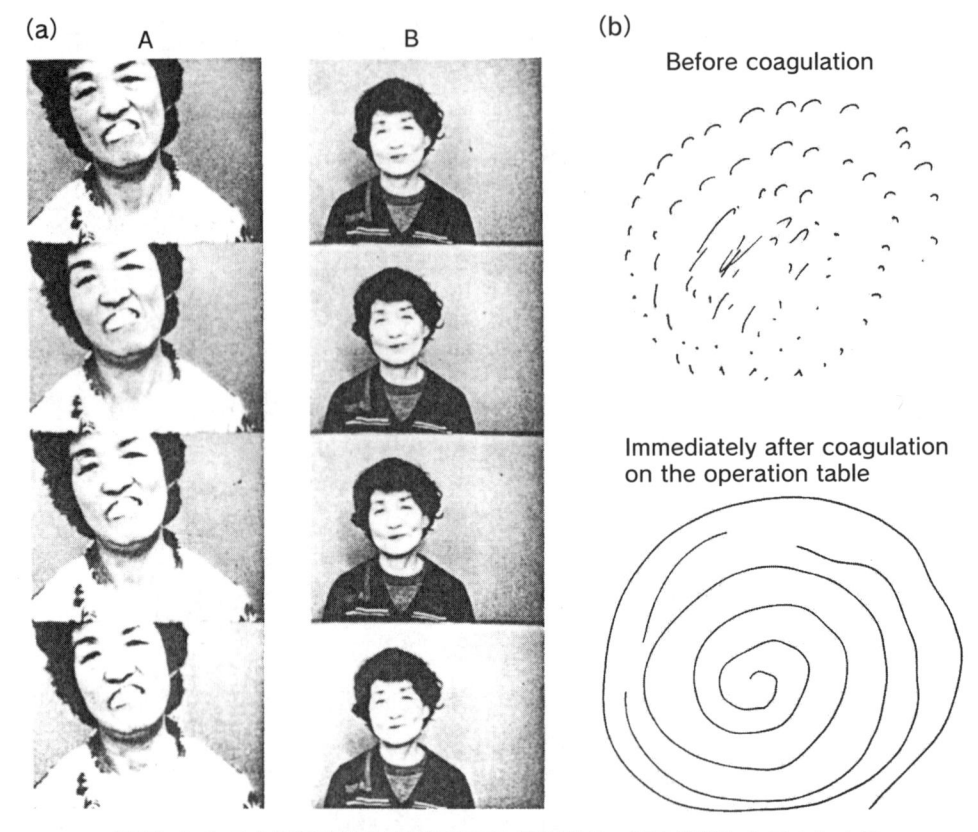

図7 ヒトの大脳基底核の投射部位である視床の一部を破壊したことによる不随意運動の改善
　　 a：あごや舌の不随意運動により入れ歯が押し出されてしまう（A）のが，視床のVL核の破壊により改善した例（B）．b：振戦が激しく，渦状の絵が描けなかった（上）のが，視床のVim核の破壊により改善した例（下）．
　　（Narabayashi 1987[9]）

し出されてしまうのが，大脳基底核の出力が投射する視床のVL核の破壊により改善した．また，振戦が激しく，渦状の絵がうまく描けなかったのが，大脳基底核の出力が投射する視床のVim核の破壊により改善した．

このように，随意的運動の遂行，不随意運動の抑制と大脳基底核とのかかわりは深いことは，十分に予想される．それでは次に，動物を用いた破壊実験では，これらの症状は引き出せるのだろうか．

大脳基底核の破壊実験と行動にみられる運動異常

動物を使った大脳基底核の破壊実験として古典的で有名な研究がある(図8)．この研究では，子ザルを使って，大脳基底核の一部を電気凝固により比較的大きく破壊して，行動上の観察と回復について詳しく観察し報告している．淡蒼球外節を破壊した場合，無動化と屈曲姿勢を示す．被殻を破壊したときは手と足を強く握りしめ，腕は屈曲したり，手や腕に不随意運動が起こることがある．被殻を破壊した例の中には，尾が伸びたままの状態になったり，刺激に対して無関心になったり，麻痺しているかのような姿勢をとるものもある．しかしこの場合，手に実験者の指を持っていくとその指は握ることができるので，麻痺ではない．この破壊後4週間たっても，じっと同じ姿勢をとったり，一度指に関心をもち見上げると，指がなくなってもそのまま30秒以上同じ姿勢をとることがある．また，指に触れた物は何でも握るような動作をする．このように大脳基底核を大きく破壊したときの症状は，一つは，外部の刺激にかかわらず同じような姿勢のまま動かなくなる(無動)こと，もう一つは逆に，意味もなく力が入った状態(固縮)になること，などがあげられる．しかしながらこの研究は，大脳基底核の破壊のときに，大脳皮質から皮質下の脳構造への出力繊維が豊富に通過している内包を多かれ少なかれ傷つけている可能性があり，その後の多くの破壊実験ではこのような厳しい運動障害は出ていないので，障害のどの範囲が大脳基底核の破壊によるのかがはっきりしない点で，観察された運動障害と大脳基底核との関係に結論を出すのは難しい．

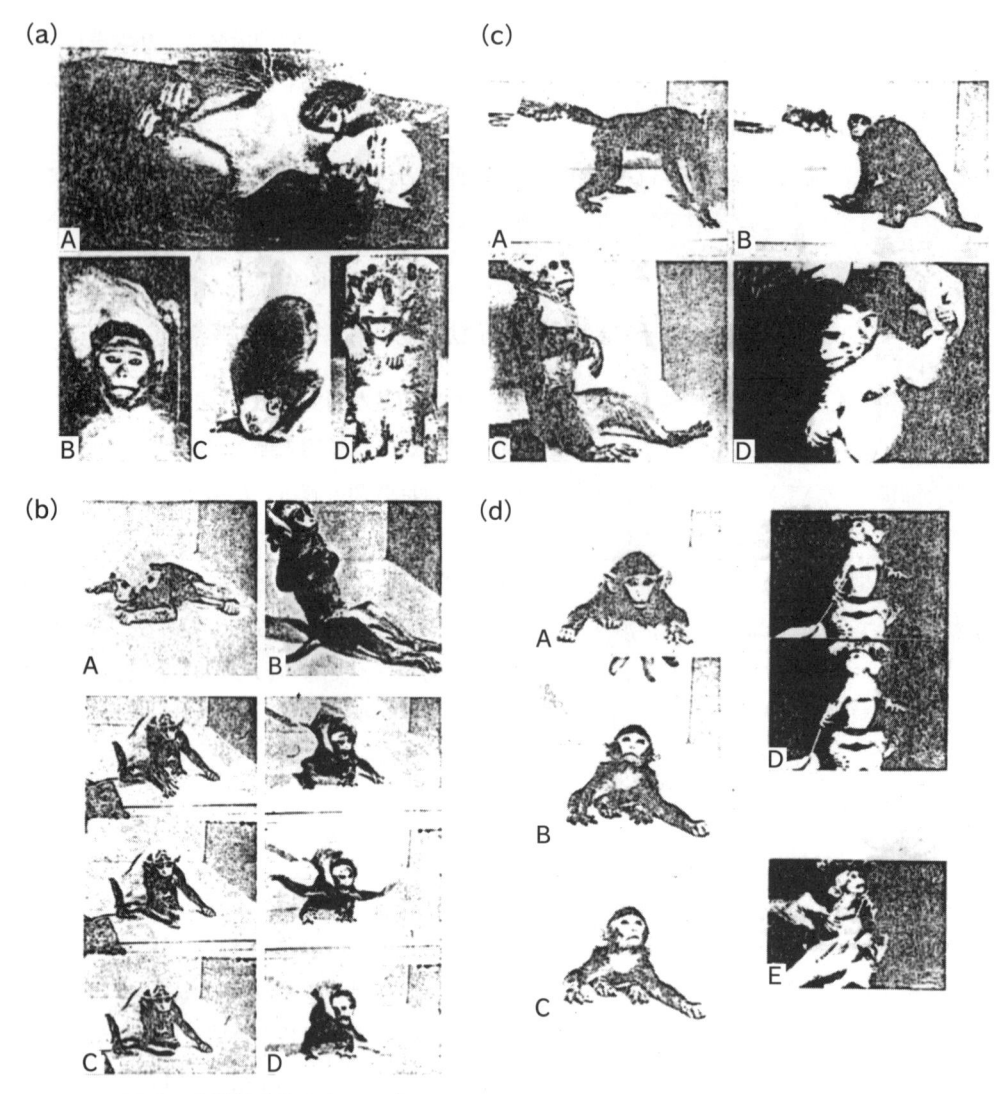

図8 大脳基底核を大きく破壊した子ザルの症状
　a：淡蒼球外節を破壊した場合の無動化と屈曲姿勢．b：被殻を破壊したときの強く握りしめた手と足(A)，屈曲した腕(B)，手や腕に起こる不随意運動(C, D)．c：大きく被殻を破壊したときの伸びたままの尾(A)，刺激への無関心(B)，麻痺しているかのような姿勢(C)，しかし指は握ることができる(D)．d：破壊4週間後，じっと同じ姿勢をとる(A)，指を見上げると(B)，指がなくてもそのまま30秒以上同じ姿勢をとる(C)．指に触れた物を握る(D, E)．
(Denny-Brown and Yanagisawa 1976[10])

大脳基底核の破壊と不随意運動

対照的に，大脳基底核の一部を破壊する，あるいは薬物を注入することにより，ハンチントン舞踏病のような不随意運動を起こすことができることを発見した研究がいくつかある．その一つは，片側の視床下核をカイニン酸で破壊し，その2週間後，対側上肢に回転するような不随意運動や突然伸ばすような不随意運動が現れた実験である（図9）．

また，GABA拮抗薬を視床下核とその付近に注入すると，不随意運動(dyskinesia)が対側の腕・足に誘発され，被殻の淡蒼球外節付近への注入でも，舞踏病様不随意運動(chor-

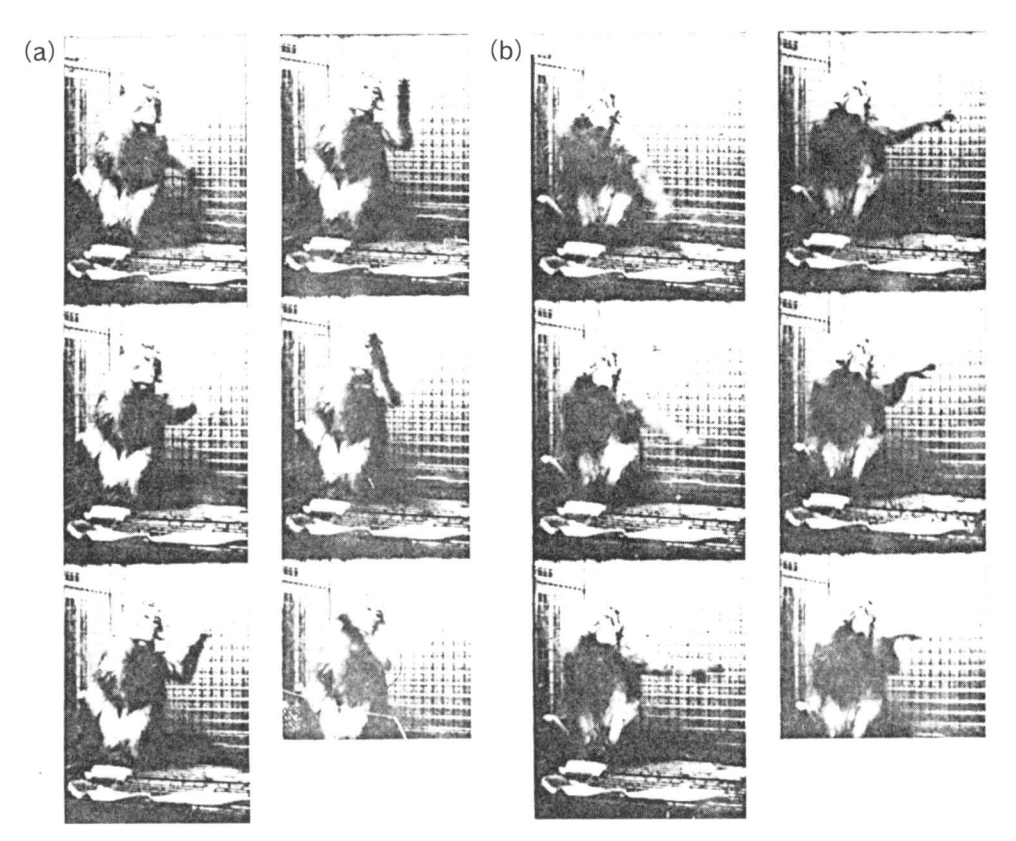

図9 片側の視床下核をカイニン酸で破壊2週間後の，対側上肢に現れた回転するような不随意運動(a)と突然伸ばすような不随意運動(b)
(Hammond et al 1979[11])

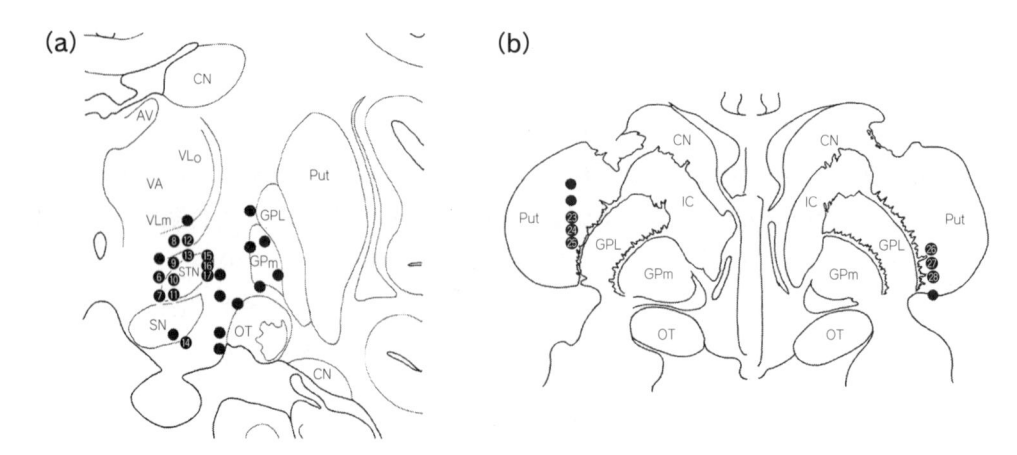

図10 GABA拮抗薬注入により不随意運動を誘発する脳部位(数字のある所)
a:視床下核とその付近への注入では,不随意運動(dyskinesia)が対側の腕・足に誘発された.b:被殻の淡蒼球外節付近でも,舞踏病様不随意運動(choreoathetoid dyskinesia)が誘発された.
(Crossman et al 1987[12])

eoathetoid dyskinesia)が誘発された(図10).GABA拮抗薬は抑制性伝達物質であるGABAの拮抗薬なので,この薬物を注入すると,その場所の神経細胞は脱抑制され興奮すると予想される.そうすると,この研究の結果とカイニン酸による視床下核の破壊とは,反対の効果をもたらすことが予想され,同じ不随意運動を誘発した実際の結果と矛盾するかのようにみえる.しかし,GABA拮抗薬による脱抑制が過剰な場合,神経細胞の発火活動は,逆に止まってしまうこともあり得る.そのことを考えると,GABA拮抗薬の効果は,脱抑制により視床下核の神経細胞が興奮したと考えるよりは,むしろ,脱抑制が過剰で視床下核の神経細胞が発火しなくなり抑制されたと考えるべきだろう.

　視床下核をカイニン酸で破壊し不随意運動が現れているときに,淡蒼球の神経活動を記録した実験がある(Hamada and DeLong 1992[13]).破壊前に比べ,淡蒼球内節,外節ともその神経細胞の発火頻度は減少した.淡蒼球内節は視床に抑制性の出力を送っていることを考えると,この視床の神経細胞は,抑制が減少することによってより活動しやすくなり,この視床と互いに興奮性に結合している大脳皮質の神経細胞も,より興奮しやすくなっていることが考えられる.

大脳基底核の破壊と随意運動への効果

サルを訓練して随意運動をさせて，大脳基底核の一部を破壊，または薬物により活動を抑制し，運動中の筋電図や運動のどのようなパラメータに変化が現れるかを調べた研究が数多く行われてきた．これらの研究を年代順に追って，大脳基底核の破壊の随意運動への効果から，大脳基底核の機能について考えてみよう．

研究①：脳の中に細いパイプを刺し，その中に冷媒を流し通すことによって，脳内の一部を選択的に冷却し，その場所の活動を抑制してしまう方法がある．この実験の最大の利点は，冷媒を脳の元の温度にすることにより可逆的に活動を抑制できることである．この方法を用いて淡蒼球を冷却し，腕の反復運動への影響を調べた実験がある．淡蒼球を冷却すると腕の反復運動が困難になるが，腕の位置が視覚的にわかるようにすると運動が改善された．この実験では，淡蒼球を中心に被殻も含まれる範囲で冷却された．なめらかな追従運動は冷却では阻害されない(図11)．

また，別の実験では，視覚情報のあるなしにかかわらず，淡蒼球・被殻の冷却により腕は屈曲する方向へ曲がり，そのとき屈曲筋・伸展筋ともに活動が増加する(図12)．腕を伸ばすような運動に対し，冷却の効果をみると，冷却前では腕を急速に伸展することができ，筋活動は主動筋である三頭筋に一過性の強い活動がみられ，伸展して保持しているときの筋活動もわずかであるが，冷却すると，運動は滑らかではなくなり，保持しているときの筋活動も屈曲筋・伸展筋ともに活動が増加した．しかし，腕の位置を合わせる指標が位置を変えてから運動開始するまでの筋活動の反応時間には，冷却による違いはみられなかった．

研究②：淡蒼球を電気凝固による破壊，または冷却すると，サルの指示運動の反応時間(RT)は減少したことを報告している(図13)．

研究③：指示運動に対する黒質の電気凝固破壊の効果と，手の位置の視覚情報の影響を調べた．4頭のサルの中で，すべてのサルで視覚情報の有無にかかわらず反応時間，運動時間は増加し，平均速度は減少したが，2頭のサルのみ視覚情報なしで運動の軌跡長が減少した．これらのサルでは，破壊後，指で指す位置のばらつきが少し大きくなり，少し下の位置を指すようになった(図14)．

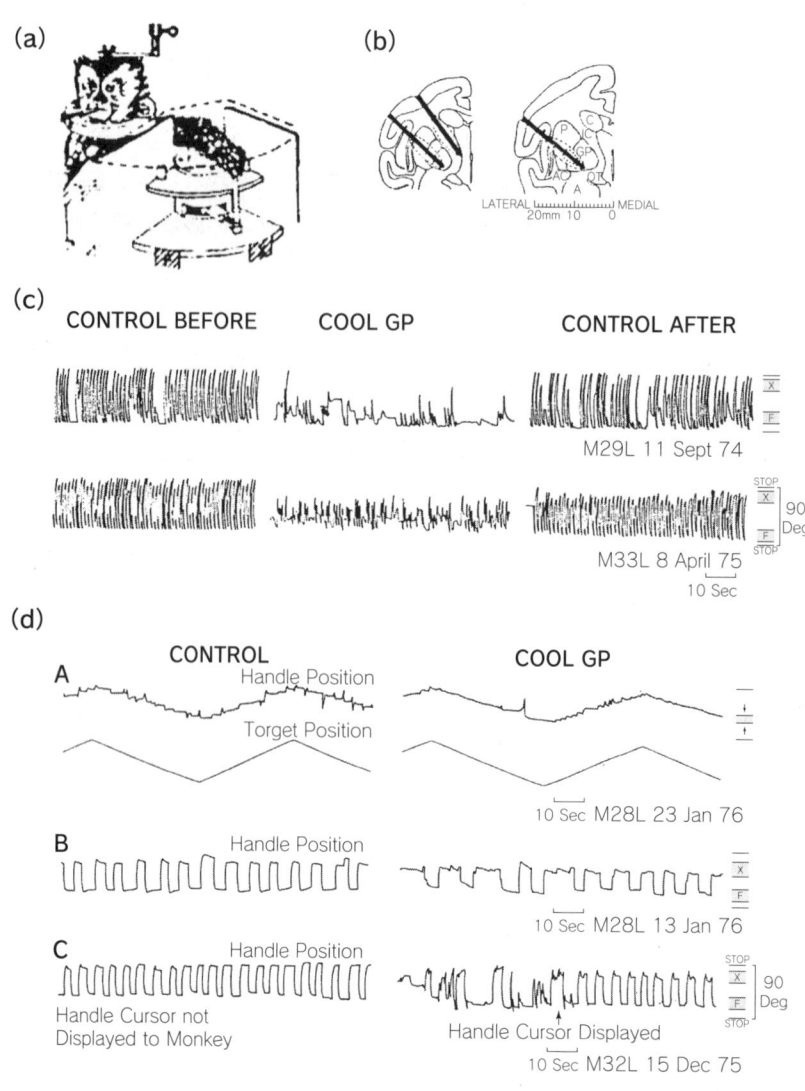

図11 淡蒼球の冷却により腕の反復運動が困難になるが，腕の位置が視覚的にわかるようにすると運動が改善される．a：サルと腕の運動をさせる装置．b：脳の冷却部位．点線内が冷却されたと考えられる範囲で，淡蒼球を中心に被殻も含まれる．c：反復運動の腕の位置を示すトレース．冷却の前（左列），後（右列）に比べると，冷却中（中列）はうまくできない．d：なめらかな追従運動は冷却では阻害されない（A：上段は腕の位置，下段は指標の位置）．反復運動は，冷却時に視覚の手がかりがあると改善される（B, C：左列はコントロールで手がかりなし，右列は冷却時で前半は手がかりなし，後半はあり）．(Hore et al 1977[14])

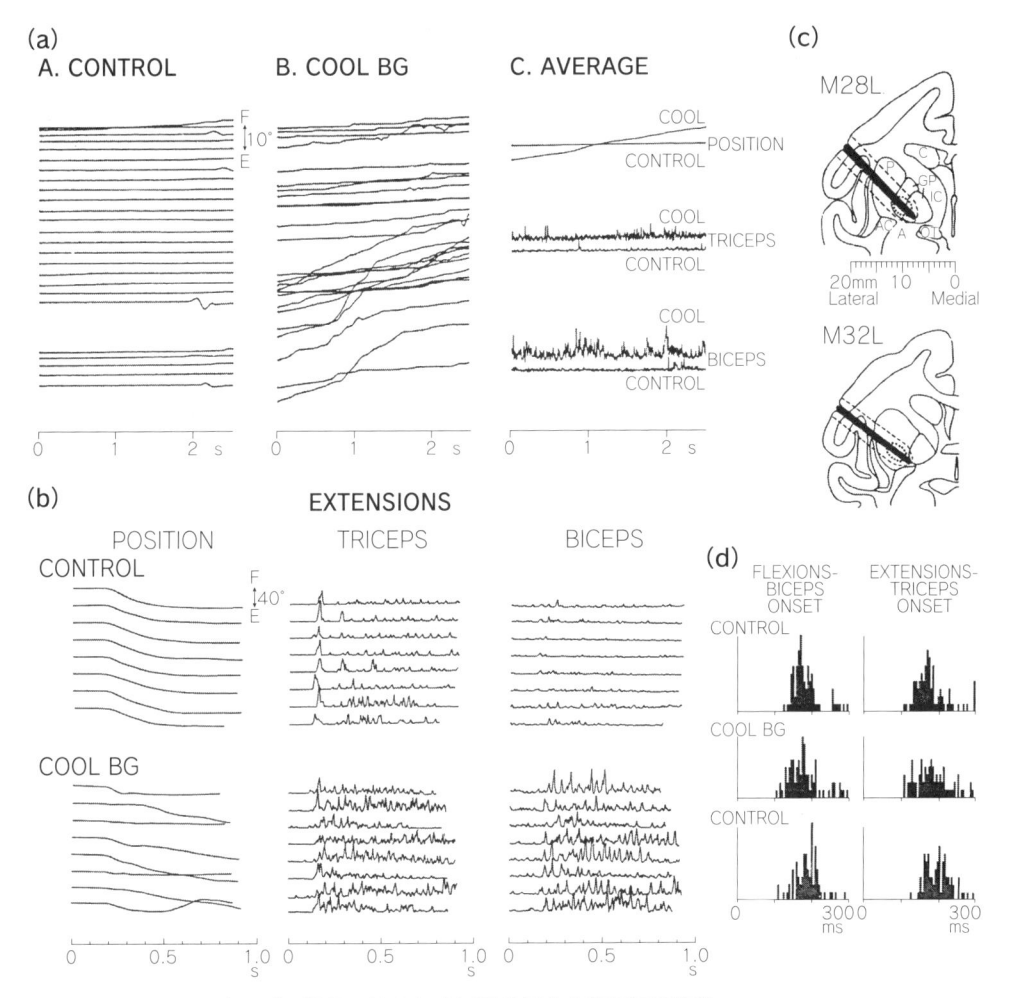

図12 淡蒼球，被殻の冷却による腕の屈曲と筋電図の変化

a：1試行毎の腕の位置のトレースを何試行かずらして書いてある．冷却前は腕の位置は一定の場所に保持できる（A列）．しかし基底核を冷却すると腕は屈曲する方向へ曲がり（B列），そのとき屈曲筋・伸展筋ともに活動が増加する（C列）．b：腕を伸ばすような運動に対する冷却の効果．冷却前（CONTROL，上段）では腕を急速に伸展することができ，筋活動は主動筋である三頭筋に一過性の強い活動がみられ，伸展して保持しているときの筋活動もわずかであるが，冷却すると，運動は滑らかではなくなり，保持しているときの筋活動も屈曲筋・伸展筋ともに活動が増加する（COOL BG，下段）．c：2頭のサルの脳の冷却部位．d：指標が位置を変えてから運動開始するまでの筋活動の反応時間のヒストグラム（上・下段：冷却前後のコントロール，中段：冷却中，左列：屈曲運動，右列：伸展運動）．筋活動の反応時間には，冷却による違いはみられない．
(Hore and Vilis 1980[15])

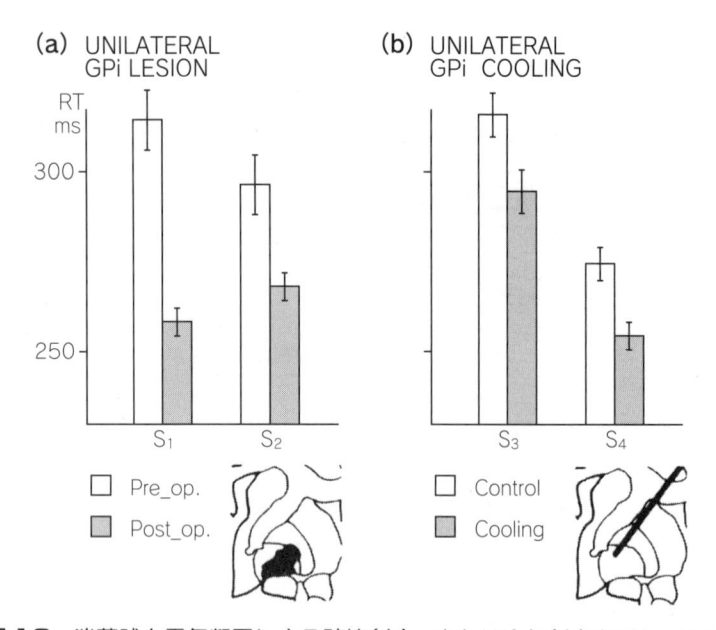

図13 淡蒼球を電気凝固による破壊(左),または冷却(右)すると,サルの指示運動の反応時間(RT)は減少した(白:破壊・冷却前,グレー:破壊後・冷却中,S_1〜S_4:4頭のサル).
(Amato et al 1978[16])

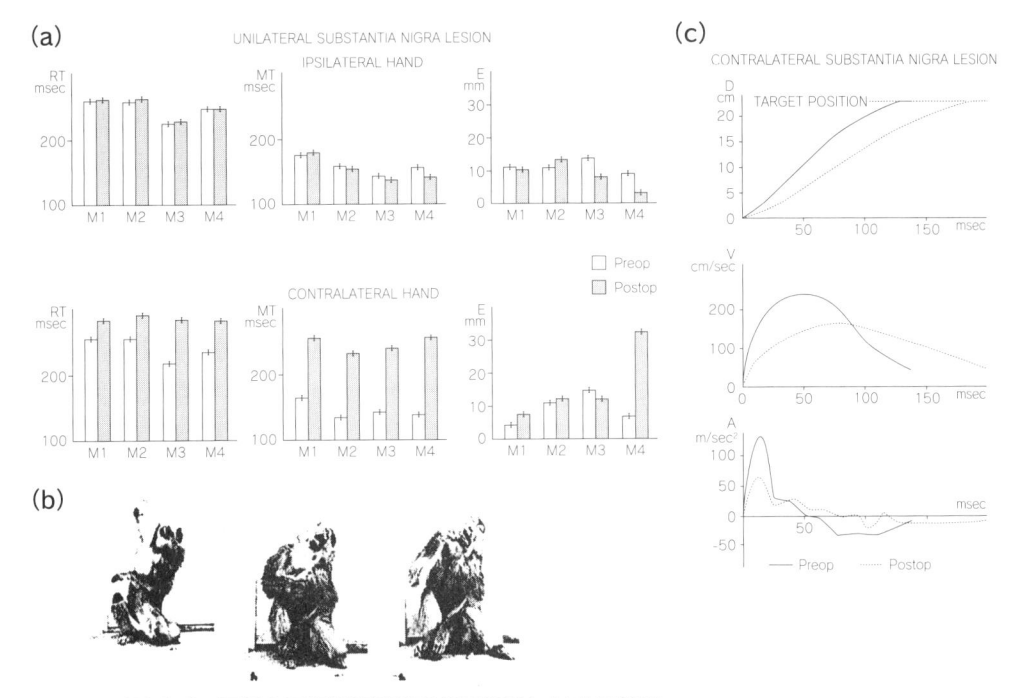

図14 黒質の電気凝固破壊の指示運動に対する効果

a：4頭のサルの，同側（上段）と対側（下段）の腕の指示運動での反応時間（RT，左列），運動時間（MT，中列），指示誤差（E，右列）を，破壊前（Preop），破壊後（Postop）で比較すると，同側ではほとんど変化がないが，対側では反応時間と運動時間が破壊後では延びた．b：右の黒質破壊後の，左に屈曲した姿勢．c：破壊と対側の人差し指の軌跡（D，上），速度（V，中），加速度（A，下）．速度と加速度はともに減少したが，運動のパターンに変化はなかった．
(Viallet et al 1983[17])

研究④：被殻と淡蒼球の一部を，カイニン酸注入により局所破壊をすると，指示運動にかかる時間は破壊後長くなるが，反応時間は変わらなかった(図15)．破壊前後で2頭のサルの手・腕の動きには大きな違いはみられなかった．破壊前後で，2頭のサルの運動時の筋活動は，活動増加の遅れはあるが，順序や拮抗関係に大きな違いはみられなかった．

　研究⑤：黒質の電気凝固破壊の指示運動に対する効果を調べた．同側と対側の腕の指示運動での反応時間，運動時間，指示誤差を，破壊前後で比較すると，同側ではほとんど変化がないが，対側では反応時間と運動時間が破壊後では延びた．また，黒質破壊後に，対側に屈曲した姿勢をとるサルがいた．破壊と対側の人差し指の軌跡，速度，加速度を調べたところ，速度と加速度はともに減少したが，運動のパターンに変化はなかった(図16)．

　研究⑥：GABA作働薬の微量注入により淡蒼球の活動を抑制して手首の運動に対する効果を調べたところ，注入により速度が遅くなり屈曲筋の活動は少し増加するが，運動・筋電図の基本的なパターンに変化はなかった．また反応時間にも差はみられなかった(図17)．

　研究⑦：GABA作働薬の微量注入により被殻の活動を抑制して腕の運動に対する効果を調べたところ，注入前では1ステップで目標に到達するが，注入後ではその大きさが減少した．注入後では，腕の位置を目標位置に維持するときに，屈曲筋，伸展筋ともに活動が増加した(図18)．一方，グルタミン酸拮抗薬を注入して淡蒼球内節の活動を抑制したときの腕の運動に対する効果を調べると，注入後では，1ステップの大きさのばらつきが大きくなり，なかなか目標に位置を合わせられなかった．注入後では，運動時も位置を維持しているときも，屈曲筋の活動は減少，伸展筋の活動が増加する傾向にある．しかし基本的な活動パターンに変化はなかった(図19)．また，GABA作働薬を注入して淡蒼球外節の活動を抑制したときの腕の運動に対する効果を調べると，注入後は試行前の腕の位置が屈曲位置にあり，二頭筋の筋活動も全体的に高まった．腕を中央や目標に合わせるのが素早く滑らかにできなくなった．さらに，運動前後の腕の位置を維持しているときの屈曲筋(二頭筋)の活動は増加し，伸展筋(三頭筋)の活動は運動開始直後では増加した(図20)．

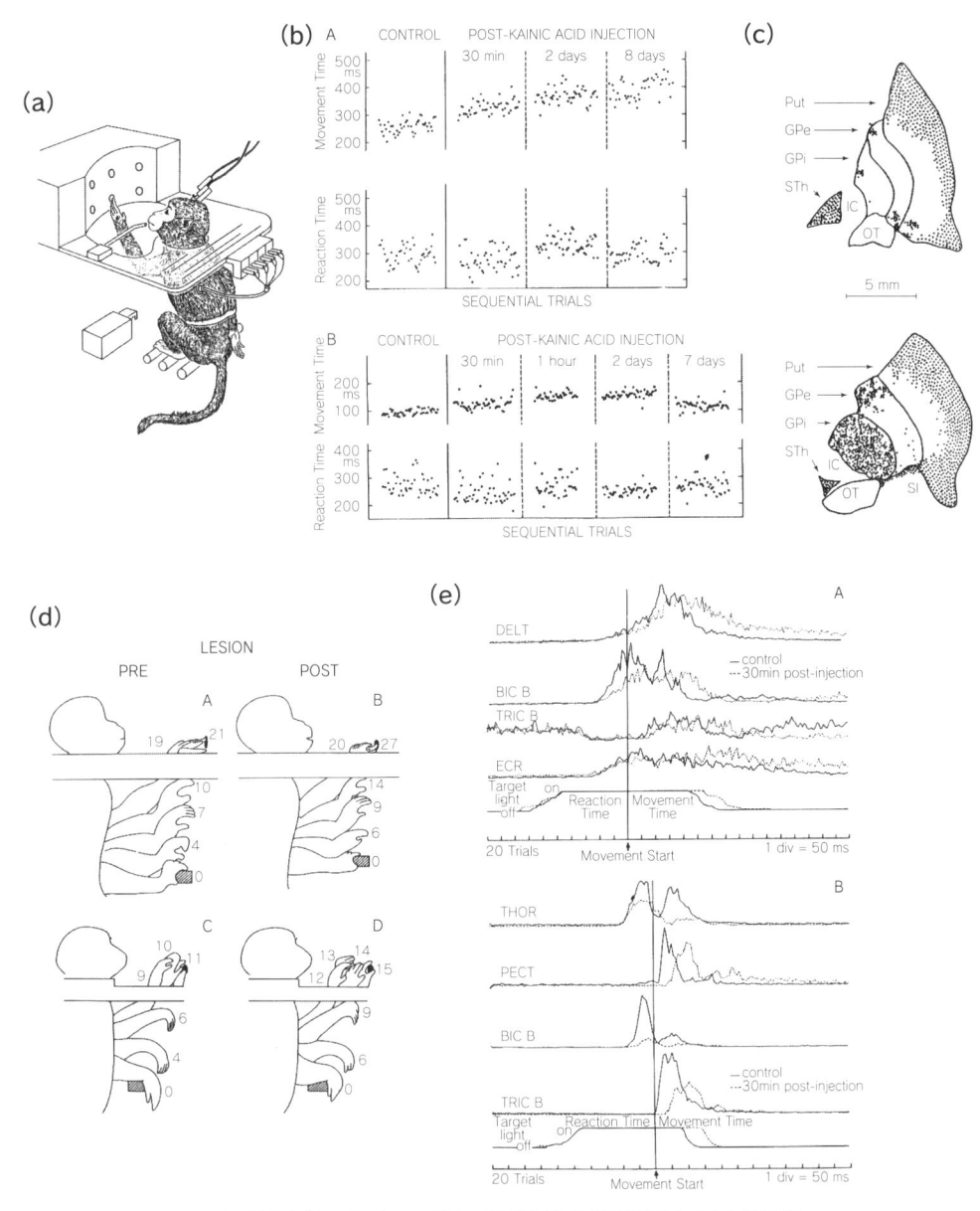

図 15　大脳基底核のカイニン酸による破壊の指示運動に対する効果

a：指示運動を行うサルの様子．b：2頭のサル（A，B）における破壊の効果の時間経過（上列：運動時間，下列：反応時間）．運動にかかる時間は破壊後長くなるが，反応時間は変わらない．c：2頭のサルのカイニン酸による破壊部位（白く抜けたところ）．d：破壊前（PRE），破壊後（POST）で2頭のサルの手・腕の動きには大きな違いはみられない．e：破壊前後で，2頭のサル（A，B）の運動時の筋活動は，活動増加の遅れはあるが，順序や拮抗関係に大きな違いはみられなかった．

(Horak and Anderson 1984[18])

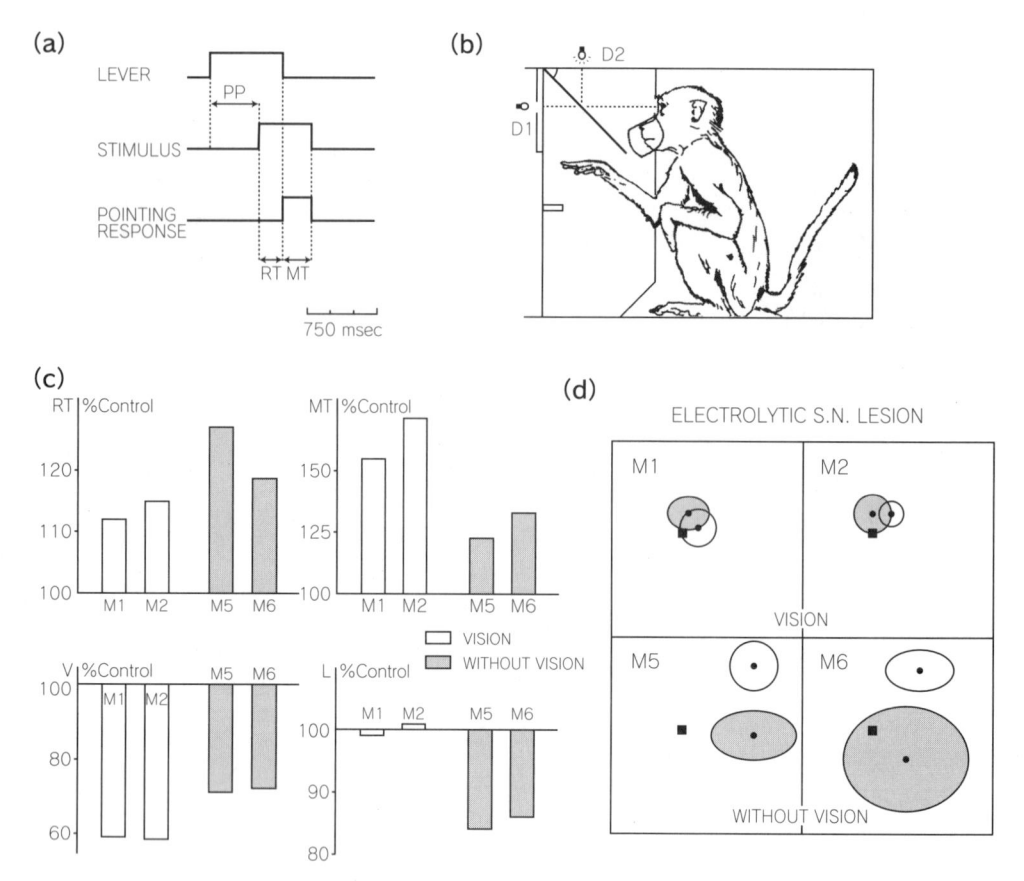

図16 指示運動に対する黒質の電気凝固破壊の効果

a：レバーを押してから刺激が提示されボタンを押すまでの試行の順序．b：指示運動を行うサルの様子．サルの前にはハーフミラーがあり，視覚情報（手が見える）をON/OFFできる．c：反応時間（RT，左上），運動時間（MT，右上），平均速度（V，左下），軌跡長（L，右下）の破壊前後の変化と視覚情報あり（白抜き），なし（アミかけ）の影響．4頭のサルの中で，すべてのサルで視覚情報の有無にかかわらずRT，MTは増加し，Vは減少したが，2頭のサルのみ視覚情報なしでLが減少した．d：破壊前（白抜き），破壊後（アミかけ）の指示した場所の分布．2頭のサル（M5，M6）は，破壊後ばらつきが少し大きくなり，少し下の位置を指すようになった．

(Viallet et al 1987[19])

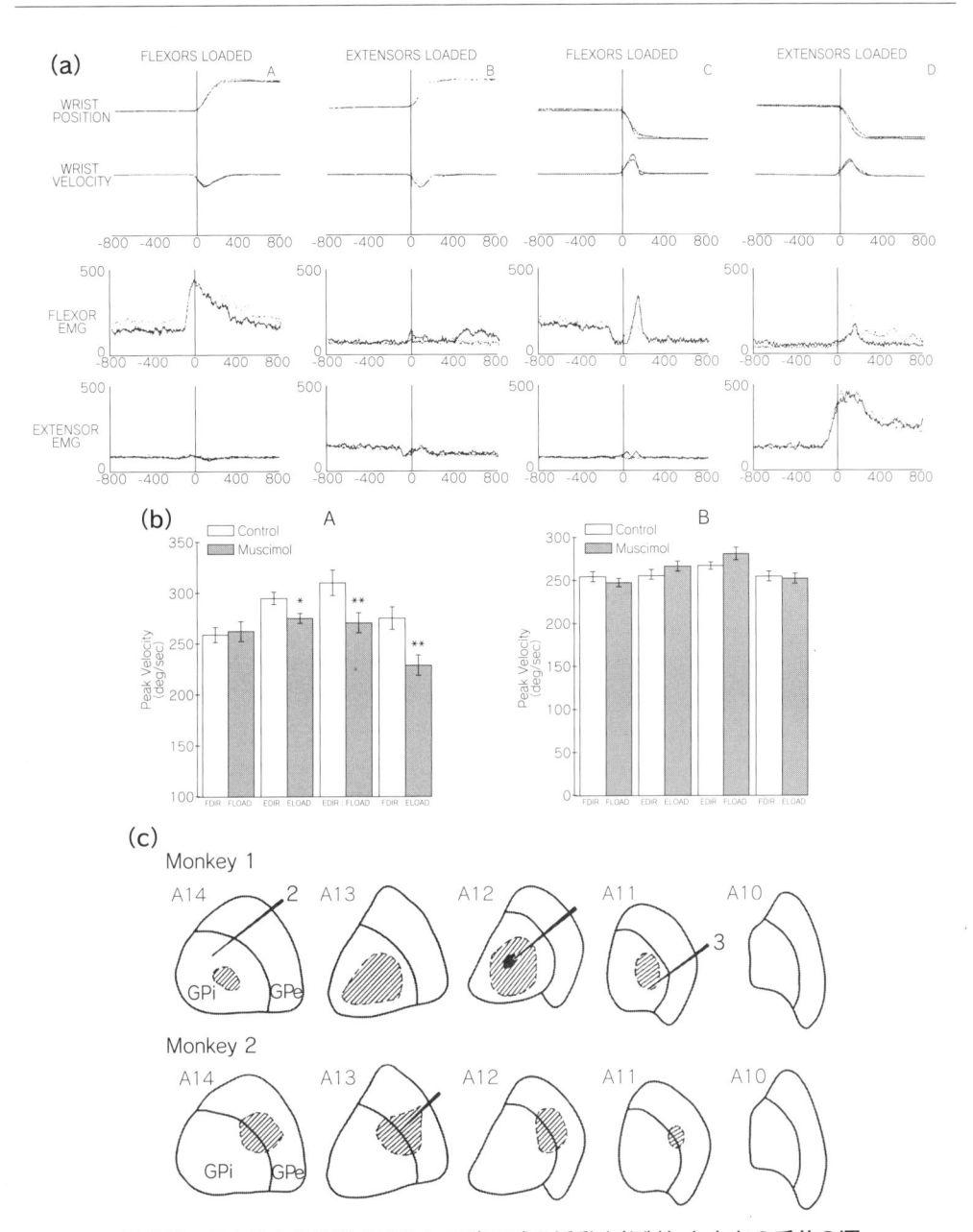

図17 GABA作動薬を注入して淡蒼球の活動を抑制したときの手首の運動に対する効果

a：上から，手首の屈曲運動に，屈曲（A列）または伸展（B列）するロードをかけたときの運動の軌跡，速度，屈曲筋と伸展筋の筋電図．C，D列は手首の伸展運動の場合．実線はコントロール，破線は薬物注入時．注入により速度が遅くなり屈曲筋の活動は少し増加するが，運動・筋電図の基本的なパターンに変化はない．b：運動の最高速度は薬物注入により減少したが（A），反応時間に有意な差はみられなかった（B）．c：2頭のサルの薬物注入部位．
(Mink and Thach 1991[20])

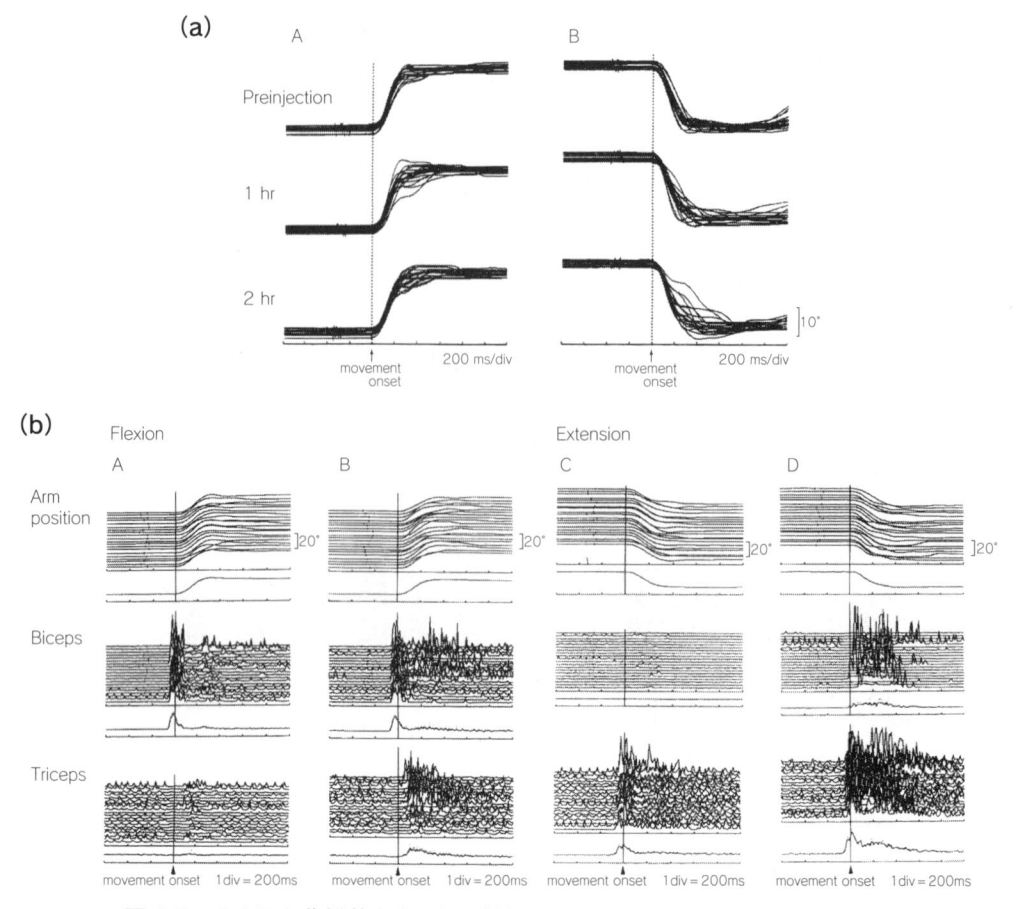

図18 GABA作働薬を注入して被殻の活動を抑制したときの腕の運動に対する効果

a：上から注入前，1時間後，2時間後の運動時の腕の位置（A：屈曲，B：伸展）．注入前では1ステップで目標に到達するが，注入後ではその大きさが減少する．b：上から注入前後での運動時の腕の位置と筋活動（A, C列：注入前，B, D列：注入後，A, B列：屈曲，C, D列：伸展）．注入後では，腕の位置を目標位置に維持するときに，屈曲・伸展筋ともに活動が増加する．
(Kato and Kimura 1992[21])

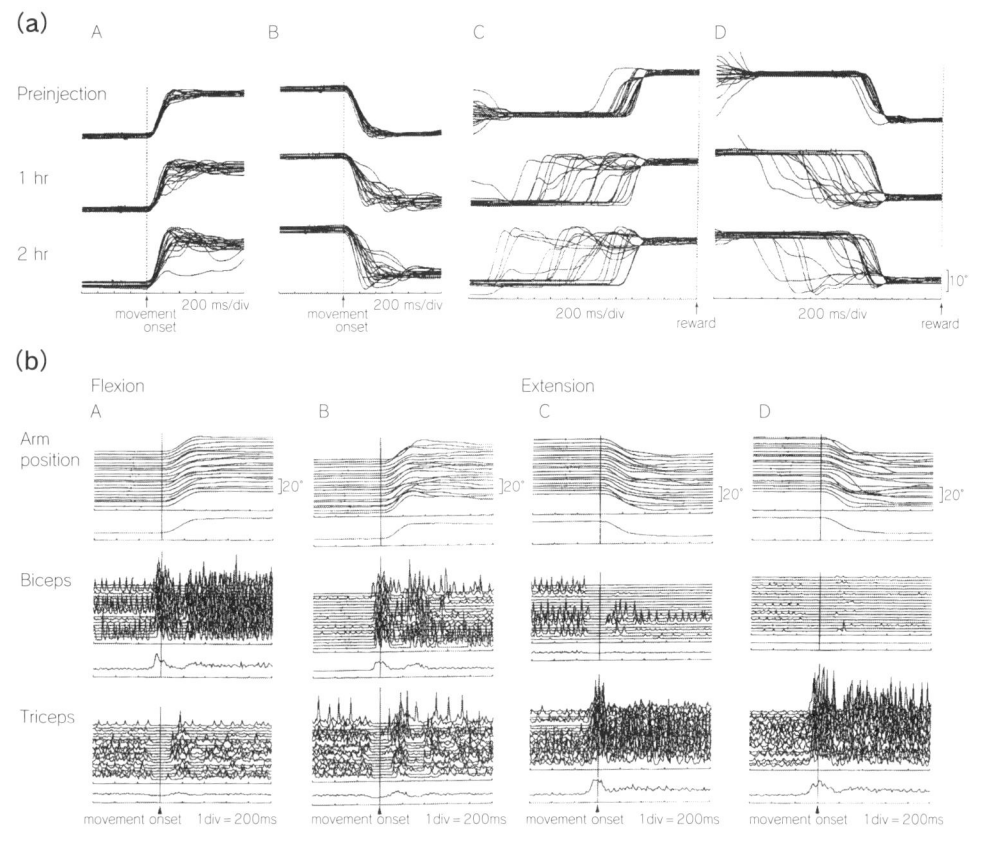

図19 グルタミン酸拮抗薬を注入して淡蒼球内節の活動を抑制したときの腕の運動に対する効果

a:上から注入前,1時間後,2時間後の運動時の腕の位置(A,C列:屈曲,B,D列:伸展,A,B列:運動開始でそろえる.C,D列:目標到達でそろえる).注入後では,1ステップの大きさのばらつきが大きくなり,なかなか目標に位置を合わせられない.b:注入前後での運動時の腕の位置と筋活動(A,C列:注入前,B,D列:注入後,A,B列:屈曲,C,D列:伸展).注入後では,運動時も位置を維持しているときも,屈曲筋の活動は減少,伸展筋の活動が増加する傾向にある.しかし基本的な活動パターンに変化はない.
(Kato and Kimura 1992[21])

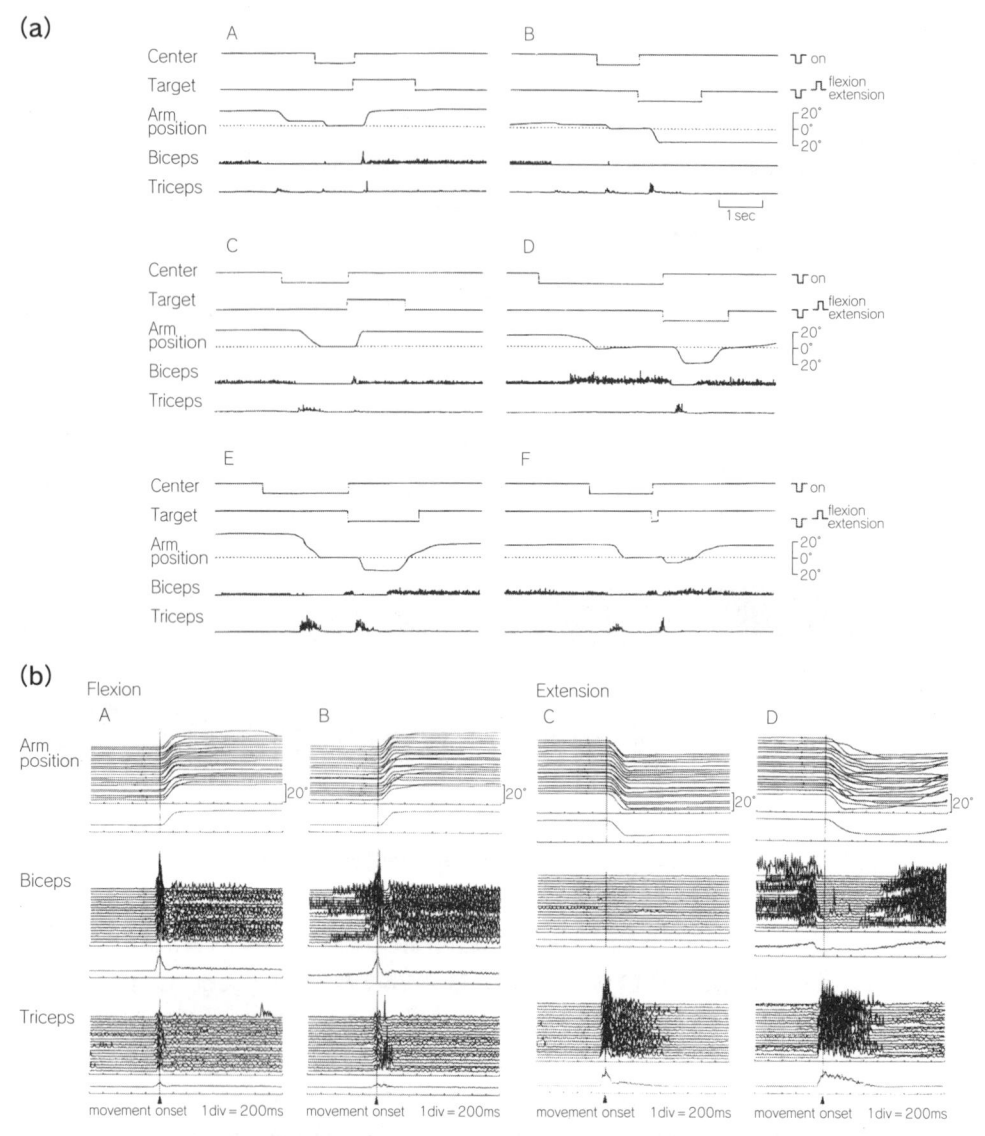

図20 GABA作働薬を注入して淡蒼球外節の活動を抑制したときの腕の運動に対する効果

a：注入前（A, B），注入30分後（C〜F）の個々の試行の例．上から指標（中央，目標），腕の位置，筋電図（二頭筋，三頭筋）．注入後は，試行前の腕の位置が屈曲位置にあり，二頭筋の筋活動も全体的に高まっている．腕を中央や目標に合わせるのが素早く滑らかにできない．b：注入前後での運動時の腕の位置と筋活動（A, C列：注入前，B, D列：注入後，A, B列：屈曲，C, D列：伸展）．注入後では，運動前後の腕の位置を維持しているときの屈曲筋（二頭筋）の活動は増加し，伸展筋（三頭筋）の活動は運動開始直後では増加している．

(Kato and Kimura 1992[21])

研究⑧：キスカル酸による淡蒼球破壊の単純反応課題への効果では，反応時間は両側の腕の運動に対して増加したが，対側の腕では特に反応時間が長い（>600 ms）試行の数が増加した（図21）．

研究⑨：GABA作働薬を注入して淡蒼球内節の活動を抑制したときの腕の運動に対する効果を調べたところ，腕の位置を維持しているときの効果としては，注入部位により屈曲（Flexor），または伸展（Extensor）するようなドリフトが起こった（図22）．また，サルがレバーを中心の位置から8方向の中の指示された方向に持っていく運動課題を行うときには，注入後，運動の最大速度は減少したが，反応時間は変わらないか減少する傾向にあり，運動時間は増加する傾向にあった（図23）．

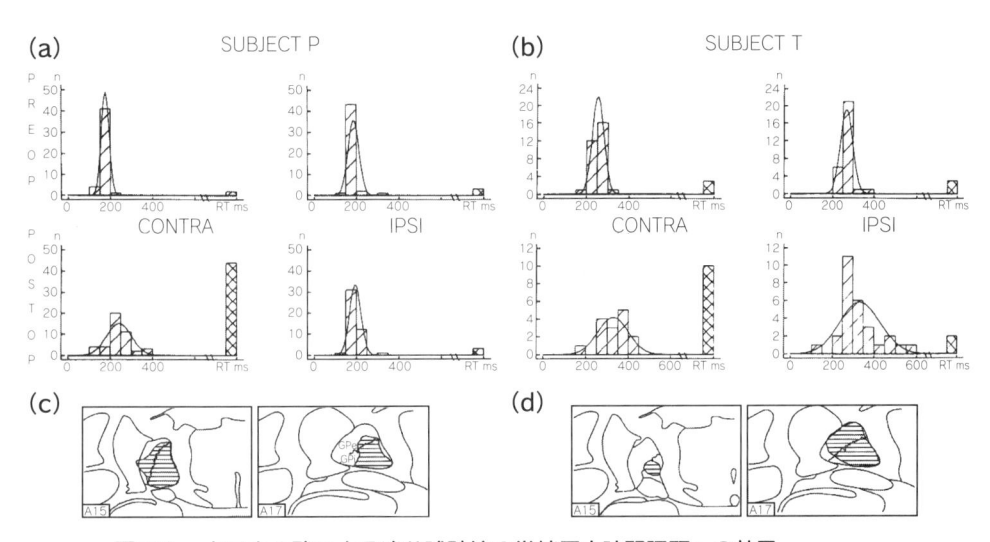

図21 キスカル酸による淡蒼球破壊の単純反応時間課題への効果
a, b：2頭のサルの破壊前（上段），破壊後（下段）の反応時間のヒストグラム．サルは視覚刺激に対し，対側（CONTRA）または同側（IPSI）の腕を上げる反応をする．反応時間は両側の腕の運動に対して増加したが，対側の腕では特に反応時間が長い（>600 ms）試行の数が増加した．c, d：2頭のサルの破壊部位．
(Alamy et al 1994[22])

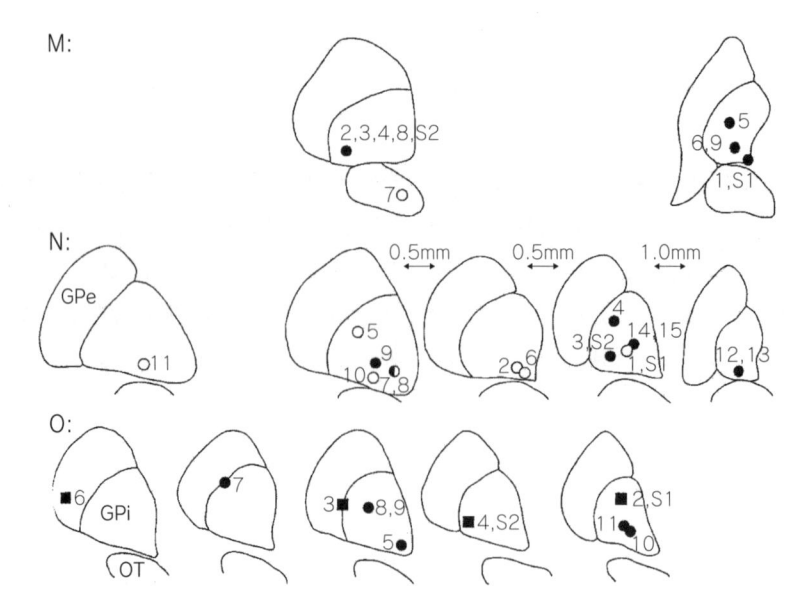

Injection location and postural effect

Injection	Location	Total Injected/Volume	Postural Effect/Postinjection Latency
MM1	GPi/capsule	2 μg/2 μl	Immediate trouble bringing hand to start position
MM2	GPi	1 μg/1 μl	Flexor drift/5-10 min.
MM3	GPi	0.5 μg/1 μl	Flexor drift/10-15 min.
MM4	GPi	0.25 μg/1 μl	Flexor drift/5 min.
MM5	GPi	0.5 μg/1 μl,1 μl	Flexor drift/25 min after 2nd injection
MM6	GPi	0.25 μg/1 μl	Flexor drift,/25 min
MM7	Optic tract	0.25 μg/2 μl+RD	Slight flexor drift/2 hrs
MM8	GPi	0.2 μg/1 μl+RD	Slight flexor drift/45 min
MM9	GPi	0.25 μg/1 μl+GL	Flexor drift/15 min
NM1	GPi	0.25 μg/1 μl	None
NM2	GPi	0.50 μg/2 μl	None
NM3	GPi	1 μg/1 μl	Flexor drift/10-20 min
NM4	GPi	1 μg/1 μl	Flexor drift/8 min
NM5	GPi	2 μg/1 μl	None
NM6	GPi	2 μg/2 μl	None
NM7	GPi	1 μg/1 μl	None
NM8	GPi	2 μg/2 μl	Slight flexor drift/10 min
NM9	GPi	4 μg/2 μl	Slight flexor drift/30 min
NM10	GPi	2 μg/2 μl	None
NM11	GPi	2 μg/1 μl	None
NM12	GPi	2 μg/1 μl	Slight flexor drift/10 min
NM13	GPi	1 μg/1 μl	Flexor drift/10 min
NM14	GPi	1 μg/1 μl	Flexor drift/10 min
NM15	GPi	2 μg/1 μl	Not clear
OM2	GPi	1 μg/1 μl	Extensor drift/10 min
OM3	GPe/GPi	1 μg/1 μl	Brief extensor drift/5 min
OM4	GPi, near GPe	1 μg/1 μl	Extensor drift/5 min
OM5	GPi	1 μg/1 μl	Flexor drift/10 min
OM6	GPe	0.4 μg/0.4 μl	Extensor drift/5 min
OM7	GPi, near GPe	1 μg/0.4,0.6 μl	Slight flexor drift/5 min after 2nd injection
OM8	GPi	1 μg/1 μl	Slight flexor drift/15 min
OM9	GPi	1 μg/1 μl	Flexor drift/8 min
OM10	GPi	1 μg/1 μl	Flexor drift/30 min
OM11	GPi	1 μg/0.4,0.6 μl	Flexor drift/6 min after 2nd injection

GPi,internal segment of globus pallidus;GPe,external segment of globus pallidus;RD,rhodamine-dextran added,0.25 μg;GL,green latex microspheres added,0.25 μl of 10% suspension.

図22 GABA作働薬を注入して淡蒼球内節の活動を抑制したときの腕の運動に対する効果(1)

上図：3頭のサル(M, N, O)の注入部位．黒点は腕のドリフトを誘発した注入部位．下表：それぞれの注入部位，薬物注入量と腕を保持しているときの姿勢への効果．注入部位により屈曲(Flexor)，または伸展(Extensor)するようなドリフトが起こる．
(Inase et al 1996[23])

第6章 大脳基底核と運動制御

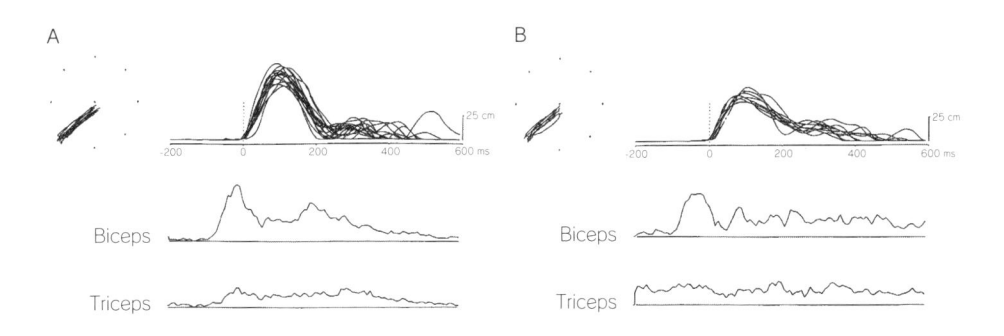

Change in movement parameter

Injection	Peak Velocity		Reaction Time		Movement Time	
	VG	PC	VG	PC	VG	PC
Muscimol						
MM4	I, I, D, −	−, −, −, I	−, D, −, −	−, −, −, −	−, −, −, −	−, −, I, −
MM6	D, D, D, D	D, D, D, D	−, −, −, I	−, −, −, −	I, I, I, I	I, I, I, I
MM8	−, −, D, D	−, D, D, D	−, −, −, I	−, −, −, −	−, −, I, I	I, −, I, −
MM9	−, −, −, D	−, −, −, D	−, −, −, −	D, −, −, −	−, −, −, −	I, I, I, −
NM1	D, D, D, D	−, −, D, −	I, I, D, I	−, −, I, −	I, I, I, I	−, −, −, −
NM3	D, D, D, D	D, D, D, D	−, I, −, −	D, D, D, −	I, I, −, I	−, −, −, −
NM4	D, D, D, D	D, D, D, D	I, I, −, I	−, −, −, −	−, I, I, I	−, −, −, −
NM5						
NM6	D, −, −, −	D, −, D, D	−, −, −, −	−, −, −, −	−, −, −, −	−, −, −, −
NM8	D, D, I, D	D, D, D, D	I, −, −, −	−, −, −, −	−, −, −, −	−, −, −, −
NM9	D, D, D, D	D, D, D, D	I, I, I, −	I, I, I, −	I, I, I, I	I, I, I, I
NM10						
NM11						
NM12	D, −, D, D		−, I, −, D		−, −, I, I	−, −, −, D
NM13	D, D, D, D	D, D, D, D	I, I, −, −	−, −, −, −	−, I, −, −	−, −, −, −
NM14	−, −, −, D	X, −, −, D	−, −, −, −	X, −, −, −	−, −, −, −	X, −, −, −
NM15	−, D, D, D		−, −, −, −		−, −, I, −	
OM2	−, −, D, −	−, −, X, −	D, −, D, −	D, D, X, −	−, I, I, −	−, −, X, −
OM3	D, D, D, −	−, −, D, −	−, I, −, D	D, −, D, −	−, −, −, −	I, I, −, I
OM4	D, D, −, −		−, I, −, −		I, I, I, I	
OM5	X, X, D, D	D, D, D, D	X, X, −, −	−, −, D, D	X, X, I, I	I, I, D, D
OM6	−, D, I, D		D, D, D, D		−, −, −, D	−, −, I, −
OM7	D, D, −, D	−, D, D, D	D, D, −, −	D, D, −, −	−, I, I, −	−, −, I, −
OM8	−, D, −, D	D, −, D, D	D, D, D, D	−, −, D, D	I, I, −, I	−, I, I, −
OM9	−, −, −, D	−, D, D, D	−, D, D, D	D, D, D, D	I, I, I, I	−, −, −, −
OM10	D, D, D, −		−, −, −, −		−, −, −, −	
Saline						
MS1	−, −, −, I	D, −, −, −	−, −, −, −	−, −, −, −	−, −, −, −	−, I, −, −
MS2	I, −, I, −	I, −, −, −	D, −, −, −	−, −, −, −	−, I, −, −	−, D, −, D
NS1	D, −, D, D	D, −, D, D	−, −, D, D	−, D, D, −	I, −, I, I	−, I, D, I
NS2	−, −, −, D		−, −, −, −		−, −, I, −	
OS1	D, −, D, D	D, −, X, X	−, −, −, −	−, −, X, X	I, −, −, −	I, −, X, X
OS2	−, D, −, −		−, −, −, −		−, −, −, I	

VG,visually guided;PC,precued;I,increase;D,decrease;−,no significant change in variable measured(p<0.01);X,insufficient data for comparison. Each variable was tested for 4 target directions, depicted by the 4 symbols.

図23 GABA作働薬を注入して淡蒼球内節の活動を抑制したときの腕の運動に対する効果(2)

上図：腕の運動の注入前(A)，注入後(B)の例．サルはレバーを中心の位置から8方向の中から指示された方向に持っていく．この例では，注入後，運動が遅くなっている．下表：それぞれの注入部位での運動の最大速度(Peak Velocity)，反応時間(Reaction Time)，運動時間(Movement Time)への効果．視覚刺激の指示している位置へ動かす場合(VG)と前もって指示された位置へ動かす場合(PC)．総じて，最大速度は減少(D)し，反応時間は変わらない(−)か減少(D)する傾向，運動時間は増加(I)する傾向にある．(Inase et al 1996[23])

以上，主要な大脳基底核の機能を何らかの方法で抑制したときの運動異常の研究について列挙してみた．多様な運動課題で実験がなされているが，現れる運動異常の中でいくつか共通点があるのがわかることと思う．

　第1に，姿勢の異常である．運動課題が指示運動やレバーを放すだけの単純反応課題では，この運動異常は検出し難いが，腕や手首を特定の位置に指示にしたがって合わせるような運動では，屈曲または伸展した位置に，意志に反して動いていってしまうような姿勢の異常が，大脳基底核の抑制によって起こっている．

　第2に，運動開始の合図から運動を始めるまでの反応時間が影響を受けることである．ほとんどの実験では，この反応時間に延長がみられる．しかしながら，他の運動異常が起こりながらも，反応時間には差がない実験も少なくなく，逆に反応時間が短縮したという報告すらある．反応時間に関しては，運動に正確さが要求されているときに，うまくできないときには慎重に行うために遅れるという，課題遂行の仕方を変えたという可能性も考えなければいけない．また，反応時間が短縮したという実験は，可逆的な破壊実験でない場合，破壊前のコントロール実験のときにはサルの課題のトレーニングが不足しており，実験を継続するにしたがい課題をうまく遂行できるようになっていったという可能性もある．

　第3に，運動時間の延長，または運動の速度が減少することである．この場合も，運動に正確さが要求されているときに，うまくできないのを補って慎重に行うためにゆっくり行うという，課題遂行の仕方を変えたという可能性を考えなければいけない．

　第4に，運動時の筋活動のパターン(順序)や運動の軌跡には，ほとんど影響が出ないことである．このことから，少なくとも運動時の筋活動のパターンの生成には大脳基底核は関与しないことは，言えそうである．

まとめ：大脳基底核の機能

　以上のことから，大脳基底核の抑制により起こる運動異常で，確実に言えることは，1番目の姿勢の異常である．このことに関しては，パーキンソン病で顕著に現れる症状とも一致している．しかし，なぜこのような異常が起きるか，たとえば，不随意運動の活動の起源はどこにあるのかなどに関しては依然，謎のままである．本論冒頭のところで述べたように，大脳基底核は，前頭前野のような大脳皮質のもっと高次な機能とのかかわりも強く，従来行われてきたような単純な運動課題で，しかもトレーニングが完成した状態で破壊実験を行っていては，学習や記憶にかかわる機能はみえてこないのも当然で，この結論は，もちろん，大脳基底核の機能のすべてを語ってはいない．しかし，大脳皮質-大脳基底核-視床-大脳皮

質の基本的な神経回路とこの異常との関係を解明することは，大脳皮質への大脳基底核のかかわりを知る上では最も基本となるはずである．このような姿勢の異常が現れているときに，神経活動を大脳基底核や視床で記録した研究がある(Miller and DeLong 1987[8], Hamada and DeLong 1992[13], Inase et al 1996[23])．これらの研究では，運動異常時の，大脳皮質-大脳基底核-視床-大脳皮質の回路の一部の活動をみてはいるが，全体としての神経活動の因果関係を説明するには，あまりにも情報が不足している．技術的に同時に回路上のすべての部位から記録することは困難ではあるが，大脳基底核の機能を明らかにするには，今後，このような作為的に起こした運動異常時に，大脳基底核と，かかわりのある脳部位の両方から神経活動を記録して，その因果関係を神経活動で説明できるような研究が必要であろう．

引用文献

1) Nieuwenhuy R, Voogd J, and van Huijzen C：The Human Central Nervous System：A Synopsis and Atlas, 2nd ed, Berlin, Springer, 1981.
2) Graybiel AM：Neurochemically specified subsystems in the basal ganglia. In：Functions of the basal ganglia, Ciba Foundation symposium 107, Pitman, London, 1984.
3) Kunzle H：Bilateral projections from precentral motor cortex to the putamen and other parts of the basal ganglia. An autoradiographic study in Macaca Fascicularis. Brain Res 88：195-209, 1975.
4) Yeterian EH, and Pandya DN：Prefrontal connections in relation to cortical architectonic organization on rhesus monkeys. J Comp Neurol 312：43-67, 1991.
5) Saint-Cyr JA, Ungerleider LG, and Desimone R：Organization of visual cortical inputs to the striatum and subsequent outputs to the pallido-nigral complex in the monkey. J Comp Neurol 298：129-156, 1990.
6) Alexander GE, DeLong MR, and Strick PL：Parallel organization of functionally segregated circuits linking basal ganglia and cortex. Ann Rev Neurosci 9：357-381, 1986.
7) Bradley K：Diseases of the basal ganglia. In：The basal ganglia, Advances in Behavioral Biology Vol. 27, Plenum Press, New York, 1984.
8) Miller WC, and DeLong MR：Altered tonic activity of neurons in the globus pallidus and subthalamic nucleus in the primate MPTP model of Parkinsonism. In：The basal ganglia II, Advances in Behavioral Biology Vol. 32, Plenum Press, New York, 1987.
9) Narabayashi H：Two groups of extrapyramidal involuntary movements. In：The basal ganglia II, Advances in Behavioral Biology Vol. 32, Plenum Press, New York, 1987.
10) Denny-Brown D, and Yanagisawa N：The role of the basal ganglia in the initiation of movement. In：Yahr MD(ed), The basal ganglia, Raven Press, New York, 1976.
11) Hammond C, Feger J, Bioulac B, and Souteyrand JP：Experimental hemiballism in the monkey produced by unilateral kainic acid lesion in corpus Luysii. Brain Res 171：577-580,

1979.
12) Crossman AR, Sambrook MA, Mitchell IJ, Jackson A, Clarke CE, Robertson RG, and Boyce S : Basal ganglia mechanisms mediating experimental dyskinesia. In : The basal ganglia II, Advances in Behavioral Biology Vol. 32, Plenum Press, New York, 1987.
13) Hamada I, and DeLong MR : Excitotoxic acid lesions of the primate subthalamic nucleus result in reduced pallidal neuronal activity during active holding. J Neurophysiol 68(5) : 1859-1866, 1992.
14) Hore J, Meyer-Lohmann J, and Brooks VB : Basal ganglia cooling disables learned arm movements of monkeys in the absence of visual guidance. Science 195 : 584-586, 1977.
15) Hore J, and Vilis T : Arm movement performance during reversible basal ganglia lesions in the monkey. Exp Brain Res 39 : 217-228, 1980.
16) Amato G, Trouche E, Beaubaton D, and Grangetto A : The role of internal pallidal segment on the initiation of a goal directed movement. Neurosci Lett 9 : 159-163, 1978.
17) Viallet F, Trouche E, Beaubaton D, Nieoullon A, and Legallet E : Motor impairment after unilateral electric lesions of the substantia nigra in baboon : beahavioral data with quantitative and kinematic analysis of a pointing movement. Brain Res 279 : 193-206, 1983.
18) Horak FB, and Anderson ME : Influence of globus pallidus on arm movements in monkeys. I . Effects of kainic acid-induced lesions. J Neurophysiol 52(2) : 290-304, 1984.
19) Viallet F, Trouche E, Beaubaton D, and Legallet E : The role of visual reafferents during a pointing movement : comparative study between open‐loop and closed‐loop performances in monkeys before and after unilateral electrolytic lesion of the substantia nigra. Exp Brain Res 65 : 399-410, 1987.
20) Mink JW, and Thach WT : Basal ganglia motor control. III. Pallidal ablation : normal reaction time, muscle cocontraction, and slow movement. J Neurophysiol 65(2) : 330-351, 1991.
21) Kato M, and Kimura M : Effects of reversible blockade of basal ganglia on a voluntary arm movement. J Neurophysiol 68(5) : 1516-1534, 1992.
22) Alamy M, Trouche E, Nieoullon A, and Legallet E : Globus pallidus and motor initiation : the bilateral effects of unilateral quisqualic acid‐induced lesion on reaction times in monkeys. Exp Brain Res 99 : 247-258, 1994.
23) Inase M, Buford JA, and Anderson ME : Changes in the control of arm position, movement, and thalamic discharge during local inactivation in the globus pallidus of the monkey. J Neurophysiol 75(3) : 1087-1104, 1996.

7 大脳基底核の神経伝達物質と注意

宮下 暢夫

はじめに

　現代人は情報化社会に生きている．我々は常に膨大な量の情報にさらされており，適切な情報を取捨選択していかないと情報の洪水に流されてしまう．このような環境で日々生きていくために，すべての人々が無意識のうちに高度な情報処理を行っている．しかし，これは現代において初めて行われるようになったことだろうか．原始の時代に生きていた我々の祖先のことを考えてみよう．彼らは常に外敵や自然の脅威にさらされながら，毎日を生きるのに精一杯であったに違いない．いつ襲ってくるかもわからない敵を警戒しながら，獲物を探し求めて狩猟をしたり，食べ物を拾い集めていたに違いない．そのとき身を守りあるいは獲物をとらえるために利用していた最大の武器は何か．それはいうまでもなく脳である．人類を含めて動物は感覚器官(いわゆる五感)を通し外界の刺激情報を脳に集め，適切な判断を下して次のとるべき行動を決めている．感覚器官で感知できない刺激は，物理的に存在していてもその個体においては存在しない．したがって脳の情報処理には加味されない．そしてその個体にとって重要な情報(感覚刺激)を適切に取捨選択して脳に取り込むメカニズムが注意である．人間の感覚情報のうち，その多くは視覚からもたらされている．視覚情報を得るためには当然ながら眼で視なければならない．それでは"視る"ということはどういうことであろうか．視覚は網膜に結ばれた映像が視神経，外側膝状体，視放線を通って後頭葉の一次視覚野に送られる．その後さらに頭頂連合野や側頭連合野で視覚情報処理が行われて，最終的に見ていると認識される[1]．したがって，視るための第一歩は物体の像を網膜の中心窩に結ぶことである．そのためには物体を眼軸の真正面でとらえる，すなわち視線をその方向に向けなければならない．これは定位反応(orienting response)と呼ばれ，眼球運動，頸の運

動，体軸（体幹）の運動で構成されている[2,3]．このうちヒトにおいて最も重要なものは眼球運動である．注意を引きつけられた方向を視るのか，視たために注意を引きつけられたのか，そのいずれも起こり得ることである．すなわち，注意と眼球運動は相補的関係にあるといえる．注意機能を知るためには眼球運動について知る必要がある．

眼球運動と注意

「眼は口ほどに物を言う」という格言がある．これは顔の表情を構成する重要な要素が眼であり，その視線が訴えかけるものが多いという意味であろう．それでは物を視るとき，眼はどのように動くのであろうか．視るためには視線を一定時間以上対象に固定しなければならない．これを固視という．固視の最小時間は，網膜から取り込まれた視覚情報が脳内で処理，認識されるのに必要な時間である．すなわち固視をすることが視ることであり，眼球運動はその手段に過ぎない．

我々は2種類の眼球運動を状況に応じて使い分けている（**表1**）．ある速度以下で動いている物体を固視し続けるために用いるのが滑動性眼球運動（smooth pursuit：スムースパシュート）である．たとえば部屋に飛んで入ってきた虫を眼で追い続けるとき，サーキットで走るレーシングカーの行方を追い続けるときなどは，スムースパシュートが機能している．これは言い換えれば，動いている物体に対して注意を集中し続けるための眼球運動といえるであろう．もう一つが急速眼球運動（saccade：サッケード）である．注意を引きつけられた物体を素早く視るためには，なるべく速く視線を移動して次の固視を行わなければならない．すなわち固視と固視のあいだの眼球運動がサッケードである．サッケードの役割はなるべく速く視線を移動させて次の固視を行うことであるから，移動中の視力は低下する．いずれの眼球運動も我々の意志で運動の制御はできない．スムースパシュートは対象物の速度を脳内で計算し，それを追従するように眼球を動かすことによって引き起こされるため，動く物体が必要な受動的な運動である．サッケードは脳内であらかじめどちらの方向にどのくらいの大きさのサッケードを起こすかが決められ，ひとたび動き始めると止めたり方向を変えたりすることはできない．しかしサッケードは我々の意志で能動的に開始するかどうかを決めることができる．我々が物をよく見ようとしたり何かを点検したりするとき，また活字を追っているときなど，眼による探索行動（visual search）は固視とサッケードの組み合わせによって行われている（**図1**）．すなわちサッケードと注意は密接に関係しており，サッケードを制御している脳内機構が少なくとも注意機能の一部を制御している可能性が考えられる[6]．

表1　サッケードとスムースパシュートの性質の違い

眼球運動の性質	サッケード	スムースパシュート
運動時の視力	低下する	保たれる
視覚標的の必要性	なし	あり
最大角速度	700°/sec	100°/sec
速度の随意的制御	不可能	不可能,標的の速度に依存する
運動を誘発する刺激	標的の位置の変化	標的の移動速度
運動発現の潜時	0.2 sec	0.13 sec
バルビタールの影響	ほとんどなし	強く影響される
制御機構の活動	一過性	連続的

(文献4より改変)

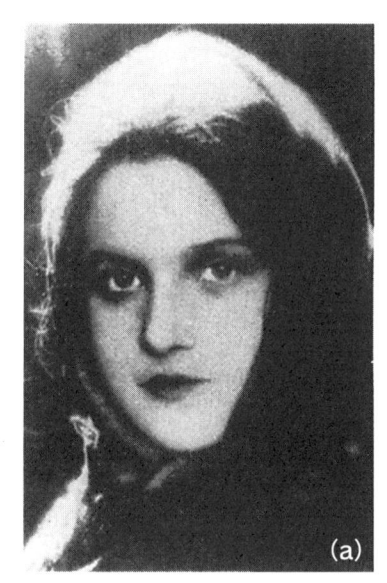

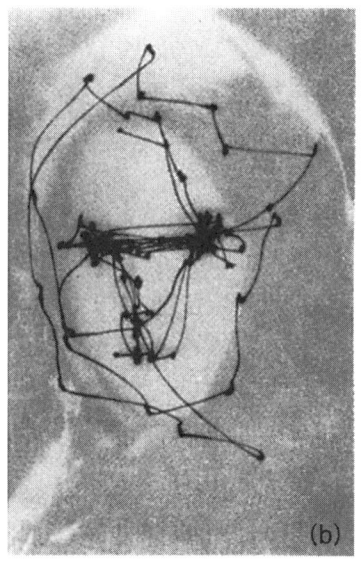

図1　眼は固視とサッケードを絶え間なく繰り返して対象物を探索している．aの写真を見ている被験者の眼球運動を1分間記録した軌跡をbに示す．
(Yarbus 1967[5])

サッケード制御のメカニズムと大脳基底核の役割

サッケード制御にかかわる脳の領域は数多く知られている[7,8]（図2）が，近年，大脳基底核が重要な役割を果たしていることがわかってきた[9]．大脳皮質は興奮性出力によって運動を制御しているが，大脳基底核による制御はそれとはまったく異なっており，その基本はGABA作動性ニューロンの連鎖による抑制-脱抑制のメカニズムである[10]．

大脳のさまざまなサッケード中枢から出力された信号は最終的に上丘に収束し，上丘からの出力がサッケードのいわゆる最終共通経路として脳幹網様体のサッケードジェネレーターに伝わる（図3）．サッケードジェネレーターは完全にマシーンとして機能し，上丘で準備さ

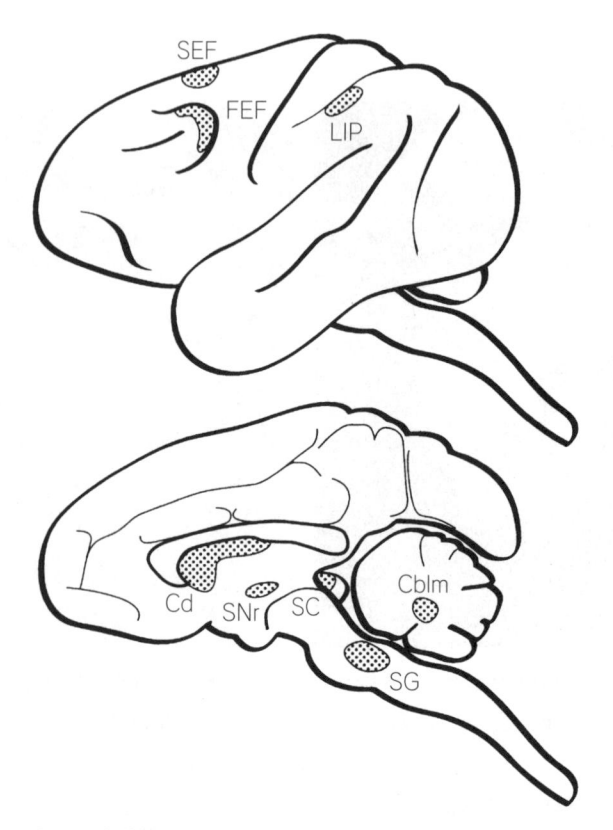

図2 サッケード制御に関係している脳のさまざまな領域
上の図はサルの脳の側面を示し，下の図は内側面を示している．FEF：frontal eye field, SEF：supplementary eye field, LIP：lateral interperitoneal area, Cd：caudate nucleus, SNr：substantia nigra pars reticulata, SC：superior colliculus, Cblm：cerebellum, SG：saccade generators.
（文献7より改変）

れたベクトル通りのサッケードが引き起こされる[8,12]（図4）．そして上丘は定位反応の中枢でもある．上丘はサッケード関連領域のみならず，感覚性入力（視覚，聴覚，体性感覚など），皮質性入力（運動野，運動前野，前頭眼野，連合野など），皮質下性入力（下丘，黒質網様部など），小脳などさまざまな領域から入力を受けており[13]，これらを統合して定位反応を行っている．上丘への入力のうち，黒質網様部からの入力だけが抑制性（GABA）である．黒質網様部のニューロンは50 Hz～100 Hzという速い頻度で常に発火しており，上丘を強く抑制している[10]．サッケードはこの黒質網様部からの抑制が一過性に休止することによって引き起こされる[10]．したがって，黒質網様部（大脳基底核の出力）はそれ自身では運動を引き起こす力は強くない．上丘にはさまざまな興奮性入力が収束しており，それが加算，増幅されるのを普段は抑制しておいて，必要に応じてその抑制を解除（脱抑制）することで適切な入力を選択していると考えられる[7]．さて，それでは適切な入力を選択するメカニズムは何だろうか．黒質網様部は尾状核からさらに抑制性入力を受けている．尾状核から黒質網様部へ

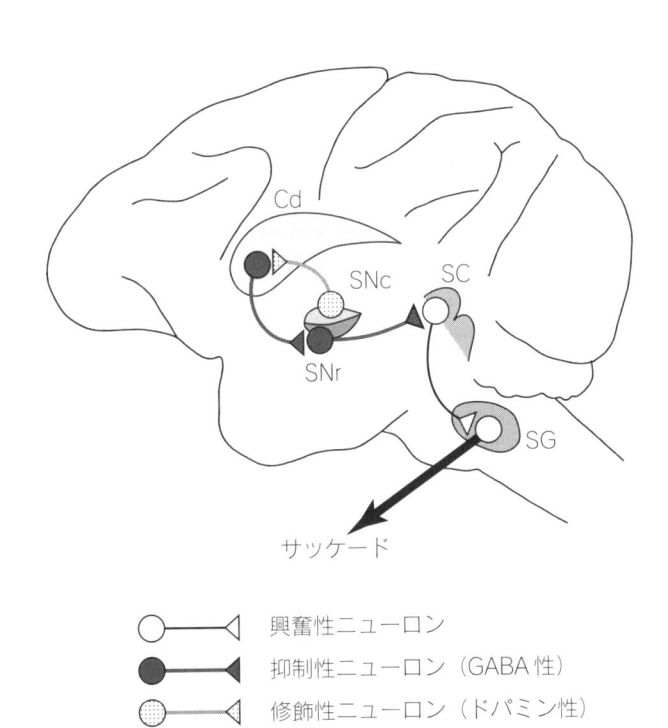

図3　大脳基底核によるサッケード制御の基本的な神経機構
　　　尾状核（Cd）から黒質網様部（SNr），上丘（SC）までは同側性投射．上丘のニューロンは上丘を出た後すぐに交差し，反対側の脳幹網様体にあるサッケードジェネレータ（SG）を駆動する．したがって，一側の大脳基底核は反対側に向かうサッケードを制御している．黒質緻密部（SNc）から線条体への投射も同側性である．
　　　（宮下 1995[11]）

投射する GABA 性出力ニューロンは普段はほとんど活動しておらず，何らかの期待をもってサッケードを行ったときや，記憶に基づいたサッケード（記憶誘導性サッケード）など特殊な状況下で一過性に発火する[14~16]．すなわち，このような状況下で尾状核は黒質網様部を一過性に抑制し，その結果上丘の脱抑制を引き起こしていると考えられる[14~16]．したがって，上丘の興奮は少なくとも一つは，尾状核-黒質-上丘系の神経回路網によって選択されていると考えられる．

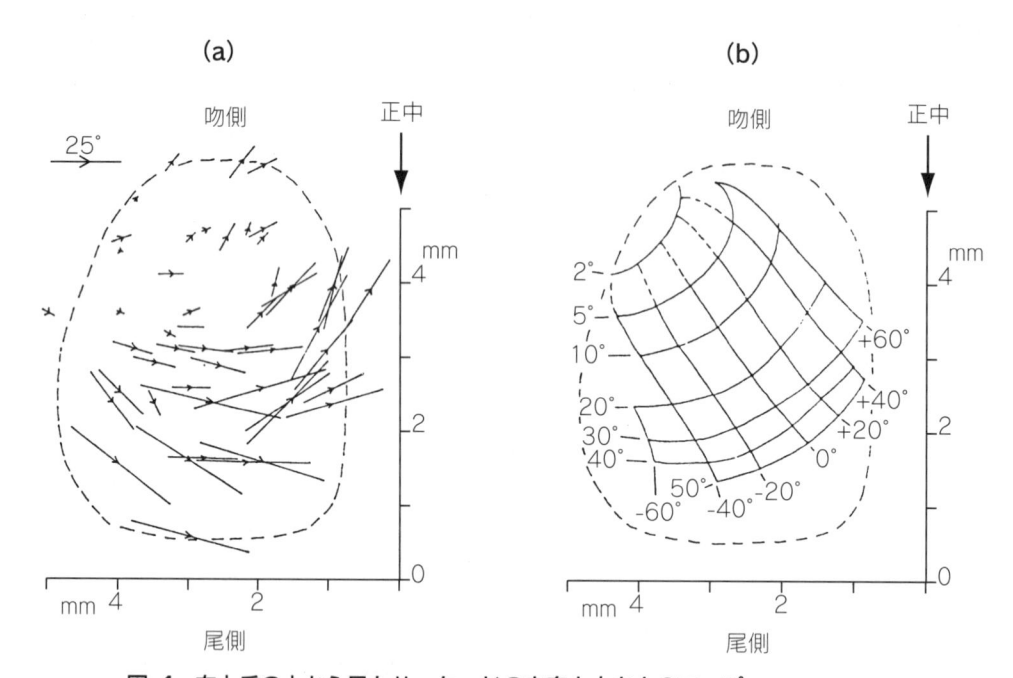

図4 左上丘の上から見たサッケードの方向と大きさのマップ
　　a：電気刺激によって誘発されたサッケードのベクトルをプロットした．b：同じ大きさ（2°~50°）と同じ方向（-60°~+60°）を示すサッケードの分布を線で結んで示した．
　　（文献12より改変）

大脳基底核におけるドパミンの役割

このように大脳基底核による運動制御の基本はGABA作動性ニューロンによる抑制-脱抑制のメカニズムであるが，大脳基底核にはGABA以外にもさまざまな神経伝達物質が存在し，大脳基底核の機能を修飾している[17]．なかでもドパミンの果たしている役割は重要である．ドパミンニューロンは大脳基底核による運動制御の神経回路網に直列的には組み込まれていないが[18]，ドパミンは線条体ニューロンに対して強力なモジュレータ作用をもち，その出力に影響を及ぼしていると考えられている．代表的な神経変性疾患であるパーキンソン病は，黒質緻密層のドパミンニューロンの減少によって線条体のドパミンが欠乏し，筋固縮や振戦，無動などの運動障害が引き起こされる．またパーキンソン病患者では眼球運動の障害[19〜23]や注意や認知機能の障害[24〜28]なども数多く報告されており，ドパミンは運動機能のみならず高次機能にも重要な働きをしていることが示唆されている．ドパミンの欠乏が運動障害や高次機能障害を引き起こすメカニズムはまだよくわかっていない．そこで我々は，大脳基底核においてドパミンが運動や行動の制御にどのような役割を果たしているのかを調べるために，1-methyl-4-phenyl-1, 2, 3, 6-tetrahydropyridine(MPTP)[注1]をサルの尾状核に注入してドパミン不全を引き起こし，その眼球運動の変化を調べた．その実験結果をもとに，ドパミンと眼球運動および注意機能について述べてみたい．

MPTPによる片側ドパミン不全モデル動物

MPTPはヒトおよびサルのドパミンニューロンに強い毒性をもつ(注1参照)．MPTPをサルなどの実験動物に投与するとパーキンソン病のモデル動物をつくることができる[33,34]．しかし全身投与を行った場合，筋固縮などのパーキンソニズムが両側性に出現し，行動実験の遂行に支障を来す可能性がある．そこで我々はサルの片側尾状核の眼球運動に関係する領域に直接MPTPを注入し，その周辺に最も強いドパミン不全状態をつくることができた[35]．そして尾状核の神経終末から取り込まれたMPTPは逆行性に黒質網様部のドパミンニュー

注1) MPTPは合成ヘロインの副産物として偶然発見された，ドパミンニューロンに選択的毒性をもつ薬物である．その発見は1982年の夏，カリフォルニアの麻薬常習者4人に相次いでパーキンソニズムが発症したことに端を発する[29〜31]．彼らは新しい合成ヘロインを入手し静注したところ，数日から数週間後に典型的なパーキンソン病を発症した．このパーキンソニズムはL-dopaやドパミンアゴニストによく反応したが，投与を中止すると症状が元に戻った．すべての患者が同じ合成ヘロインを使用しており，その精製が不十分だったためにMPTPが混入しており，その後の動物実験からMPTPが原因物質と同定された．実は1979年に同じようにパーキンソニズムを発症した若い麻薬中毒患者が報告されていたが[32]，このときはMPTPが原因物質とは同定されなかった．しかし，この症例は唯一剖検されており，選択的な黒質細胞の脱落が認められた．その後の動物実験で，ヒト以外にサルでもドパミンニューロンの非可逆的神経脱落を認めることがわかったが，それ以外の動物では黒質の細胞脱落は一過性である[31]．

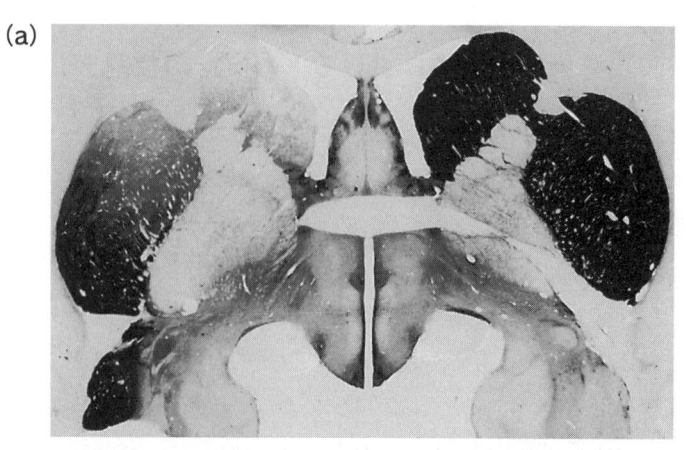

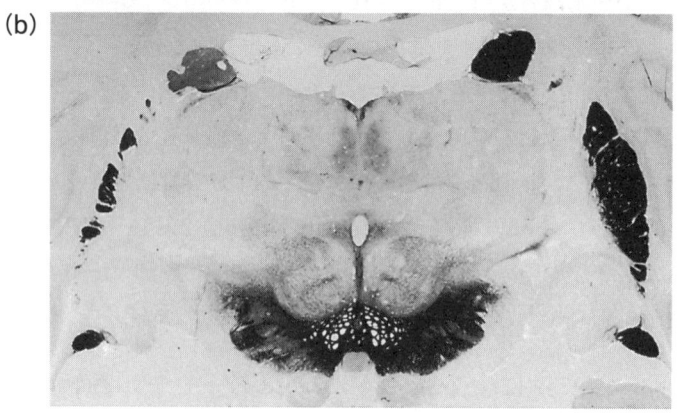

図5 MPTPを片側尾状核に注入したサル脳のチロシン水酸化酵素(TH)免疫染色

a：尾状核頭部および被殻前部の冠状断．MPTPをこの1mm前方，向かって左側の尾状核頭部に注入した．注入部位に近い領域ではTH活性が著明に低下しているが，反対側の線条体は正常に保たれている．b：黒質を含む冠状断．注入側の尾状核体部と黒質のTH活性が低下している．

(Miyashita et al 1995[36])

ロンを破壊する(図5).この方法によって作製された片側ドパミン不全のサルには四肢の筋固縮や振戦,無動は認められず,行動は一見正常であった.この方法のもう一つの利点は,MPTP注入の反対側を正常コントロールとして行動の比較ができるという点である.我々はこのモデル動物の眼球運動をサーチコイル法[37,38](注2)を用いて記録した.

自発眼球運動の障害

先に述べてきたように,眼球運動と注意は密接に関係している.したがって眼球運動(この場合はサッケード)の頻度が注意機能の活発さの指標になり得る.そこで,サルの自発眼球運動による視覚探索の軌跡をMPTP投与前後で記録してみた(図6).サルは薄暗い部屋の中で目の前に置かれた白いスクリーンを眺めている.MPTP投与前は視覚探索は両視野の広い範囲に及び,サッケードの数も多く活発に見ていることがわかる(図6a).ところがMPTP投与後は狭い範囲しか見なくなり,サッケードの数も著しく少なくなった.特にドパミン不全側の反対側へ向かう大きなサッケードの減少が目立っている(図6b, c).またサッケードの最大角速度(注3)もドパミン不全の反対側へ向かうサッケードでより減少していた[35].眼位の中心はドパミン不全側へ偏位した.サッケードに関係する大脳基底核のニューロンのうち,自発眼球運動で活動を変化させるものは尾状核でわずかにみられるが,その発火活動は課題関連眼球運動のときと比べて弱い[9].しかし,尾状核の眼球運動関連領域のドパミン量が減少することで自発眼球運動が強く障害されたことから,尾状核は自発眼球運動の制御にもかかわっており,それにはドパミンの果たしている役割が大きいことがうかがわれる.また自発眼球運動はあらゆる方向で減少した(最も減少したのは反対側へ向かうサッケード).一側の尾状核-黒質-上丘系は反対側へ向かうサッケードを制御していると考えられるが,こ

注2) 眼の位置を検出する方法は,赤外線などを角膜に当てその反射光で検出する光学的方法,眼の動きをビデオで撮影して画像解析をする方法,眼の上下左右に装着した電極の電位差を用いる電気的方法(電気眼振図),頭部を交流磁場の中に置き,眼に取り付けた検出コイル(サーチコイル)に発生する電圧から求める電磁誘導式(サーチコイル法)などがある.このうち空間分解能,時間分解能ともに最も優れている方法がサーチコイル法で,主に動物実験で用いられている.原理は以下の通りである.上下左右に対になった大型のコイルを配置し,交流電流を流すと垂直および水平方向に磁場が発生する.この磁場の中心に検出用のサーチコイルを置く.サーチコイルが垂直および水平の磁束に平行に置かれているときはサーチコイルには誘導電流は発生しない.しかしサーチコイルが動いて磁束を横切ると,その横切った磁束の密度によった誘導電流が発生する.このときの電圧はサーチコイルの角度に比例するので,この電圧を垂直方向,水平方向別々に検出することによってサーチコイルの位置を測定することができる.このサーチコイルを眼に装着すれば眼位が測定できる.サーチコイルは動物の場合は眼球結膜下に埋め込むことが多いが,ヒトではサーチコイルを取り付けたコンタクトレンズを使用することもある.

注3) 眼球運動は回転運動である.その運動は眼球の中心を通るX軸とY軸にそって眼球がどれだけ回転したかをベクトル合成することによって表すことができる.したがってサッケードを表すパラメータは回転角と回転角速度である.

第2部　大脳基底核の機能

眼球運動の軌跡　　　　　サッケード

(a) MPTP投与前

上　反対側　同側　下

1d05n01.10

(b) MPTP投与6日目

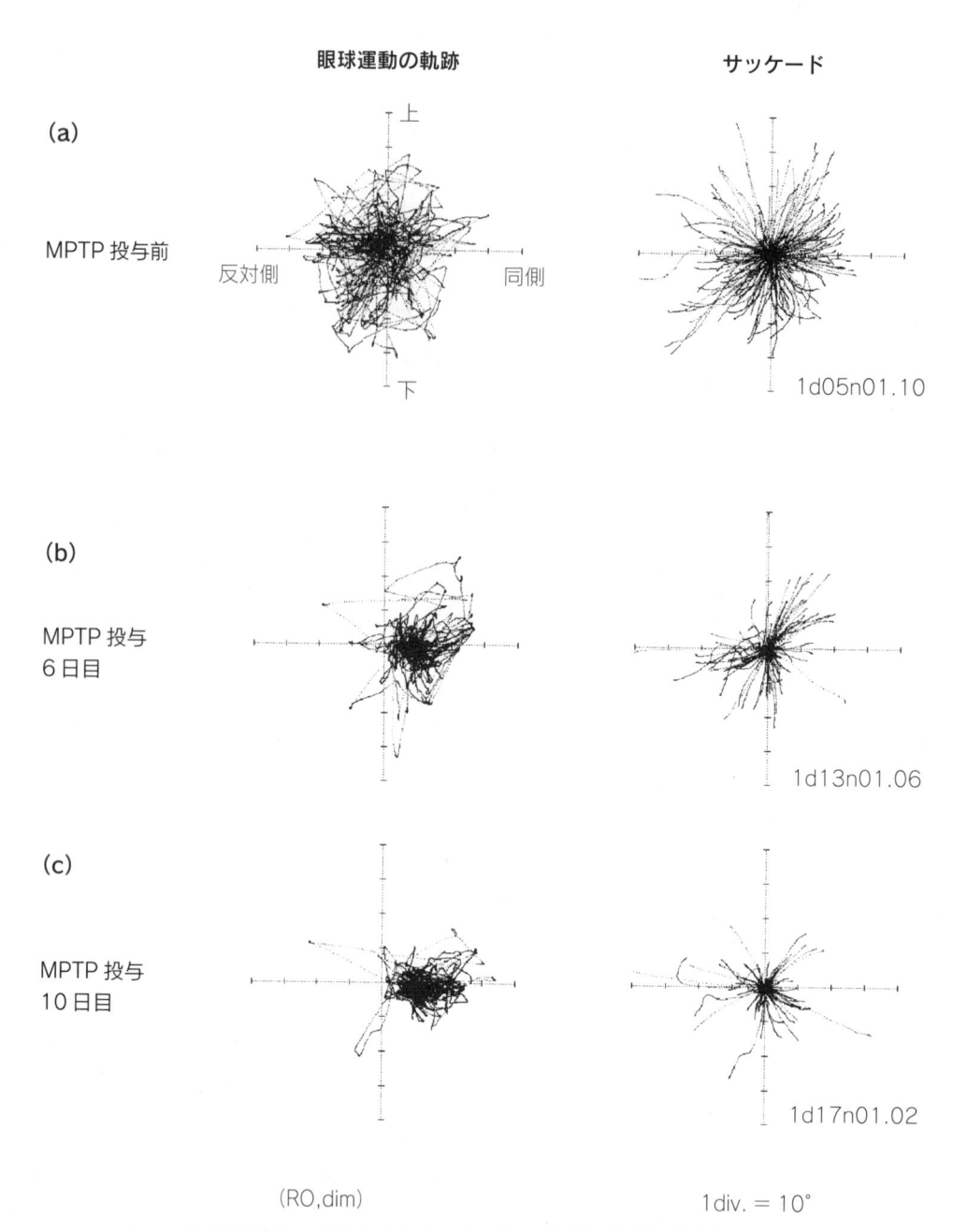

1d13n01.06

(c) MPTP投与10日目

1d17n01.02

(RO, dim)　　　　　1div. = 10°

図6　片側尾状核へMPTPを注入した後の自発眼球運動の変化
右の尾状核にMPTPを注入したサルの自発眼球運動を薄明室下で3分間連続記録した．左に眼球運動の軌跡を，右に各サッケードの開始位置を原点にそろえて示した．向かって右がサルの右視野でMPTP注入と同側である．a：MPTP注入前，b：注入開始後6日目，c：注入開始後10日目．
（文献11より改変）

の一側性のドパミン不全のみでは他の方向へのサッケードの減少は説明できない．解剖学的に反対側への線維結合もわずかながら認められるため[39,40]，それが障害された可能性も考慮する必要があるが，注意機能全般に影響を与えた結果，自発眼球運動が減少したのかもしれない．

半側空間無視

しかし白いスクリーンを眺めているだけでは注意を喚起する視覚刺激は乏しい．そこで次にサルの眼前に鏡を置いてみた[36]．正常なサルでは鏡に映った像を興味深そうに眺める（図7a）．鏡には自分の顔やからだの一部，モンキーチェアのフレームが左右対称に映っている．サルは頻繁にサッケードと固視を繰り返し視覚探索を行っている．特に顔の中心部をよく見ているが，周辺部も鏡に映っているところはまんべんなく観察しているのがわかる．それぞれの固視の時間は短く，約90％は1秒以下であった（図8a）．しかしMPTP注入後はドパミン不全を起こした反対側の視野にはほとんど眼を向けていない（図7b）．そして，

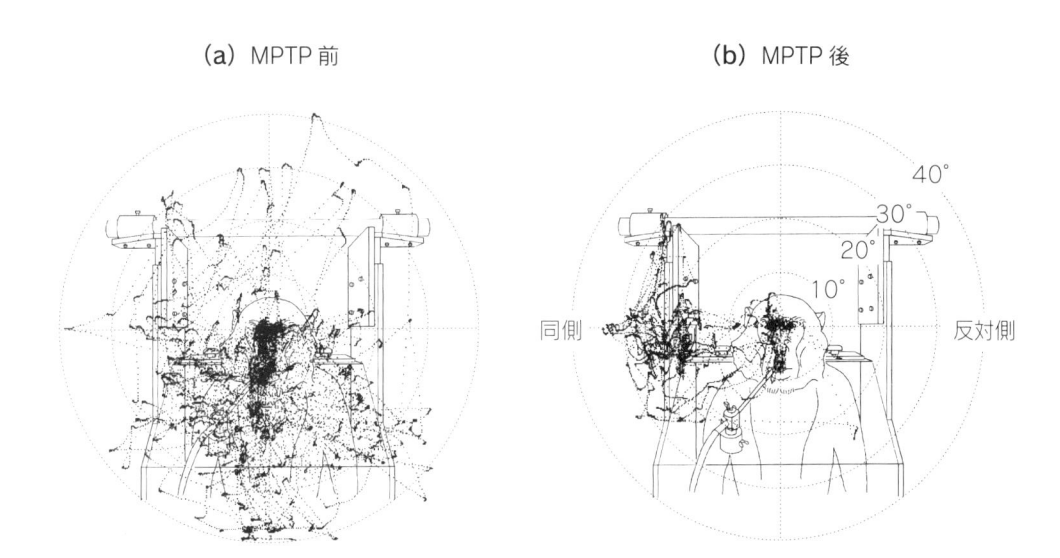

図7　左尾状核へMPTPを注入したサルにみられた半側空間無視
サルの眼前23 cmの位置に鏡を置き，そこに写った自らの姿を視覚探索しているときの自発眼球運動を3分間記録した．a：MPTP注入前，b：MPTP注入開始後31日目．向かって右側がサルの右視野．
(Miyashita et al 1995[36])

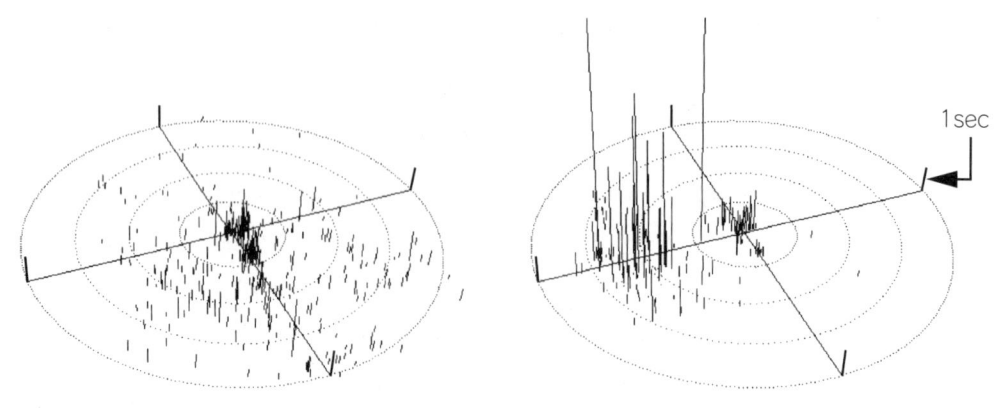

図8 図7で示した視覚探索で，各固視の長さを縦軸にとり固視点にプロットした．a：MPTP注入前，b：MPTP注入開始後31日目．
(Miyashita et al 1995[36])

MPTPを注入した側，すなわち健常側の脳によって眼球運動が支配されている側の周辺部（中心から20°〜30°）視野にあるチェアのエッジなどを見つめることが多くなった．一点を10秒以上見続けることも多く，固視が1秒以下の割合は60%程度まで減少した．一つ一つの固視の時間が非常に長くなり（図8b），結果として一定時間内に起こるサッケードの頻度が減少した．通常，サルのサッケードの頻度はヒトよりも多いので，この異常は目立った．そして実験を行った3頭のサルすべてに同様の傾向がみられた．

この現象はヒトの半側空間無視に非常に似ている．空間無視（ないしは空間失認）は視機能は保たれているのに認識できないという高次機能の障害である．半側空間無視を論じる際には，視機能や眼球運動自体に問題がないことが前提である．言葉による意志の疎通が図れないサルでこれを確かめるために，眼球運動課題を用いた．

眼球運動課題

眼球運動制御の脳内機構を解析するために，あらかじめ基本的な眼球運動課題を行えるようにトレーニングしたサルを実験に用いた．それは視覚誘導性サッケード課題と呼ばれるものである（図9）．サルの眼前には白いスクリーンがあり，サルがレバーを押すとその中心に

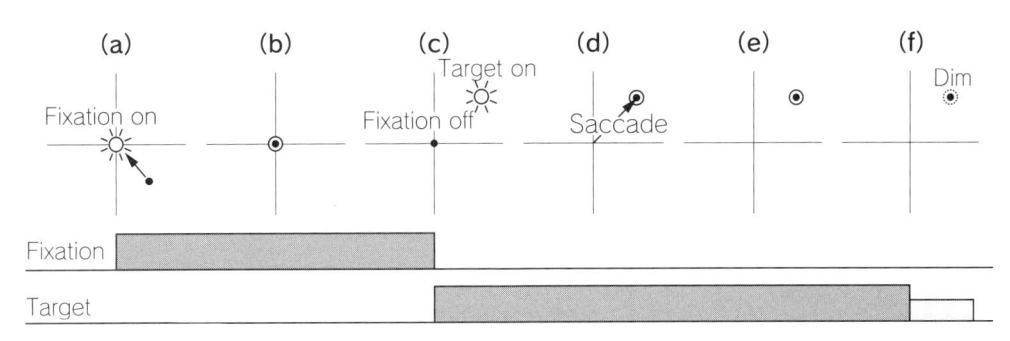

図9 視覚誘導性サッケード課題
上の図は光点を○で，視線の動きを●で示した．下に固視点とターゲットの時間関係を示した．説明は本文を参照．

小さな光の点(固視点：Fixation)が点灯する．サルはこれを注視する(図9a, b)．この固視点が消えると同時に周辺視野に光点を点灯すると(図9c)，光点が固視点から移動したようにみえる．サルがそのターゲットを眼で追う(図9d)ことで視覚誘導性サッケードが誘発される．その後もサルはターゲットを固視し(図9e)，光点が薄暗くなるのを待って(図9f)レバーを離すと報酬がもらえる．この課題を基本としてさまざまなバリエーションの条件を設定することによって，記憶や注意に関連した機能を調べることができる．

図10はMPTP投与前後での視覚誘導性サッケード課題を遂行中の眼球運動を示している．両側視野にランダムに呈示されたターゲットに対して，サッケードはその大きさ，速度，潜時(光がジャンプしてからサッケードが誘発されるまでの時間)にほとんど差がない．すなわち，MPTP注入側の反対側視野においてもサルの視機能や基本的な眼球運動には異常がないことが確認され，半側空間無視が存在することが示された．

半側空間無視を引き起こすメカニズムとして，大きく分けて運動障害型と感覚障害型の二つが考えられる．運動障害型は障害された脳の反対側へ向かう運動の開始の遅れが原因と考えられている[42]．感覚障害型は障害側半球の注意機能や刺激への反応性が低下したため，片側の刺激を正常に認知することができないとするものである．片側の大脳基底核の障害でも半側空間無視が出現することは知られているが，そのメカニズムを運動障害型とするもの[43~45]と注意障害とするもの[43,46~48]双方の報告がある．我々の片側ドパミン不全サルは四肢の運動は正常でサッケードの開始の遅れもみられないことから，この半側空間無視は運動障害型ではなく片側視空間の注意障害によって起こっている可能性が考えられた．

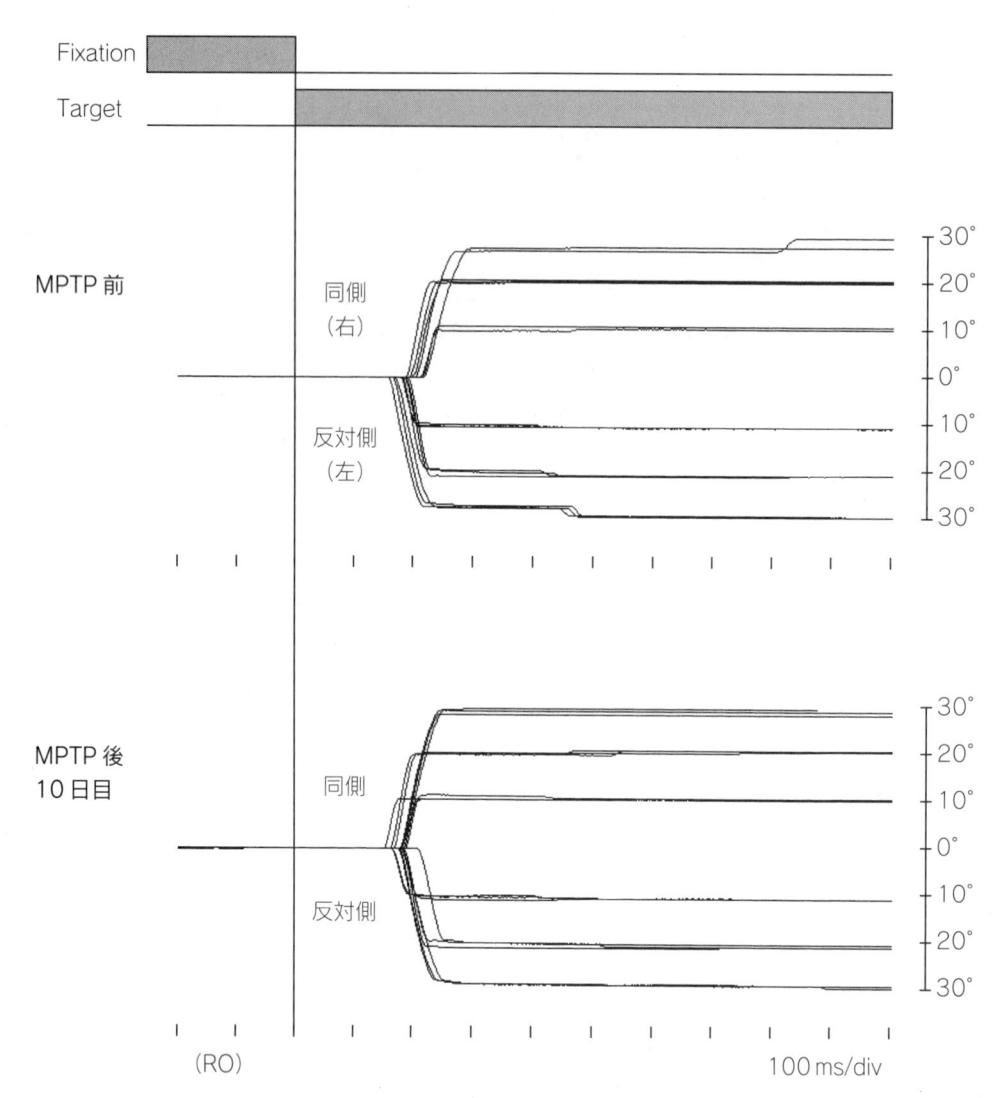

図 10 右の尾状核に MPTP を注入した前後の視覚誘導性サッケード
上が MPTP 注入前,下が注入開始後 10 日目の眼球運動.左右 10°, 20°, 30°のターゲットに対するサッケードをそれぞれ 2〜3 回重ね書きした.上向きが右(MPTP 注入側),下向きが左(注入の反対側)に向かうサッケード.
(Kori et al 1995[41])

行動課題による注意障害の検出

注意障害を詳しく調べるために，二つの行動課題を導入した．一つは我々が選択サッケード課題と名付けたものである(図11b)．サルが眼前の固視点を見つめていると，視野の一点に予告信号(Cue)が短い時間点灯する．サルは眼を動かさず周辺視野でこの信号の位置を覚える．固視点が消えると同時に予告信号と同じ位置に本物のターゲット(Target)が点灯し，ターゲットと点対称の位置(反対側の視野)におとりのターゲット(Distractor)が点灯する．サルは予告信号で示された本物のターゲットに向かってサッケードを行うと報酬がもらえる．固視点が消えたときには両側視野に一つずつ光刺激があるので，この時点でサルに与

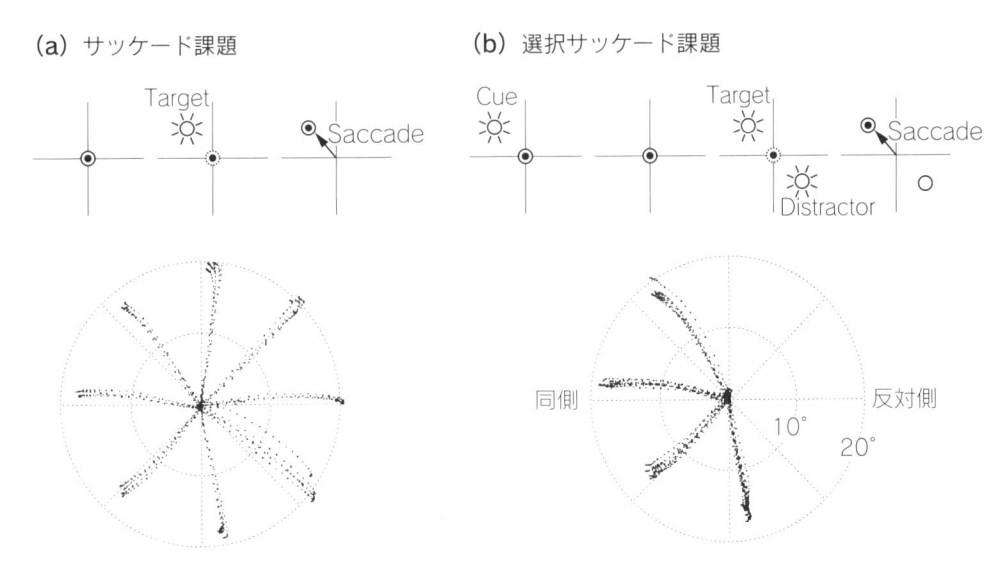

図11 選択サッケード課題でみられた反対側ターゲットの無視
a：通常のサッケード課題，b：選択サッケード課題．課題の説明は本文を参照．固視点が消えた直後に行ったサッケードの軌跡を各ターゲットについて数回ずつ重ね書きした．ターゲットは中心から20°の位置で8方向に呈示した．通常のサッケード課題(a)ではサッケードは正常だったが，選択サッケード課題(b)ではMPTP注入の反対側視野に呈示された刺激は本物(Target)，おとり(Distractor)に関係なく無視をした．MPTP注入開始後8日目．
(Miyashita et al 1995[36])

える視覚情報に左右差はない．サルが予告信号の位置を覚えていれば，Distractorに惑わされることなく正確にサッケードを行うことができるはずである．

半側空間無視が出現したサルにこの課題を行わせたところ，空間無視が起こっている視野に提示された光刺激(Target, Distractorともに)は無視し，常に正常側視野の光刺激に向かってサッケードを起こした(図11b)．もしサルが予告信号の位置を覚えていなかったために間違えたのだとすれば，正常側と障害側へ向かうサッケードはほぼ同じ確率で起こるはずである．このサルの行動はあたかも空間無視が起こっている視野に提示された光刺激は見えなかったようである．同じ日に行ったこのサルの視覚誘導性サッケードは正確にできているので(図11a)，視力および視野の障害や眼球運動の制限はなかった．このサルの注意は，正常側視野にあたかも"磁石のように引き寄せられてしまった"(magnetic attraction)[49]かのようであり，その反対側の光刺激には気づかなかったのかもしれない．両側同時に同じ刺激を与えたときに一方の刺激に気づかない現象は，臨床神経学では消去(extinction)と呼ばれる．消去は頭頂連合野の障害で出現することが知られているが[50]，消去と注意障害が密接に関係していることも示されている[51]．

選択サッケード課題も運動(サッケード)を伴う課題である以上，運動障害の要素を完全には否定できない．そこで二つめの課題として周辺視野注意課題[52]を用いた(図12)．この課題は眼を動かさず周辺視野で光の明るさに対する反応性を調べることで注意機能を調べよう

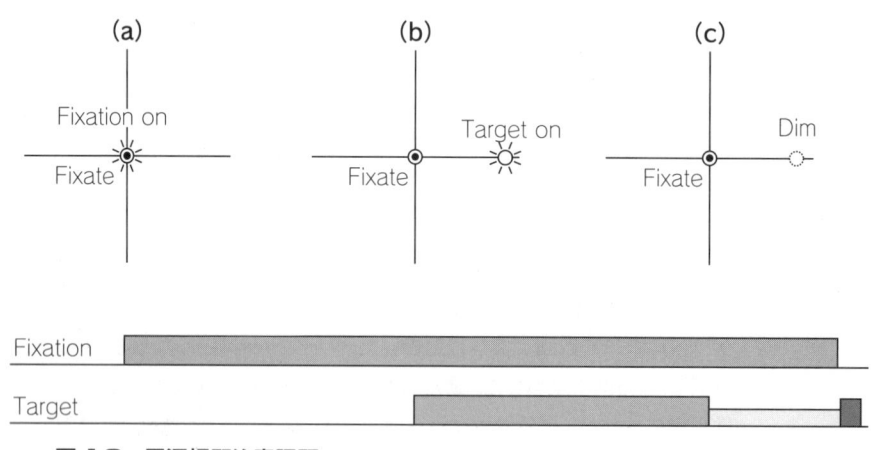

図12 周辺視野注意課題
眼を固視点に固定したまま，周辺視野で光の変化をとらえてなるべく速く反応しなければならない．課題の説明は本文を参照．

とするものである．サルがレバーを押すと眼前に固視点が現れる（図12 a）．サルがこれを見つめていると，左右の視野のどちらか一方にターゲットの光の点が現れる（図12 b）．一定時間の後このターゲットの明るさが暗くなる（図12 c）．サルは固視点を見続けながら周辺視野でこの明るさの変化を検知し，なるべく早くレバーから手を離すと報酬がもらえる．この課題を与えられたサルは，空間無視が存在する視野に提示されたターゲットに対する反応時間が延長したり，光の明るさの変化を見逃して報酬がもらえなかった．正常側に対する反応は正常で，空間無視が存在する側での注意機能の低下が示唆された．

ドパミンによる注意機能制御のメカニズム

片側尾状核のドパミン不全を起こしたサルの自発眼球運動は減少し，注意障害に基づく半側空間無視が出現した．一方，単純なサッケード課題ではほとんど異常を示さなかった．しかし記憶に基づいてサッケードを行わせる条件下（記憶誘導性サッケード課題）では，障害側視野に向かうサッケードが障害されることが示されている[35,41]．このことは，大脳基底核による眼球運動の制御は単なる運動の制御ではないことを示している．尾状核は前頭前野，前頭眼野，後頭頂野など注意と密接に関係する皮質から入力を受けている[53]．尾状核はこれらの情報を統合して，注意や記憶に関連して眼球運動を制御しているものと思われる．大脳基底核の出力系は直接経路と間接経路があると考えられている[11,18]（図13）．ドパミンは，直接経路に出力する線条体ニューロンに対してはD1レセプターを介して促進的に，間接経路に出力するニューロンにはD2レセプターを介して抑制的に作用するといわれている[54,55]．サッケードの制御には直接経路のニューロンがより関係している[7]．尾状核に収束した皮質性入力が統合された結果，直接経路に投射する尾状核の出力ニューロンが発火し，黒質網様部ニューロンの抑制によって上丘ニューロンの脱抑制が起こり眼球運動が引き起こされる．ドパミンはおそらく，尾状核での皮質性入力の統合と出力ニューロンの賦活の両方に作用し，注意や眼球運動の制御にかかわっているのであろう．

大脳基底核の出力は，黒質網様部を介して上丘へ直接作用する経路と，視床を経由して再び大脳皮質に戻る回路がある．上丘には周辺視野の注意に関連するニューロンが存在し[5]，注意の初期段階に関与していると考えられている．また黒質網様部は視床のVA核やMD核に出力し，これらは前頭前野や前頭眼野などに投射している[56]．大脳皮質から尾状核に収束した注意の情報はここでドパミンによって修飾され，上丘や皮質の注意機能を強化しているのかもしれない．

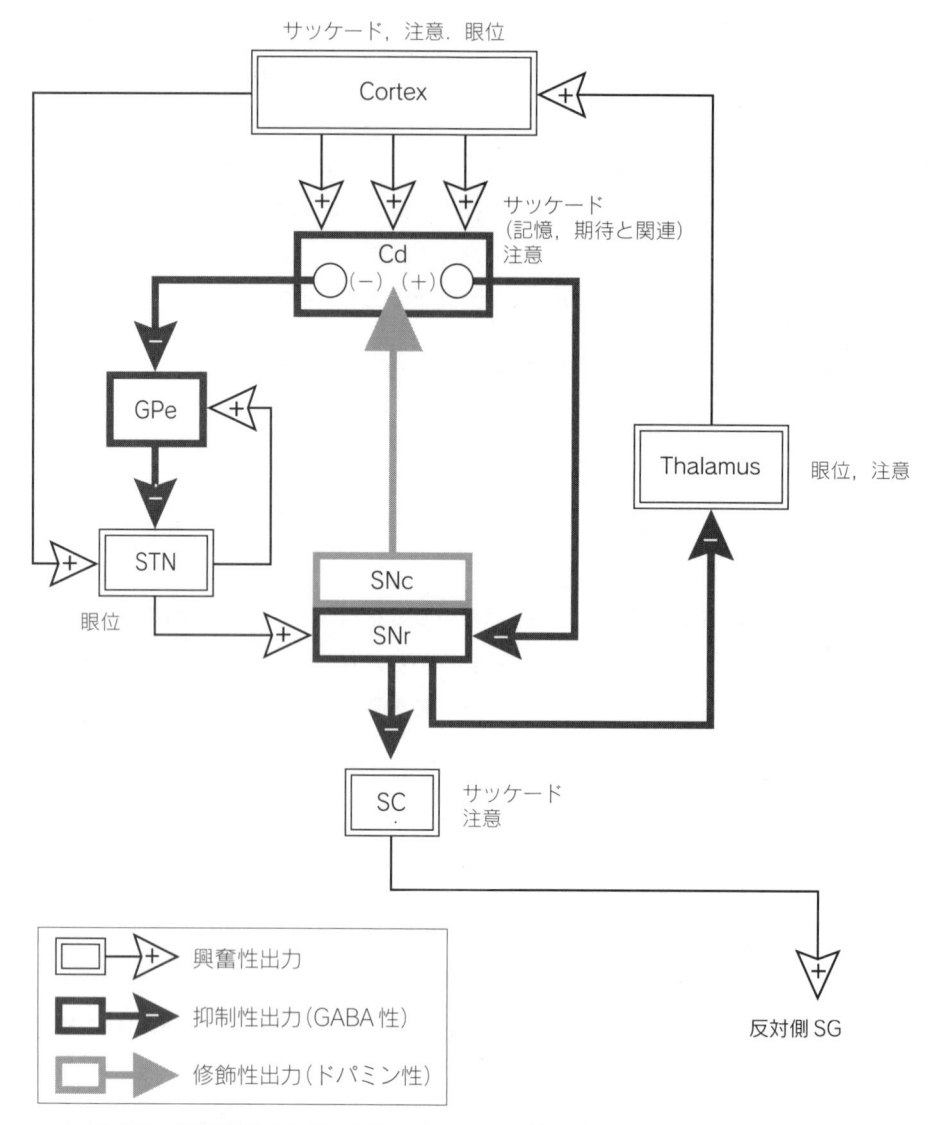

図13 眼球運動と注意の制御における大脳基底核ドパミン系の役割
大脳基底核の出力系は直接経路(Cd-SNr)と間接経路(Cd-GPe-STN-SNr)の二つが存在する．Cd：caudate nucleus, GPe：external segment of globus pallidus, SC：superior colliculus, SG：saccade generators, SNc：substantia nigra pars compacta, SNr：substantia nigra pars reticulata, STN：subthalamic nucleus.
(文献11より改変)

大脳基底核疾患と注意の障害

　パーキンソン病は最も代表的な大脳基底核疾患である．黒質緻密部のドパミンニューロンの変性によって線条体のドパミン含量が低下し，筋固縮，振戦，無動といった運動機能障害が起こる．最近は注意や認知などの高次機能の障害にも関心が集まっている[24~28]．パーキンソン病は進行すると青斑核由来のノルエピネフリンやその代謝産物であるエピネフリンも減少する[57,58]．パーキンソン病患者の高次機能障害はlevodopa治療によって改善がみられたとする報告がある[59,60]一方，明らかな改善がみられなかったとする報告も多い[61~63]．そして剖検脳や髄液中の生化学分析の結果から，パーキンソン病の認知機能や注意の障害にはノルエピネフリン系の関与が示唆されている[64~66]．ノルエピネフリンの前駆物質であるL-threo-3, 4-dihydroxyphenylserine（DOPS）は日本で開発されたパーキンソン病治療薬であるが，DOPSの投与によってパーキンソン病患者の反応時間の改善[67]や，認知機能の指標として用いられる事象関連電位のP300の潜時が短縮した[68]ことから，ノルエピネフリン系の賦活によって注意・覚醒レベルが上昇し，認知機能が改善したと推定されている[68]．これらの事実は注意や認知機能におけるノルエピネフリン系の重要性を示唆するが，ドパミンの注意機能への関与を否定するものではない．我々のサルの実験は尾状核局所のドパミン不全の結果出現した半側空間無視であり，ノルエピネフリンが脳全体の覚醒レベルを調節することによって注意機能に関与しているのとは異なっている．

　ハンチントン病も大脳基底核が障害される遺伝性の疾患である．舞踏様運動とよばれる絶え間なく踊っているような不随意運動が主体で，通常，筋緊張は低下する．ハンチントン病では黒質と淡蒼球でGABAが著明に減少している[69,70]．一方，黒質-線条体系のドパミンは正常であり，脳内のドパミンを抑制する作用をもつ薬剤が舞踏様運動に有効なことが知られており，ハンチントン病とパーキンソン病は鏡像関係にあるといわれている[71]．ハンチントン病はまた，痴呆や認知障害が出現することが知られている[72~75]．Lawrenceら[76,77]は，ハンチントン病患者にみられた視空間記憶や視空間認知の障害から，これらの機能における大脳基底核の重要性を指摘している．

　鏡像関係のような二つの疾患に，ともに認知障害，特に視空間認知障害がみられることは興味深く，大脳基底核がこれらに密接にかかわっていることを示している．パーキンソン病は，黒質のドパミンニューロンの減少によって線条体ニューロンに対する調節機能が低下する．ハンチントン病は，線条体ニューロンの障害によってその投射先である淡蒼球や黒質のGABAが減少し有効な抑制が図れない．いずれの場合も大脳基底核の機能が破綻し，その

結果，運動障害とともに注意や視空間認知の障害がもたらされるのであろう．

まとめ

　大脳基底核には大脳皮質の広範な領域からさまざまな情報が集まっている．大脳基底核は上丘を介して眼球運動を制御し，視床を介して再び大脳皮質に投射し運動や行動を制御している．大脳基底核による神経制御の基本は抑制と脱抑制である．その出力先の神経活動を普段は強力に抑制しておいて，目的に応じて脱抑制によって特定の運動のみを選択している．このそれぞれの状況に応じて必要な運動を選択し，動物の行動を決定づけるという役割こそが，大脳基底核の機能の本質だと考えられる．大脳基底核には単純な運動に反応するニューロンよりも，注意，作業記憶，期待，動機づけ，報酬などの運動以外の要素が関係した状況で発火するニューロンが多くみられる．これらはすべて動物の行動を決定づけるのに重要な要素であり，大脳基底核はその情報を統合して行動の選択を行っている．大脳基底核にはさまざまな神経伝達物質が豊富に存在するが，GABAとドパミンはその主たるものである．ドパミンの減少によって注意や作業記憶の障害などの高次機能障害が出現することが，動物実験およびパーキンソン病患者で示されている．GABAが減少するハンチントン病でも視空間認知障害が現れる．これらの神経伝達物質が直接的にまたは間接的に大脳基底核の出力に影響を及ぼし，運動機能と同時に高次脳機能を支えているのであろう．

　本章の冒頭で，"注意は適切な情報を取捨選択して脳に取り込むメカニズムである"と述べた．大脳基底核も適切な情報を取捨選択して行動を決定するための神経機構であり，その働きは似ている．注意は情報の入り口で選別するのに対して，大脳基底核は情報を脳内で処理する際に選別している．しかし，大脳基底核が注意に関係していることが示されことで，より積極的に外界からの情報の取捨選択にもかかわっている可能性が考えられる．それは定位反応の中枢である上丘を通して眼球運動を制御することで行われているのであろう．そしてその制御には，ドパミンによる神経修飾機構も重要である．

引用文献

1) Ungerleider LG, and Mishkin M：Two cortical visual systems. In：Ingle DJ, Goodale MA, and Manfield RJM(eds), Analysis of Visual Behavior, MIT Press, Cambridge MA, 1982, pp. 549-585.
2) Sparks DL：Translation of sensory signals into commands for control of saccadic eye movements：role of primate superior colliculus. Physiol Rev 66：118-171, 1986.

3) Wurtz RH, and Albano JE : Visual-motor function of the primate superior colliculus. Annu Rev Neurosci 3 : 189-226, 1980.
4) Gouras P : Oculomotor system. In : Kandel ER, and Schwartz JH (eds), Principles of neural science, 2nd ed, Elsevier Science Publishing, New York, 1985, pp. 571-583.
5) Yarbus AL : Eye Movements and Vision. Plenum Press, New York, 1967.
6) Goldberg ME, and Wurtz RH : Activity of superior colliculus in behaving monkey. II. Effect of attention on neuronal responses. J Neurophysiol 35 : 560-574, 1972.
7) Hikosaka O, Takikawa Y, and Kawagoe R : Role of the basal ganglia in the control of purposive saccadic eye movements. Physiol Rev 80 : 953-978, 2000.
8) Wurtz RH, and Goldberg ME (eds) : Reviews of Oculomotor Research. vol 3. The neurobiology of saccadic eye movements. Elsevier, Amsterdam, 1989.
9) Hikosaka O, and Wurtz RH : The basal ganglia. In : Wurtz RH, and Goldberg ME (eds), The Neurobiology of Saccadic Eye Movements, Elsevier, Amsterdam, 1989, pp. 257-281.
10) Hikosaka O, and Wurtz RH : Visual and oculomotor functions of monkey substantia nigra pars reticulata. IV. Relation of substantia nigra to superior colliculus. J Neurophysiol 49 : 1285-1301, 1983.
11) 宮下暢夫：ドーパミン不全による眼球運動と注意の障害．神経進歩 39：246-257，1995．
12) Robinson DA : Eye movements evoked by collicular stimulation in the alert monkey. Vision Res 12 : 1795-1808, 1972.
13) Sparks DL, and Hartwich-Young R : The deep layers of the superior colliculus. In : Wurtz RH, and Goldberg ME (eds), The neurobiology of saccadic eye movements, Elsevier, Amsterdam, 1989, pp. 213-255.
14) Hikosaka O, Sakamoto M, and Usui S : Functional properties of monkey caudate neurons. I. Activities related to saccadic eye movements. J Neurophysiol 61 : 780-798, 1989.
15) Hikosaka O, Sakamoto M, and Usui S : Functional properties of monkey caudate neurons. II. Visual and auditory responses. J Neurophysiol 61 : 799-813, 1989.
16) Hikosaka O, Sakamoto M, and Usui S : Functional properties of monkey caudate neurons. III. Activities related to expectation of target and reward. J Neurophysiol 61 : 814-832, 1989.
17) Graybiel AM : Neurotransmitters and neuromodulators in the basal ganglia. Trends Neurosci 13 : 244-253, 1990.
18) Alexander GE, and Crutcher MD : Functional architecture of basal ganglia circuits : neural substrates of parallel processing. Trends Neurosci 13 : 266-271, 1990.
19) Carl JR, and Wurtz RH : Asymmetry of saccadic control in patients with hemi-Parkinson's disease. Invest Ophthalmol Vis Sci (Suppl 26) : 258, 1985.
20) Corin MS, Elizan TS, and Bender MB : Oculomotor function in patients with Parkinson's disease. J Neurol Sci 15 : 251-265, 1972.
21) Crawford TJ, Henderson L, and Kennard C : Abnormalities of nonvisually-guided eye movements in Parkinson's disease. Brain 112 : 1573-1586, 1989.
22) DeJong JD, and Melvill-Jones G : Akinesia, hypokinesia, and bradykinesia in the oculomotor system of patients with Parkinson's disease. Exp Neurol 32 : 58-68, 1971.

23) White OB, Saint-Cyr JR, Tomlinson RD, and Sharpe JA : Ocular motor deficits in Parkinson's disease. II. Control of the saccadic and smooth pursuit systems. Brain 106 : 571-587, 1983.
24) Boller F, Passafiume D, Keefe NC, Rogers K, Morrow L, and Kim Y : Visuospatial impairment in Parkinson's disease. Arch Neurol 41 : 485-490, 1984.
25) Brown RG, and Marsden CD : Internal versus external cues and the control of attention in Parkinson's disease. Brain 111 : 323-345, 1988.
26) Brown RG, and Marsden CD : Cognitive function in Parkinson's disease : from description to theory. Trends Neurosci 13 : 21-29, 1990.
27) Flowers K : Lack of prediction in the motor behaviour of parkinsonism. Brain 101 : 35-52, 1978.
28) Saint-Cyr JA, Taylor AE, and Lang AE : Procedural learning and neostriatal dysfunction in man. Brain 111 : 941-959, 1988.
29) Langston JW, Ballard P, Tetrud JW, and Irwin I : Chronic Parkinsonism in humans due to a product of meperidine-analog synthesis. Science 219 : 979-980, 1983.
30) Langston JW : MPTP and Parkinson's disease. Trends Neurosci 8 : 79-83, 1985.
31) 今井壽正：パーキンソン病．伊藤正男，楢林博太郎(編)，神経科学レビュー1，医学書院，東京，1987，pp. 86-109.
32) Davis GC, Williams AC, Markey SP, Ebert MH, Caine ED, Reichert CM, and Kopin IJ : Chronic Parkinsonism secondary to intravenous injection of meperidine analogues. Psychiatry Res 1 : 249-254, 1979.
33) Brooks BA, Fuchs AF, and Finocchio D : Saccadic eye movement deficits in the MPTP monkey model of Parkinson's disease. Brain Res 383 : 402-407, 1986.
34) Schultz W, Romo R, Scarnati E, Sundostrom E, Jonsson G, and Studer A : Saccadic reaction times, eye-arm coordination and spontaneous eye movements in normal and MPTP-treated monkeys. Exp Brain Res 78 : 253-267, 1989.
35) Kato M, Miyashita N, Hikosaka O, Matsumura M, Usui S, and Kori A : Eye movements in monkeys with local dopamine depletion in the caudate nucleus. I. Deficits in spontaneous saccades. J Neurosci 15 : 912-927, 1995.
36) Miyashita N, Hikosaka O, and Kato M : Visual hemineglect induced by unilateral striatal dopamine dificiency in monkeys. Neuroreport 6 : 1257-1260, 1995.
37) Robinson DA : A method of measuring eye movement using a scleral search coil in a magnetic field. IEEE Trans Biomed Engi 10 : 137-145, 1963.
38) 河野憲二，山根　茂，黒田裕泰：電磁誘導式眼位計測装置の高性能化．計測研究会資料(IM-86-17)，1986，pp. 11-18.
39) Jayaraman A, Batton RR, and Carpenter MB : Nigrotectal projections in the monkey : an autoradiographic study. Brain Res 135 : 147-152, 1977.
40) Russchen FT, Amaral DG, and Price JL : The afferent input to the magnocellular division of the mediodorsal thalamic nucleus in the monkey, Macaca fascicularis. J Comp Neurol 256 : 175-210, 1987.
41) Kori A, Miyashita N, Kato M, Hikosaka O, Usui S, and Matsumura M : Eye movements in

monkeys with local dopamine depletion in the caudate nucleus. II. Deficits in voluntary saccades. J Neurosci 15 : 928-941, 1995.

42) Heilman KM, Bowers D, Coslett HB, Whelan H, and Watson RT : Directional hypokinesia : prolonged reaction times for leftward movements in patients with right hemisphere lesions and neglect. Neurology 35 : 855-859, 1985.

43) Apicella P, Legallet E, Nieoullon A, and Trouche E : Neglect of contralateral visual stimuli in monkeys with unilateral striatal dopamine depletion. Behav Brain Res 46 : 187-195, 1991.

44) Bankiewicz KS, Oldfield EH, Plunkett RJ, Schuette WH, Cogan DG, Hogan N, Zuddas A, and Kopin IJ : Apparent unilateral visual neglect in MPTP-hemiparkinsonian monkeys is due to delayed initiation of motion. Brain Res 541 : 98-102, 1991.

45) Carli M, Evenden JL, and Robbins TW : Depletion of unilateral striatal dopamine impairs initiation of contralateral actions and not sensory attention. Nature 313 : 679-682, 1985.

46) Damasio AR, Damasio H, and Chui HC : Neglect following damage to frontal lobe or basal ganglia. Neuropsychol 18 : 123-132, 1980.

47) Sakashita Y : Visual attentional disturbance with unilateral lesions in the basal ganglia and deep white matter. Ann Neurol 30 : 673-677, 1991.

48) Villardita C, Smirni P, and Zappala G : Visual neglect in Parkinson's disease. Arch Neurol 40 : 737-739, 1983.

49) Kartsounis LD, and Findley LJ : Task specific visuospatial neglect related to density and salience of stimuli. Cortex 30 : 647-659, 1994.

50) De Renzi E : Disorders of Space Exploration and Cognition. John Wiley, Chichester, 1982.

51) Heilman KM, Watson RT, and Valenstein E : Neglect and related disorders. In : Heilman KM, and Valenstein E(eds), Clinical Neuropsychology, 2nd ed, Oxford University Press, New York, 1985, pp. 243-293.

52) Bushnell MC, Goldberg ME, and Robinson DL : Behavioral responses in monkey cerebral cortex. I . Modulation in posterior parietal cortex related to selective visual attention. J Neurophysiol 46 : 755-772, 1981.

53) Selemon LD, and Goldman-Rakic PS : Longitudinal topography and interdigitation of corticostriatal projections in the rhesus monkey. J Neurosci 5 : 776-794, 1985.

54) Gerfen CR, Engber TM, Mahan LC, Susel Z, Chase TN, Monsma JFJ, and Sibley DR : D1 and D2 dopamine receptor-regulated gene expression of striatonigral and striatopallidal neurons. Science 250 : 1429-1432, 1990.

55) Gerfen CR, McGinty JF, and Young IWS : Dopamine differentially regulates dynorphin, substance P, and enkephalin expression in striatal neurons : In situ hybridization histochemical analysis. J Neurosci 11 : 1016-1031, 1991.

56) Ilinsky IA, Jouandet ML, and Goldman-Rakic PS : Organization of the nigrothalamocortical systems in the rhesus monkey. J Comp Neurol 236 : 315-330, 1985.

57) Nagatsu T, Kato T, Numata Y, Ikuta K, and Sano M : Phenylethanolamine N-methyltransferase and other enzymes of catecholamine metabolism in human brain. Clin Chim Acta 75 : 221-232, 1977.

58) Nagatsu T, Wakui Y, Fujita K, et al : Dopamine beta-hydroxylase activity in cerebrospinal fluid of Parkinsonian patients. Biomed Res 3 : 95-98, 1982.
59) Riklan M, Whelihan W, and Cullinan T : Levodopa and psychometric test performance in parkinsonism-5 years later. Neurology 26 : 173-179, 1976.
60) Halgin R, Riklan M, and Misiak H : Levodopa, parkinsonism, and recent memory. J Nerv Ment Dis 164 : 268-272, 1977.
61) Rafal RD, Posner MI, Walker JA, and Friedrich FJ : Cognition and the basal ganglia. Separating mental and motor components of performance in Parkinson's disease. Brain 107 : 1083-1094, 1984.
62) Bonnet AM, Loria Y, Saint-Hilaire MH, Lhermitte F, and Agid Y : Does long-term aggravation of Parkinson's disease result from nondopaminergic lesions ? Neurology 37 : 1539-1542, 1987.
63) Pillon B, Dubois B, Cusimano G, Bonnet AM, Lhermitte F, and Agid Y : Does cognitive impairment in Parkinson's disease result from non-dopaminergic lesions ? J Neurol Neurosurg Psychiatry 52 : 201-206, 1989.
64) Stern Y, Mayeux R, and Cote L : Reaction time and vigilance in Parkinson's disease. Possible role of altered norepinephrine metabolism. Arch Neurol 41 : 1086-1089, 1984.
65) Cash R, Dennis T, L'Heureux R, Raisman R, Javoy-Agid F, and Scatton B : Parkinson's disease and dementia : norepinephrine and dopamine in locus ceruleus. Neurology 37 : 42-46, 1987.
66) Mayeux R, Stern Y, Sano M, Cote L, and Williams JB : Clinical and biochemical correlates of bradyphrenia in Parkinson's disease. Neurology 37 : 1130-1134, 1987.
67) 楢林博太郎, 小宮忠利, 他 : L-threo-Dops投与のgeneral activating effectについて. 厚生省特定疾患神経変性疾患調査研究班1985年度研究報告書, 1986, p. 253.
68) 横田淳一, 伊藤 敬, 今井壽正, 楢林博太郎 : パーキンソン症候群におけるP-300解析―L-threo DOPS投与前後における比較検討―. 臨床神経 30 : 499-504, 1990.
69) Perry TL, Hansen S, and Kloster M : Huntington's chorea. Deficiency of gamma-aminobutyric acid in brain. N Engl J Med 288 : 337-342, 1973.
70) Kanazawa I, Sasaki H, Muramoto O, Matsushita M, Mizutani T, Iwabuchi K, Ikeda T, and Takahata N : Studies on neurotransmitter markers and striatal neuronal cell density in Huntington's disease and dentatorubropallidoluysian atrophy. J Neurol Sci 70 : 151-165, 1985.
71) 金澤一郎 : 大脳基底核の機能と病態III. 病態―神経生化学, 薬理. 杉田秀夫, 宮武 正, 金澤一郎(編), 神経 機能と病態, 中外医学社, 東京, 1988, pp. 273-288.
72) Hodges JR, Salmon DP, and Butters N : The nature of the naming deficit in Alzheimer's and Huntington's disease. Brain 114 : 1547-1558, 1991.
73) Jacobs DH, Shuren J, and Heilman KM : Impaired perception of facial identity and facial affect in Huntington's disease. Neurology 45 : 1217-1218, 1995.
74) Sprengelmeyer R, Lange H, and Hömberg V : The pattern of attentional deficits in Huntington's disease. Brain 118 : 145-152, 1995.
75) Sprengelmeyer R, Young AW, Calder AJ, Karnat A, Lange H, Hömberg V, Perrett DI, and

Rowland D : Loss of disgust. Perception of faces and emotions in Huntington's disease. Brain 119 : 1647-1665, 1996.
76) Lawrence AD, Sahakian BJ, Hodges JR, Rosser AE, Lange KW, and Robbins TW : Executive and mnemonic functions in early Huntington's disease. Brain 119 : 1633-1645, 1996.
77) Lawrence AD, Watkins LHA, Sahakian BJ, Hodges JR, and Robbins TW : Visual object and visuospatial cognition in Huntington's disease : implications for information processing in corticostriatal circuits. Brain 123 : 1349-1364, 2000.

記憶と大脳基底核

渡辺　克成

はじめに

　我々の生活は様々な運動的技能(motor skill)に支えられている．人と交わす会話や歯磨き，着替え動作などの何気ない日常行動は，たとえば口を開ける，手首を曲げるなどの単一な動作で終わることは皆無で，複雑な動作を様々な組み合わせとタイミングで行うことによって初めて目的が達成される．その極端な例としては，テニス，野球，サッカーなどのスポーツ選手やピアノを鮮やかに弾きこなす音楽家が挙げられ，彼らはいとも容易く的確に，かつ迅速に仕事を遂行し，他人にはなかなか真似することのできないほど見事なものである．このような獲得された技能は，記憶として脳のどこかに蓄えられているはずである．

　記憶は大きく分けて2種類あると言われている[1,2]．「昨日患者さんのAさんとリハビリ室で会った」という記憶は宣言的記憶(declarative memory)であり，「脳卒中後の麻痺の患者さんが歩行訓練の際に，両手・両足をどう使ってどのようにして体重移動をさせていくようになるか」ということは手続き記憶(procedural memory)と呼ばれる．宣言的記憶は具体的な情景として意識の中に現れるのに対し，手続き記憶は何か運動をすることによって表現される．

　手続き記憶(技能といってもよい)は次のような性質をもっている．多くの場合，一連の複雑な順序をもった運動から成り立っているので，最初はとても難しく，注意を払って一つ一つ行わなければならない．しかし，何回も試行錯誤を繰り返すうちにスムースになり，ついにはほとんど自動的になり，しばしば無意識的に行われる[3]．しかも，いったんできるようになってしまえば，練習しなくともほとんど忘れない("体で覚える")．自転車や水泳の練習と一緒である．

　さて，日常の行動やスポーツでは，一続きの運動として学習・記憶した複数の運動の順序とタイミングが，単に読み出されているだけなのであろうか？　たとえば，スポーツでは常

に同じ動作の組み合わせを同じタイミングで行えば上手くいくとは限らず，飛んでくるボールや相手のポジションによって足の運びや腕の振りを調節する必要がある．しかし，練習を積んだ人であればそのような臨機応変なプレーは可能であり，極めてスムースにやってのける．そこでは，予測的なプレー，基本的な腕の振り，両足のスタンス，首の構え，そして腕の振りから足の踏み出しなどの基本的な動作のための筋活動の組み合わせとタイミングはプログラムされほぼ固定されているものの，基本プログラムの組み合わせには大きな自由度を備えているように見える[4]．

では，手続き記憶の仕組みはどうなっているのであろうか？　運動の学習・記憶の過程全体を観察すると，前頭連合野，頭頂連合野，補足運動野，前補足運動野，運動前野，大脳基底核，小脳などが同時多発的に活動することが知られている[5,6]．本稿では，特に大脳基底核と順序運動の学習・記憶について解説する．

順序運動の学習

松本ら[7]は，順序運動の学習の際に大脳基底核がどのように関与するかを調べるために，手を使った複数のボタン押し運動課題をサルに学習させた．動物の前 50 cm のところに三つの押しボタンが配置されたパネルを置き，押しボタンを時計回りまたは反時計回りに順番に 1, 2, 3 と点灯することによって，3 回の特定の順番でのボタン押し運動を学習させる課題である（図 1）．1 回の押しボタン課題は約 1 週間で習得し，さらに 1 週間ほどで 2 回押しボタン課題をマスターした．2 回押しボタン課題から 3 回押しボタン課題への移行には 2～3 週間を要した．

ここで，2 回押しボタン課題を習得してから 3 回押しボタン課題を学習するときに必要とされる脳の処理過程を考えてみる．最初は第 1 および第 2 のボタンを押せば報酬が得られることを予想して，第 3 のボタンを押さえることはない．第 2 のボタンを何度も，また強く押しても報酬が得られないと，サルは困惑して，しばらくの間混乱してしまう．しかし，あれこれとボタン押しを試みていくうちに，偶然にも第 3 のボタンを押さえて報酬が得られると，動機づけられて積極的に試行錯誤を繰り返すようになる．そのようになれば，3 回押しボタン課題の正解率が上がってくると同時に，3 回の押しボタン運動が徐々にスムースに，かつ速くなってくる．図 2 には，流れ図でそのプロセスを示してある．試行錯誤によって押すべきボタンを選択し，意思決定する過程を経て特定のボタンを押す運動が生ずる．その結果，押したボタンが正しければ，報酬を得ることによって動物は正解であったことがわかるとともに，報酬という好ましい結果が得られたことによる（正の）強化が生じる．これにより，次

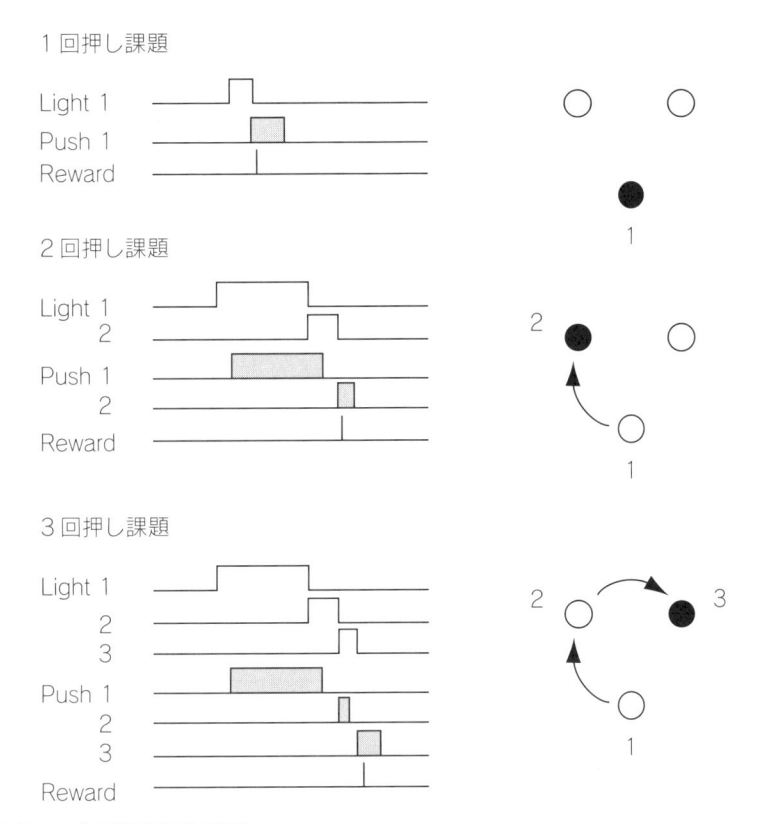

図1 手の順序運動課題

パネルに配置された三つの押しボタンを，時計回りまたは反時計回りにボタンの点灯にしたがって押さえる．学習は，1回押しボタン課題を学習し，習得すると次に2回押しボタン課題，さらに3回押しボタン課題を学習する．第1のボタン（下）は1秒間押し続けることが必要であるが，第2，第3のボタン押しはサルのペースにまかされている．1試行につき，ボタン押しの順序は時計回りまたは反時計回りのいずれかに一つであるため，学習が進むにつれて3回のボタンの視運動が極めてスムースになる．
(Matsumoto et al 1999[7]より改変)

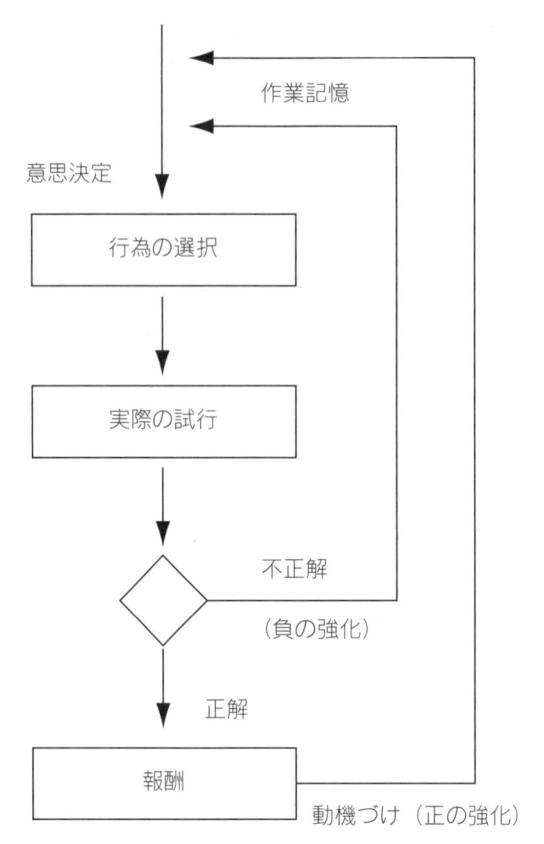

```
                 ┌──────────────────────┐
                 │      作業記憶         │
       意思決定  ↓                      │
         ┌───────────┐                  │
         │ 行為の選択 │                  │
         └─────┬─────┘                  │
               ↓                        │
         ┌───────────┐                  │
         │ 実際の試行 │                  │
         └─────┬─────┘                  │
               ↓      不正解            │
              ◇─────────────────────────┤
               │   (負の強化)            │
           正解↓                        │
         ┌───────────┐                  │
         │   報酬    │─── 動機づけ(正の強化)
         └───────────┘
```

図2　ボタン押し順序運動のプロセスを示す流れ図
（木村　1997[8]）

回以降も正解に至る試行を行う確率が上がることになる．一方，間違ったボタンを押したときには，報酬が得られず，動機づけが生じないで，逆に負の強化が起こり，その試行を行う確率が減少する．ここでは，二つのプロセスが作動することが必要である．①正しい試行の後報酬を得て正の強化が生ずるプロセスと，間違って負の強化が生ずるプロセス，②正しい試行と間違った試行とを短時間だけ記憶する，いわゆる作業記憶のプロセス，である[8]．

大脳基底核における神経線維連絡

ここで，大脳基底核内外の神経線維連絡を示す（**図3a**）．大脳基底核の線条体は，極めて広範囲の大脳皮質から部位依存的な投射を受けている．それらは，前頭前野や前頭眼野から

(a)

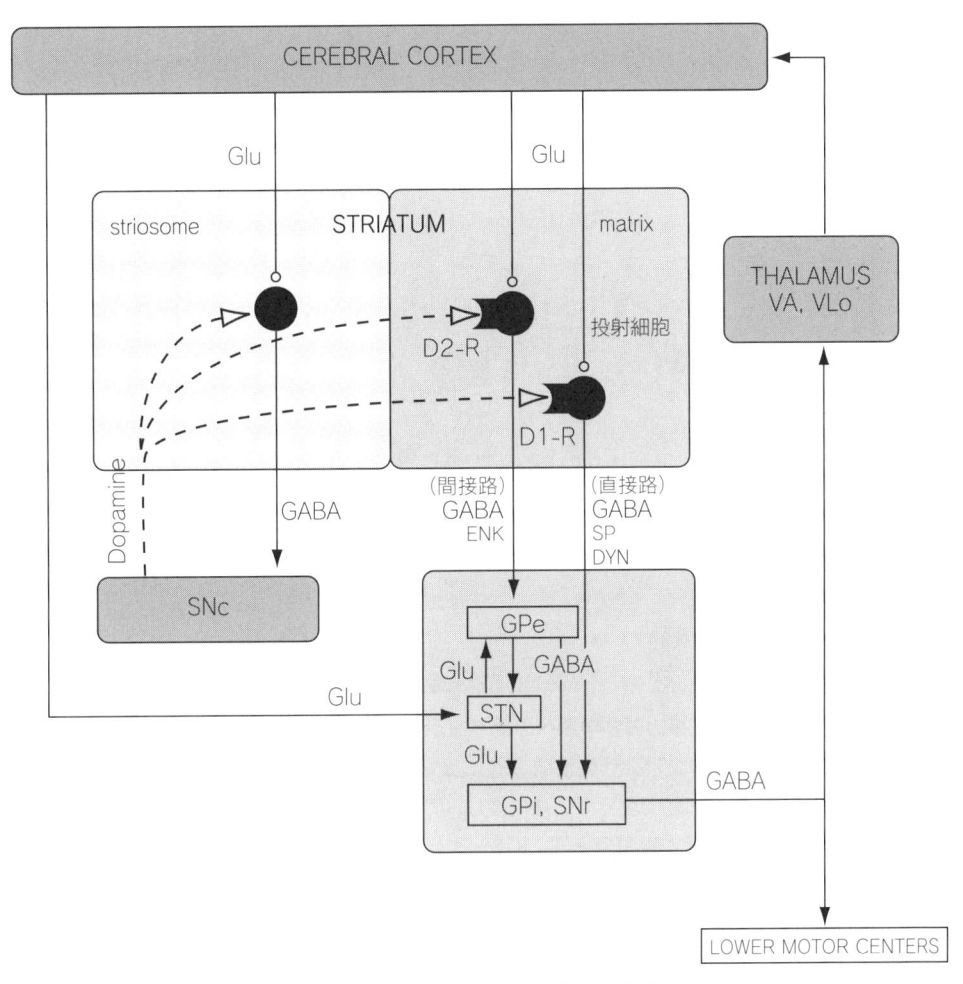

図3a **大脳皮質-大脳基底核の運動連関ループの模式図**
基本的には，線条体(striatum)への入力はグルタミン酸性(Glu)，大脳基底核内の伝達物質はGABA(γ-aminobutyric acid)である．例外として，皮質から視床下核(STN)への入力とSTNからの出力はグルタミン酸性であり，黒質緻密部(SNc)から線条体への投射はドパミン性である．また，線条体はstriosomeとmatrixの二つのコンパートメントがある．淡蒼球への線条体投射ニューロンは主にmatrixに存在する．GPe：淡蒼球外節，GPi：淡蒼球内節，SNr：黒質網様部，D1-R：ドパミンD1クラス受容体，D2-R：ドパミンD2クラス受容体，ENK：エンケファリン，SP：P物質，DYN：ダイノルフィン．
(渡辺ら 1997[13])

(b)

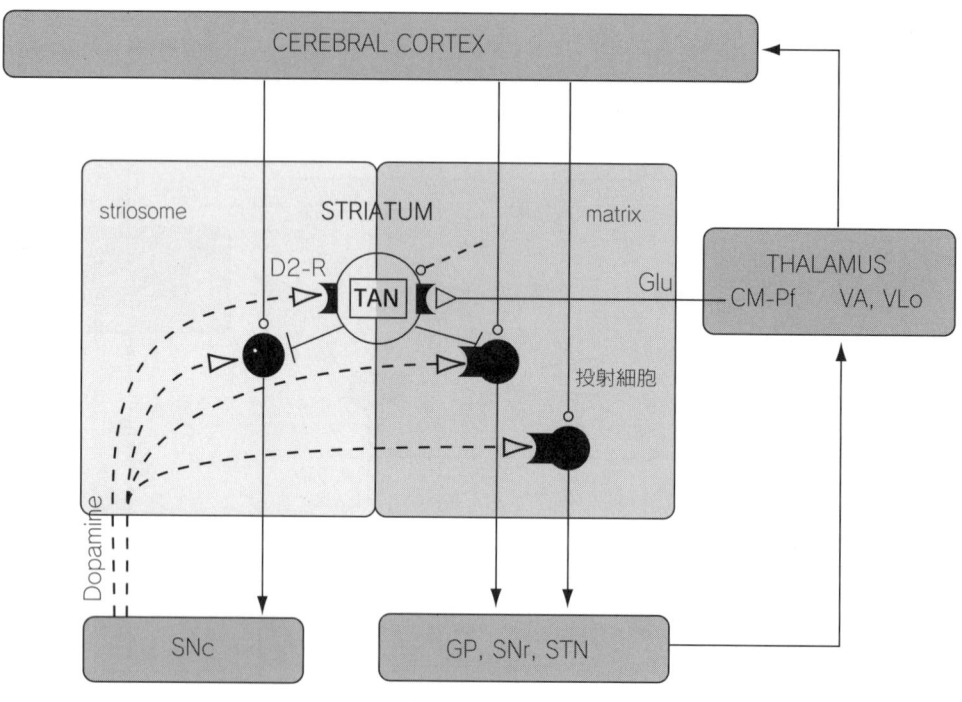

図3b 大脳基底核の運動学習への関与を示すシェーマ
線条体のコリン作動性の介在ニューロン(TANs)は，striosome と matrix の境界周辺に位置し，両者の情報のやりとりを仲介している．SNr：黒質網様部，D2-R：ドパミンD2クラス受容体．
（渡辺ら 1997[13]）

尾状核を中心とする吻側部線条体に，前補足運動野から被殻と尾状核の境界部に，補足運動野と背側運動前野から被殻背外側部に，1次運動野と1次体性感覚野から被殻の正中部〜腹内側部に，さらに側頭葉TE野から尾状核尾部にという具合である．つまり，線条体には，大脳の異なる皮質部位で処理された特異的な情報が部位依存的に送り込まれているのである．さらに，線条体の出力情報は，淡蒼球内節や黒質網様部，視床を介して大脳運動系皮質へ体部位的に投射するとともに，下位の運動中枢へ向かう．大脳皮質との密接なこの運動連関ループにおいて，線条体は大脳皮質や視床から特異性入力を受けるとともに，中脳にある黒質緻密部のドパミン細胞からの入力によって修飾を受ける．重要なことは，大脳皮質から部位

依存的に送り込まれてくる特異的な情報が，線条体で黒質線条体ドパミン系や視床線条体系などからの修飾を受けることである[4,9~13].

また，線条体はstriosomeとmatrixの二つのコンパートメントがある[14]．striosomeは全体の約15％前後を占め，neurochemicalにも，情報の入出力関係においてもmatrixとは異なる．striosomeは大脳前頭前野や扁桃体などの辺縁系から，一方matrixは感覚運動情報の処理を行う大脳運動感覚皮質および帯状回の一部などから入力を受ける．霊長類の線条体の75％以上の細胞は淡蒼球や黒質網様部への投射ニューロンであり，残りが介在ニューロンである[15]．そのうち毎秒数回の持続的な自発放電活動をもつ線条体の一群の介在細胞は，tonically active neurons(TANs)と呼ばれ，コリン作動性介在ニューロンであることが示唆されている(図3b)．このTANsは，striosomeとmatrixの境界周辺に位置し，両者の情報のやりとりを仲介していると考えられている[16~18].

黒質緻密部ドパミン・ニューロンと行動の動機づけ

中脳にある黒質緻密部のニューロンは，線条体にドパミンを送り込んでおり，このニューロン群の8割以上が脱落するとパーキンソン病症状を発現することはよく知られている．さて，これら黒質緻密部のドパミン・ニューロンは，線条体にどのような情報を伝えているのであろうか．近年，スイスのSchultzらのグループによって，行動課題を行っているサルの中脳ドパミン・ニューロンの単一ニューロン活動が精力的に記録され，興味ある知見が得られている[19~21].

極めて特徴的なことに，ドパミン・ニューロンは行動課題に用いられている報酬に対して特異的に反応することがある．しかも応答の仕方は，行動課題の中で報酬が動物にとってどのような意味をもつかに強く依存している．行動課題を学習させる前の段階で報酬のジュースを2～3秒毎に与えても，ドパミン・ニューロンは反応を示さない．しかし，数日間かけてサルが視覚刺激に対してレバーを押さえる反応時間課題を繰り返して学習しているときには，成功した後に与えられる報酬に対して強い反応を示した．しかし，サルが行動課題を習得してエラーがなくなり反応行動が定型的になると，この反応は消失してしまった．このことは，ドパミン・ニューロンの報酬に対する反応は，予め報酬を得ることが予想できて待っているときには現れず，試行錯誤で課題を学習しているときにたまたま成功した試行の報酬によってサルが強く動機づけられるときに現れると考えられる．したがって，学習が完成して報酬が確実に予測できるようになると，反応は消失し今度は報酬の獲得につながる感覚手がかりに対して反応が現れる．課題の学習中に現れる報酬に対する反応は，課題を実行する

上でサルにとって最も重要な刺激となる報酬が現れたことを，情報としてドパミン・ニューロンの投射先である線条体や大脳前頭野に送り込むと考えられる．言い換えると，「報酬が現れた」ことはサルにとってその試行が望ましいものであったことを意味しており，動機づけにつながるとともに行動の生物学的な評価としての意味をもつのであろう．したがって，ドパミン・ニューロンの報酬に対する反応は，目標を達成する方向に動物の行動を仕向ける，運動学習を促進させる働きをもつことになる．

黒質線条体ドパミン系の運動学習・記憶への関与

大脳基底核が手続き記憶や学習の機序に関与することを示す直接的な証拠は，行動の学習に伴って線条体のニューロンが活動特性を変容することを記録することによって示された[16,17]．青崎らは，サルを用いてクリック音に続いて報酬のジュースを与える条件づけを行った（図4）．図4右列に示した水なめの筋活動の変化は，顎二腹筋からの筋電図記録であ

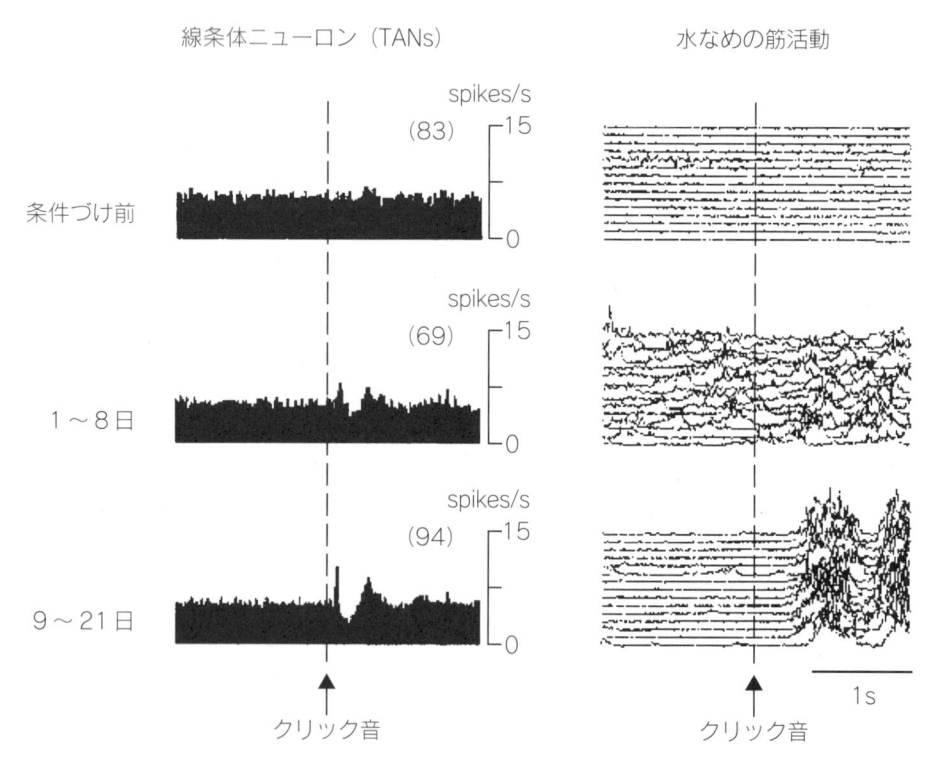

図4 サルにクリック音と報酬のジュースとの連合条件づけを行うと，3週間ほどの間にクリック音によってジュースをなめる口の運動が完成するとともに，線条体のニューロンが反応を形成する．左列は複数のニューロンにおける神経活動の平均加算ヒストグラム．括弧内はニューロン数．右列は代表的な顎二腹筋の筋活動．
(Graybiel et al 1994[22] より改変)

る．条件づけ前にはクリック音が聞こえていても報酬は与えられないので，ほとんど筋活動は見られない．条件づけ開始後1週間ほどでクリック音に続いてジュースをなめる口の運動が出現するが，無駄な口の運動はなくならない．始終ジュースが出ていないか舌を出して探っているうちに，たまたま出てきたジュースをなめているというのが実状に近い．10日目以降になると，クリック音がするのを待って舌の運動が起こるようになる．クリック音の呈示から運動の開始までの潜時を測定すると，学習初期には600 ms以上あった潜時は10日目頃には300 ms以下になり，21日目には200 ms以下となっていた．約3週間で定型的な口の運動が完成し，クリック音と舌の運動との連合が形成されてきたのである．

さて，このような条件づけの過程において，線条体ではどのようなことが起こっていたのであろうか．そこで，青崎らは条件づけの過程で，前述した線条体におけるコリン作動性の介在ニューロンであるTANsのニューロン活動を多数記録し，加算平均をした[22]（図4の左列）．条件づけ前にはクリック音に対して反応するニューロンはほとんど見られないが，1週間ほどでクリック音に対して反応を示すようになり，3週間の条件づけで明確な一過性の興奮と，それに続く抑制応答が形成された．図5に条件づけ前と後で記録した，線条体

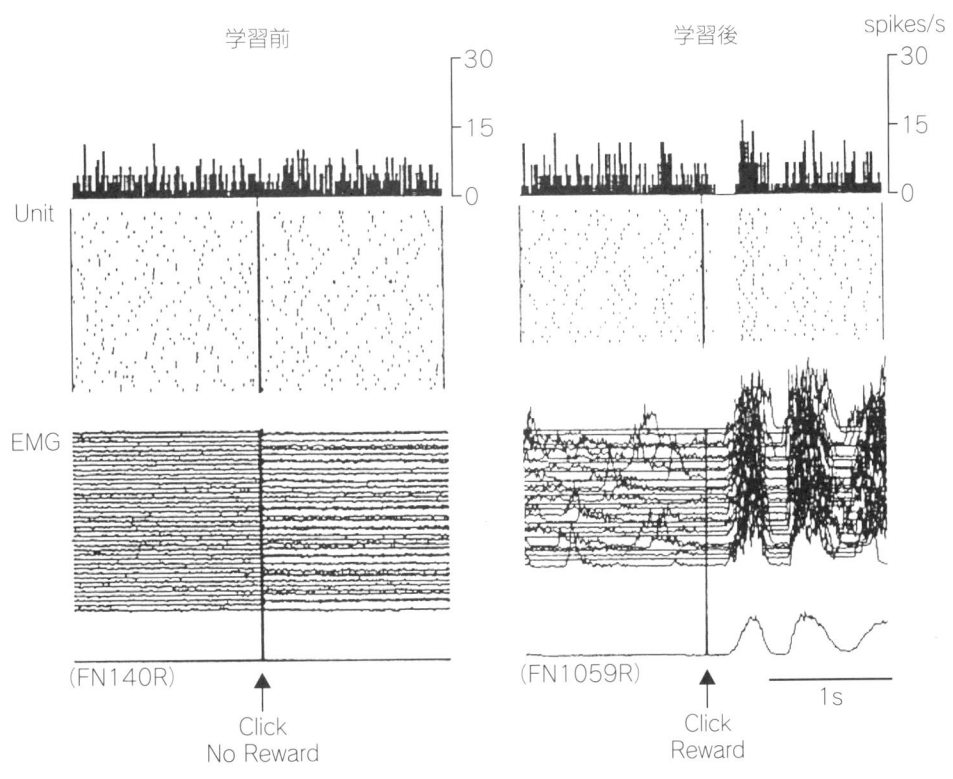

図5 線条体TANsの運動学習前後における感覚応答の代表例
Click：クリック音，Reward：報酬．
(Aosaki et al 1994[17] より改変)

TANsのクリック音に対する応答の代表的な例を示した．持続的な発火活動の明確な抑制応答が，クリック音の呈示後約67 msの潜時で起こり，筋活動もクリック音という感覚刺激に強くlockするようになっている．学習前後の感覚刺激に応答するTANsの割合を比較すると，学習前には全体の17%（305個中51個）が感覚刺激に応答したが，学習後は62%（374個中232個）の細胞が感覚刺激に応答するようになった．

　このように数週間かけて形成されたTANsの条件刺激に対する反応は，サルが完全に条件行動を獲得して定型的な行動をとった後も維持された．また，いったん学習が完成した後，数週間～1ヵ月程度まったく条件刺激を与えないで再び突然条件刺激を与えて調べても，相変わらず反応は維持されていた[16,17]．これは，ドパミン・ニューロンの反応が行動学習の初期に現れることと対照的である．

　木村らは，条件づけを通して線条体のTANsに形成された反応を維持する上で，黒質線条体ドパミン系がどのような役割を担うのかを明らかにするために，以下の実験を行った[16]．条件づけによって報酬獲得行動およびTANsの条件反応が十分に形成された状態で，ドパミン・ニューロンの選択的な神経毒であるMPTP（1-methyl-4-phenyl-1, 2, 3, 6-tetrahydropyridine）を2頭のサルに投与した．MPTPは黒質線条体系のドパミン・ニューロンに比較的選択的な毒性があり，パーキンソン病モデル動物の作成によく用いられている．MPTPの全身投与は，感覚刺激から運動開始までの反応時間と運動時間の延長をきたす．また，sensory neglectも生じると言われている．MPTPの全身投与では，黒質線条体系以外のドパミン・ニューロンの関与を完全に除外することは困難であり，かつ重篤な運動障害により実験の継続それ自体も困難となるため，サルの一側の線条体に浸透圧ミニポンプを用いてMPTPを注入し，片側パーキンソン病モデル・サルを作成した．浸透圧ミニポンプの抜去後，再び先に学習した運動課題を行わせ，MPTP投与後のTANsの活動および運動の変化を調べた．

　その結果，図6に示したように，学習によって獲得したTANsの感覚応答がドパミンの枯渇によって劇的に減少することが明らかとなった．サルは一側のドパミン入力が断たれただけなので，ジュースをなめる運動の遂行には多少ぎこちなさが残るとはいえ，大きな問題はない．対照群として用いた非注入側のTANsは，依然として多くの細胞が条件刺激に応答していた．MPTP投与前は60.4%（308個中186個）が条件刺激に応答を示したが，注入後はMPTP注入側で15.2%（211個中32個），非注入側で59.8%（97個中58個）であった．

　この注入側における感覚応答の低下がドパミンの枯渇であることをさらに確認するため，注入側に電極を進めてTANsを記録し，この細胞に感覚応答が見られないことを確認した

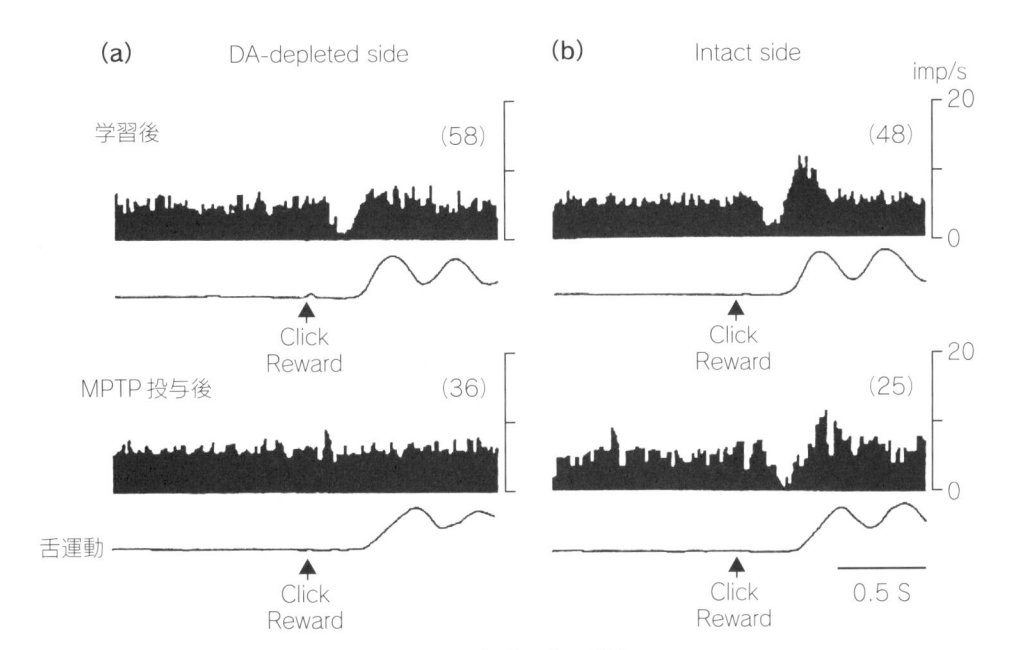

図6 MPTP投与後のTANsの条件反応の消失
平均加算した神経活動記録と筋電図でMPTP注入側，非注入側における条件反応の変化をMPTP投与前後で比較したもの．aはドパミン枯渇側，bは正常側．DA：ドパミン．
(Aosaki et al 1994[16])

後，アポモルフィンを全身投与した．すると，8個のTANsの中4個で投与後30分以内に同一細胞で感覚応答が出現するのが観察された．また，非注入側の線条体に電極を進めて，感覚応答を示すTANsを記録しながら，ドパミン受容体の拮抗薬であるハロペリドールを直接投与してみたところ，3個の細胞すべてにおいて約10分後に感覚応答の消失が観察された．ハロペリドールの投与で，TANsの自発放電頻度に有意な変化は認めなかった．

さらに，渡辺ら[23,24]は最近LED(light emitting diode)の指示によるボタン押し運動をサルに条件づけし，線条体のニューロン(TANs)が報酬の獲得につながる最初の手がかりとしてのLEDに対する反応を形成することを示した．図7にLEDによるボタン押し運動課題を学習した後に記録された，220個のTANsの活動の加算平均ヒストグラムを示す．56%のTANsがボタン押し運動のトリガーとなり，また報酬の手がかりとなるLEDの点灯に対して短潜時の興奮とそれに続く放電の休止を認めたが，ボタン押し運動とその後与えられるクリック音や報酬の水に対しては反応が見られない．図8には，この反応に対して，iontophoresis法を用いてドパミン受容体の拮抗薬を投与して調べた代表例を示してある．このTANはLEDの点灯によって，100 msの潜時で持続的な放電の休止とそれに続く興奮反応が見られる．そこでD2-class拮抗薬であるsulprideを30 nA通電で投与するとこの反応は消失した．また，通電を止めることによって反応が回復することを確認した後，D1-class受容体拮抗薬であるSCH23390を投与したが，反応に影響はなかった．図9は，D2-class拮抗薬の投与によって効果の見られたTANsの加算平均ヒストグラムである．この結果から，運動学習を通してTANsに形成された反応の表出には，主にドパミンD2-classの受容体を介する神経機序が関与することが示唆された．

以上述べてきた結果から，黒質線条体ドパミン系は線条体ニューロンに形成される条件反応の入力を供給するのではなく，大脳皮質や視床などから線条体ニューロンに送り込まれる入力を修飾していることになる．行動課題の習得の初期の段階で黒質緻密部のドパミン・ニューロンが報酬に対して反応を示し，線条体にphasicにドパミンを送り込むことによって，線条体ニューロンに条件反応の形成が促進されるのかもしれない．実際に，大脳皮質-線条体シナプスにおいて，そのシナプス伝達効率の長期的変化（シナプス可塑性）はドパミン受容体を介する調節を受けることが報告されている[25]．また，条件づけ学習を通して線条体ニューロンに形成された活動が維持されるためには，黒質線条体系が絶えず少量のドパミンを線条体ニューロンに供給することが必要である．

第8章 記憶と大脳基底核

(a) Behavioral paradigm

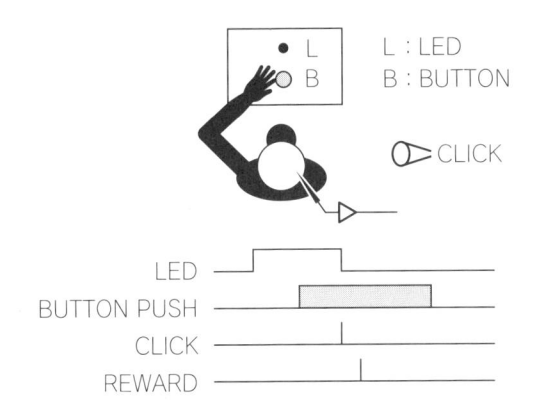

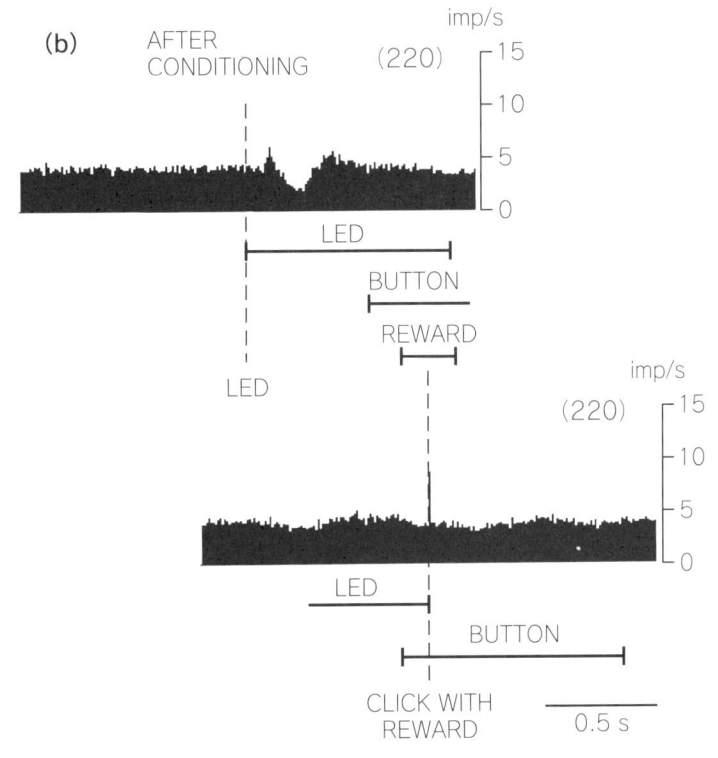

L：LED
B：BUTTON

LED
BUTTON PUSH
CLICK
REWARD

(b) AFTER CONDITIONING

LED
BUTTON
REWARD

LED
BUTTON
CLICK WITH REWARD

0.5 s

図7　a：サルに学習させたLEDの指示による1回押しボタン課題のパラダイム．b：ボタン押し運動課題の学習に伴って，線条体のニューロンが報酬の獲得につながる最初の手がかりとしてのLEDに対する反応（抑制性）を形成する．ボタン押し運動とその後与えられるクリック音や報酬の水に対しては反応が見られない．
（Watanabe and Kimura 1998[24]より改変）

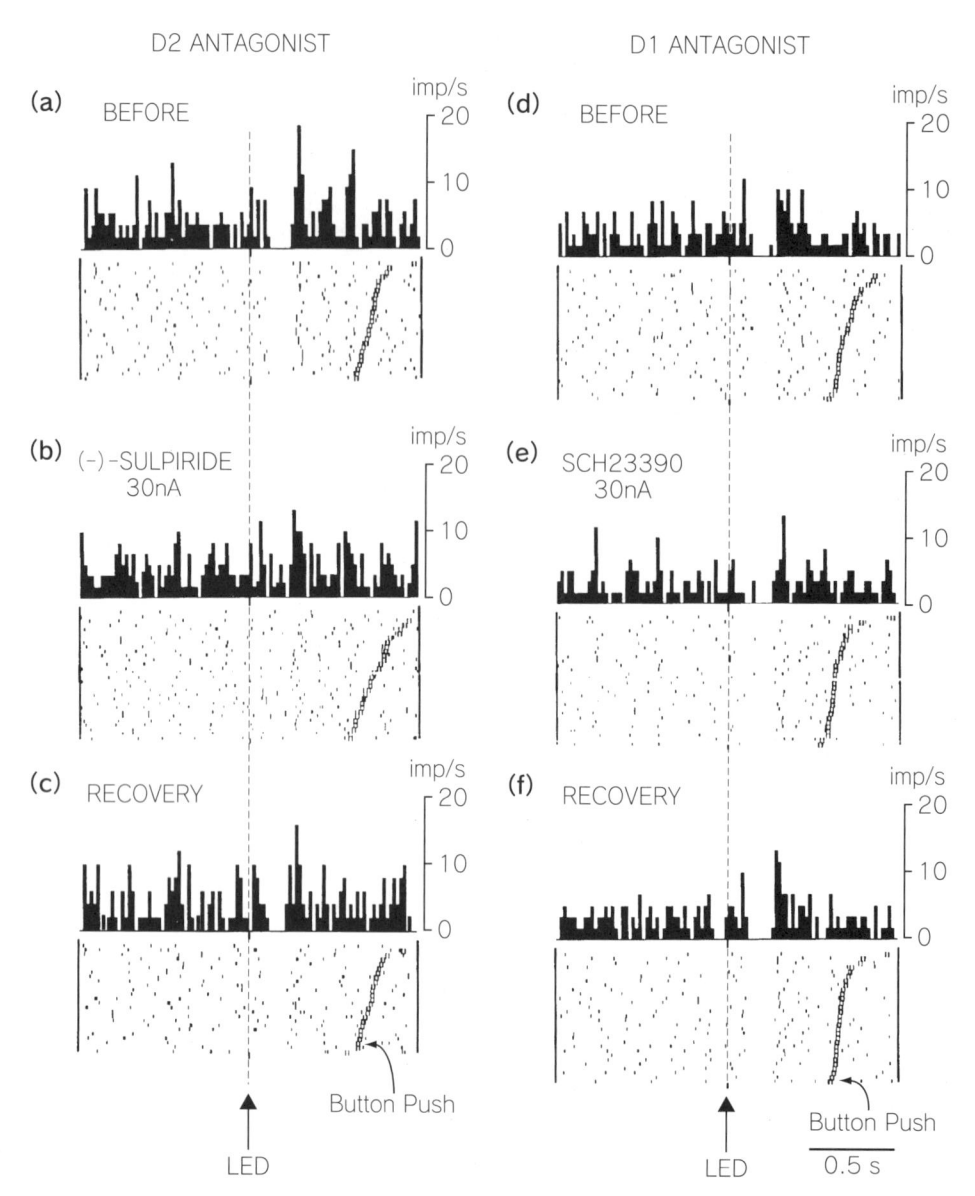

図8 電気泳動(iontophoresis)法を用いてドパミン受容体の拮抗薬を投与して調べた代表例

LED に対する抑制性の応答は,D2 クラスのドパミン受容体の拮抗薬の電気泳動投与によって可逆的に抑圧される.

(Watanabe and Kimura 1998[24])

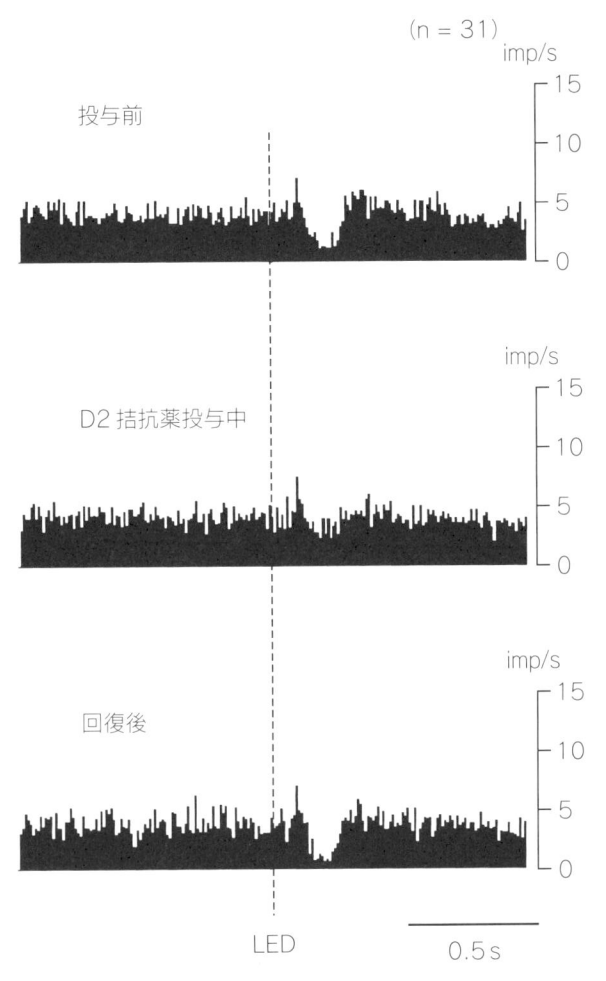

図9 D2-class拮抗薬の投与によってLEDに対する反応の消失が見られたTANsの加算平均ヒストグラム
括弧内はニューロン数.
(Watanabe and Kimura 1998[24]より改変)

大脳基底核の順序運動学習・記憶への関与

木村らによって，順序運動の学習過程に大脳基底核がどのように関与するかが，一側黒質線条体ドパミン系を選択的に破壊したサルを用いて調べられた[7]．手を使った複数のボタンのボタン押し課題をサルに学習させた．サルの前に三つの押しボタンが配置されたパネルを設置し，時計回りまたは反時計回りに行う3回の特定の順番でのボタン押し行動を学習させる課題である(図1 参照)．図10には，2回押しボタン課題を習得した後，3回押しボタン課題を学習し始めてから3週間の学習の様子を示してある．初期反応時間とは，第1のボタン(下)を1秒間押さえて保持した後，第2のボタン(左)の点灯によって第1のボタンから手を離すまでの時間を言う．また，連続反応時間とは，第2のボタン(左)を押さえてから，第3のボタン(右)の点灯によって第2のボタンから手を離すまでの時間を言う．したがって，初期反応時間はいわゆる反応の速さを示す指標となり，連続反応時間は複数のボタン押し運動の切り替えの速さを示す指標となる．

初期反応時間は左右の手ともに250～450 msであり，学習とともに有意に短縮あるいは増大することはなかった(図10 a, b)．また，左右の手の初期反応時間にも有意な差は見られなかった．このことは，黒質線条体ドパミン系が枯渇されていても視覚反応時間が延長することはないという従来の結果[26]を確認するものであった．初期反応時間に左右の手で差は見られなかったが，運動時間は明らかに対側の手が同側の手より長く，これも一側性パーキンソン病の患者での結果と矛盾しないものであった．一方，ドパミンの枯渇と対側の手の連続反応時間には左右の手で顕著な差が認められた．ドパミンの枯渇と同側の手の連続反応時間は，学習第1日目，第2日目には約550 msと異常に長かったが，第3日目以降急速に短縮し，2週間で約120 msと極めて短くなり，第2から第3のボタンへの切り替え動作が速くなりスムースな運動を行うようになった．第1日，第2日目に反応時間が異常に長かったのは，サルが第2のボタンを押しても報酬のジュースが与えられないので，通常より長く押さえていたことによる．いったん第3のボタンを押した後に報酬が得られることがわかると，第2から第3のボタンへの切り替え動作が一挙に速くなった．これに対してドパミンの枯渇と対側の手の連続反応時間は，学習の最初の3日程度で80 ms程度まで短縮するものの，それ以降学習を重ねてもほとんど反応時間に変化がなく，約200 msの反応時間のままであった．同側の手の運動と異なり，2週間から3週間の学習の後でも，第1から第2のボタン，第2から第3のボタンへの運動の切り替えがスムースでなく，離散的な運動を複数回繰り返すようであった．

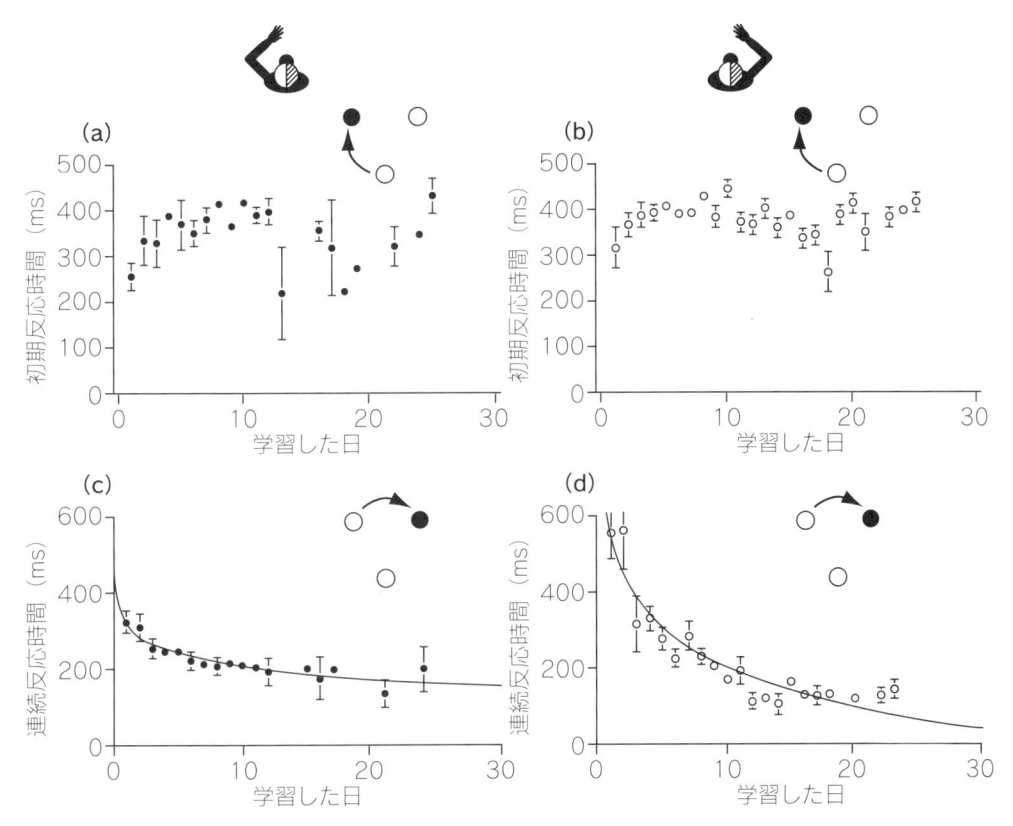

図10 3回押しボタン課題の学習過程での，初期反応時間と連続反応時間の推移

サルの黒質線条体ドパミンが，MPTPの局所投与によって枯渇してある（斜線部）．時計回りの順序運動における初期反応時間(a, b)，連続反応時間(c, d)の推移を示す．プロットは1日の反応時間の平均と標準偏差を示す．

(Matsumoto et al 1999[7] より改変)

明示的(Explicit)学習と暗黙的(Implicit)学習

　図11に木村らによって提唱されている順序運動の学習と記憶の機序に関する仮説をシェーマで説明する．押しボタン順序運動課題の学習の初期には，試行錯誤によって新しいボタン押しの順番を徐々に理解する．この時期には複数の運動の切り替えはゆっくりでぎこちないが，時計回り，反時計回りの順序で第2，第3のボタンはどれであるかが理解される時期である．したがって，この時期に理解し，覚えている押しボタンの順序は主に視空間的なもので，明示的学習(Explicit learning)と考えられるが，作業記憶を使ってボタン課題の正答率が急激に上昇する．図10の結果では，学習開始後2〜3日の間に左右いずれの手の順序反応時間にも見られる急激な反応時間の短縮がそれに当たると考えられる．ドパミンの枯渇と対側の手では，最初の3日間の反応時間の短縮が最も大きい．3日目以降の反応時間の短縮は緩やかであるが，ドパミンの枯渇と同側の手では約3週間ほどの間明確に短縮し，この時期の学習によってボタンからボタンへの運動の切り替えが速くスムースになる．眼球運動と手の運動の関係や筋活動を定量的に調べてみると，この時期には，第1から第2，第3のボタンへの運動が予測的になるとともに，無駄な，必要以上の筋活動が減少して効率のよい運動に移行していることが判明した．したがって，眼球と手の運動の時間的な協調，手をのばしたり引き上げたりするために必要な複数の筋活動の活性化の組み合わせとタイミングが決まってくるのである．学習初期に視空間的な情報に基づく作業記憶(Explicit memory)であったものが，次第に身体座標に基づく情報による記憶(Implicit memory)へと移行しているようである．いったん十分に手続き記憶が長期記憶として形成されてしまうと，運動のきっかけが与えられれば，記憶情報の読み出しによって一続きの滑らかな運動が実行されるようになると考えられる．

　ドパミンの枯渇と対側の手では，学習最初の2〜3日の間に順序反応時間の短縮が生じるものの，それ以降連続反応時間の有意な短縮が起こらず，したがって運動と運動のスムースな切り替えができないことは，黒質線条体ドパミン系はImplicit learningのプロセスに必須の役割を演ずる一方，Explicit learningのプロセスへの関与は少ない可能性を示唆している．

　大脳基底核の代表的な疾患であるパーキンソン病の患者を手続き運動の学習課題で詳しく調べた研究においても，手続き運動の学習が障害されていることが示されている．とりわけ，Implicit learningの過程が障害されていることが示唆されている[27〜29]．また，最近Domineyら[30,31]は，パーキンソン病の患者は確かに順序運動の学習に障害があるものの，

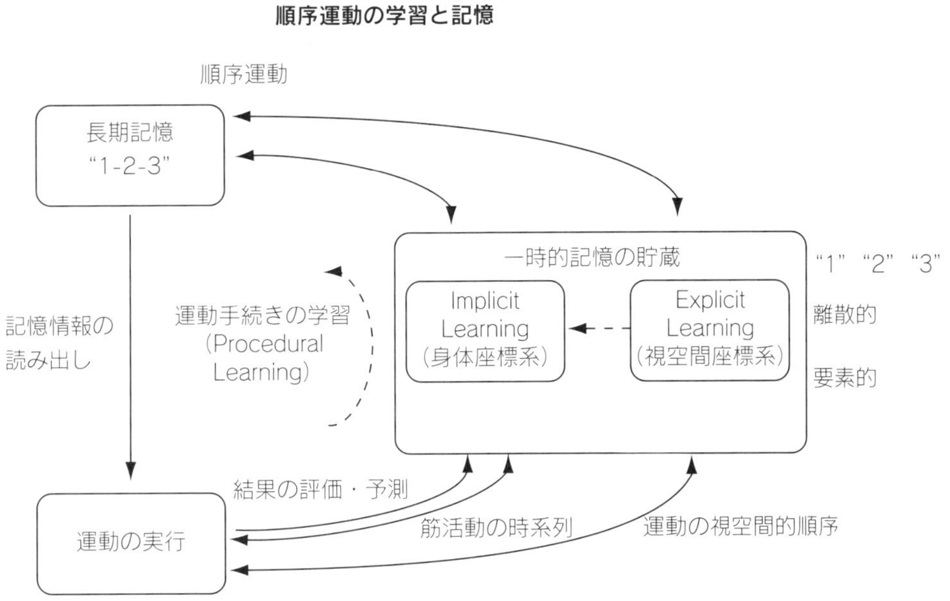

順序運動の学習と記憶

図11 木村らによって提唱された順序運動の学習と記憶のメカニズムに関する仮説
(木村 1997[8]より改変)

Explicit learningの機能は保存されていることを示す結果を得ている．

　順序運動の学習の初期の試行錯誤によって問題解決を図るExplicit learningのプロセスには，前頭前野を中心とする脳部位の関与が必須であると考えられる．また，大脳基底核と並んで小脳が運動学習の座であることが指摘されており，川人らによる誤差逆伝搬学習仮説や藤田らのモデル(小脳の適応フィルターモデル)など，新しい実験に基づく知見と仮説が提唱されている[32~36]．学習が完成した後，どの脳部位にどのように運動手続きに関する記憶がなされるのかについても多数の知見が得られつつあるが[5,37]，本稿では，大脳基底核と運動手続き学習とりわけ強化学習に焦点を当てて論ずることとする．

強化学習仮説

　順序運動の学習に関与する大脳基底核の機序に関して，魅力的で実験的に検証し得る強化学習仮説が提唱されている．特定の目的のためにある行為を起こした結果，上手くいったと感じたり，以前より改善されたと感じるときには，その行為が生じやすくなる．反対に，上

手くいかなかったり痛い目にあったりするとその行為は生じないようになる．つまり，強化が起こることが一般的によく知られている．この強化を用いる学習理論(reinforcement learning)が順序運動の学習理論[38]として注目されている．

　教師つき学習(supervised learning)の計算理論では，小脳の学習則として提唱されている誤差逆伝搬学習がそうであるように，目標とすべき出力パターンが与えられるので，ある出力に対するエラーベクターとしての情報を受け取ることによって，制御誤差を減らすようにネットワークの重みを調節するのが一般的である．これに対して出力の目標パターンは与えられず，結果の良し悪しを示すスカラー値の評価信号だけが与えられる場合に，それを最大にするような出力の学習則が強化学習である．強化学習の基本は，試行錯誤によって様々な試行(出力)を試して，よりよい結果に結びつく試行(出力)を決めていくことである．**図2**で示したボタン押し順序運動課題の学習のプロセスでもまったく同様である．その学習では，学習に使われる評価信号は強化信号(reinforcement signal)と呼ばれ，課題がうまく解けたときやその結果得られる報酬は正の強化信号になる．逆に，試行結果が失敗であったときや罰を受けたときなどは負の強化信号となる．問題解決のために行う一連の試行(出力)に対して強化信号が与えられる場合，最終結果が得られるまでに行った様々な試行の中，どれがその結果に導いたのかを推定すること(temporal credit assignment problem)が大きな問題となる．この問題を解くための基本は，最終結果が得られるまでに行った一連の試行(状態)について，各試行に対する評価を試行錯誤によって学習しておいて，各試行を行うときには，次の試行に対する評価がより大きくなるような試行を選ぶことである．つまり，現在得られている強化信号と評価の予測値の時間変化の和(Temporal Difference error)をゼロにすることで，Temporal Difference(TD)学習と呼ばれる[38]．

　図12は強化学習理論を大脳基底核の神経回路に当てはめたものである[38]．予測ニューロンは線条体モジュールの中，striosomesにあるニューロンを想定しており，その出力は中脳ドパミン・ニューロンを支配している．ドパミン・ニューロンによって強化信号が線条体に送られ，大脳皮質や視床などの入力と線条体ニューロンとの間のシナプス伝達効率を可塑的に変化させていくことにより，強化学習則に基づく行動の学習がなされると考えられる．

　中脳ドパミン・ニューロンは食物や飲み物などの好ましい報酬に対して応答し，塩水などの嫌悪刺激に対して応答しないこと[19]，繰り返し報酬を得るうちに感覚手がかりによって報酬が予測できるようになると，ドパミン・ニューロンの反応が報酬から報酬を予測できる刺激に移っていくこと[20,39]は，Temporal Difference(TD)学習則によく適合する．複数の運動からなる順序運動の学習においても，黒質緻密部のドパミン・ニューロン，線条体の

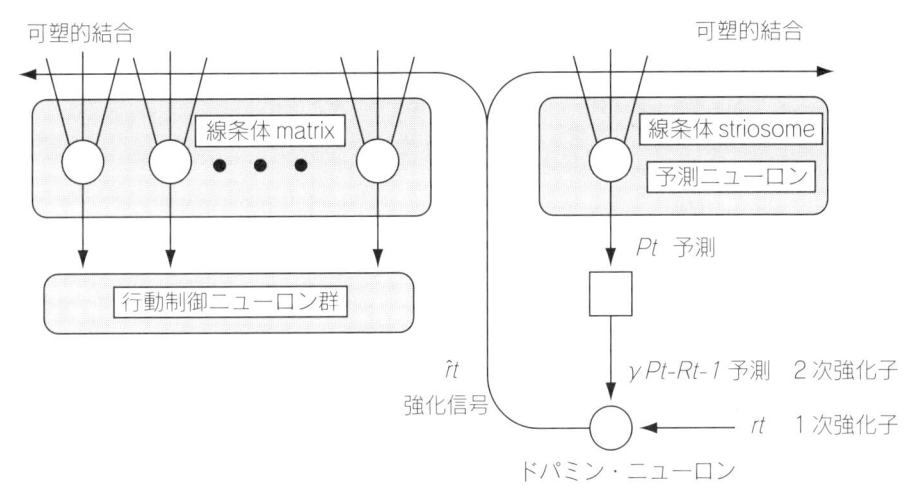

図12 Bartoによって提唱された大脳基底核の強化学習理論
(木村 1997[8] より改変)

striosomesやmatrixのニューロンが強化学習説を支持するような振る舞いをするかどうか，今後の研究が期待される．

学習に伴って変化する大脳皮質の活動

　大脳皮質，大脳基底核，小脳のいずれもが，いわゆる随意運動の制御において重要な役割をもっていると考えられている領域である．特に，前頭葉の内側面にある補足運動野(SMA：supplementary motor area)は，複雑な運動や順序をもった運動に関係していることが示唆されてきた[40,41]．さらに，丹治らにより，補足運動野の前方に前補足運動野(pre-SMA)が発見され，その性質が詳細に調べられた[42]．最近になり，前補足運動野のニューロンの多くが，順序手続きを新たに学習しているときに強い活動を示すことが明らかとなった[43]．彼らはサルに連続ボタン押し課題を行わせ，新しい順序動作の学習過程と，すでに十分学習した順序動作の再現過程を調べた．その結果，前補足運動野は手続き運動を学習・習得するために必要であることが示唆された．

　学習のメカニズムを破壊すると，新しい手続き運動の学習は障害されるが，すでに学習し獲得している手続き運動は実行できるはずである．逆に，記憶のメカニズムを破壊すると，新しい順序運動の学習は可能であるが，すでに十分に学習した順序運動の実行が障害されるはずである．そこで，抑制性の神経伝達物質であるGABAのアゴニストのmuscimolを，

連続ボタン押し課題を行わせているサルの補足運動野や前補足運動野に微量注入して，その成績が調べられた[44]．前補足運動野へのmuscimolの注入によって，新しい順序運動課題の試行の失敗がコントロールに比べて有意に増えた．また，補足運動野への注入も同様であったが，前補足運動野ほどそのパフォーマンスは悪化しなかった．十分学習した順序運動課題については，前補足運動野および補足運動野への注入による有意な効果は見られなかった．

さらに，機能的MRI(fMRI)を用いて，ヒトの順序運動の学習・記憶に焦点を当て，脳全体を観察した研究が報告されている[45,46]．使用した課題は，サルの実験と同様にボタン押し順序運動課題である．それぞれの被験者について，順序運動学習の初期，中期，後期に分けて，それぞれの時期での学習関連MRI信号を求めて比較した．この実験の結果，大脳皮質の中に四つの重要な領域があることが判明した．それらは，前頭葉の外側部にある背外側前頭前野(DLPFC)，前頭葉内側の前補足運動野(pre-SMA)，頭頂葉外側にある大きな溝である頭頂間溝(IPS)，頭頂葉内側のprecuneusである(図13)．前頭連合野であるDLPFCは学習の初期に活動が高く，pre-SMAは初期と中期，precuneusは中期，IPSは中期と後期に活動が高くなることがわかった．つまり，大脳皮質前頭葉の前補足運動野と外側前頭連合野，さらに大脳基底核・線条体の吻側部が手続き学習の初期に強く活動するが，中期から後期にかけてそれらの活動は減少し，そのかわり頭頂連合野の内側面から外側面にかけて二つの領域が活動するようになる．全体として，前頭葉から頭頂葉に活動がシフトすることが示唆された．

以上の実験結果は，次のようにまとめることができる．前補足運動野は，新しい手続き運動の学習の際に選択的に活動し，しかもその活動がmuscimolによって抑制されると新しい手続き運動の学習ができなくなる．したがって，前補足運動野は新しい順序運動の獲得にとって必須の役割を担っていると考えられる．一方で，前補足運動野は，手続き記憶が最終的にストックされる場所ではない，ということも結論できる．

では，手続き記憶の貯蔵場所はどこなのであろうか．その一つの可能性として，小脳が挙げられる．小脳の出力は，ほとんど小脳核を介して出ていくため，そこをmuscimolで抑制すれば，小脳の関与の有無を検討することができる．先程の実験と同様に，新しい順序運動課題およびすでに十分学習した順序運動課題を試行しているサルの小脳核に，muscimolを微量注入して調べた[47]．すると，小脳核へのmuscimolの微量注入によって，十分に学習してあった順序運動の失敗が有意に増加した．しかし，新しい順序運動での失敗の数は，有意な差は見られなかった．前補足運動野への注入の結果とちょうど反対である．この結果から，小脳核，特に歯状核には，手続き記憶がストックされているか，あるいは手続き記憶

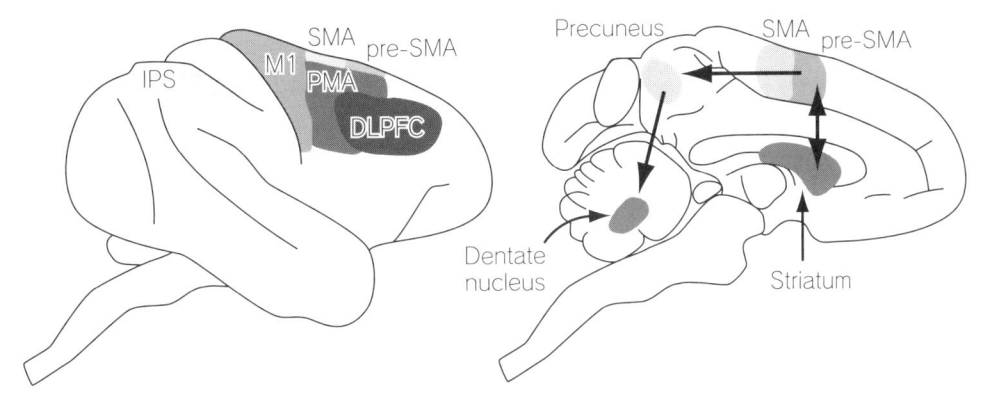

図13　彦坂らによって提唱された手続き運動学習と記憶に関する仮説
手続き学習の経過に伴って関係する脳部位がシフトしていく．
DLPFC：背外側前頭前野，pre-SMA：前補足運動野，SMA：補足運動野，IPS：頭頂間溝．
(Hikosaka et al 1999[37] より改変)

を引き出すことにかかわっていることが示唆された．

手の順序運動の学習：並列性と順序性

　手続き記憶の特徴として，最初は注意を払って学習することが必要であるが，次第に自動的になっていくことはすでに述べた．一方，手続き運動の学習に伴って，関与する脳の領域がシフトしていくことが示唆された．このことから，彦坂らは図13のような仮説を提唱している[37]．

　前補足運動野や外側前頭連合野などの前頭皮質と大脳基底核の吻側部は，手続きや順序を知識として学習・獲得するために必要である．頭頂連合野の領域は，視覚運動の順序を手続きとして蓄える．しかし，さらに繰り返し練習すると，練習に使った手に固有の技能 (Skill) としての記憶が小脳を中心とした領域に形成される．ここで注意しなければならないことは，これらの脳領域が順番に役割をリレーしていくのではなく，おそらくすべての領域が最初から最後まで並列的に機能を果たしていくことである．とりわけ，順序動作の学習における役割の重点が，その学習に伴って，前頭葉皮質と大脳基底核から始まり，頭頂連合野，小脳，そしておそらく一次運動野とシフトしていくのであろう．これらの脳領域がそれぞれ固有の情報処理に基づいて，手続き記憶の特定の側面を担うような記憶を獲得すると思

われる．多少のことでは壊れないという手続き記憶の強さは，このような脳領域を越えた並列的メカニズムによるものと考えられる．

おわりに

　順序運動の学習初期には，試行錯誤によって運動の種類と順序の視空間的な情報が一時的に記憶されることによって学習が進むであろう．この学習は明示的学習(Explicit learning)であり，主に前頭前野を含む脳部位が関与すると考えられる．さらに学習が進むと，運動のための関節の曲げ方，力の加え方，運動の切り替えのための体のバランスなどの，いわゆる身体座標に基づく学習(Implicit learning)がなされ，複数の運動が一連の連続運動として円滑に行われるようになる．このプロセスには大脳基底核と補足運動野，一次運動野などの大脳皮質との機能連関が重要な役割を演ずる．この両方の過程が手続き運動学習(procedural learning)である．

　大脳基底核の学習を説明するモデルとして強化学習仮説が提唱されている．黒質線条体ドパミン系は，行動学習の初期に報酬そのものや行動学習の際に現れる感覚刺激が報酬(好ましい結果)につながるかどうかの予測値と関連した活動をし，行動の評価信号(強化信号)を線条体に送り込むことによって，大脳皮質や視床などから線条体ニューロンへの入力シナプスの伝達効率を変化させ，新しい活動特性を獲得させると考えられる．一方，学習の完成後は，報酬(好ましい結果)につながることが予測される感覚手がかりに対してphasicな強化信号(ドパミン)が線条体に送り込まれることはなく，少量ではあるが一定量の(tonicな)強化信号としてドパミンを線条体ニューロンに送り込むことによって，皮質線条体経路を介する記憶の読み出しを可能にしていると考えられる[8,18,48]．このことは，サルの線条体の局所にGABA受容体のアゴニストであるmuscimolを注入して手続き運動の学習と記憶情報の読み出しに対する影響を調べた彦坂らの研究によっても確認されているが，さらに吻側部の線条体は学習過程に，尾側部は記憶情報の読み出しにより関与する可能性が示唆されている[49]．現在，大脳基底核で行われる学習を説明するモデルとして，強化学習仮説の妥当性を検証する研究が精力的に進められている．今後，大脳基底核の手続き運動学習への関与の機序，小脳や大脳皮質を含めた記憶情報の保持機構を明らかにする研究の発展が期待される．

引用文献

1)　Squire LR：Mechanisms of memory. Science 232：1612-1619, 1986.

2) Tulving E：How many memory systems are there？ American Psychologist 40：385-398, 1985.
3) Schacter DL, Peter Chiu C-Y, and Ochsner KN：Implicit memory：A selective review. Annu Rev Neurosci 16：159-182, 1993.
4) Kimura M, Kato M, Shimazaki H, et al：Neural information transferred from the putamen to the globus pallidus during learned movement in the monkey. J Neurophysiol 76：3771-3786, 1996.
5) Schadmer R, and Holcomb HH：Neural correlates of motor memory consolidation. Science 275：1599-1603, 1997.
6) Seitz RJ, Roland PE, Bohm C, et al：Motor learning in man：a positron emission tomographic study. Neuroreport 1：57-66, 1990.
7) Matsumoto N, Hanakawa T, Maki S, Graybiel AM, and Kimura M：Role of [corrected] nigrostriatal dopamine system in learning to perform sequential motor tasks in a predictive manner. J Neurophysiol 82：978-998, 1999.
8) 木村　實：運動・行動の planning と学習における大脳基底核の機能．機能的脳神経外科 36：1-6, 1997.
9) Kimura M：The role of primate putamen neurons in the association of sensory stimuli with movement. Neurosci Res 3：436-443, 1986.
10) Kimura M：Behaviorally contingent property of movement-related activity of the primate putamen. J Neurophysiol 63：1277-1296, 1990.
11) Kimura M, Aosaki T, Hu Y, et al：Activity of primate putamen neurons is selective to a mode of voluntary movement；visually guided, self-initiated or memory-guided. Exp brain Res 89：473-477, 1992.
12) Watanabe K, Matsumura M, and Ohye C：Neuronal activity of monkey pedunculopontine tegmental nucleus area. II. Activity related to load application on working arms. In：Ohye C, Kimura M, and McKenzie J(eds)，The Basal Ganglia V, Plenum Press, New York, 1996, pp. 249-257.
13) 渡辺克成，大江千廣，木村　實：運動学習に伴う線条体ニューロンの活動の変容におけるドパミン系と GABA 系の役割．機能的脳神経外科 36：35-42, 1997.
14) Graybiel AM：Neurotransmitters and neuromodulators in the basal ganglia. Trends Neurosci 13：244-254, 1990.
15) Graveland GA, Williams RS, and DiFiglia M：A Golgi study of the human neostriatum：neurons and afferent fibers. J Comp Neurol 15：234：317-333, 1985.
16) Aosaki T, Graybiel AM, and Kimura M：Effect of the nigrostriatal dopamine system on acquired neural responses in the striatum of behaving monkeys. Science 265：412-415, 1994.
17) Aosaki T, Tsubokawa H, Ishida A, Watanabe K, Graybiel AM, and Kimura M：Responses of tonically active neurons in the primate's striatum undergo systematic changes during behavioral sensory-motor conditioning. J Neurosci 14：3969-3984, 1994.
18) Kimura M：Role of basal ganglia in behavioral learning. Neurosci Res 22：353-358, 1995.
19) Mirenowicz J, and Schultz W：Preferential activation of midbrain dopamine neurons by

appetitive rather than aversive stimuli. Nature 379 : 449-451, 1996.
20) Schultz W, Apicella P, Ljungberg T, et al : Reward - related activity in the monkey striatum and substantia nigra. Prog Brain Res 99 : 227-235, 1993.
21) Schultz W, Dayan P, and Montague PR : A neural substrate of prediction and reward. Science 275 : 1593-1599, 1997.
22) Graybiel AM, Aosaki T, Flaherty AW, and Kimura M : The basal ganglia and adaptive motor control. Science 265 : 1826-1831, 1994.
23) 渡辺克成, 木村 實 : 記憶と基底核. Clin Neurosci 16 : 504-505, 1998.
24) Watanabe K, and Kimura M : Dopamine receptor-mediated mechanisms involved in the expression of learned activity of primate striatal neurons. J Neurophysiol 79 : 2568-2580, 1998.
25) Calabresi P, Gubellini P, Centonze D, Picconi B, Bernardi G, Chergui K, Svenningsson P, Fienberg AA, and Greengard P : Dopamine and cAMP-regulated phosphoprotein 32 kDa controls both striatal long-term depression and long-term potentiation, opposing forms of synaptic plasticity. J Neurosci 20 : 8443-8451, 2000.
26) Evarts EV, Teravainen H, and Calne DB : Reaction time in Parkinson's disease. Brain 104 : 167-186, 1981.
27) Ferraro FR, Balota DA, and Connor LT : Implicit memory and the formation of new associations in nondemented Parkinson's disease individuals and individuals with senile dementia of the Alzheimer type : a serial reaction time (SRT) investigation. Brain Cogn 21 : 163-180, 1993.
28) Jackson GM, Jackson SR, Harrison J, Henderson L, and Kennard C : Serial reaction time learning and Parkinson's disease : evidence for a procedural learning deficit. Neuropsychologia 33 : 577-593, 1995.
29) Pascual-Leone A, Grafman J, Clark K, Stewart M, Massaquoi S, Lou JS, and Hallett M : Procedural learning in Parkinson's disease and cerebellar degeneration. Ann Neurol 34 : 594-602, 1993.
30) Dominey PF, and Jeannerod M : Contribution of frontostriatal function to sequence learning in Parkinson's disease : evidence for dissociable systems. Neuroreport 8 : iii-ix, 1997.
31) Dominey PF, Ventre-Dominey J, Broussolle E, and Jeannerod M : Analogical transfer is effective in a serial reaction time task in Parkinson's disease : evidence for a dissociable form of sequence learning. Neuropsychologia 35 : 1-9, 1997.
32) Fujita M : Adaptive filter model of the cerebellum. Biological Cybernetics 45 : 195-206, 1982.
33) Fujita M : Simulation of adaptive modification of the vestibulo - ocular reflex with an adaptive filter model of the cerebellum. Biological Cybernetics 45 : 207-214, 1982.
34) 伊藤正男 : 脳と心を考える. 紀伊國屋書店, 東京, 1993.
35) 川人光男 : 脳の計算理論. 産業図書, 東京, 1996.
36) Kawato M, Furukawa K, and Suzuki R : A hierarchical neural-network model for control and learning of voluntary movement. Biol Cybern 57 : 169-185, 1987.
37) Hikosaka O, Nakahara H, Rand MK, Sakai K, Lu X, Nakamura K, Miyachi S, and Doya

K : Parallel neural networks for learning sequential procedures. Trends Neurosci 22 : 464-471, 1999.
38) Houk JC, Davis JL, and Beiser DG (eds) : Models of information processing in the basal ganglia. MIT Press, Cambridge, Mass, 1995, pp. 215-232.
39) Ljungberg T, Apicella P, and Schultz W : Responses of monkey dopamine neurons during learning of behavioral reactions. J Neurophysiol 67 : 145-163, 1992.
40) Tanji J : The supplementary motor area in the cerebral cortex. Neurosci Res 19 : 251-268, 1994.
41) Tanji J, and Shima K : Role for supplementary motor area cells in planning several movements ahead. Nature 371 : 413-416, 1994.
42) Tanji J : New concepts of the supplementary motor area. Curr Opin Neurobiol 6 : 782-787, 1996.
43) Nakamura K, Sakai K, and Hikosaka O : Neuronal activity in medial frontal cortex during learning of sequential procedures. J Neurophysiol 80 : 2671-2687, 1998.
44) Nakamura K, Sakai K, and Hikosaka O : Effects of local inactivation of monkey medial frontal cortex in learning of sequential procedures. J Neurophysiol 82 : 1063-1068, 1999.
45) Sakai K, Hikosaka O, Miyauchi S, Sasaki Y, Fujimaki N, and Putz B : Presupplementary motor area activation during sequence learning reflects visuo-motor association. J Neurosci 19 : RC1, 1999.
46) Sakai K, Hikosaka O, Miyauchi S, Takino R, Sasaki Y, and Putz B : Transition of brain activation from frontal to parietal areas in visuomotor sequence learning. J Neurosci 18 : 1827-1840, 1998.
47) Lu X, Hikosaka O, and Miyachi S : Role of monkey cerebellar nuclei in skill for sequential movement. J Neurophysiol 79 : 2245-2254, 1998.
48) 外山敬介, 杉江　昇・編：脳と計算論. 朝倉書店, 東京, 1997, pp. 242-259.
49) Miyachi S, Hikosaka O, Miyashita K, et al : Differential roles of monkey striatum in learning of sequential hand movement. Exp Brain Res 115 : 1-5, 1997.

眼球運動と大脳基底核

岩崎 愼一

はじめに

　従来，大脳基底核疾患と眼球運動障害の関連についての話題は，神経疾患の診療に当たる医療チームの関心を集めることは少なかった．それには二つの理由が考えられる．一つは，進行性核上性麻痺や大脳皮質基底核変性症を除けば，大脳基底核疾患での眼球運動障害は，四肢や体幹の無動や各種の不随意運動といった症候に比べて目立たず，診断上の鍵になる症候ではないことである．二つ目は，大脳基底核は眼球運動のなかでもサッケード(saccade)の発現に重要な役割を演じており，大脳基底核疾患ではサッケードの異常が出現すると推測できても，サッケードは速い運動であるためにベッドサイドの診察が容易ではない点である．
　大脳基底核疾患の患者の日常生活にサッケードの異常がどういった影響を及ぼしているかという点の検討は，今後大切な臨床的課題になると思われるが，こうした検討にはサッケードと大脳基底核の関連の考察が不可欠である．
　また，大脳基底核疾患でのサッケードの障害とそのメカニズムに関する議論は，大脳基底核疾患で無動や舞踏運動をはじめとする不随意運動がなぜ生ずるか，さらには運動の遂行における大脳基底核の生理的な役割は何であるか，などについての考察に大いに参考になると考えられる．
　本稿では，大脳基底核と眼球運動，特にサッケードとのかかわりについて，神経疾患の診療にたずさわる立場から論じる．まず，眼球運動の役割と種類について述べ，次に私達が最も頻繁に行う眼球運動であるサッケード，特に水平性サッケードと大脳基底核との関連を述べる．すなわち，水平性サッケードの神経経路について大脳基底核の役割との関連で言及し，代表的な大脳基底核疾患の一つのパーキンソン病患者のサッケードについて触れる．

眼球運動の役割

　私達が生物や物など(視覚目標)を見るとき,視覚目標は光として網膜に結像して網膜の視細胞にキャッチされる.光情報は視細胞で神経情報に変換され,長い視覚の経路を経て後頭葉の視覚野に送られて,情報処理を受ける.しかし,視覚目標は網膜のどこにでも結像されれば良いというわけではなく,網膜の中心部にあってくぼみをもつ中心窩(central fovea)と呼ばれる狭い範囲に結像されなければならない(図1).というのも,中心窩は網膜の他の部分に比べて,視力と色覚の両方においてひときわ優れた機能をもっており,細かい物も識別できるからである.視覚目標の像を中心窩に結ぶように視線(視軸)を向けたり,あるいは,いったん,こうして中心窩で結像した視覚目標がゆっくり動くとき中心窩での結像を保持できるように視軸を移動させる,これが眼球運動である.

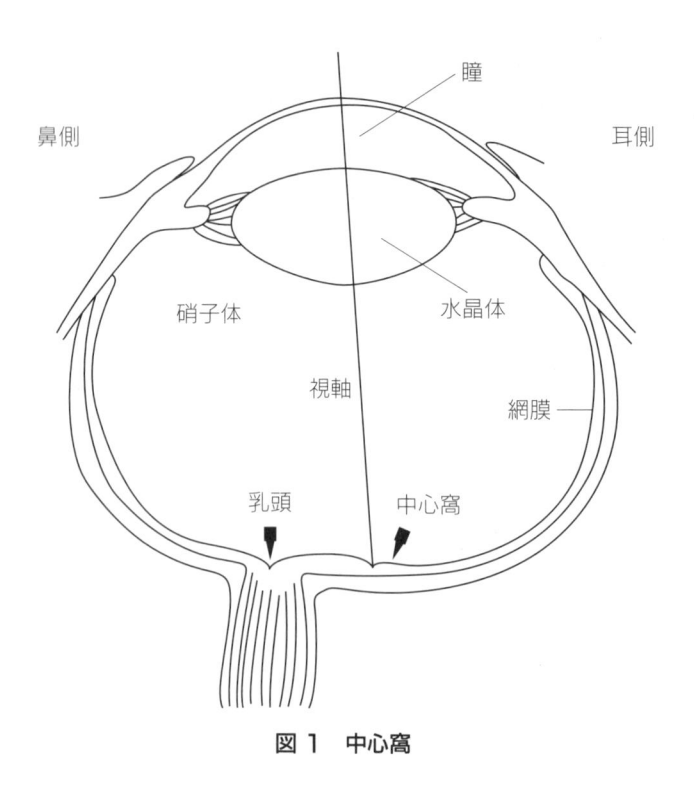

図1　中心窩

眼球運動の種類

　私達は視覚目標を見るとき，状況に応じ異なる種類の眼球運動を無意識に使い分けている．眼球運動の種類(**表1**)について学ぶと，明瞭に見るために私達の眼球が変幻自在といって良いほどの動きをしていることにあらためて気づかされる．

1．共役性眼球運動と非共役性眼球運動

　私達が右方を見るとき，右眼と左眼は同時に右方向に動く．このような両眼の同じ方向への動きを共役性眼球運動(conjugate eye movements, version)と呼ぶ．私達の眼の動きの多くは共役性眼球運動である．しかし，両眼を異なる方向に動かして人や物を見るときもある．この眼球運動は非共役性眼球運動(disconjugate(disjugate)eye movements, vergence)である．輻輳や開散と呼ばれる非共役性眼球運動がある．視覚目標が私達に近づくとき，両眼は鼻側に動く．この眼球運動が輻輳である．反対に，視覚目標が私達から遠ざかるとき，両眼は耳側に動く．これは開散である．このように，眼球運動は共役性眼球運動と非共役性眼球運動に大きく分けられる．

　以下に，私達がしばしば起こす各種の共役性眼球運動について述べる．

1)共役性眼球運動(conjugate eye movements, version)

　同じ共役性眼球運動でも，急速眼球運動(fast eye movements)と緩徐眼球運動(slow eye

表1　眼球運動の種類

1．共役性眼球運動
1)急速眼球運動
① サッケード
② 前庭動眼反射の急速相
③ 視運動性反応の急速相
2)緩徐眼球運動
① 滑動性追従運動
② 前庭動眼反射の緩徐相
③ 視運動性反応の緩徐相
2．非共役性眼球運動
1)輻輳
2)開散

movements)がある．急速眼球運動は，急速であるためにいったん運動が始まったら修正が不可能であるのに対し，緩徐眼球運動は，円滑で，運動の途中でも視覚入力に応じて修正が可能である．

(1) サッケード(saccade)

私達は，視覚目標の移動や私達見る側の移動に応じて，様々な急速眼球運動により人や物を見ているが，そのうちの代表的なものがサッケード(saccade)である．私達が直前まで見ていた人や物から視軸をそらし，新たに関心を抱く人や物に視軸を向けるときの眼球運動である．このとき，新しい視覚目標を中心窩に結像させる．サッケードは，最大角速度が700°/秒にも達する急速眼球運動である．新しい視覚目標に視軸を向けるときの他に，視覚外界を探索するときなどにもみられる眼球運動であり，私達が眼の動きと呼ぶものの大半はサッケードである．

(2) 滑動性追従運動(smooth pursuit movement)

私達が緩徐眼球運動によって視覚目標を見る状況もある．緩徐眼球運動の主要なものの一つに滑動性追従運動(smooth pursuit movement)がある．これは，たとえば，飛んでいる鳥を眼で追っているときのように，ゆっくり動いている視覚目標に視軸を持続的に向ける眼球運動である．このときも鳥という視覚目標の中心窩への結像を持続させる．この眼球運動の最大角速度は50°/秒であり，円滑な運動を示すことが特徴である．

このように，サッケードが新たな視覚目標を中心窩に結像するための眼球運動であるのに対し，滑動性追従運動はいったん中心窩に結像した移動する視覚目標を中心窩に結像し続けるための眼球運動である．

(3) 前庭動眼反射(vestibular ocular reflex)

前述のように，サッケードと滑動性追従運動とは，それぞれ急速眼球運動と緩徐眼球運動のみで成り立っているが，ある状況では，急速眼球運動と緩徐眼球運動を交互に頻繁に組み合わせて眼球を動かす．こうした眼球運動は，前庭動眼反射(vestibular ocular reflex)と視運動性反応(optokinetic response)である．

前庭動眼反射とはどのようなものであろうか．人が動いたり，あるいは，頭を動かしながら，人や物を見ていると，その視覚目標の結像は中心窩から"ずれる"はずであり，固視を続けることは困難であろう．ところが，こうした状況でも固視を持続できるように眼球が動く．すなわち，頭部の回転運動は前庭の半規管に検出されて，前庭からの情報は前庭神経核に送られ，さらに，外眼筋運動ニューロンに伝えられる[1](図2)．こうして，眼球は頭の回転を帳消しにするように，つまり，代償性に頭の回転とは逆方向に回転する．この結果，視

第9章 眼球運動と大脳基底核

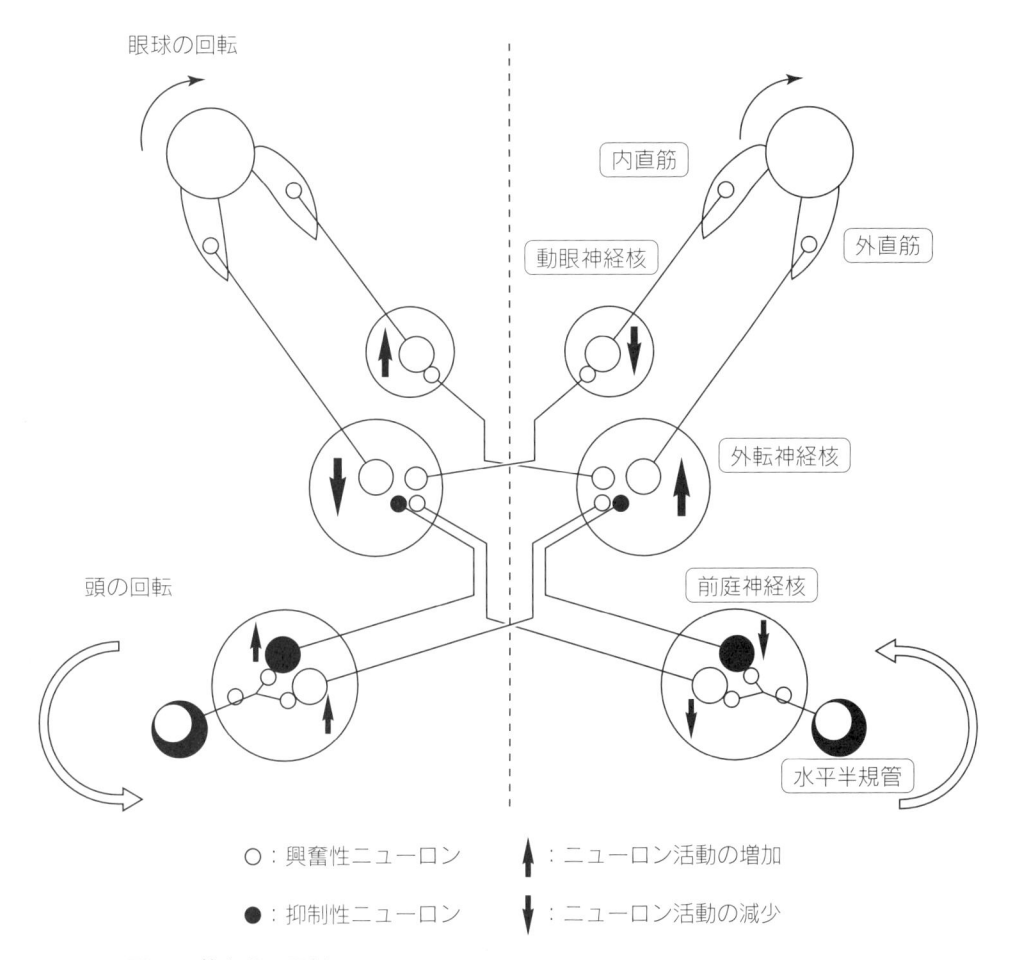

図2 前庭動眼反射

頭が左向きに回転するとき，眼球の右向きの回転が起こるしくみを示す．白丸は興奮性ニューロン，黒丸は抑制性ニューロンを表す．

頭部が左向きに回転したとき，左の水平半規管からの求心性情報が増加し，右の水平半規管からの求心性情報が減少する．

その結果，左の前庭神経ニューロンの興奮性ニューロンと抑制性ニューロンの活動が増加する．左の前庭神経性ニューロンの興奮性ニューロンの活動増加は，右外転神経の活動，右外転神経核から左動眼神経に投射する介在ニューロンの活動および左動眼神経の活動をそれぞれ増加させる．この結果，右外直筋と左内直筋が同時に収縮する．左の前庭神経性ニューロンの抑制性ニューロンの活動増加は，左外転神経の活動，左外転神経核から右動眼神経に投射する介在ニューロンの活動および右動眼神経の活動をそれぞれ減少させる．この結果，左外直筋と右内直筋が同時に弛緩する．

覚目標の中心窩での結像は"ずれる"ことはなく，固視は保証される．また，歩いているときのように身体が上下に揺れるときは，頭部は回転ではなくて直線的な動きをする．頭部の直線運動は前庭の耳石器に検出されて，前庭からの情報は前庭神経核に送られ，さらに外眼筋運動ニューロンに伝わる．こうして，頭部の上下の揺れを帳消しにするように眼球が頭部とは反対方向の上下に動くことで，固視は安定する．しかし，代償性の眼球の回転だけでは，頭部がさらに回転したときに対面する視覚外界を見ることはできない．そこで，代償性の眼球回転に引き続いて，代償性の眼球回転で偏位した眼球の位置をリセットするために，眼球は頭部の回転方向へ急速に回転する．こうして，頭部の回転とは逆方向への代償性の緩徐眼球運動と頭部の回転方向への急速眼球運動とが交互に繰り返し出現する．前庭動眼反射は16ミリ秒未満の短い潜時で始まる[2]．私達が歩くとき，足が床や道路に着地するたびに，0.5～5Hzの頻度で頭部の揺れを生じる[2]が，歩きながらも周囲の人や物を明瞭に見ることができるのは迅速に起きる前庭動眼反射のおかげである．前庭動眼反射は，視覚機能をもつほとんどすべての脊椎動物に備わっている．前庭動眼反射における急速眼球運動とサッケードの脳幹での神経経路は，共通する部分が多い．

(4) 視運動性反応(optokinetic response)

ところが，前庭は回転加速度を検出するが，等速回転を検出することはできない．加えて，前庭はゆっくりした回転速度も検出できない．このような状況では，前庭動眼反射以外の眼球運動が必要になる．たとえば，走っている電車から窓の外を眺めているとき，視運動性反応が起こる．視運動性反応では，網膜からの情報が前庭神経核に伝えられ，さらに外眼筋運動ニューロンに送られて，電車の走行とは逆方向に眼球が比較的ゆっくり回転する．この眼球回転により偏位した眼球の位置は，電車の走行と同方向への眼球の急速な回転によりリセットされる．こうして，電車の走行と逆方向への緩徐眼球運動とこれに引き続く電車の走行と同方向への急速眼球運動とが交互に繰り返される．

サッケードの実際

実際のサッケードはどのように行われているのであろうか．池田[3]は，日本語の文章を読んでいるときの眼球の動きと視覚について記述している．その記載によると，眼球が止まっているときすなわち固視と，眼球を動かしているサッケードとが交互に繰り返されている．固視に約300ミリ秒をかけ，次にサッケードに約30ミリ秒を費やすといった具合である．サッケードの最中，つまり，直前まで読んでいた語句から新たな語句に眼球を移す瞬間は，網膜に写る像はとても速く流れるはずである．しかし，実際には周囲の景色が流れることを

意識することはない．これは，サッケードの開始より約20ミリ秒も前に，網膜での情報が視覚野には到達しにくいようなしくみが作動するためである．かといってこの瞬間に視界が真っ暗になることもない．実に巧みなしくみといえるが，そのメカニズムについてはまだよくわかっていない．池田は，視覚情報の採取という点からは，このサッケードはいわば無駄な時間であるともいい，固視の約10分の1の時間ですませているのは合理的であると述べている．

　私達は，中脳吻側の出血のために上方へのサッケードが高度に障害され，一方，上方への滑動性追従運動は保たれている患者を診療した．患者の訴えを聞いていると，普段，私達はいかに頻繁にサッケードによって見ているかをあらためて知らされた．患者は，読書，テレビを見るときなど，日常生活での様々な場面での困難について語った．特に外出のときに大変であると訴える．街を歩いていると，目安になる看板や表示が見えず，どこにいるかわからなくなり不安に陥る．駅で切符を買うために路線図を見るのも苦労するという．こうした状況では，絶えず，頭を背屈したり，瞬目したりして，上方を見るために疲労がたまると話していた．

　サッケードを実感できる簡便な方法がある．片眼をつぶり，その上眼瞼に指で軽く触れて，頭を動かさずに，もう一方の眼で，読書をしたり周囲の景色を見回してみよう．ピクピクと動くサッケードを指先に感じるであろう．このピクピクという動きの間に眼球は止まって固視が行われている．次に，同じ方法で，なるべくスムーズに眼球を動かすつもりで，机の一端からもう一方の端まで順次視軸を移動させよう．しかし，いくら努力しても眼球はスムーズには動かない，つまり滑動性追従運動は起こらないが，眼球がピクピクと不連続に動くのが感じられ，サッケードが起こっていることがわかる．

　ついでに，滑動性追従運動を実感しよう．閉じた片眼の上眼瞼を手指で軽く触れ，もう一方の手指を眼前に出して左右に動かしながら，頭を動かさないようにして，開いている眼で指先の動きを追いかけよう．ピクピクとする眼球運動は感じられず，スムーズに眼球が動いていることがわかるであろう．滑動性追従運動は，視覚目標がゆっくり移動しているときにはじめて起こることをわかっていただけたと思う．

サッケードの種類

　サッケードには，随意性サッケード(voluntary saccade)，自発性サッケード(spontaneous saccade)および反射性サッケード(reflexive saccade)の三つがある(**表2**)．

　随意的なサッケードは，サッケードの行われる状況，つまり，いわばサッケードの文脈に

表2 サッケードの種類

1. 随意性サッケード
   1) 予測性サッケード
   2) 記憶誘導性サッケード
   3) 指令性サッケード
   4) アンチサッケード
2. 自発性サッケード
3. 反射性サッケード

より，次のように分類できる．規則的な動きを示す視覚目標の出現位置を予測して眼球を動かす「予測性サッケード(predictive or anticipatory saccade)」，視覚目標があった位置を覚えていてそこに眼球を動かす「記憶誘導性サッケード(memory-guided or remembered saccade)」，さらに，「右を向いて」というような指示に応じて眼球を動かす「指令性サッケード(saccade to command)」である．視野の周辺に出現した指標に眼を動かさずに，固視点からその指標までの振幅でしかも反対方向に眼球を動かす「アンチサッケード(antisaccade)」がある．これは随意性の高いサッケードであるため，随意的サッケードの研究によく用いられるテスト課題である．

　自発性サッケードは，視覚目標がなくて何気なく起こす眼球の動きである．

　反射性サッケードは，突然視野に入った人や動物に視軸を向ける(反射性視覚誘導性サッケード)，あるいは，急に響く音の方向に視軸を向ける(反射性聴覚誘導性サッケード)眼球運動であり，これらは不意の刺激に反応して起こる眼球運動と一括できる．

水平性サッケードの神経経路

　眼球運動が急速眼球運動であるか緩徐眼球運動であるかを問わず，眼球運動の最終共通神経経路は，動眼神経，滑車神経および外転神経の三つの脳神経，すなわち，外眼筋運動ニューロンである．そして，主動筋を支配する外眼筋運動ニューロンの発射とその拮抗筋を支配する外眼筋運動ニューロンの発射停止により，主動筋の収縮と拮抗筋の弛緩が同時に生じて多くの眼球運動が起こる．言い換えれば，この外眼筋運動ニューロンの上位に眼球運動の種類に固有の機構が存在し，この機構の信号が外眼筋運動ニューロンと外眼筋運動ニューロンの支配下にある筋群に伝えられて，サッケードあるいは滑動性追従運動が出現するしくみになっている．

サッケードの神経経路について，脳幹の神経経路，大脳皮質の神経経路，さらには大脳基底核の神経経路と順次触れる．なお，サッケードは，その運動平面をもとに水平性サッケードと垂直性サッケードとに分けられる．この二つのサッケードの脳幹の神経経路は異なるが，ここでは水平性サッケードについて述べる．

1．水平性サッケードの脳幹の神経経路

水平性の眼球運動では，右方視であれば，主動筋である右眼の外直筋と左眼の内直筋が収縮しなければならない．しかも，これら主動筋は同時に収縮し，さらに，同時にこれら主動筋の拮抗筋の右眼の内直筋と左眼の外直筋は弛緩する必要がある．つまり，右の外転神経と左の動眼神経の発射が促進され，同時に右の動眼神経と左の外転神経の発射は抑制されなければならない．

水平性サッケードの脳幹の神経経路をみてみよう（図3）．図3には，水平性サッケードの脳幹の神経経路のうち，右向きのサッケードに関与する経路のみを示している．水平性サッケードに固有の脳幹の神経経路の主要成分は，バーストニューロン(burst neuron)[5,6]とポーズニューロン(pause neuron)[6,7]である．水平性サッケードは，バーストニューロンとポーズニューロンの相互作用によりつくられる．バーストニューロンは，一気に高頻度に，つまり，バースト状に発射することから名づけられたニューロンであり，これには興奮性バーストニューロン(excitatory burst neuron：EBN)と抑制性バーストニューロン(inhibitory burst neuron：IBN)がある．興奮性バーストニューロンは橋の左右に一対存在し，それぞれ外転神経核の吻側の網様体に位置して，同側の外転神経核に投射する[8～10]．抑制性バーストニューロンも延髄の左右に一対あり，それぞれ外転神経核の尾側の網様体に位置し，反対側の外転神経核に投射する[11～13]．さらに，興奮性バーストニューロンは同側の抑制性バーストニューロンを興奮させる．ポーズニューロンは外転神経核の少し吻側の橋網様体の傍正中部に位置して，同側の興奮性バーストニューロンと同側の抑制性バーストニューロンに投射し，これらのバーストニューロンを持続的に抑制している[14～16]．

水平性サッケードに固有のニューロンではないが，サッケードのみならず滑動性追従運動，前庭動眼反射，視運動性反応などのすべての水平性の共役性眼球運動に重要なニューロンがある．このニューロンの軸索は，外転神経核から出た後，正中部を越えて反対側に達し，さらに内側縦束を上行して橋から中脳へと移動し動眼神経核に結合する．このニューロンは介在ニューロンと呼ばれ，一側の外転神経核から反対側の動眼神経に情報を伝える役目を担って，一側の外直筋が収縮を開始すると同時に反対側の内直筋も収縮を始めるように働く．

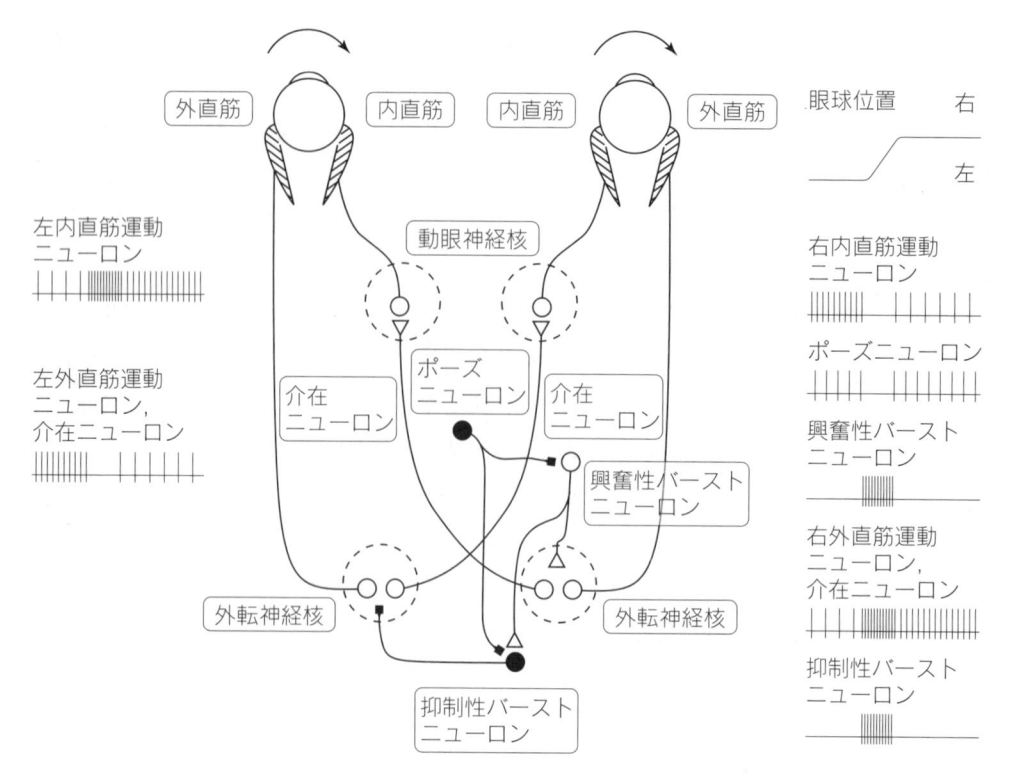

図3 水平性サッケードの発現に関与する脳幹神経回路
右向きサッケードを例に,外眼筋運動ニューロン,バーストニューロン,ポーズニューロンおよび介在ニューロンの発火様式を示す.
(吉田 1996[4] より,一部改変)

　右向きのサッケードでこれらのニューロンがどのように活動するかについてみてみよう.まず,右の興奮性バーストニューロンの発射がサッケードの12ミリ秒前に始まり,この結果,右外転神経が発射して右外直筋が収縮し,同時に前述の右外転神経核から始まる介在ニューロンの発射が起こって,左動眼神経の発射が生じ,左内直筋が収縮する.さらに,同時に,右の興奮性バーストニューロンの発射は右の抑制性バーストニューロンの発射を誘発する.右の抑制性バーストニューロンの発射は,左外転神経と左外転神経から始まる介在ニューロンの両者の発射を抑制し,この結果,右の動眼神経の発射も抑制されて,左外直筋と右内直筋が弛緩する.こうした一連のニューロン活動の結果,右眼と左眼は同時に右向きに回転する.

こうした一連のニューロン活動の引き金となった興奮性バーストニューロンはどのように制御されているのであろうか．この制御機構としては，先述のポーズニューロンが重要な役割を演じている．右のポーズニューロンは，持続的に発射して投射先の右の興奮性バーストニューロンと右の抑制性バーストニューロンの両者を抑制している．ポーズニューロンが発射を停止すると，これらの二つのバーストニューロンに対する抑制が解除されて，右の興奮性バーストニューロンと右の抑制性バーストニューロンが発射する．さらに，上述のように，右の興奮性バーストニューロンの発射は右の抑制性バーストニューロンの発射を促す．ちなみに，ポーズニューロンの名称は，ポーズすなわち小休止という言葉でわかるように，サッケードの直前とサッケードの最中に，発射を停止することに由来している．

　ポーズニューロンの発射がどう制御されているのかは興味のあるところである．ポーズニューロンは，上丘，サッケードに関与する大脳皮質の領域および脳幹のlong-lead burst neuronsから入力を受けている．このうち，上丘がポーズニューロンの発射の制御に重要な役割を演じると考えられているが，上丘以外の領域の役割などはまだ十分に解明されていない．

　ポーズニューロンは，あらゆる方向(omnidirection)の急速眼球運動に際して発射を停止し，右や左といった方向選択性をもたないことがわかっており，オムニポーズニューロン(omnipause neuron)とも呼ばれる．したがって，方向選択性に関する信号をもつニューロンからバーストニューロンへの興奮性入力があってはじめて，水平性サッケードの方向が決まると考えられる．こうした方向選択性に関する興奮性入力の一部は，サッケードの場合は上丘，前庭動眼反射や視運動性反応の急速相の場合は前庭神経核をそれぞれ経て，バースタードライビングニューロン(burster-driving neuron)を経由し，バーストニューロンに伝えられる[17]ことがわかっている．

　中脳の背側の左右一対のふくらみである上丘は，視覚情報を眼球運動情報に変換するための重要な部位と考えられている[1]（図4）．上丘は7層よりなり，うち浅層のニューロンは視野からの入力（特に位置の情報）を受け，浅層の腹側に存在する中間層のニューロンは眼球運動に関与している．一側の上丘浅層は反対側の視野からの入力を受けており，視野内の人や物と上丘内での神経活動は一対一の対応関係にある[1]．上丘は，こうした特性を利用して空間内の人や物の位置を計算し，その方向へ正確に眼や頭を向ける信号をつくり出す役割を果たしている．中間層のニューロンはバースト状に発射して，サッケードの方向の情報をバースタードライビングニューロンに送ると考えられている．

　バースタードライビングニューロンは，舌下神経前位核とその腹側の延髄網様体に存在

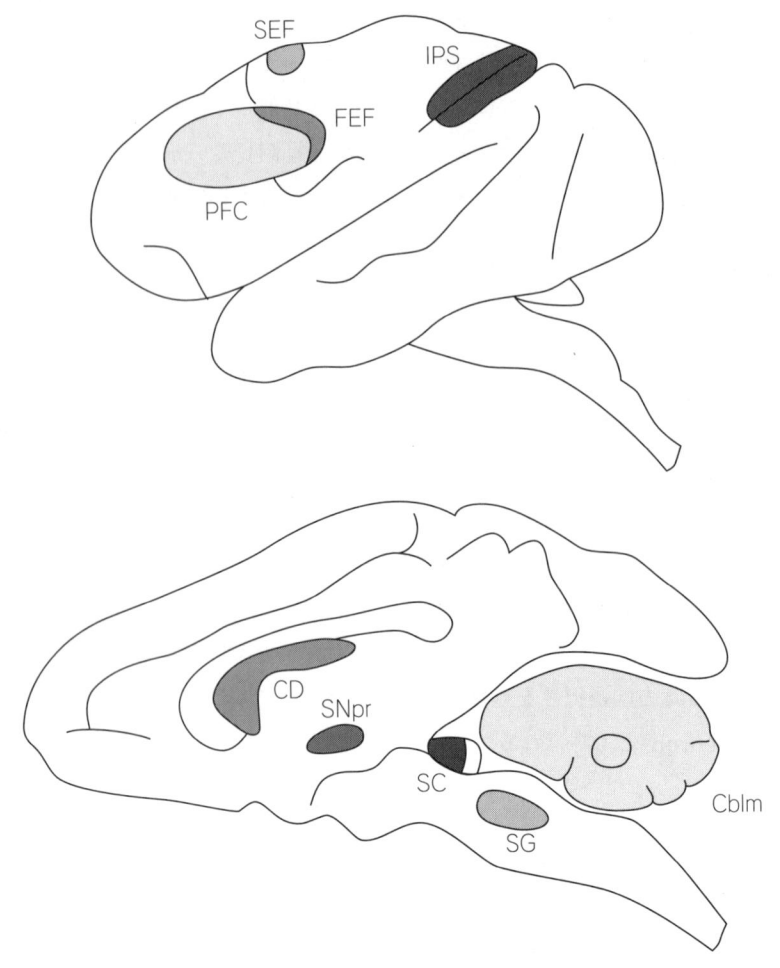

図4 サッケードの制御に関係する脳の領域
PFC(前頭連合野), FEF(前頭眼野), SEF(補足眼野), IPS(頭頂連合野), CD(尾状核), SNpr(黒質網様部), SC(上丘), SG(バーストニューロン, ポーズニューロンなどの水平性サッケード発生機構), Cblm(小脳).
(彦坂 1999[1]より, 一部改変)

し，バースタードライビィングニューロンの細胞体とは反対側に存在する興奮性バーストニューロンに単シナプス性に結合している[18]．バースタードライビィングニューロンは，反対側へのサッケードに一致して強いバースト状の発射を生じ，反対側の興奮性バーストニューロンを発射させる[4]．つまり，右向きのサッケードに際しては，右向きのサッケードを起こさせる情報が左上丘の中間層から左のバースタードライビィングニューロンに送られ，さらに情報は右の興奮性バーストニューロンに伝えられて，右の興奮性バーストニューロンがバースト状に発射する．

2．水平性サッケードの大脳皮質の役割

前述のように，上丘はポーズニューロンの発射の制御に重要な役割を演じる．また，網膜からの視覚情報を運動情報に変換し，この運動情報の一部はバースタードライビィングニューロンを経てバーストニューロンに伝えられ，サッケードの方向(位置)を決める．では，上丘は，網膜以外に大脳のどこから入力を受けているのであろうか．上丘は，前頭前皮質(前頭連合野，prefrontal cortex：PFC)，前頭眼野(frontal eye field：FEF)，補足眼野(supplementary eye field：SEF)，頭頂連合野頭頂間溝領域(intraparietal sulcus：IPS)，大脳皮質視覚野などの大脳皮質の各領域(図4)から入力を受けていて[1]，これらはいずれも興奮性入力である．さらに，上丘は大脳基底核の出力路である黒質網様層からは抑制性の入力を受ける[1]．

サッケードに関与する大脳皮質の各領域からの脳幹への投射は，上丘以外にも，橋被蓋網様核(nucleus reticularis tegmenti pontis：NRTP)を経由して小脳(背側虫部や室頂核)，さらには水平性サッケードのバーストニューロンとポーズニューロンにも向かっている[19]．加えて，サッケードに関与する大脳皮質の各領域も互いに線維連絡で結合している．

前頭前皮質は空間的記憶，前頭眼野は反応の選択，頭頂連合野は刺激の選択に，それぞれ関与するとされている[1]．しかし，これらの大脳皮質の各領域がサッケードの文脈による分類上のどれに関与しているかといった問題は，まだ十分に解明されていない．

3．水平性サッケードの大脳基底核の役割

上丘は，先に述べたように，網膜や先に述べた大脳皮質の諸領域から情報を得ているばかりでなく，黒質網様部(SNr)からも強い入力を受けている[1](図5)．黒質網様部から上丘に投射するニューロンは，淡蒼球内節から視床に投射するニューロンと並ぶ大脳基底核の出力路であり，ともに抑制性のニューロンである．淡蒼球内節ニューロンが視床を抑制している

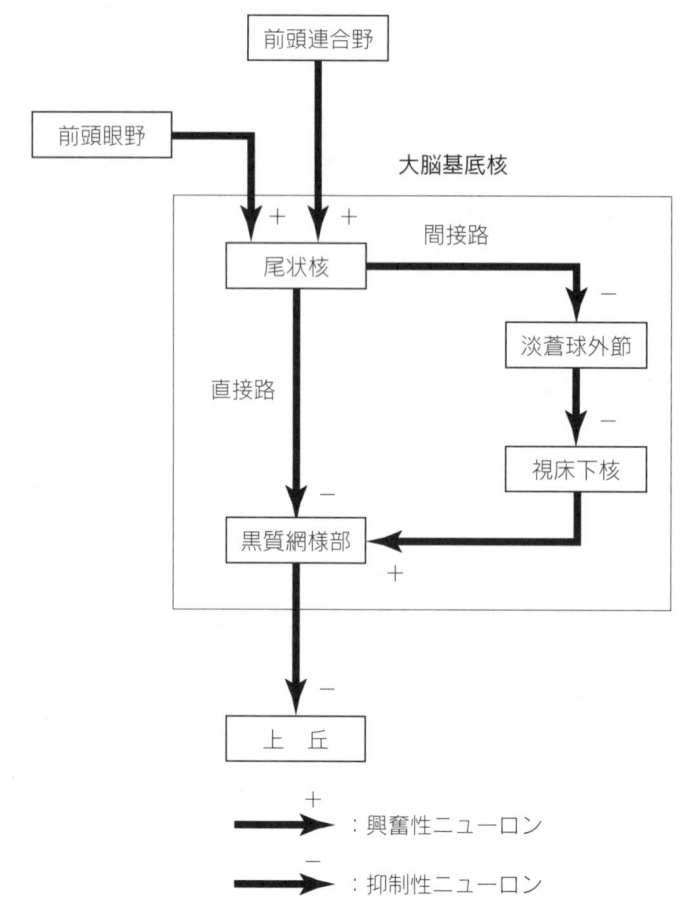

図5 サッケードの制御に関係する大脳基底核の直接路と間接路および大脳基底核の入力と出力
（彦坂 1999[1] より，一部改変）

ように，黒質網様部のニューロンは上丘中間層を持続的に強力に抑制する．この黒質網様部は，さらに，尾状核から抑制性の入力を受けている．

したがって，尾状核の活動は黒質網様部のニューロンを抑制し，その結果，上丘中間層は黒質網様部のニューロンによる抑制から開放される（脱抑制）．こうして，大脳基底核は直接路を介した脱抑制により適切なサッケードを発現させる．直接路を介した脱抑制の働きの他に，大脳基底核はその間接路により上丘中間層を強力に抑制している．彦坂[1]は，大脳基底

核の抑制の強化の役割について以下のように考察する．大脳皮質の各領域は上丘に直接興奮性出力を送っており，様々な方向にサッケードを起こさせてしまう可能性がある．したがって，大脳基底核が介入しなければ，混乱した状態に陥るであろう．そこで，大脳基底核は，持続的で強力な出力路を介して上丘を抑制することにより不適切なサッケードの発現を抑制して，混乱状態を回避している，と述べている．彦坂[1]は，大脳基底核は情報に基づいて，抑制を解除(脱抑制)して適切なサッケードの発現を促したり，逆に抑制の強化により不適切なサッケードの発現を阻止したりしていると推測する．彼は，大脳基底核がもつ情報は記憶や予測などの内的情報であるとし，その理由として，大脳基底核には，記憶誘導性サッケードで選択的に活動したり，予測性サッケードでのみ活動するニューロンが多いことを挙げている．したがって，大脳基底核は，記憶や予測などの内的情報に基づいて，直接路を介した脱抑制により適切なサッケードを発現させたり，間接路を介した抑制の強化を通して不適切なサッケードの発現を阻止するゲートの役割を果たすと考えられる．

ところで，記憶依存的あるいは予測的なニューロン活動は大脳基底核にみつかるが，補足運動野や前頭連合野にも存在するという．大脳基底核の内的情報はこれらの大脳皮質から送られるのか，逆に大脳皮質の大脳基底核からの脱抑制でつくられるのか，まだ，結論は出ていない[1]．

黒質緻密層はドパミン作動性ニューロンを尾状核に投射して，サッケードの抑制や脱抑制の役割を果たす大脳基底核を制御している．すなわち，黒質緻密層は，抑制の強化の役目を担う間接路の尾状核ニューロンに対してはそのドパミンD2受容体を介して抑制的に，脱抑制の役割をもつ直接路の尾状核ニューロンに対してはそのドパミンD1受容体を介して促進的に働く．このように，黒質緻密層は，結果としてサッケードの脱抑制を促進している．

サッケードの診察方法

ベッドサイドで簡便にサッケードを診察する方法がある．しかし，以下に述べる診察法はサッケードの高度な異常を診るのには良いが，細かな障害を見出すことには限界があることを理解しておく必要がある．なお，サッケードをはじめとする眼球運動の定量的な分析法については他の著書[20]を参考にしていただきたい．

検者は，患者の眼前の左と右に，それぞれ1本ずつ指を差し出し，左右の指先を結ぶ線が床に水平になるように静止させる．ここで，頭を動かさないように注意し，なるべく速く左右の指先を交互に見つめさせて，水平方向にサッケードをさせる．垂直方向のサッケードも次のように観察する．患者の眼前に上下にそれぞれ1本ずつ指を差し出し，上下の指先を結

ぶ線が床に垂直になるように静止させる．次に，頭を動かさないでなるべく速く上下の指先を交互に見るように患者に指示して，垂直方向にサッケードをさせる．これらは迅速自己ペース固視反復法(rapid, self-paced refixation)という診察法である．サッケードをすぐに開始できるか(潜時)，サッケードの速度はどうか，サッケードの振幅はどうか，などの要素を概ね評価する．振幅については，正常では1回や2回のサッケード(修正サッケード，corrective saccade)を行った後に固視できる．一方，3回以上の修正サッケードを繰り返すときは，振幅の小さいサッケード(hypometric saccade)と解釈する．これは疲労した人でも認められるが，一つの方向だけで振幅が減少しているときは病的と考えて良い．

簡便なサッケード診察法として，迅速自己ペース固視反復法の他に，指令性サッケードの観察もある．たとえば，「右を向いて」「上を向いて」と指示して，サッケードさせて，潜時，速度，振幅を評価する．

1平面のサッケードのみの速度の低下は，次のようにしても診察できる．検者は，患者の眼前に，たとえば，患者からみて右上に1本の指，左下にもう1本の指を置くという具合に，2本の指先を結ぶ線が床に対して斜めになるように指を差し出す．頭を動かすことなく2本の指先を交互に見つめるように，と指示する．たとえば，上方向へのサッケードの速度が低下しているときは，まず，右上の指先から左下の指先へのサッケードは正常に遂行される．しかし，左下の指先にサッケードした後，両眼は，まず右へ水平にサッケードして，次にゆっくりと不規則に上方向にサッケードが繰り返されることを観察できる．すぐにサッケードを開始できるかどうか，つまり，サッケードの潜時も診察する．

パーキンソン病患者のサッケード

パーキンソン病患者のサッケードは異常であろうか．大脳基底核は記憶や予測の情報にアクセスしているという知見から，特に記憶誘導性サッケードや予測性サッケードについての成績が注目される．

彦坂[21]は1例の患者での記憶誘導性サッケードについて詳述している．記憶誘導性サッケードのテスト課題は次のように試行された．被験者の眼前中央に固視点(赤色発光ダイオード)がつくのでこれを注視する．固視点がついている間に指標の位置が予告刺激(cue)として50ミリ秒間呈示される．固視点が消えて指標がつくまでに600ミリ秒の時間が経過する．被験者は，眼を動かさずに予告刺激の位置を記憶し，固視点が消えると記憶した予告刺激の位置にすぐにサッケードしなければならない．この課題で，パーキンソン病患者は正常対照に比較して，サッケードを起こす回数が少ない．また，サッケードを起こしても固視点が消

えて600ミリ秒以上も経過した時点であり，つまり潜時は延長していて，その振幅も小さかった．

他にも同様に記憶誘導性サッケードは異常であるとする報告が多く，特に振幅の減少が指摘されている[22〜28]．潜時の延長を指摘する報告[26,28]もある．また，記憶誘導性サッケードの試行で，患者は同年齢の正常対照に比較して，予告刺激に対してサッケードを起こしてしまう回数が有意に多い[29]．

では，記憶誘導性サッケードのこうした異常を大脳基底核の機能との関連でどう解釈できるのであろうか．患者の記憶誘導性サッケードの潜時の延長と振幅の減少は，パーキンソン病では記憶誘導性サッケードの発現が困難であることを表していて，これは大脳基底核の機能の一つである脱抑制が障害されていると解釈されている[21]．また，予告刺激に対するサッケードの発現という異常は，パーキンソン病では不適切なサッケードが容易に起こることを表しており，大脳基底核のもう一つの機能である抑制が障害されているとみなされる[21]．

予測性サッケードの検討では，同様に振幅が減少している[30,31]．

以上のように，パーキンソン病患者の記憶誘導性サッケードや予測性サッケードといった内的情報に基づくサッケードは，異常であることは明らかである．

近年，両側の淡蒼球内節や視床下核を電気刺激すると，パーキンソン症候が改善することが明らかになり，この深部脳刺激と呼ばれる治療法は臨床に導入されている．深部脳刺激がパーキンソン症候を改善するメカニズムは，以下のように考えられている．すなわち，黒質緻密層から線条体に投射するドパミン作動性ニューロンは，大脳基底核回路を制御しているが，同ニューロンの変性により大脳基底核回路の視床下核や淡蒼球内節に異常な発射パターンが形成される．視床下核や淡蒼球内節の電気刺激は異常な発射を阻止するように働くために，大脳基底核回路の出力路である淡蒼球内節や黒質網様層の発射が正常化して，パーキンソン症候が改善すると推測される．

深部脳刺激は四肢や顔面・体幹のパーキンソン症候と同様に，内的情報に基づいて行われるサッケードも改善するのであろうか．深部脳刺激のサッケードへの影響を論じた報告は少ないが，深部脳刺激は記憶誘導性サッケードの異常を改善するという．すなわち，両側淡蒼球内節の電気刺激は，記憶誘導性サッケードの減少していたゲイン(サッケードの振幅/指標の移動距離)を増加する[26]．両側視床下核の電気刺激も，同じく，記憶誘導性サッケードの減少していたゲインを改善する[28]．

アンチサッケードは，前述のように，随意性の高いサッケードであるが，報告された成績は一致してはいない．すなわち，潜時[23]，エラー率[32]は正常と差異がないとする論文がある．

一方,患者では潜時は延長し[26,28,33]、エラー率が高い[33]という報告もある.アンチサッケードの異常は進行例に多く[34],軽症例に認めないとされ,この不一致は患者の重症度による差異を反映していると考えられる.両側の視床下核を電気刺激してもアンチサッケードの異常は改善しなかった[28].アンチサッケードの異常は軽症例に認めず,進行例に多いことや,視床下核の電気刺激が無効であったという成績からアンチサッケードの神経経路を考えると,この経路は大脳基底核を経由せずに,前頭前皮質から直接上丘に到る経路と推測される.パーキンソン病が進行すると,ドパミン作動性入力を受けている前頭前皮質が機能障害を起こす[29]結果,アンチサッケードが障害されると考えられる.

一方,反射性視覚誘導性サッケードは,一部に潜時の延長や振幅の減少を認めたという報告[35]もあるが,潜時,振幅および最大速度のいずれも正常であるとする報告[22,32~34]が多い.これらの臨床的な成績からみても,反射性視覚誘導性サッケードの神経経路は大脳基底核回路を含まないことは明らかであろう.

以上のパーキンソン病患者のサッケードの成績を考慮に入れて,各種のサッケードの神経経路を考え,その大脳での経路の概略を図6[36]に示した.

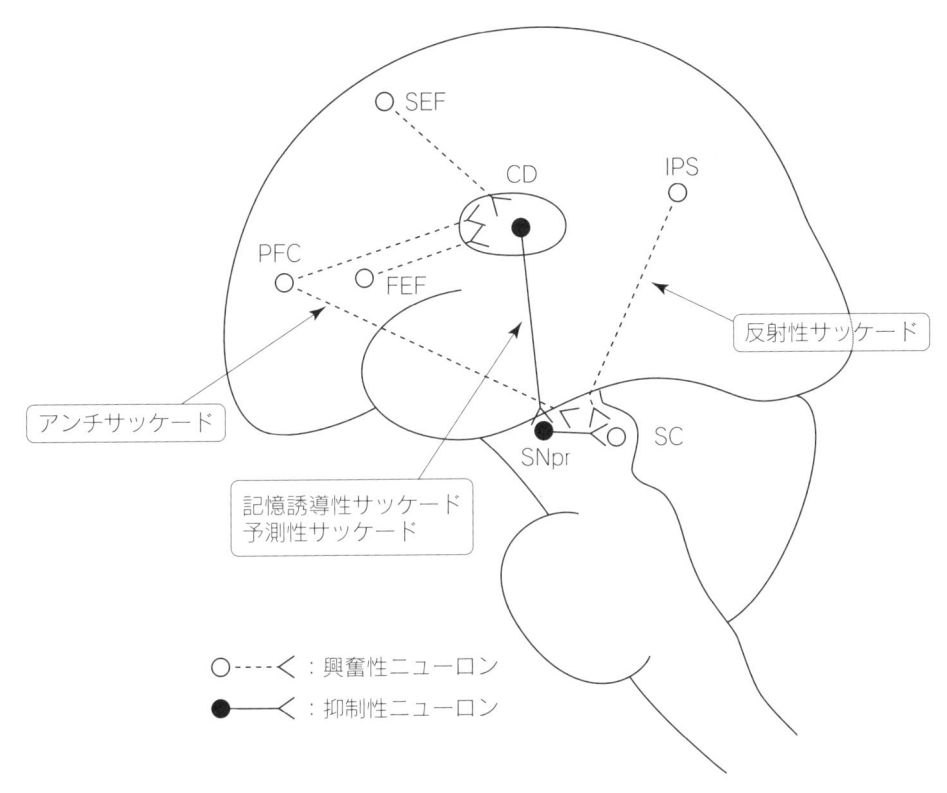

図6 各種サッケードの大脳・上丘の神経回路
PFC(前頭連合野), FEF(前頭眼野), SEF(補足眼野), IPS(頭頂連合野), CD(尾状核), SNpr(黒質網様部), SC(上丘).
(岩崎 1998[36]より, 一部改変)

引用文献

1) 彦坂興秀：運動のシステム．酒田英夫，外山敬介・編，脳・神経の科学II—脳の高次機能—，岩波書店，東京，1999，pp. 111-130.
2) Leigh RJ, and Zee DS：The vestibular-optokinetic system. In：The neurology of eye movements, 3rd ed, Oxford University Press, New York and Oxford, 1999, pp. 19-89.
3) 池田光男：眼はなにを見ているか—視覚系の情報処理—．平凡社，東京，1988.
4) 吉田　薫：水平性サッケードの脳幹神経機構．神経進歩 40：323-336, 1996.
5) Cohen B, and Henn V：Unit activity in the pontine reticular formation associated with eye movements. Brain Res 46：403-410, 1972.
6) Luschei ES, and Fuchs AF：Activity of brain stem neurons during eye movements of alert monkeys. J Neurophysiol 35：445-461, 1972.
7) Keller EL：Participation of the medial pontine reticular formation in eye movement generation in monkey. J Neurophysiol 37：316-332, 1974.
8) Igusa Y, Sasaki S, and Shimazu H：Excitatory premotor burst neurons in the cat pontine reticular formation related to the quick phase of vestibular nystagmus. Brain Res 182：451-456, 1980.
9) Sasaki S, and Shimazu H：Reticulovestibular organization participating in generation of horizontal fast eye movement. Ann N Y Acad Sci 374：130-143, 1981.
10) Strassman A, Highstein SM, and McCrea RA：Anatomy and physiology of saccadic burst neurons in the alert squirrel monkey. I. Excitatory burst neurons. J Comp Neurol 249：337-357, 1986.
11) Hikosaka O, and Kawakami T：Inhibitory reticular neurons related to the quick phase of vestibular nystagmus-their location and projection. Exp Brain Res 27：377-396, 1977.
12) Hikosaka O, Igusa Y, Nakao S, and Shimazu H：Direct inhibitory synaptic linkage of pontomedullary reticular burst neurons with abducens motoneurons in the cat. Exp Brain Res 33：337-352, 1978.
13) Yoshida K, McCrea RA, Berthoz A, and Vidal PP：Morphological and physiological characteristics of inhibitory burst neurons controlling horizontal rapid eye movements in the alert cat. J Neurophysiol 48：716-784, 1982.
14) Nakao S, Curthoys IS, and Markham CH：Direct inhibitory projection of pause neurons to nystagmus-related pontomedullary reticular burst neurons in the cat. Exp Brain Res 40：283-293, 1980.
15) Curthoys IS, Markham CH, and Furuya N：Direct projection of pause neurons to nystagmus-related excitatory burst neurons in the cat pontine reticular formation. Exp Neurol 83：414-422, 1984.
16) Ohgaki T, Curthoys IS, and Markham CH：Anatomy of physiologically identified eye-movement-related pause neurons in the cat：pontomedullary region. J Comp Neurol 266：56-72, 1987.
17) Ohki Y, Shimazu H, and Suzuki I：Excitatory input to burst neurons from the labyrinth and its mediating pathway in the cat：location and functional characteristics of burster-

driving neurons. Exp Brain Res 72 : 457-472, 1988.

18) Kitama T, Ohki Y, Shimazu H, Tanaka M, and Yoshida K : Site of interaction between saccade signals and vestibular signals induced by head rotation in the alert cat : Functional properties and afferent organization of Burster-Driving Neurons. J Neurophysiol 74 : 273-287, 1995.

19) Leigh RJ, Daroff RB, and Troost BT : Supranuclear disorders of eye movements. In : Glaser JS(ed), Neuro-ophthalmology, 3rd ed, Lippincott Williams & Wilkins, Philadelphia, 1999, pp. 345-368.

20) Dell'Osso LF, and Daroff RB : Eye movement characteristics and recording techniques. In : Glaser JS(ed), Neuro-ophthalmology, 3rd ed, Lippincott Williams & Wilkins, Philadelphia, 1999, pp. 327-343.

21) 彦坂興秀：大脳基底核疾患の眼球運動．神経進歩 40 : 471-484, 1996.

22) Crawford TJ, Henderson L, and Kennard C : Abnormalities of nonvisually-guided eye movements in Parkinson's disease. Brain 112 : 1573-1586, 1989.

23) Lueck CJ, Tanyeri S, Crawford TJ, Henderson L, and Kennard C : Antisaccades and remembered saccades in Parkinson's disease. J Neurol Neurosurg Psychiatry 53 : 284-288, 1990.

24) Nakamura T, Bronstein AM, Lueck C, Marsden CD, and Rudge P : Vestibular, cervical and visual remembered saccades in Parkinson's disease. Brain 117 : 1423-1432, 1994.

25) Vermersch A-I, Rivaud S, Vidailhet M, Bonnet A-M, Gaymard B, Agid Y, and Pierrot-Deseilligny C : Sequences of memory-guided saccades in Parkinson's disease. Ann Neurol 35 : 487-490, 1994.

26) Straube A, Ditterich J, Oertel W, and Kupsch A : Electrical stimulation of the posteroventral pallidum influences internally guided saccades in Parkinson's disease. J Neurol 245 : 101-105, 1998.

27) Shaunak S, O'Sullivan E, Blunt S, Lawden M, Crawford TJ, Henderson L, and Kennard C : Remembered saccades with variable delay in Parkinson's disease. Move Disord 14 : 80-86, 1999.

28) Rivaud-Pechoux S, Vermersch AI, Gaymard B, Ploner CJ, Bejjani BP, Damier P, Demeret S, Agid Y, and Pierrot-Deseilligny C : Improvement of memory guided saccades in parkinsonian patients by high frequency subthalamic nucleus stimulation. J Neurol Neurosurg Psychiatry 68 : 381-384, 2000.

29) Crevits L, and De Ridder K : Disturbed striatoprefrontal mediated visual behaviour in moderate to severe parkinsonian patients. J Neurol Neurosurg Psychiatry 63 : 296-299, 1997.

30) Crawford T, Goodrich S, Henderson L, and Kennard C : Predictive responses in Parkinson's disease : manual keypresses and saccadic eye movements to regular stimulus events. J Neurol Neurosurg Psychiatry 52 : 1033-1042, 1989.

31) Ventre J, Zee DS, Papageorgiou H, and Reich S : Abnormalities of predictive saccades in hemi-Parkinson's disease. Brain 115 : 1147-1165, 1992.

32) Vidailhet M, Rivaud S, Gouider-Khouja N, Pilon B, Bonnet A-M, Gaymard B, Agid Y, and

Pierrot-Deseilligny C：Eye movements in parkinsonian syndromes. Ann Neurol 35：420-426, 1994.
33) Briand KA, Strallow D, Hening W, Poizner H, and Sereno AB：Control of voluntary and reflexive saccades in Parkinson's disease. Exp Brain Res 129：38-48, 1999.
34) Kitagawa M, Fukushima J, and Tashiro K：Relationship between antisaccades and the clinical symptoms in Parkinson's disease. Neurology 44：2285-2289, 1994.
35) Rascol O, Clanet M, Montastruc JL, Simonetta M, Soulier-Esteve MJ, Doyon B, and Rascol A：Abnormal ocular movements in Parkinson's disease. Brain 112：1193-1214, 1989.
36) 岩崎愼一：眼球運動と基底核. Clinical Neuroscience 16：36-38, 1998.

第3部　大脳辺縁系と情動・動機づけ

第10章　情動のメカニズムと大脳辺縁系
第11章　情動と自律機能
第12章　扁桃体と情動
第13章　情動回路と不安

情動のメカニズムと大脳辺縁系

西条 寿夫, 小野 武年

はじめに

　近年, 情動(喜怒哀楽の感情)の研究が盛んになり, 情動の果たす役割が再認識されている. ヒトは最も情動の発達した動物であり, 形而下の特定の対象物だけでなく形而上の概念などほとんどあらゆるものから, 生きる喜びや, 逆に怒りや死の恐怖を感じとることができる. さらに, 情動は, ヒトの行動(情動行動), 人格(パーソナリティ)の発達, 社会的な結びつきなどに重要な役割を果たしているだけでなく, 知覚や認知過程に影響を与え, さらには思考や行為を導く原動力(モチベーション, 動機づけ)となっている. これらのことから, 情動がヒトの心の最も本質的な部分であることがわかるであろう. 一方, ヒトは地球上で最も高度で複雑な社会を作り上げた動物である. このような社会で生き抜いていくためには, 認知, 様々な個人体験や歴史, 文化など社会的な知識に基づく思考, 将来の予測(推論), 意志決定, および理性などに関与する脳内のすべてのシステムを統合して合目的な行動戦略を立てることが必要になる. 情動は, これら行動戦略の立案・決定およびその遂行においても重要な役割を果たし, 特に最近の研究によると大脳辺縁系および前頭眼窩皮質や前部帯状回を含む前頭葉内側部が中心的な役割を果たしていることが明らかにされつつある. 本稿では, 近年の筆者らの研究を含めて, 行動発現を中心とする高次脳機能における情動の役割とその神経機構について解説したい.

情動とは

　"情動"とは, 飲水や摂食などの本能とともに, 生物が進化の過程で獲得した生存のための手段(脳機能)であると考えられる. すなわち, 本能は個体の維持や種族保存のために生理

的欲求（餓えや渇き）を満たす一連のシステムであり，喜怒哀楽の感情（情動）は個体の生存という観点から感覚入力を評価し，個体維持のために行動を発揚させ，行動の動機（モチベーション）を形成するシステムであると考えられる．Rolls(1999)[1]は，動物の行動様式から情動を定義している（図１ａ）．動物の行動を規制する重要な因子は，報酬と罰である．報酬に対しては動物はそれを追い求め（接近行動），罰刺激に対してはそれを避けようとする（回避あるいは逃避行動）．このような行動様式から，報酬は正の強化因子，罰刺激は負の強化因子とも呼ばれる．動機づけは，これら行動を誘導する脳内過程を示すために導入された概念である．Rollsによると，情動の定義はこれら報酬および罰刺激それ自体，あるいは報酬および罰刺激の省略（あるいは中途中止）に対する精神身体的反応であるとしている．たとえば，恐怖および喜びは，それぞれ罰刺激および報酬に対する反応であり，怒りおよび安心感は，それぞれ報酬および罰刺激の省略（あるいは中途中止）に対する反応である．

　一方，Plutchik(1962)[2]は，情動を生存するための適応的手段であるととらえ，基本的な生物学的行動パターンとそれに対応する基本情動，すなわち共同-受容，拒絶-嫌悪，破壊-怒り，守り-恐れ，生殖-喜び，喪失-悲しみ，定位-驚き，および探索-期待の八つの基本情動を想定している（図１ｂのA）．これら基本情動のいくつかは，人種や文化的背景の違いにもかかわらず人類共通にみられる．さらに，怒り（攻撃行動）や恐れ（逃走行動）などは広く哺乳類全般に観察され，たとえ異種であってもサルやネコなどの情動行動をヒトが判別することができる．以上から，これら基本情動には生物学的な基礎があることが容易に理解されるであろう．Plutchikの仮説では，これらの基本情動は色を混ぜ合わすときと同様に様々に混ぜ合わすことができ，それらの組み合わせにより，より高次の情動（派生情動）を表現できる（図１ｂのB）．図１ｂの隣同士の情動の組み合わせ（一次融合）により，たとえば，喜びと受容により愛情が表現される．さらに，一つ（二次融合），または二つ（三次融合）離れた情動同士の融合により，さらに複雑な情動が表現される．しかし，この場合は一次融合と異なり，融合が不完全になる．たとえば，"喜び"と"恐れ"の間には受容が入っており，融合が不完全になるため葛藤が生じる．この葛藤が，"喜び"と"恐れ"の融合による"自責"の源となる．基本情動はヒトと動物に共通する情動であるが，これら派生情動は，大脳皮質が発達したヒト特有の高次の情動であると考えられている．

　この他，情動の分類に関して多くの研究があるが，その分類様式は研究者により様々であり，一致した見解は得られていない．特に，言語を用いるヒトと動物では情動の質も大きく異なると考えられる．しかし，ある種の情動（基本情動）は人類のみならず動物にも認められるという点に関しては，多くの研究者が認めている．筆者らは，動物とヒトに共通に認めら

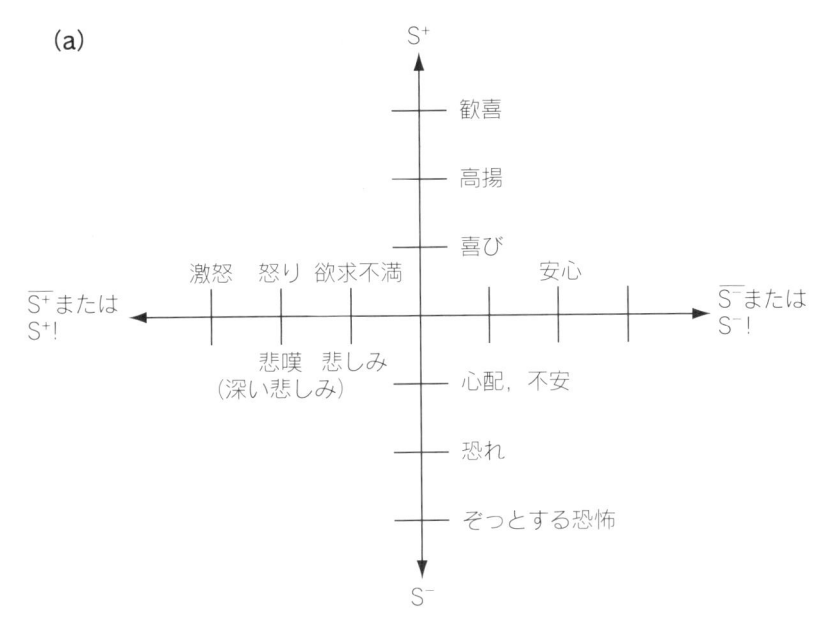

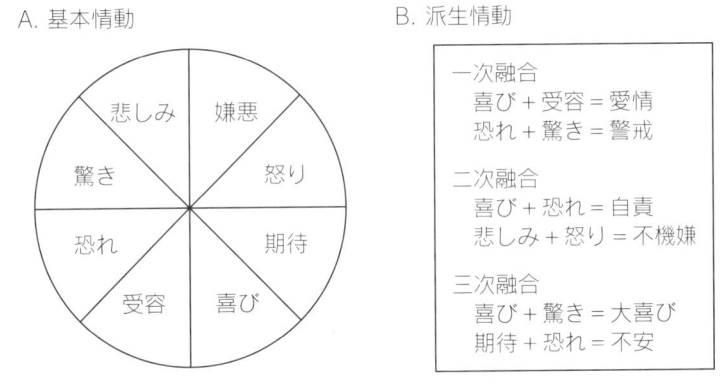

図1 情動の分類

a：報酬随伴性による情動の分類(Rolls 1999[1])．情動の強度は原点より離れるにしたがって増大．S^+：正の強化因子の呈示，S^-：負の強化因子の呈示，$\overline{S^+}$：正の強化因子の呈示省略，$S^+!$：正の強化因子の呈示の中途中止，$\overline{S^-}$：負の強化因子の呈示省略，$S^-!$：負の強化因子の呈示の中途中止．b：情動の主観的体験の分類(Plutchik 1962[2])．A：八つの基本情動，B：派生情動の形成を示す模式図．

れる現象，あるいは無意識下に起こる現象を"情動"と呼び，意識的(言語的)にとらえられる現象を"感情"として区別している．

情動の役割

　情動は，単一の過程ではなく，脳と身体を含む複合的な現象である．情動には少なくとも，①対象物の認知，②脳の中で起こる内的な感情(情動の主観的体験)，③動機づけ(たとえば対象物が猛獣であれば，それから逃げようという動機が起こる)，④自律神経系やホルモン系を介した生理的反応，および⑤相手とのコミュニケーション(顔の表情などにより相手に自分の気持ちを伝えることができる)などの現象が含まれる(McNaughton 1989[3])．情動の主観的体験は，感覚刺激により喚起される怒りや喜びなどで，心の中で起こっている過程である．"動機づけ"は，行動を一定の方向に向けて発動させ，推進し維持していく脳内過程である．ヒトも動物も，快感や喜びを感じるものには近づこうとする接近行動を起こし，不快感や怒り・恐れや悲しみを与えるものには攻撃または逃避行動を起こして遠ざかる．すなわち，ヒトや動物の行動の根底には情動があり，情動は行動を一定の方向へ誘導する動機づけの役割を果たしている．

　これら五つの現象は同時に起こるのではなく，連続した一連の脳内の感覚情報処理の一形式として起こる．すなわち，情動は，①感覚刺激(対象物に関する情報)の受容，②感覚刺激の生物学的(情動的)価値評価と意味認知(対象物の認知)，および③価値評価と意味認知に基づく情動の主観的体験および情動の表出，の三つの過程からなると考えられる(LeDoux 1986[4], LeDoux 1987[5])．この三つの過程の中で，感覚刺激の生物学的価値評価とは，過去の体験や記憶に基づき情動系によって，外界の事物や事象が自分にとってどのような意味をもつのか，報酬性(有益)か嫌悪性(有害)かなどを判断する過程である．情動の表出は，外に現れて目に見える変化のことであり，①自律反応(呼吸，血圧，脈拍，体温，組織血流量の変化，脱糞)，②内分泌反応[ACTH(副腎皮質刺激ホルモン)，副腎皮質ホルモン，カテコールアミン，バソプレッシンなど]，③顔面筋による表情の表出，④情動行動(接近行動や逃避・攻撃行動)などが起こる．

　情動表出には，情動に伴う行動(情動行動)により様々な組み合わせのパターンがある．心血管機能では，怒り-攻撃行動で頻脈，血圧上昇が，恐れや不安では頻脈，1回心拍出量の増大，血圧低下，ならびに骨格筋の血流減少が起こり，それぞれノルアドレナリンおよびアドレナリンを静注したときの生理反応と類似している．呼吸機能は，不快情動(怒り/恐怖)では呼吸頻度および深度が増加し，快情動では呼吸深度が減少する．消化機能は，怒り，恐

れ，痛みなどにより消化管の運動が抑制され，驚きや苦しみにより消化管の運動が亢進し，括約筋が弛緩する．皮膚器官では，攻撃防御反応により，交感神経性の発汗による皮膚抵抗の減少，皮膚血管収縮による皮膚温の低下，および交感神経性の立毛筋収縮が起こる．血液では，恐怖-攻撃防御反応により，高脂血症，高血糖，および脾臓の血管収縮による赤血球数の増加が起こる．内分泌機能は，攻撃防御反応により，甲状腺からのサイロキシン（甲状腺ホルモン）分泌亢進，ACTH分泌増加による副腎皮質からのコルチゾール分泌亢進，および交感神経系の活動亢進による副腎髄質からのノルアドレナリンおよびアドレナリンの分泌亢進が起こる．ノルアドレナリンは怒りに，アドレナリンは恐れや不安の情動発現時に分泌される傾向があるが，特に情動の強度が強いときにはアドレナリンが分泌される．

　以上を総合すると，情動発現に伴う自律神経-内分泌反応は，その情動発現時に伴う情動行動を遂行するために必要とされる体内動態を形成する方向に作動すると考えられる．したがって，特に生命の維持（生存）に直結する怒り-攻撃行動や恐怖-攻撃防御反応では，情動行動に伴う激しい筋肉の運動を支えるために強い心血管系の反応が起こる．図2には，種々の情動発現時における自律反応(a：心拍数，b：体温)を示してある（Ekman et al 1983[6]）．

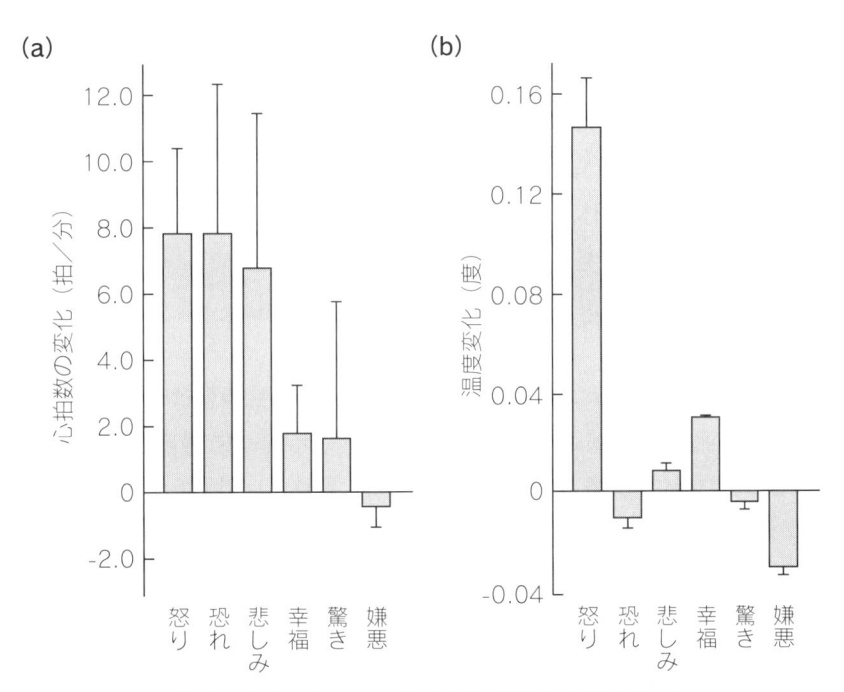

図2　ヒトの情動表出時における自律反応（心拍数と体温の変化）
被検者は，種々の顔の表情を演ずるよう求められる．そのとき，心拍数(a)および指の温度(b)を測定．
(Ekman et al 1983[6])

このように，怒りや恐れでは特に強い反応が起こるが，幸福(または喜び)では自律神経反応が小さいのが特徴である．しかし，幸福など報酬に伴う情動(快情動：positive emotion)の役割として，それ単独では自律神経系に対する影響は少ないが，罰刺激の後に快情動を誘起させると罰刺激に伴う情動(不快情動：negative emotion)による強い自律神経反応を正常状態にすばやく回復させる作用があると考えられている(Levenson 1994[7])．

情動を担う脳領域

情動発現では，大脳辺縁系(辺縁系)が中心的な役割を果している．情動と脳との対応関係を初めて明らかにしたのは，Cannon(1927, 1929)[8,9]やHess(1936)[10]らである．彼らは，情動表出における視床下部の重要性を初めて指摘しているが，辺縁系の役割は不明であった．その後Papez(1937)[11]は，臨床病理学的研究や当時判明していた解剖学的所見から，情動における帯状回，海馬体および海馬傍回の重要性を認め，視床下部を含む情動回路の概念を提唱した(図3a)．Papezの情動回路では，視床下部乳頭体が情動表出の中枢であり，乳頭体から中脳への出力により情動表出がなされる．また，Papezは，視床(外側膝状体)から入力を受ける後頭皮質が大脳皮質における視覚受容野であることから推測して，視床前核から入力を受ける帯状回は大脳皮質における情動の受容野であり，主観的な情動体験の座であると考えた．海馬体は，これら帯状回や他の領域からの入力を組織化し，中枢性の情動過程を形成して，脳弓を介して視床下部乳頭体に出力する．このPapezの仮説は多くの研究者に示唆を与え，情動に関する脳研究が盛んになった．その後，MacLean(1949, 1970, 1973)[12~14]は，このPapezの情動回路を"大脳辺縁系(辺縁系)"と名づけ，さらに，この辺縁系に視床下部の一部，扁桃体，前頭葉眼窩皮質，および側坐核をつけ加えている(図3b)．広義の嗅脳が大部分を占めるが，それ以外の部分も若干含まれる．これら辺縁系は，次に述べるように，他の脳領域と密接な線維連絡を有しており，神経ネットワークとして機能している．

辺縁系には，解剖学的にすべての感覚種の入力があり，情動発現は感覚情報処理経路としてみなすことも可能である(前述)．図4には，辺縁系の代表的な構成要素である扁桃体と海馬体を中心とした神経経路を模式的に示してある．扁桃体は側頭葉前内側部の皮質下にあり(図3b参照)，視床背内側核との間には分界条および腹側扁桃体遠心路を介して相互に線維投射がある．また，視床背内側核は前部帯状回および前頭葉眼窩皮質と，さらに，前部帯状回および前頭葉眼窩皮質は側頭葉極部と相互に密接な線維結合を有する．一方，海馬体からは脳弓を介して視床下部の乳頭体へ，乳頭体からは乳頭体視床路を介して視床前核群へ，

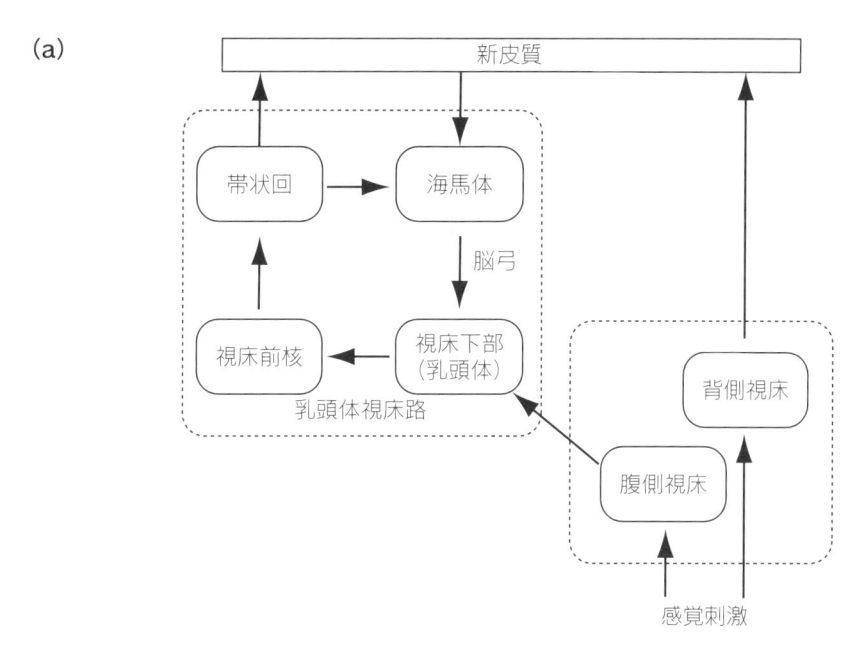

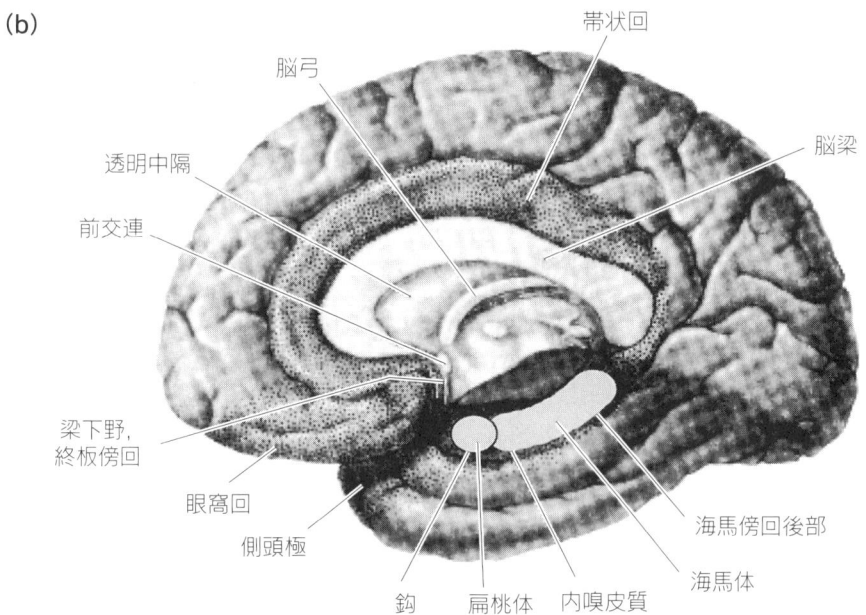

図3 大脳辺縁系の概念

a：Papez(1937)[11]の情動回路．感覚刺激は背側および腹側視床を介して，それぞれ新皮質および視床下部に入力される．視床下部に入力された情報は視床前核，帯状回を経て海馬体に到達する．これを受けて海馬体では，中枢性の情動過程が形成される．この情動興奮は脳弓によって再び視床下部に戻ってくる．一方，背側視床より新皮質に至る経路は，思考の流れ(知的精神活動)に関係している．b：ヒト大脳半球の内側面を取り巻く辺縁葉(大脳辺縁系)の位置(網目部分)(Martin 1989[15]より，一部改変)．皮質下にある扁桃体および海馬体の位置を示してある．

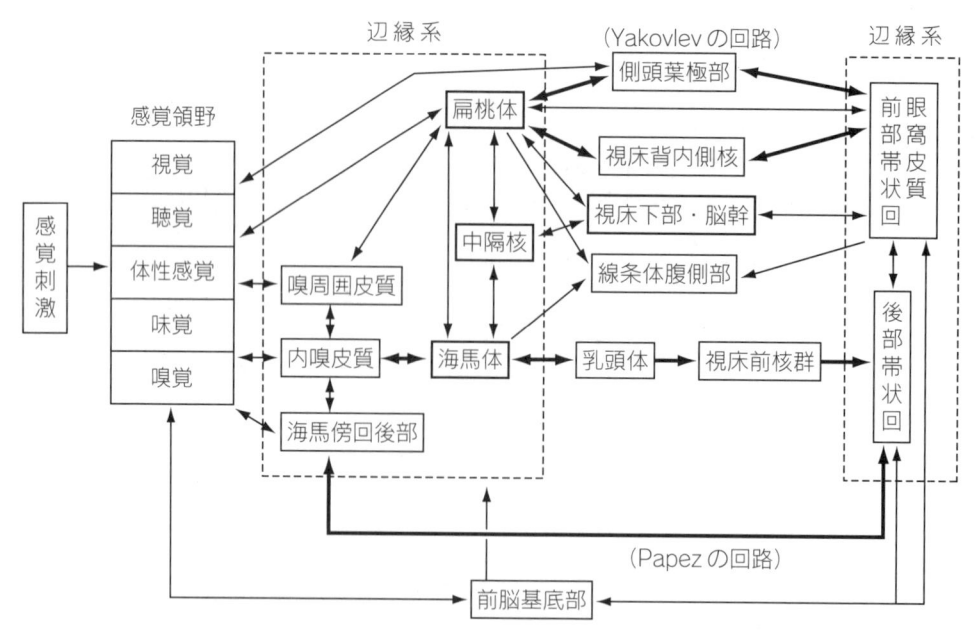

図4 大脳辺縁系の線維結合

さらに，視床前核群からは後部帯状回に線維投射がある．このように，解剖学的に辺縁系には，扁桃体-分界条，腹側扁桃体遠心路-視床背内側核-前部帯状回，眼窩皮質-側頭葉極部系 (Yakovlevの回路)と，海馬体-脳弓-乳頭体-視床前核群-後部帯状回-海馬傍回系(Papezの回路)の二つのほぼ並列する神経回路網がある．現在では，主としてYakovlevの回路が情動発現に，Papezの回路が記憶形成に関与することが明らかにされている．

この二つの系は，ほとんどすべての新皮質感覚連合野と相互に密接な線維連絡を有する．扁桃体へは視覚，聴覚，体性感覚，味覚および嗅覚のすべての新皮質感覚連合野，および前頭葉や多感覚性連合野から直接の線維投射がある(Turner et al 1980[16], Van Hoesen 1981[17], Amaral 1987[18])．海馬体と新皮質との間には，内嗅皮質，嗅周囲皮質および海馬傍回を介して相互に線維投射がある(Amaral 1987[18])．内嗅皮質と海馬傍回が，視覚，聴覚，体性感覚，嗅覚などの新皮質の各種感覚連合野や扁桃体からの入力を受ける(Amaral 1987[18], Suzuki and Amaral 1994[19])ことを考えると，海馬体にもすべての感覚情報が送り込まれることになる．さらに，これら二つの系は，自律神経反応，内分泌反応，および行動の表出に関与する視床下部や大脳基底核などに出力を送っている．以上から，辺縁系は，機能的に大脳の新皮質から間脳および下位脳幹へ至る階層構造の中間に位置し，新皮質と間脳

扁桃体の機能的役割

および脳幹との間のインターフェイスとして機能していると考えられる．

近年の研究により，扁桃体が情動発現に中心的な役割を果たしていることが明らかにされつつある．辺縁系が情動発現に関与していることが初めて示されたのは，1939年のKlüverらの論文である(Klüver and Bucy 1939[20])．Klüverらはこの論文で，扁桃体を含む両側の側頭葉を破壊したサルでは，①精神盲(食物と非食物の区別など周囲にある物体の生物学的価値評価と意味認知ができなくなる)，②口唇傾向(周囲にあるものを手当たり次第に口に持っていき，舐めたり，噛んだりする)，③性行動の亢進(手術後しばらくして出現する症状で，雄，雌ともに性行動の異常な亢進が起こり，雄は同性や異種の動物に対しても交尾行動を行う)，④情動反応の低下(生物学的価値評価の障害により，手術前には強い恐れ反応を示したヘビなどを見せても，まったく恐れ反応を示さなくなり，敵に対しても何の反応もなく近づいていき，攻撃され傷つけられる)などの，いわゆるKlüver-Bucy症候群が起こることを明らかにしている．このKlüverらの論文が提出された時点では扁桃体の詳しい役割については不明であったが，近年の選択的な破壊実験により，特に生物学的価値評価の障害による情動性の低下は，扁桃体の障害であることが確認されている(LeDoux 1987[5], Davis 1994[21])．

近年の非侵襲的な研究により，ヒトでも扁桃体が情動的評価を行っていることが明らかにされつつある．扁桃体に障害のある患者では，顔の表情(表情の評価)(Adolphs et al 1994[22], Adolphs et al 1995[23])や声の情動的な抑揚(Scott et al 1997[24])の認知に障害のあることが報告されている．一方，健常人の脳血流をfMRIやPETにより測定した結果，不快な写真(損傷した顔写真など)を見ているとき(Irwin et al 1996[25])や悲しい出来事を回想しているとき(George et al 1995[26])に，扁桃体で脳血流が増加する．これら不快感や悲しみをもたらす刺激に対して，心的外傷後ストレス障害の患者では扁桃体の脳血流の増加が健常人より著しく(Rauch et al 2000[27])，逆に分裂病患者では健常人より血流増加が少ない(Schneider et al 1998[28])．図5には，幸福から恐れに至る6種類の顔写真(図5a)を被験者に呈示し，そのときの脳血流の変化をPETで測定した結果を示してある(Morris et al 1996[29])．その結果，特に左側扁桃体では，幸福より恐れの表情に対する扁桃体の血流量が有意に大きく(図5c)，さらに，幸福の度合いが上がると血流量が減少し，逆に恐れの度合いが上がるにつれて血流量が増大することが明らかになった(図5b)．これらのことから扁桃体は，情動的刺激の評価に関係していると考えられる．さらに，最近，被験者に新奇な顔写真を呈示して，そのヒトに対する"近づき易さ"と"信頼性"について評価させた研究が

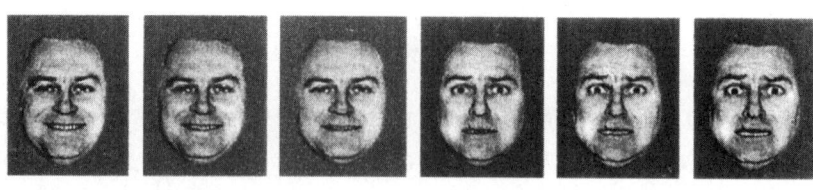

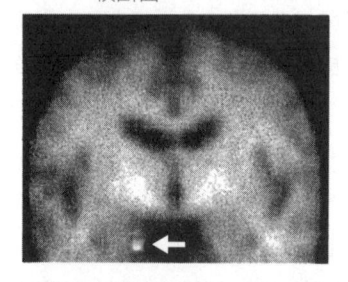

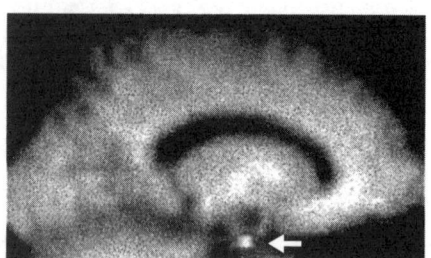

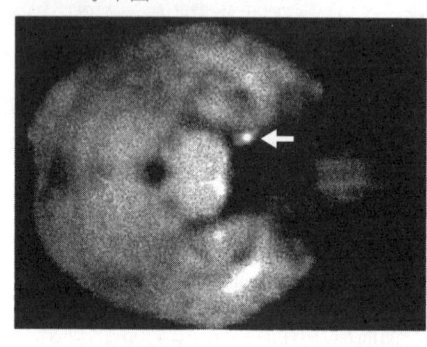

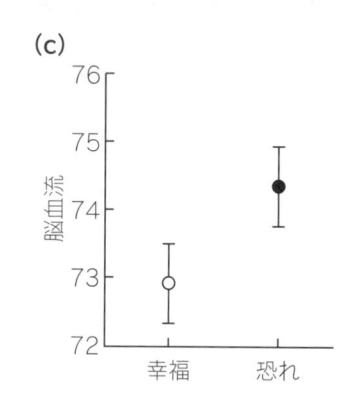

図5 情動反応における扁桃体の脳血流

a：被験者に呈示した一連の顔写真．幸福から恐怖に次第に変化している．b：顔写真の表情の変化（情動性の変化）と相関して脳血流が変化した領域（矢印で示された領域：左側扁桃体）．c：それぞれ最も幸福および恐怖の表情の写真を呈示したときの左側扁桃体の脳血流量．

(Morris et al 1996[29])

報告されている(Adolphs et al 1998[30])．その結果，両側扁桃体に障害のある患者では健常人と比較して有意に肯定的に評価する傾向があり，特に健常人が最も近づき難く信頼性がないと評価した顔写真に対して，健常人と患者との判断の間に解離が大きいことが明らかにされている．以上から，扁桃体の重要な機能は，対象物(あるいは感覚刺激)が自己の生存に及ぼす影響を評価すること(生物学的価値評価)にあると考えられる．

　筆者らは，以上の扁桃体の機能をニューロンレベルで調べるため，報酬獲得行動や嫌悪刺激回避行動を行っているサルやラットの脳から扁桃体ニューロンを記録し，食物やヘビなど，あるいは食物やジュースと連合した(それらを意味する)種々の物体や音などの感覚刺激に対する応答性を解析している(Nishijo et al 1988[31], Nishijo et al 1988[32], Ono and Nishijo 1999[33])．サル扁桃体では，記録したニューロンの約1/4が生物学的価値を有する様々な物体に識別的に応答する(視覚識別ニューロン)．図6には，無意味な物体には応答しないが生物学的に意味のある物体(報酬性および嫌悪性物体)に応答する扁桃体ニューロンの例を示してある．このニューロンは，報酬性物体であるクッキー(図6aのA)や，図には示していないが報酬性のレーズンの視覚識別期に応答した．ついで，レーズンにサルの嫌いな塩をつけ，対象物の生物学的価値を変化させてテストした．サルは最初はレバーを押して塩つきレーズンを摂取し，この扁桃体ニューロンはレーズンの視覚識別期だけでなくその摂取期にも応答するようになった(図6aのB)．しかし，さらに試行を繰り返すとサルはレバーを押さなくなったが，このレバー押しの欠如は，サルがこの塩つきレーズンをサル自身にとって無意味な物体であると評価したことを意味する．この行動の変化と対応して扁桃体ニューロンの応答も減弱した(図6aのC)．さらに，この扁桃体ニューロンに対して，サルに実験者自身や物体を近づけたり遠ざけたりする対象物体の移動をテストした(図6b)．ヒトを含めて動物にはなわばりがあり，対象物はこの範囲内に侵入して初めて報酬性あるいは嫌悪性の価値評価を受けると考えられる．このニューロンでは，実験者がサルに顔を向けて前向きに，あるいはサルに背中を向けて後ろ向きに近づくと活動が上昇し，そのまま遠ざかると活動が減少した．しかし，無意味物体であるテープを移動させてもニューロン活動は変化しなかった．このことから，この扁桃体ニューロンは，報酬性および嫌悪性を問わず，対象物体が自己にとって生物学的意味を有するときに活動が上昇するニューロンであると考えられる．

　図7には，ヒトの顔に比較的選択的に応答した扁桃体ニューロンの例を示してある．この扁桃体ニューロンは，ヒトの顔の実物に顕著に応答し(図7aのA)，掌(図7bのA)や顔写真(図7bのB)にはあまり応答しない．また，写真プリント用の白い紙にはまったく応答せず(図7bのC)，図には示していないがその他の報酬性および嫌悪性物体にもまった

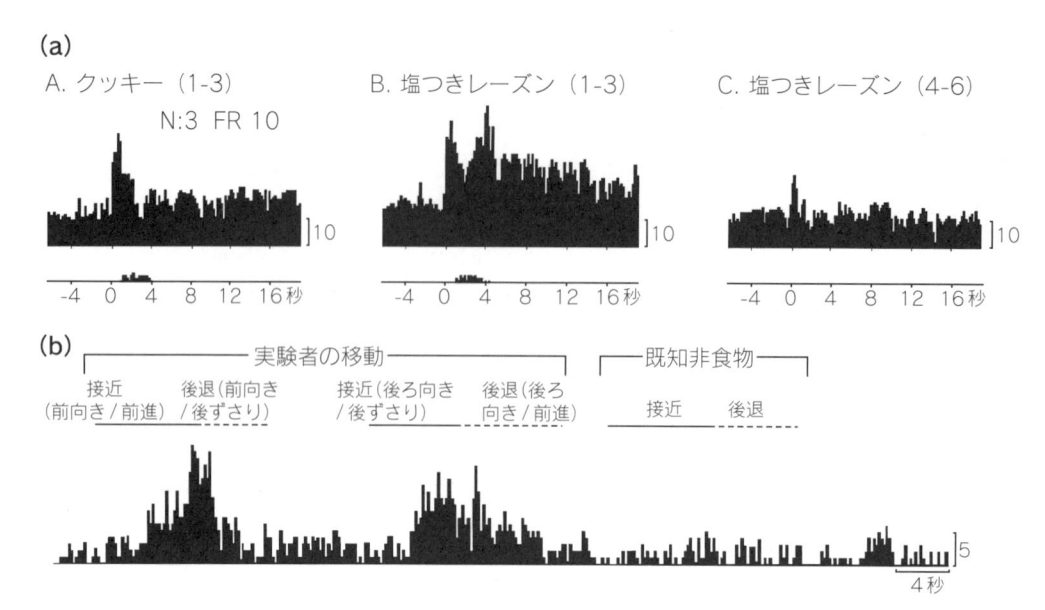

図6 サル扁桃体ニューロンの報酬性および嫌悪性物体に対する応答性の変化

a：扁桃体ニューロンのクッキー(A)，塩つきレーズン(1-3回目)(B)，塩つきレーズン(4-6回目)(C)に対する応答．クッキー(A)，および塩つきレーズン(1-3回目)(B)を見たとき，ならびに塩つきレーズンを食べたときに(B)，促進応答(インパルス放電数の増加)を示しているが，塩つきレーズン(4-6回目)(C)を見たときにはほとんど応答がない．ヒストグラム上：ニューロンの応答の加算ヒストグラム(ビン幅：200ミリ秒)，縦軸：インパルス放電数/ビン．ヒストグラム下：レバー押し信号の加算ヒストグラム(ビン幅：200ミリ秒)，縦軸：レバー押し信号数/ビン．FR：レバー押し回数，N：加算回数．横軸：時間(秒)，0：刺激呈示時点，−：刺激呈示前，+：刺激呈示後．b：実験者および既知物体の移動に対するニューロン応答の変化．実験者がサルに近づいたときに応答している．しかし，既知物体(非食物)の移動では変化がない．ヒストグラム：ニューロンの応答のヒストグラム(ビン幅：200ミリ秒)，縦軸：インパルス放電数/ビン．

く応答しない．このような扁桃体ニューロンに顔を繰り返し呈示すると，ニューロン応答が次第に減弱した(図7aのB：13-15回目)．これは扁桃体ニューロンに特徴的な慣れの現象である．次に，怒りあるいは威嚇の表情となる，開口して歯のある顔を呈示すると再び活動がみられた(図7aのC)．このように扁桃体ニューロンの応答は，対象物の生物学的価値評価の変化に応じて柔軟に変化するのが特徴である．以上から，扁桃体は，脳に入力される感覚刺激を，自己の生存という観点からオンラインで価値評価していると考えられる．

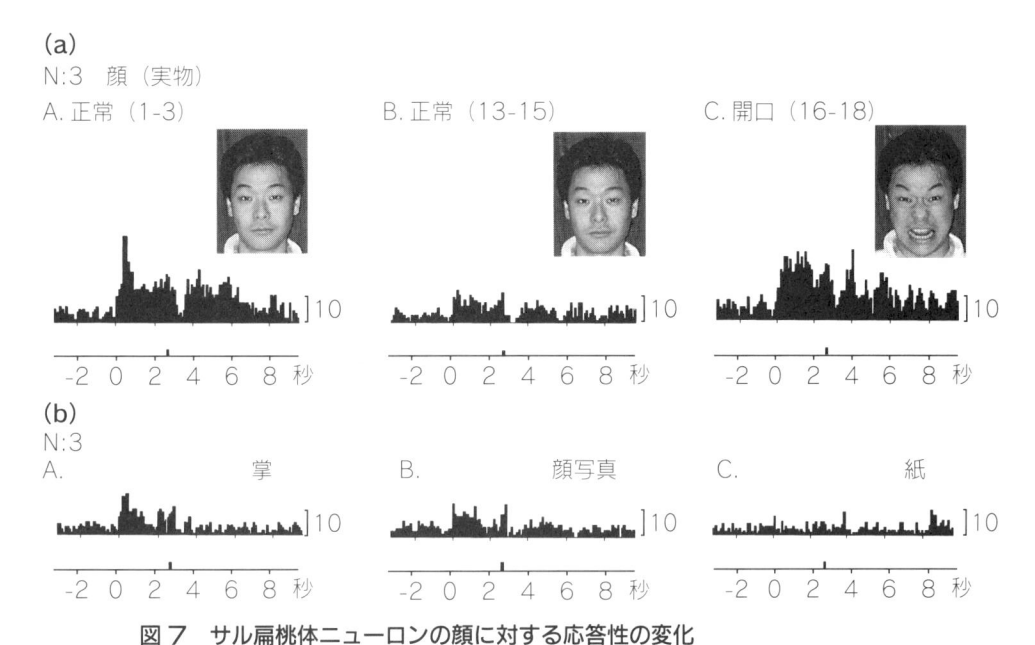

図7　サル扁桃体ニューロンの顔に対する応答性の変化

a：扁桃体ニューロンの顔(実物)の連続呈示に対する応答性．正常(中性表情)の顔を連続呈示すると応答が次第に減弱するが(A：1-3回目の試行の加算，B：13-15回目の試行の加算)，開口した表情を呈示すると再び応答が回復している(C)．括弧内の数字は試行回数．b：顔(実物)以外の刺激に対する応答性．掌(A)および顔写真(B)にはわずかに応答しているが，白い紙には応答しない(C)．ヒストグラム上：ニューロンの応答の加算ヒストグラム(ビン幅：100ミリ秒)，縦軸：インパルス放電数/ビン．ヒストグラム下：シャッター閉鎖信号の加算ヒストグラム(ビン幅：100ミリ秒)，縦軸：信号数/ビン，横軸：時間(秒)．0：刺激呈示(シャッター開放)時点，－：刺激呈示前，＋：刺激呈示後．N：加算回数．

視床背内側核の機能的役割

　視床背内側核は，扁桃体，視床下部外側野，前頭葉眼窩皮質，前脳基底部など，情動と関連の深い脳領域と密接な線維連絡を有している(Aggleton and Mishkin 1984[34], Groenewegen 1988[35])．視床背内側核の障害は，記憶障害を伴うコルサコフ症候群として知られているが，種々の情動障害を伴っている(Schulman 1957[36], Victor et al 1971[37])．また，視床背内側核の障害により，ヒトおよびサルでKlüver-Bucy症候群によく似た症候がみられる(Schulman 1957[36], Butter and Snyder 1972[38], Waring and Means 1976[39])．さらに，サルの視床背内側核の破壊により，扁桃体と同様に刺激と報酬の連合学習課題が障害される(Gaffan et al 1993[40])．一方，ヒトのうつ病患者では，視床背内側核の前内側部で脳血流が増加していることが報告されている(Drevets 1995[41])．これらのことから，情動における視

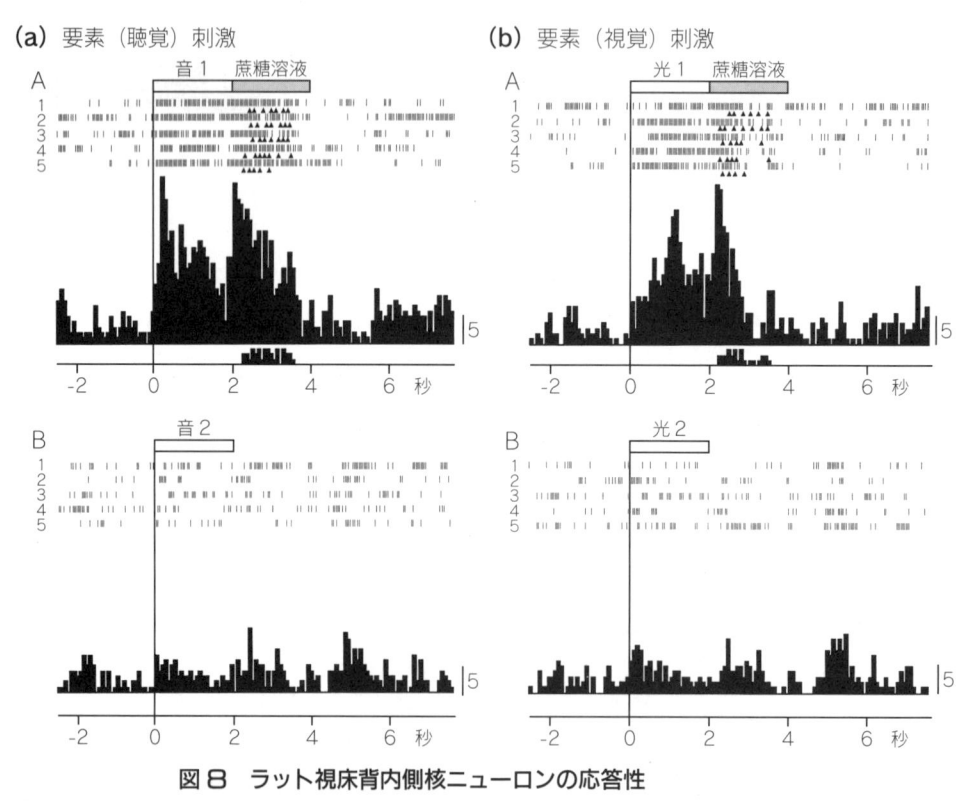

図8　ラット視床背内側核ニューロンの応答性
a：要素(聴覚)刺激に対する応答，b：要素(視覚)刺激に対する応答，c：構成連合刺激に対する応答．ラスター下の▲：リック信号；ヒストグラム上および下：ニューロン応答(ラスター表示)およびリック信号の加算ヒストグラム；時間軸上の0：条件刺激の開始時点．音1・音2：それぞれ2860Hz，530Hzの純音；光1・光2：それぞれ右眼および左眼の前に置いた白色灯の点灯．このニューロンは感覚条件刺激の物理的特性に関係なく，報酬性を意味する感覚条件刺激に応答している．

床背内側核の機能は,扁桃体と密接に関連していると考えられる.

最近,筆者らは,感覚刺激の認知・情動発現における視床背内側核の役割を明らかにするため,感覚刺激(条件刺激)-報酬または罰刺激(非条件刺激)の連合に基づく報酬獲得または罰回避行動中のラット視床背内側核ニューロンの応答性を解析している(Oyoshi et al 1996[42]).ラットはそれぞれの条件刺激(視覚,聴覚,体性感覚,および嗅覚刺激)の終了時に口直前に突き出されたチューブを舐めると,蔗糖溶液や脳内自己刺激(ICSS)のような報酬(快刺激)は獲得でき,電気ショックのような嫌悪刺激(不快刺激)は回避できる.その結果,視床背内側核ニューロンの多くは,①報酬と連合したすべての感覚条件刺激に応答する多感覚種応答型ニューロンであり,さらに②条件刺激と報酬の連合を解除する消去学習,および条件刺激と報酬を再び連合させる再学習課題で可塑的に応答が変化することが明らかになった.図8には典型的な多感覚種応答型ニューロンの例が示されている.このニューロンは,

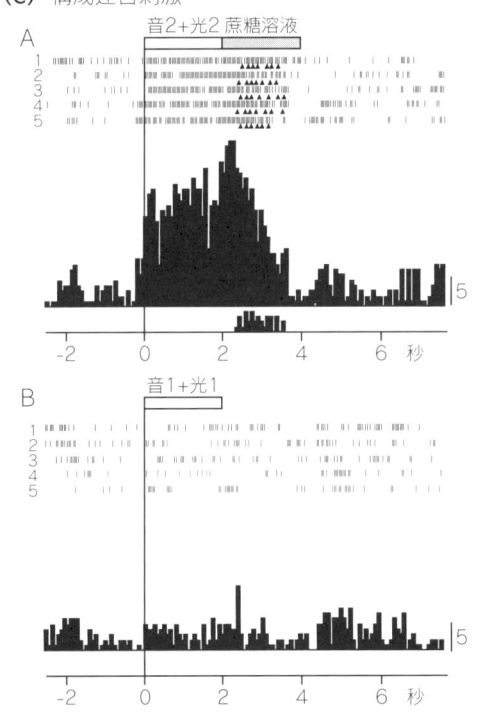

蔗糖溶液と連合した音1(2860 Hz, 図8aのA), およびICSSと連合した光1(右眼直前の ライトの点灯, 図8bのA)に応答しているが, 無報酬である音2(530 Hz, 図8aのB), および光2(左眼直前のライトの点灯, 図8bのB)に対しては応答がない. さらに, このニューロンは, 蔗糖溶液を意味する音2と光2の同時呈示による構成連合刺激(図8cのA)に応答しているが, 無報酬を意味する音1と光1の同時呈示による構成連合刺激(図8cのB)には応答していない. 以上から, 視床背内側核ニューロンは, 感覚刺激の物理的性質に関係なく, 報酬性の意味を有するすべての感覚刺激に応答すると考えられる. これらのニューロンのうち, 特に条件刺激に対する応答潜時が300ミリ秒以下のニューロンは, 感覚刺激の価値評価に重要な役割を果たしている扁桃体基底外側核から線維投射を受ける視床背内側核内側部に多く存在し, その応答潜時は扁桃体基底外側核ニューロンの潜時よりも長いことが明らかとなった. これらのことから, 視床背内側核は, 扁桃体から入力を受け, 報酬と連合した感覚刺激の認知, ならびに感覚刺激と報酬の連合学習に関与していることが示唆される.

前部帯状回の機能的役割

前部帯状回は, 扁桃体, 海馬体, および前頭前野などから投射線維を受け(Vogt and Pandya 1987[43]), 情動表出(運動実行, 自律反応)に重要な運動前野(Dum and Strick 1993[44])や補足運動野(Bates and Goldman-Rakic 1993[45]), 線条体(Yeterian and Van Hosen 1978[46], Kunishio and Harber 1994[47]), および種々の自律神経中枢(Hurley et al 1991[48])など, 自律機能および運動出力に関与する領域に強い線維投射がある. この前部帯状回を破壊すると, サルでは攻撃性が低下し, ヒトに対して何の反応もなく近づいていくKlüver-Bucy症候群とよく似た症候を呈する(Ward 1948[49], Ward 1948[50], Glees et al 1950[51], Kennard 1955[52], Pechtel et al 1958[53]). ヒトでは, 帯状回切除術および帯状回離断術により, 難治性の神経症および病的攻撃性, 強迫行動, および不安などの症状が改善し(Ballantine et al 1987[54], Mazars 1970[55], Baer et al 1995[56]), 逆にこの部位の電気刺激により, 恐れ, 喜び, 精神興奮などが起こる(Meyer et al 1973[57], Bancaud and Talairach 1992[58]). さらに, うつ病患者では, 前部帯状回の脳血流が減少し(Bench et al 1992[59]), 精神分裂病の患者では, 前部帯状回の細胞構築学的および神経化学的異常や小神経細胞(介在ニューロン)の著しい減少などの変化があることが報告されている(Benes et al 1991[60]).

これら前部帯状回の機能をニューロンレベルで調べるため, 筆者らはサル扁桃体とほぼ同様の装置を用いて, サル前部帯状回のニューロン活動を解析している(Nishijo et al 1997[61]).

サル前部帯状回では，ニューロンの約7％が呈示物体の視覚識別期に応答し（視覚応答ニューロン），約7％がレバー押し期に応答する（レバー押し関連ニューロン）．図9aには，報酬物体に応答した前部帯状回ニューロンの応答例を示してある．このニューロンは，報酬物体であるクッキー（A）やリンゴ（B）に応答するが，嫌悪刺激（電気ショック）と連合した茶色円柱（C）や無意味な物体である黄色円柱（D）には応答しない．図9bには，図9aと同一ニューロンの視覚認知期（2秒）における種々の物体に対する応答強度を示してある．この図からも，リンゴ，ジュースと連合した白色円柱，レーズン，クッキーなどの熟知した報酬物体には応答するが，注射器，カエルのモデル，電気ショックと連合した茶色円柱および無意味な物体である黄色円柱，および新奇物体（青いテープ）には応答しないことがわかる．このニューロンでは，サルが最も好むリンゴやジュースと連合した白色円柱よりも，嗜好性の低いレーズンやクッキーにより強く応答していることから，報酬性の度合いとニューロンの応答性との間には相関がないと考えられる．しかし，クッキーやレーズンに塩をつけてこれら食物の意味を報酬性から嫌悪性に変える逆転学習により応答が消失することから，このニューロンは報酬性物体全般ではなく，特定の物体の報酬性の認知に関与していると考えられる．以上のニューロンの他に，特定の嫌悪性物体に応答するニューロンや，報酬物体，嫌悪物体，および新奇物体のいずれの物体にも応答するが，無意味物体には応答しない物体の生物学的価値評価に関与するニューロンも存在する．これらのニューロンは，扁桃体から密接な線維投射を受ける前部帯状回の吻側部（Van Hoesen et al 1993[62]）に存在する．

図10には，レバー押し期関連ニューロンの例を示してある．このニューロンは食物（図10a：クッキー）とジュース（図10b）を得るためのレバー押し期だけに応答し，電気ショックを回避するためのレバー押し期には応答しない（図10c）．また，このニューロンは，課題に関係なく，サルが自発的に腕を動かしたときには応答しない．これらのことから，このニューロン応答は，単純な運動応答ではなく，レバー押し運動を行うための正の動機づけに関係していると考えられる．その他，回避行動のレバー押し期だけに選択的に応答するニューロンや，レバー押し期に非識別的に応答するニューロンも存在する．これらレバー押し関連ニューロンは，前述の視覚応答ニューロンと比較して前部帯状回のより尾側に存在する．以上から，前部帯状回は，扁桃体とともに情動行動において重要な役割を果たし，①感覚情報処理過程において海馬体，扁桃体，および前頭前野から感覚情報および価値評価に関する情報が前部帯状回に収束し，②それらの情報に基づいて動因や注意過程が前部帯状回で形成され，③さらにその動因により運動実行系の活動が亢進し，最後に④実際の行動表出およびそれに伴う自律反応が起こる，と考えられる．

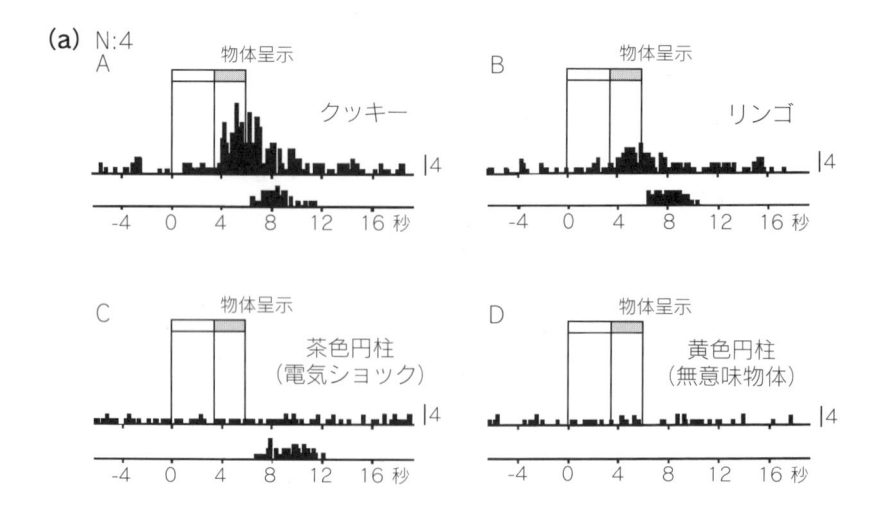

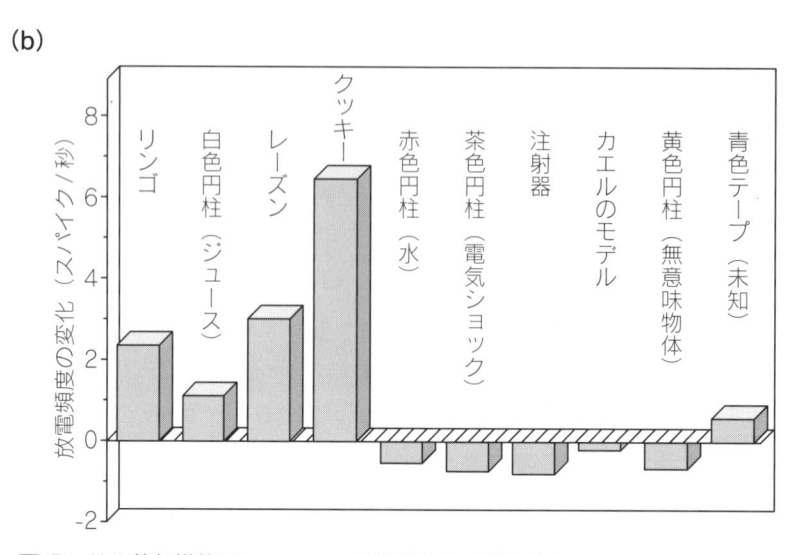

図9 サル前部帯状回ニューロンの報酬および嫌悪物体に対する応答性

a：前部帯状回ニューロンのクッキー(A)，リンゴ(B)，電気ショックを意味する茶色円柱(C)，無意味な黄色円柱(D)に対する応答．クッキー(A)およびリンゴ(B)を見たときに促進応答(インパルス放電数の増加)を示しているが，電気ショックを意味する茶色円柱(C)および無意味な黄色円柱(D)には応答がない．ヒストグラム上の白い四角：警告音後の遅延期間．その他の説明は図6を参照．b：種々の報酬性および嫌悪性物体への視覚応答性．ヒストグラム：各物体に対する視覚応答(各物体呈示後5秒間の平均応答強度：各物体の呈示後の平均インパルス放電頻度から物体呈示前の平均自発インパルス放電頻度を差し引いたもの)．

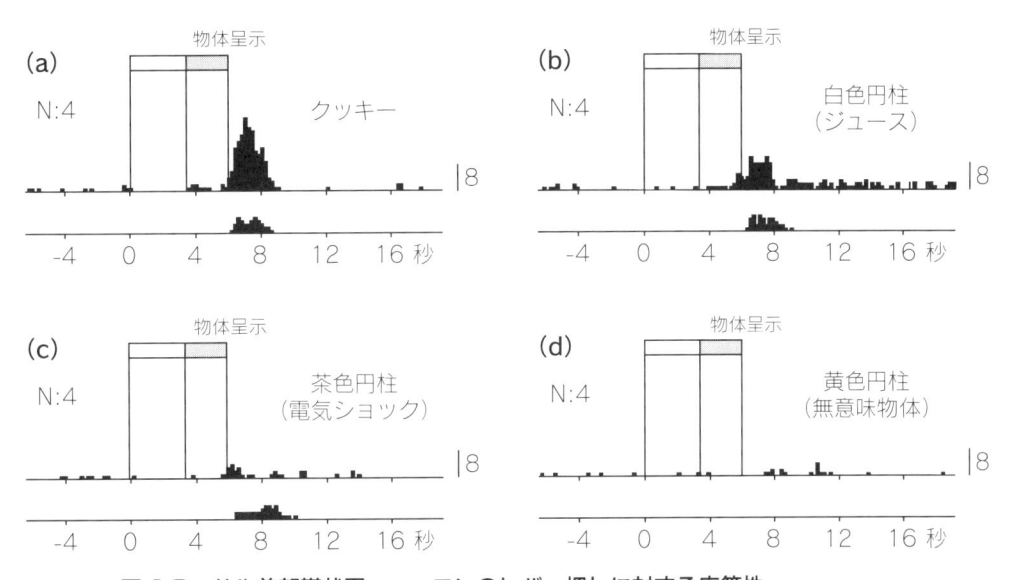

図10 サル前部帯状回ニューロンのレバー押しに対する応答性
クッキー(a)およびジュース(白色円柱)(b)を獲得するためのレバー押し期に応答しているが，電気ショック(茶色円柱)(c)を回避するためのレバー押しには応答がない．その他の説明は図6および図9を参照．

前頭葉眼窩皮質の機能的役割

　前頭葉眼窩皮質，特にその後内側部は扁桃体と密接な線維連絡を有し，ヒトおよび動物では，電気刺激により様々な自律反応が起こることが知られている(Chapman et al 1950[63], Hall et al 1977[64], Kaada 1951[65], Kaada et al 1949[66])．これら自律反応は，視床下部の破壊により消失するので，前頭葉眼窩皮質から視床下部への線維投射が関与していると考えられる(Wall et al 1951[67])．さらに，同部位の電気刺激は，自然刺激や視床下部の電気刺激に誘発された怒り反応を抑制する(Siegel et al 1974[68], Siegel et al 1977[69])．逆に，前頭葉眼窩皮質-島の破壊により，大脳皮質を除去されたネコの"見せかけの怒り(sham rage)"(Cannon and Briton 1925[70])と非常によく似た症候を呈する(Kennard 1945[71])．一方，前頭葉眼窩皮質の破壊により，サルでは攻撃性の減少，逃避傾向，口唇傾向，食習慣の変化などKlüver-Bucy症候群によく似た症候がみられる(Ursin et al 1969[72], Butter and Snyder

1972[38]，Kling and Steklis 1976[73]）．これらのことから，前頭葉眼窩皮質は上位中枢として，扁桃体や視床下部を含む脳幹の情動行動に関与する領域を制御していると考えられる．

前頭葉眼窩皮質や前頭葉腹外側部に損傷のあるヒトやサルは，いつまでも同じ刺激に反応し続け，刺激と報酬の組み合わせを逆転する逆転学習や刺激と報酬の連合を解消する消去学習が障害される（Iverson and Mishkin 1970[74]，Jones and Mishkin 1972[75]，Rolls and Baylis 1994[76]，Rolls et al 1994[77]）．これは，前頭葉眼窩皮質は，刺激-強化刺激（報酬や罰）間の連合の解消に重要な役割を果たしており，これらの動物やヒトでは，状況が変化したときに，状況が変化する前に有効であった刺激と報酬の連合関係や行動のストラテジーを解消，あるいは変えることができないからであると考えられている．また，単極性家族性純粋うつ病では，眼窩皮質を含む前頭葉腹側部および扁桃体の脳血流が増加するが，前頭葉腹側部の脳血流はうつ病の重症度と負の，扁桃体は正の相関がある（Drevets 1995[41]）．これらのことから，単極性家族性純粋うつ病の患者では，扁桃体の負の情動に関係するニューロンの活動が亢進しており，それを解消するために二次的に前頭葉腹側部の脳血流が増加していると考えられる．

さらに，ヒトの神経心理学的研究により，眼窩皮質は，同種間の複雑な相互作用を伴う社会的生活に適応するため，現在および将来の状況を以前の情動的体験から推論および判断することに重要な役割を果たしていると考えられている（Damasio 1995[78]）．すなわち，眼窩皮質の障害を有する患者では，知能や言語機能，および非情動的な論理判断は正常であるが，個人的あるいは社会的な判断が障害される．したがって，これらの患者は人生で多くの失敗を犯すことになる．たとえば，4組のカードを置き，そのカードをめくるとお金がもらえるが，ときどきお金を損失するギャンブルゲームを行わせると，健常人では1回当たりの利益は少なくても全体の収支がプラスになるカードの組を選択する．しかし，これらの患者では全体の収支は悪くとも1回当たりの利益の大きいカードの組を選択する．実社会でも，これらの患者は，会社を経営しても評判のよくない人とパートナーを組んで事業に失敗したり，将来を考えずに目先の利益に惑わされたりする．これらのことから眼窩皮質は，扁桃体や視床下部と密接な機能連関のもとに，本能や情動と理性を統合して個人的にも社会的にも適切な行動の制御に関与していると考えられる．

筆者らは，行動制御における眼窩皮質の役割を明らかにするため，ラットを用いて眼窩皮質ニューロンの応答性を解析している．図11には，匂い識別行動を行っているラットの眼窩皮質ニューロンの応答性を示してある（Yonemori et al 2000[79]）．この課題では，匂い刺激が2～4秒間ラットに噴霧され，その後チューブがラットの口直前に突き出される．その

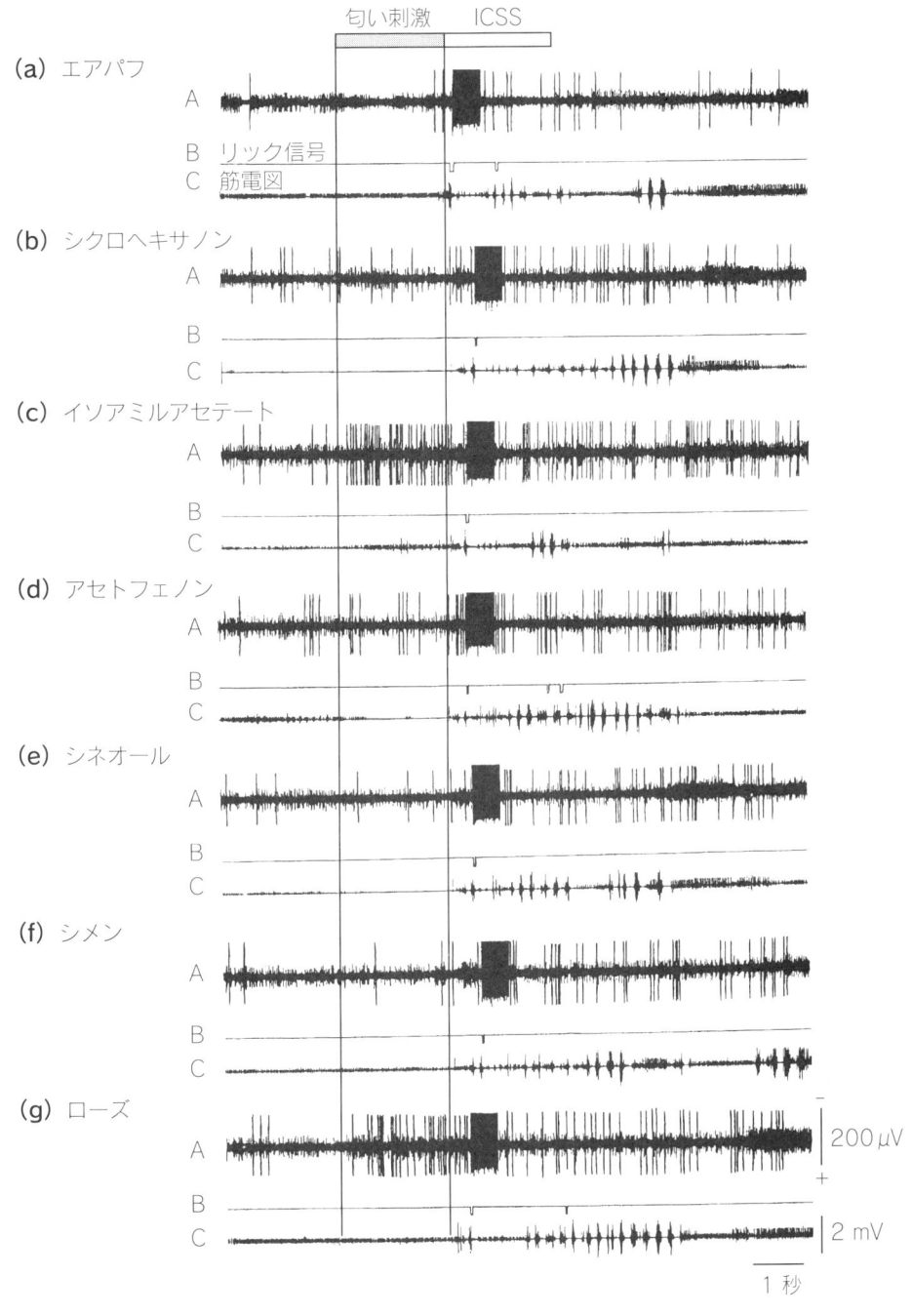

図11 匂い刺激識別行動におけるラット眼窩皮質ニューロンの匂い応答
a〜g：エアパフ（無臭，対照）および各種匂い噴霧に対する眼窩皮質ニューロンの応答．A：ニューロンの生波形，B：リックセンサーからの信号，C：頤舌筋（舌の突出に関与）からの筋電図．ICSS：脳内自己刺激報酬．a〜gは同一ニューロンからの記録．
(Yonemori et al 2000[79])

匂いが報酬を意味する匂いであれば，ラットはそのチューブを舐め（リックし）て報酬（脳内自己刺激報酬）を獲得することができる．このニューロンは，いくつかテストした匂いの中でイソアミルアセテートとローズの匂いに応答している．**図12a**には，このようにして眼窩皮質から23個の嗅覚応答ニューロンを記録し，5種類の匂い［パヒューム（シャネルの5番タイプの匂い），ローズ（バラの匂い），ブラックペッパー（黒胡椒の匂い），チーズ（チーズの匂い），および対照（無臭のエアー）］に対するそれぞれのニューロンの応答を多次元尺度分析（MDS）を用いて解析した結果を示してある．すなわち，この図は眼窩皮質ニューロンの応答性に基づいて再現した匂い空間（匂いの類似度を距離で表現したもの）である．このMDSによる匂い空間では，ある二つの匂いに対するニューロンの応答パターンが似ていると，その匂い間の距離が近くなるように表現される．これら5種類の匂い刺激は，MDS空間内にそれぞれ分離して存在していることから，ラットはそれぞれ異なる匂い刺激として識別していると考えられる．次に，同じ5種類の匂いを用いて，各匂いに対するラットの嗜好性を調べた．この実験では，それぞれの壁にレバーを備えた八角形のケージの中に各ラットを飼育し，ラットはレバー押しにより報酬として水を獲得できるが，同時に各レバーで5種類の匂いのうちの一つが噴霧されるようにした．すなわち，すべてのレバー押しで水を獲得できることから，ラットは匂いの嗜好性に基づいてレバー押しをすることになる．**図12b**には，以上の装置を用いて測定した各ラットの各匂いに対するレバー押し回数を指標にして，すなわち，匂いに対する嗜好性に基づいて再現した匂い空間を示してある．このラットの行動から再現した匂い空間（**図12b**）と先のニューロン応答から再現した匂い空間（**図12a**）を比較すると，各匂いの空間配置が非常によく似ていることに気づくであろう．さらに，これら二つの匂い空間内の各匂いの空間配置を比較すると，有意な相関があることが判明している．これらの結果は，眼窩皮質ニューロンの匂い応答から動物の匂い嗜好性（行動）を予測できることを意味している．すなわち，眼窩皮質は，嗅覚に基づいた動機づけ行動に重要な役割を果たしており，ラットは眼窩皮質における匂いの再現に基づいて行動していることを示唆する．さらに興味深いことに，様々な行動学的異常を伴う精神分裂病では，嗅覚異常と眼窩皮質の萎縮を伴うことなどが報告されている．以上の本研究結果や眼窩皮質の神経解剖学的所見，およびこれら分裂病に関する臨床病理学的研究より，眼窩皮質は，①すべての感覚連合野から投射を受ける最高次の中枢であり，②受容した感覚情報を脳内に再現し，それに基づいて生物学的な行動戦略を形成することに関与する，と考えられる．

第10章 情動のメカニズムと大脳辺縁系

(a) ニューロン応答に基づいた匂い空間

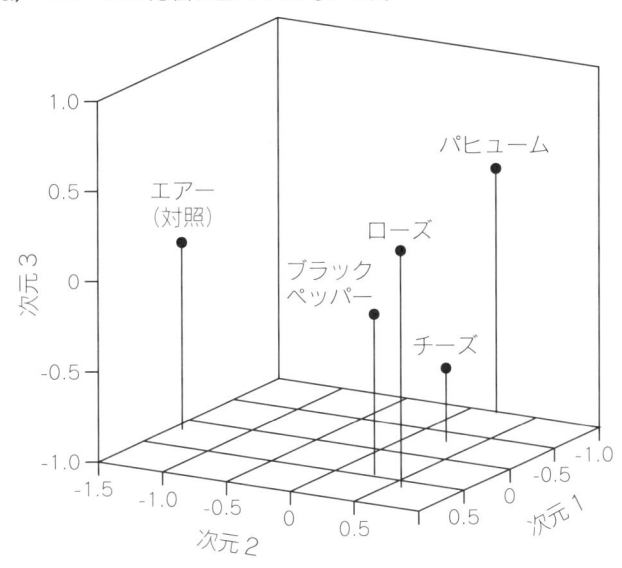

(b) ラットのレバー押しに基づいた匂い空間

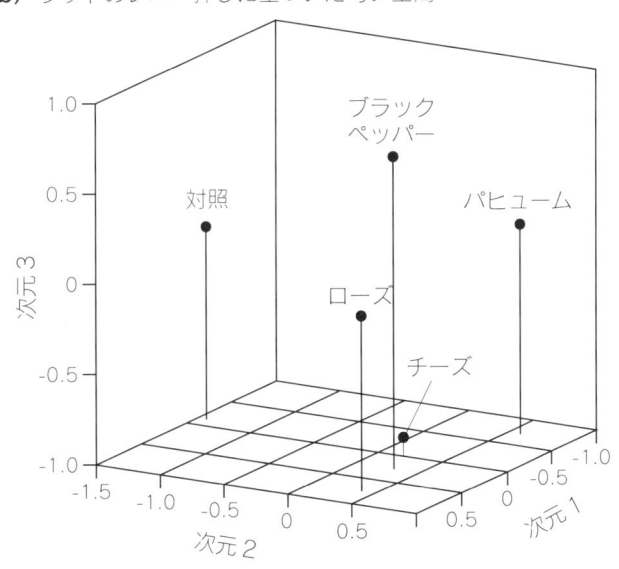

図12 多次元尺度分析(MDS)による匂い空間の再現
a：眼窩皮質ニューロンの各匂いに対する応答を用いて再現した匂い空間．b：ラットの各匂いに対するレバー押し回数を用いて再現した匂い空間．
(Yonemori et al 2000[79])

情動発現時における各脳領域の活動

　PETやfMRIを用いて，健常者，および種々の情動障害を有する患者の情動発現時における脳の活動を明らかにする試みが行われている．健常な被験者に，不快な写真(損傷した顔写真など)，および中性的な写真(本など)を呈示し，その間の脳血流をfMRIにより測定した結果，不快な写真を見ているときだけ，両側の扁桃体，島皮質および，側頭葉外側部の皮質で脳血流が増加することが報告されている(Irwin et al 1996[25])．さらに，Finkら(1996)[80]は，健常人を用いて，自己の個人的な想い出に関する内容のナレーションを聞いているときと，他人の想い出に関するナレーションを聞いているときの脳血流をPETで比較している．その結果，自己の個人史的な想い出では，他人の想い出と比較して扁桃体，海馬体，および海馬傍回を含む右側頭葉内側部，後部帯状回，右側頭葉外側部，および右前頭葉外側部で脳血流が選択的に増加していることが明らかになった．これら二つの研究ではすべて外的な刺激により情動を誘発させており，側頭葉-扁桃体系が活性化している．以上から，扁桃体は，入力情報の情動的価値評価に重要な役割を果たしていると考えられる．

　一方，健常人(女性)を用いて，各個人の悲しい，あるいは幸福な想い出を自発的に回想しているときの脳血流が測定されている(George et al 1995[26])．各被験者は，PETスキャンの前に，生涯を振り返って，それぞれ悲しい，幸福な，および中性的な出来事についてインタビューされる．各被験者はPETスキャンの30秒前に，それら三つのうちの一つの出来事について，そのときの感情を思い浮かべるよう要請され，さらに，回想の補助になるよう，それぞれの出来事の情動的内容と一致した表情の顔写真(悲しい，幸福な，あるいは中性的表情)が呈示される．その後，顔写真を呈示したまま放射性トレーサーを静注し，PETにより脳血流を測定した．その結果，悲しい出来事を回想していたときの画像から中性的出来事を回想していたときの画像を差し引いた差分画像では，前頭葉内側皮質，前頭葉眼窩皮質，両側前部帯状回，左側被殻，尾状核正中部，左側視床などで有意に脳血流が増加していた(図13a)．一方，悲しい出来事から幸福な出来事を差し引いた差分画像では，前頭葉内側皮質，両側の前部帯状回，および両側被殻などで血流が有意に増加していた(図13b)．また，局所麻酔薬であるプロカインを静注すると，辺縁系の活動が上昇し，視覚あるいは聴覚的幻覚を伴う，恐れ，不満足感，あるいは多幸感などの感情が体験される．このとき，PETで脳血流を測定した研究によると，前部帯状回，扁桃体，前頭葉眼窩皮質，視床下部，前脳基底部，島皮質などでプロカイン静注により脳血流が増加した．扁桃体では，いずれの被験者でも両側の扁桃体で脳血流が増加したが，恐れや不満足を感じた被験者では特に左扁

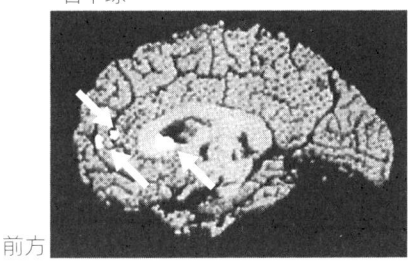

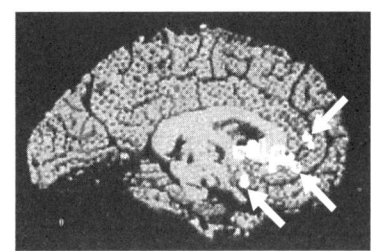

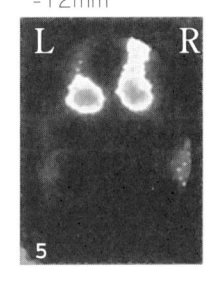

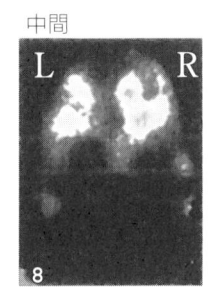

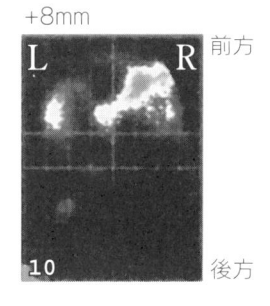

(a) 悲しみ―中性

図13 情動的体験により脳血流が変化した領域
　　　a：情動的に中性の出来事を思い出している状態と比較して，悲しい出来事を思い出している状態で脳血流が増加した領域（矢印で示された領域）．b：うれしい出来事を思い出している状態と比較して，悲しい出来事を思い出している状態で脳血流が増加した領域．水平断面図の下部の数字はTalairachのZ軸座標値．R：右，L：左．
（George et al 1995[26]）．

桃体の脳血流が選択的に増加した．また，視覚的幻覚を伴う例では，特に左扁桃体と後頭葉内側皮質で脳血流が増加した．以上から，右扁桃体の脳血流は情動内容によらず非特異的に増加したことから，右扁桃体は情動発現に伴う注意・覚醒レベルあるいは自律機能の調節に，左扁桃体では情動内容，特に恐れの感情に特異的に関与していることが示唆される．さらに，レム睡眠により夢を見ているときには，橋被蓋野，左視床，両側扁桃体，前部帯状回，前頭葉眼窩皮質内側部，島皮質，および右頭頂葉弁蓋部で脳血流が増加していることが報告されている(Maquet et al 1996[81])．このときの扁桃体や前部帯状回の活動は，夢の情動的な内

容と関連があると考えられる．このように，外的な刺激なしに自発的に情動を発現させる場合には，扁桃体だけでなく前部帯状回が活性化していることがいずれの研究でも一致して報告されている．以上から，前部帯状回は，情動発現のための内的動因や情動の制御に関与していると考えられる．

　これらのことから，情動発現(感覚刺激の価値評価)自体は正常であるが，その発現の仕方が不適切である情動の制御障害では，前部帯状回の異常が関与している可能性が強く示唆される．心的外傷後ストレス障害は，自身の交通事故，あるいは肉親や配偶者の死亡などが強い心的外傷となり，以後持続的に，その出来事の反復的な想起やフラッシュバック(あたかも再体験したかのように感じること)に悩まされる疾患である．Rauchら(1996)[82]は，各患者の心的外傷となった出来事を脚本化し，それをテープに記録してから患者に聞かせ，その後PETで脳血流を測定した．その結果，右扁桃体，右側頭葉前部，右島皮質，右前部帯状回，右前頭葉眼窩皮質後内側部で脳血流が増加していることを報告している．一方，単一恐怖症は，ヘビやクモなどの特定の対象物に対する恐怖で，その対象物の呈示により不安発作が必ず誘発される疾患である．患者の嫌悪・恐怖感の対象物(たとえば，クモの入っているカゴ)を各患者に呈示して，PETでその患者の脳血流を測定すると，左眼窩皮質後内側部，左島皮質，左視床，右側頭葉前部，前部帯状回，および左側体性感覚野で血流が増加していることが明らかにされている(Rauch et al 1995[83])．これらの患者で体性感覚野で脳血流が増加したのは，嫌悪感や恐怖感と同時にヘビやクモなどの触感が想起されていたことと関係があると考えられる．さらに，恐ろしいあるいは不快な事象や状況に関する観念や思考が，自己の意志に関して反復的あるいは持続的に起こる強迫神経症でも，前部帯状回の活動(脳血流)が上昇していることが報告されている(Rauch et al 1994[84])．以上から，これらの疾患では，前部帯状回の過度の興奮により，扁桃体を含む種々の辺縁領域の活動が異常に活性化され，情動的思考に異常をきたしていると考えられる．一方，扁桃体の障害では，すでに述べたように，種々の感覚刺激(顔の表情，声)に対する情動的価値評価自体が障害される．Papez(1937)[11]は帯状回が情動の受容野であると考えたが，これらのことからむしろ扁桃体，あるいは前頭葉眼窩皮質が情動の受容野であると考えられる．

情動発現を担う神経機構

　最後に筆者らの神経生理学的実験結果を中心に，これまでに判明している解剖学的知見およびヒトや動物の神経心理学的実験に基づき，情動発現の神経機構について筆者らの考え方を述べてみたい(図14)．これまでの多くの非侵襲的研究により，扁桃体，前部帯状回，前

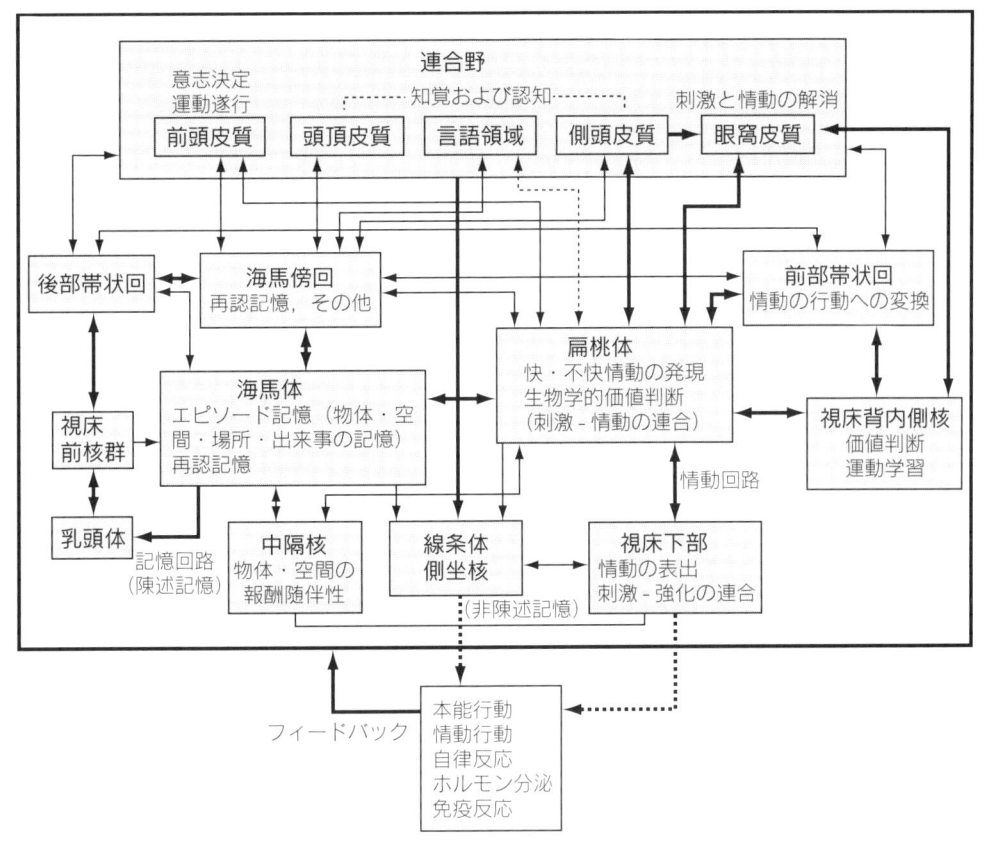

図14 これまでの解剖学的知見，動物を用いた破壊や刺激実験，ヒトの臨床病理所見や刺激実験，およびニューロンレベルの研究に基づいて作成した，認知・記憶，および情動の仮説的な脳内神経回路

前頭前皮質では行動の意志決定がなされる．頭頂葉（頭頂皮質）および側頭葉（側頭皮質）には各感覚種の連合野があり，感覚刺激の知覚および認知がなされる．右大脳半球の下頭頂小葉（頭頂皮質の一部）は，環境内の空間的位置関係の認知に関与している．左大脳半球下頭頂小葉は，言語領野（左大脳半球のブローカ，ウェルニッケの領域，および下頭頂小葉）に含まれる．これら新皮質連合野からの出力は，扁桃体を中心とする情動回路，海馬体を中心とする陳述記憶回路，および大脳基底核（線状体・側坐核）を中心とする非陳述記憶回路に入力される．また，海馬体で処理された高次の情報は，海馬体と扁桃体間の直接経路を介して扁桃体に入力される．視床下部は扁桃体からの主要な出力機構となっている．現時点では，側坐核，後部帯状回，視床前核の役割は不明である．実線および点線はそれぞれ直接および間接的な線維結合．

頭葉眼窩皮質，側頭葉極部，島皮質，および視床背内側核などが，動物だけでなくヒトでも情動発現に重要な領域であることが報告されている．情動発現では，扁桃体を中心とするこれら辺縁系各領域(扁桃体，前部帯状回/眼窩皮質，側頭葉極部，および視床背内側核)が神経ネットワーク(情動回路：Yakovlev の回路)を形成し，脳の他のシステムと協調して中心的な役割を果たしていると考えられる．すなわち，扁桃体は新皮質の前頭連合野(前頭前皮質，眼窩皮質)をはじめとするすべての感覚連合野，辺縁系の他の部位，視床下部との相互連絡により，身体内部情報や知覚，認知された環境内の事物，事象に関する情報の価値評価と意味認知を行い，各種の本能や情動行動の制御に重要な役割を果たしている．一方，海馬体は，海馬傍回を介して，前頭前野(前頭皮質)および下頭頂小葉(頭頂皮質の一部)など高度な機能を有する連合野から直接入力を受け，記憶回路(Papez の回路)として記憶や空間認知に重要な役割を果たしている．一方，大脳基底核の線条体や側坐核は，扁桃体，海馬体，前頭前皮質および他の大脳皮質から入力を受け，楽器の演奏や自転車の運転，運動競技における手足の動作などの非陳述記憶(技術や習慣)に重要な役割を果たしている．恐らく，これらの系の相互作用と同時並列的な情報処理により，個人の特質，社会状況を正しく理解し将来を予測した人生の進路選択，目標設定，その実践など，人間特有の戦略的な行動が可能になるのであろう．

おわりに

　ヒトの脳は一生成長，あるいは自己変革する唯一の器官である．遺伝子により種々の生理活性物質やタンパクが産生され，ヒトでは約1000億といわれている脳の神経細胞(ニューロン)およびそれらを結合する大まかなシナプス神経回路(神経回路)が形成される．生後も，脳は，外界からの入力情報と脳が出力した情報に基づき，これら神経回路を再形成，あるいは最適化していく学習機能をもつことが明らかにされている．すなわち，この生後における脳の再構成により，より精緻な神経回路が形成され，ヒト独特の学習，記憶，思考，社会性などの高次脳機能が発達していくと考えられる．特に，30歳までの脳の発達を比較した研究によると，大脳皮質灰白質の体積が減少するのに対し，中隔核，扁桃体，および海馬体などの大脳辺縁系領域では逆に体積が増大することが報告されている(Jernigan and Sowell 1997[85])．さらに，成熟した霊長類(サル)でも，学習により大脳辺縁系や前頭葉ではニューロンの応答性が変化することから，脳の再構成は一生続くと考えられる．これらのことから，脳は，遺伝子により誘導される種々の分子，胎内環境，出生後の外界(社会的)環境など様々な要因の影響下で発育していくと考えられる．一方，この脳の発達が上記いずれの過程でも

障害されると，認知・情動・学習障害を呈する種々の小児行動異常や精神分裂病など高次精神機能の障害が起こると考えられる．将来，これら高次精神機能の発達およびその障害発症機構が，基礎医学的および臨床医学的研究の両面から，分子，細胞(ニューロン)および行動(システム)レベルで総合的に明らかにされることを願っている．

引用文献

1) Rolls ET : The Brain and Emotion. Oxford University Press, Oxford, 1999.
2) Plutchik R : Emotion : A Psychoevolutionary Synthesis. Haper and Row, New York, 1962.
3) McNaughton N : Biology and Emotion. Cambridge University Press, Cambridge, 1989.
4) LeDoux JE : The neurobiology of emotion. In : LeDoux JE, and Hirst W (eds), Mind and Brain, Cambridge University Press, New York, 1986, pp. 301-354.
5) LeDoux JE : Emotion. In : Handbook of Physiology, Section 1 : The Nervous System, Vol. 5, Part 1 (Section ed by Mountcastle VB), American Physiological Society, Washington, 1987, pp. 419-459.
6) Ekman P, Levinson RW, and Friesen WV : Autonomic nervous system activity distinguishes among emotions. Science 221 : 1208-1210, 1983.
7) Levenson RW : The search for autonomic specificity. In : Ekman P, and Davidson RJ (eds), The Nature of Emotion ; Fundamental Questions, Oxford University Press, Oxford, 1994, pp. 252-258.
8) Cannon WB : The James-Lange theory of emotions : a critical examination and an alternative theory. Am J Psychol 39 : 106-124, 1927.
9) Cannon WB : Bodily Changes in Pain, Hunger, Fear, and Rage. 2nd ed. Appleton, New York, 1929.
10) Hess WR : Hypothalamus und die Zantren des autonomen Nervensystems : Physiology. Archiv fur Psychiatrie und Nervenkrankheiten 104 : 548-557, 1936.
11) Papez JW : A proposed mechanism of emotion. Arch Neurol Psychiatry 79 : 217-224, 1937.
12) MacLean PD : Psychosomatic disease and the "visceral brain" : Recent developments bearing on the Papez theory of emotion. Psychosom Med 11 : 338-353, 1949.
13) MacLean PD : The limbic brain in relation to the psychoses. In : Black PH (ed), Physiological correlates of emotion, Academic Press, New York, 1970.
14) MacLean PD : A triune concept of the brain and behavior. In : Boag T, and Campbell D (eds), The Hincks Memorial Lectures, University of Toronto Press, Toronto, 1973, pp. 6-66.
15) Martin HJ : Neuroanatomy : Text and Atlas. Elsevier, New York, 1989.
16) Turner BH, Mishkin M, and Knapp M : Organization of the amygdalopetal projections from modality-specific cortical association areas in the monkey. J Comp Neurol 191 : 515-543, 1980.
17) Van Hoesen GW : The differential distribution, diversity and sprouting of cortical projec-

tions to the amygdala in the rhesus monkey. In : Y. Ben Ari (ed), The amygdaloid complex, Elsevier, North Holland, Amsterdam, 1981, pp. 77-90.

18) Amaral DG : Memory : anatomical organization of candidate brain regions. In : Handbook of Physiology, Section 1 : The Nervous System, Vol. 5, Part. 1 (Section ed by Mountcastle VB), American Physiological Society, Washington, 1987, pp. 211-294.

19) Suzuki WA, and Amaral DG : Perirhinal and parahippocampal cortices of the macaque monkey : cortical afferents. J Comp Neurol 350 : 497-533, 1994.

20) Klüver H, and Bucy PC : Preliminary analysis of functions of the temporal lobes in monkeys. Arch Neurol Psychiatr 42 : 979-1000, 1939.

21) Davis M : The role of the amygdala in emotional learning. Int Rev Neurobiol 36 : 225-266, 1994.

22) Adolphs R, Tranel D, Damasio H, and Damasio AR : Impaired recognition of emotion in facial expressions following bilateral damage to the human amygdala. Nature 372 : 669-672, 1994.

23) Adolphs R, Tranel D, Damasio H, and Damasio AR : Fear and the human amygdala. J Neurosci 15 : 5879-5891, 1995.

24) Scott SK, Young AW, Calder AJ, Hellawell DJ, Aggleton JP, and Johnson M : Impaired auditory recognition of fear and anger following bilateral amygdala lesions. Nature 385 : 254-257, 1997.

25) Irwin W, Davidson RJ, Lowe MJ, Mock BJ, Sorenson JA, and Turski PA : Human amygdala activation detected with echo-planar functional magnetic resonance imaging. Neuroreport 7 : 1765-1769, 1996.

26) George MS, Ketter TA, Parekh PI, Horwitz B, Herscovitch P, and Post RM : Brain activity during transient sadness and happiness in healthy women. Am J Psychiatr 152 : 341-351, 1995.

27) Rauch SL, Whalen PJ, Shin LM, McInerney SC, Macklin ML, Lasko NB, Orr SP, and Pitman RK : Exaggerated amygdala response to masked facial stimuli in posttraumatic stress disorder : a functional MRI study. Biol Psychiatr 47 : 769-776, 2000.

28) Schneider F, Weiss U, Kessler C, Salloum JB, Posse S, Grodd W, and Muller-Gartner HW : Differential amygdala activation in schizophrenia during sadness. Schizophrenia Research 34 : 133-142, 1998.

29) Morris JS, Frilt CD, Perret DI, Rowland D, Yong AN, Calder AJ, and Dolan RJ : A differential neural response in the human amygdala is fearful and happy facial expressions. Nature 383 : 812-815, 1996.

30) Adolphs R, Tranel D, and Damasio AR : The human amygdala in social judgment. Nature 393 : 470-474, 1998.

31) Nishijo H, Ono T, and Nishino H : Topographic distribution of modality-specific amygdalar neurons in alert monkey. J Neurosci 8 : 3556-3569, 1988.

32) Nishijo H, Ono T, and Nishino H : Single neuron responses in amygdala of alert monkey during complex sensory stimulation with affective significance. J Neurosci 8 : 3570-3583, 1988.

33) Ono T, and Nishijo H : Neurophysiological basis of emotion in primates : neuronal responses in the monkey amygdala and anterior cingulate cortex. In : Gazzaniga MS(ed), The New Cognitive Neurosciences, 2nd ed, MIT Press, New York, 1099-1114, 1999.
34) Aggleton JP, and Mishkin M : Projection of the amygdala to the thalamus in the cynomolgus monkey. J Comp Neurol 222 : 56-68, 1984.
35) Groenewegen HJ : Organization of the afferent connections of the mediodorsal thalamic nucleus in the rat, related to the mediodorsal-prefrontal topography. Neuroscience 24 : 379-431, 1988.
36) Schulman S : Bilateral symmetrical degeneration of the thalamus : a clinico-pathological study. J Neuropath Exp Neurol 16 : 446-470, 1957.
37) Victor M, Adams RD, and Collins GH : The Wernicke - Korsakoff Syndrome. Davis, Philadelphia, 1971.
38) Butter CM, and Snyder DR : Alternations in aversive and aggressive behaviors following orbital frontal lesions in rhesus monkeys. Acta Neurobiol Exp 32 : 525-565, 1972.
39) Waring AE, and Means LW : The effect of medial thalamic lesions on emotionality, activity, and discrimination learning in the rat. Physiol Behav 17 : 181-186, 1976.
40) Gaffan D, Murray EA, and Fabre-Thorpe M : Interaction of the amygdala with the frontal lobe in reward memory. Eur J Neurosci 5 : 968-975, 1993.
41) Drevets WC : PET and the functional anatomy of major depression. In : Nakajima T, and Ono T(eds), Emotion, Memory and Behavior. Studies on Human and Nonhuman Primates. Japan Scientific Press, Tokyo, 1995, pp. 43-62.
42) Oyoshi T, Nishijo H, Asakura T, Takamura Y, and Ono T : Emotional and behavioral correlates of mediodorsal thalamic neurons during associative learning in rats. J Neurosci 16 : 5812-5829, 1996.
43) Vogt BA, and Pandya DN : Cingulate cortex of the rhesus monkey : 2. cortical afferents. J Comp Neurol 262 : 271-289, 1987.
44) Dum RP, and Strick PL : The cingulate motor areas. In : Vogt BA, and Gabriel M(eds), Neurobiology of cingulate cortex and limbic thalamus : a comprehensive handbook, Birkhäuser, Boston, 1993, pp. 415-441.
45) Bates JF, and Goldman-Rakic PS : Prefrontal connections of medial motor areas in the rhesus monkey. J Comp Neurosci 335 : 211-228, 1993.
46) Yeterian EH, and Van Hosen GW : Cortico-Striate projections in the rhesus monkey : The organization of certain cortico-caudate connections. Brain Res 139 : 43-63, 1978.
47) Kunishio K, and Harber SN : Primate cingulostriatal projection : limbic striatal versus sensorimotor striatal input. J Comp Neurol 350 : 337-356, 1994.
48) Hurley KM, Herbert H, Moga MM, et al : Efferent projections of the infralimbic cortex of the rat. J Comp Neurol 308 : 249-276, 1991.
49) Ward AA Jr : The cingulate gyrus : Area 24. J Neurophysiol 11 : 13-24, 1948.
50) Ward AA Jr : The anterior cingulate gyrus and personality. Res Publ Assoc Nerv Ment Dis 27 : 438-445, 1948.
51) Glees P, Cole J, Whitty CWM, and Cairns H : The effects of lesions in the cingular gyrus

and adjacent areas in monkeys. J Neurol Neurosurg Psychiatry 13：178-190, 1950.
52) Kennard MA：The cingulate gyrus in relation to consciousness. J Nerv Ment Dis 121：34-39, 1955.
53) Pechtel C, McAvoy T, Levitt M, Kling A, and Masserman JH：The cingulates and behavior. J Nerv Ment Dis 126：148-152, 1958.
54) Ballantine HT Jr, Bouckoms AJ, Thomas EK, Giriunas IE：Treatment of psychiatric illness by stereotactic cingulotomy. Biol Psychiatry 22：807-819, 1987.
55) Mazars G：Criteria for identifying cingulate epilepsies. Epilepsia 11：41-47, 1970.
56) Baer L, Rauch SL, Ballantine HT, Martuza R, Cosgrove R, Cassem E, Giriunas I, Manzo PA, Dimino C, and Jenike MA：Cingulotomy for intractable obsessive-compulsive disorder. Prospective long-term follow-up of 18 patients. Arch Gen Psychiatry 52：384-392, 1995.
57) Meyer G, McElhaney M, Martin W, and McGraw CP：Stereotactic cingulotomy with results of acute stimulation and serial psychological testing. In：Laitinen LV, and Livingston KE(eds), Surgical approaches in psychiatry, Lancaster(U. K.)：MTP, Baltimore, 1973, pp. 39-58.
58) Bancaud J, and Talairach J：Clinical semiology of frontal lobe seizures. Adv Neurol 57：3-58, 1992.
59) Bench CJ, Friston KJ, Brown RG, Scoot LC, Frackowiak RSJ, and Dolan RJ：The anatomy of melancholia-focal abnormalities of cerebral blood flow in major depression. Psychol Med 22：607-615, 1992.
60) Benes FM, McSparren J, Bird ED, SanGiovanni JP, and Vincent SL：Deficits in small interactions in prefrontal and cingulate corcices of schizophrenic and schzoaffective patients. Arch Gen Psychiatry 48：996-1001, 1991.
61) Nishijo H, Yamamoto Y, Ono T, Uwano T, Yamashita J, and Yamashima T：Single neuron responses in the monkey anterior cingulate cortex during visual discrimination. Neurosci Lett 227：79-82, 1997.
62) Van Hoesen GW, Morecrft RJ, and Vogt BA：Connections of the monkey cingulate cortex. In：Vogt BA, and Gabriel M(eds), Neurobiology of cingulate cortex and limbic thalamus：a comprehensive handbook. Boston, Birkhäuser, 1993, pp. 249-284.
63) Chapman WP, Livingston RB, Livingston KE, et al：Possible cortical areas involved in arterial hypertension. A Res Nerv & Ment Dis Proc 29：775-798, 1950.
64) Hall RE, Livingston RB, and Bloor CM：Orbital cortical influences on cardiovascular dynamics and myocardial structure in conscious monkeys. J Neurosurg 46：638-653, 1977.
65) Kaada BR：Somatomotor anatomic and electrocorticographic responses to electrical stimulation of "rhinencephalic" and other structures in primates, cat and dog. Acta Physiol Scand 24(Suppl 83)：1-285, 1951.
66) Kaada BR, Pribram KH, and Epstein JA：Respiratory and vascular responses in monkeys from temporal pole, insula, orbital surface and cingulate gyrus：a preliminary report. J Neurophysiol 12：347-356, 1949.
67) Wall PD, Glees P, and Fulton JE：Corticofugal connections of posterior orbital surface in

rhesus monkey. Brain 74 : 66-71, 1951.
68) Siegel A, Edinger H, and Lowenthal H : Effects of electrical stimulation of the medial aspect of the prefrontal cortex upon attack behavior in cats. Brain Res 66 : 467-479, 1974.
69) Siegel A, Edinger H, and Koo A : Suppression of attack behavior in the cat by the prefrontal cortex : role of the mediodorsal thalamic nucleus. Brain Res 127 : 185-190, 1977.
70) Cannon WB, and Briton SW : Studies on the conditions of activity in endocrine gland. XV. Pseudoaffective medulliadrenal secretion. Am J Physiol 72 : 283-294, 1925.
71) Kennard MA : Focal autonomic representation in the cortex and its relation to sham rage. J Neuropathol Exp Neurol 4 : 295-304, 1945.
72) Ursin H, Rosvold HE, and Vest B : Food preference in brain lesioned monkeys. Physiol Behav 4 : 609-612, 1969.
73) Kling A, and Steklis HD : A neural substrate for affiliative behavior in nonhuman primates. Brain Behav Evol 13 : 216-238, 1976.
74) Iverson SD, and Mishkin M : Perseverative interference in monkeys following selective lesions of the inferior prefrontal convexity. Exp Brain Res 11 : 376-386, 1970.
75) Jones B, and Mishkin M : Limbic lesions and the problem of stimulus‒reinforcement associations. Exp Neurol 36 : 362-377, 1972.
76) Rolls ET, and Baylis LL : Gustatory, olfactory, and visual convergence within the primate orbitofrontal cortex. J Neurosci 14 : 5437-5452, 1994.
77) Rolls ET, Hornak J, Wade D, and McGrath J : Emotion-related learning in patients with social and emotional changes associated with frontal lobe damage. J Neurol Neurosurg Psychiatr 57 : 1518-1524, 1994.
78) Damasio AR : On some functions of the human prefrontal cortex. Ann N Y Acad Sci 769 : 241-251, 1995.
79) Yonemori M, Nishijo H, Uwano T, Tamura R, Furuta I, Kawasaki M, Takashima Y, and Ono T : Orbital cortex neuronal responses during an odor-based conditioned associative task in rats. Neuroscience 95 : 691-703, 2000.
80) Fink GR, Markowitsch HJ, Reinkemeier M, Bruckbauer T, Kessler J, and Heiss W-D : Cerebral representation of one's own past : neural networks involved in autobiolographical memory. J Neurosci 16 : 4275-4282, 1996.
81) Maquet P, Peters J-M, Aerts J, Delfiore G, Degueldre C, Luxen A, and Franck G : Functional neuroanatomy of human rapid-eye-movement sleep and dreaming. Nature 383 : 163-166, 1996.
82) Rauch SL, van der Kolk BA, Fisler RE, Alpert NM, Orr SP, Savage CR, Fischman AJ, Jenike MA, and Pitman RK : A symptom provocation study of posttraumatic stress disorder using positron emission tomography and script-driven imagery. Arch Gen Psychiatr 53 : 380-387, 1996.
83) Rauch SL, Savage CR, Alpert NM, Miguel EC, Bare L, Breiter HC, Fischman AJ, Manzo PA, Moretti C, and Jenike MA : A positron emission tomographic study of simple phobic symptom provocation. Arch Gen Psychiatr 52 : 20-28, 1995.
84) Rauch SL, Jeinke MA, Alpert NM, Baer L, Breiter HC, Savage CR, et al : Regional

cerebaral blood flow measured during symptom provocation in obsessive‐compulsive disorder using oxygen 15-labeled carbon dioxide and position emmision tomography. Arch Gen Psychiatr 51：62-70, 1994.
85) Jernigan TL, and Sowell ER：Magnetic resonance imaging studies of developping brain. In：Keshavan MS, and Murray RM(eds), Neurodevelopment and Adult Psychology. Cambridge University Press, New York, 1997, pp. 63-70.

11 情動と自律機能

永井　正則，入來　正躬

はじめに

　情動(emotion)は，デカルト(Descartes)の『情念論』によれば，六つの基本情動とそれらに基づく派生情動とに分類されている(表1)．Plutchikは，情動に関する語彙を多次元尺度構成法によって集成することで，情動全体を八つの純粋情動とその下位に属するより穏やかな情動からなる立体構造として表した(図1)．このモデルは，色立体を念頭に置いて構成されており，ちょうど二つの色を混ぜると中間色が生まれるように，異なる情動が同時に喚起されると中間的な情動が発生することも表している．たとえば，「悲しみ」と「驚き」が同時に喚起されると「失望」が生じ，「悲しみ」と「恐れ」の同時喚起で「絶望」が生じると説明されている．また，対極に位置する情動が同時に喚起されると，葛藤(conflict)が生じるとされる．

　喚起された情動は，個人の内で心理過程として体験される(情動体験)．一方で，情動行動や顔色，表情，声の調子が変わるなど，他者から認知できる形でも情動は現れる(情動表出)．人は，表出された情動を自己に投影することにより，他者が体験している情動を解釈している．この意味で，情動表出はコミュニケーションの手段と言うことができ，情動は個体保存と種の保存のための認知機構であると考えられている．

　情動の喚起は生理的な変化を伴い，自律機能や内分泌系，免疫系にも様々な変化が現れる．本稿の主題は，情動と自律機能とのかかわりについてであり，内分泌反応や免疫反応にはふれることはない．しかし，内分泌系や免疫系に現れる情動反応については，近年急速にデータが蓄積されているので，末尾に参考文献をいくつか挙げておく．このような情動反応の発現にかかわる出力系の概略を図2に示す．また，本文中に現れる脳部位の名称を整理するため，大脳辺縁系の分類を図3に示す．

　情動の喚起に伴い，様々な自律反応が誘起される．本稿では，情動および情動を喚起する

表1 Descartesによる情動の分類[1]

基本情念	基本情念の定義	情念が生じる場面	特殊情念(派生情念)
驚き	精神が受ける突然の不意打ち	かくあるべしと想定した対象がより大となるとき	重視(尊敬),謙虚,卑屈
		対象がより小となるとき	軽視(軽蔑),高慢,大度
愛	精神が自己に適したものとの結合を促すこと	対象を自己より低く評価したとき	愛情
		対象を自己と同等に評価したとき	友情
		対象を自己より高く評価したとき	献身
憎しみ	精神が自己に有害な対象から離れるよう意志すること	対象が悪であるとき	嫌悪
		対象が醜であるとき	忌避
欲望	精神が未来における善と悪について意志すること	善を得,悪を避ける可能性が大なるとき	希望(勇気,大胆,競争心) 安心,確信
		善を得,悪を避ける可能性が小なるとき	懸念(臆病,恐怖),執心,絶望
		善と悪に対し自己の力で左右できないとき	不決断(不安)
喜び	精神の心地よい感動	自己か縁者が善を得たとき	笑い,満足,好意(感謝),誇り
		他者が悪を得たとき	嘲り,うれしさ
悲しみ	精神が受ける不快感	自己か縁者が悪を得たとき	憐れみ,後悔,怒り,恥,憤懣
		他者が善を得たとき	羨み,残念

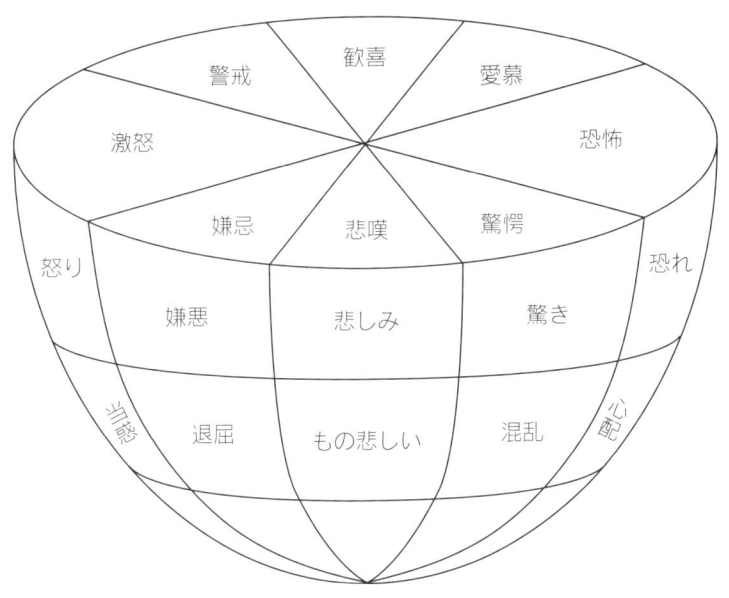

図1 Plutchikの情動立体
（梅本 1994[1])）

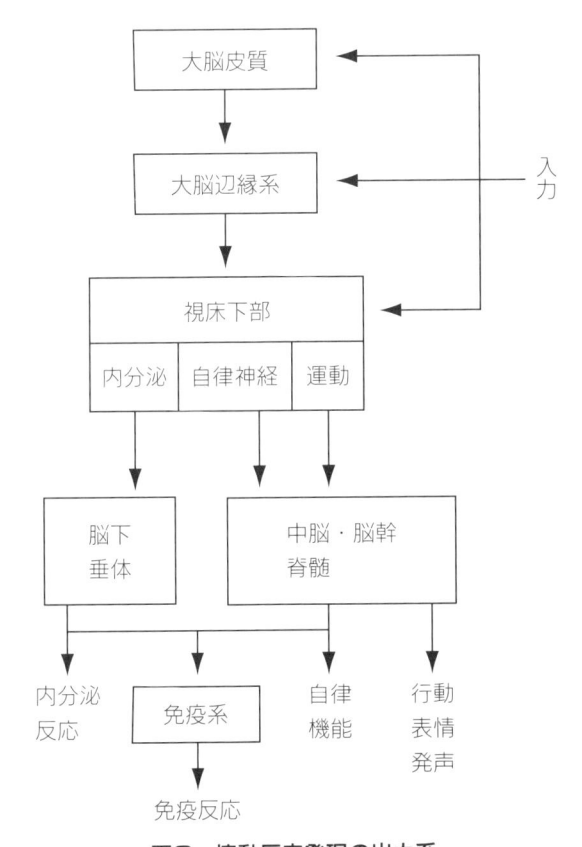

図2 情動反応発現の出力系

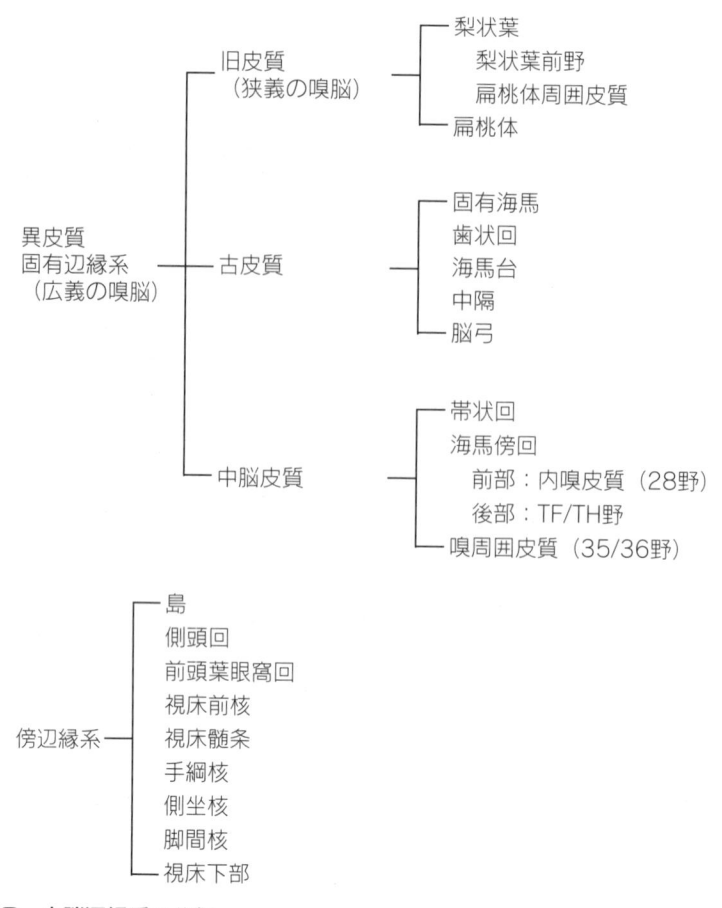

```
                      ┌ 旧皮質      ┌ 梨状葉
                      │（狭義の嗅脳）│   梨状葉前野
                      │            │   扁桃体周囲皮質
                      │            └ 扁桃体
                      │
          異皮質       │            ┌ 固有海馬
          固有辺縁系 ──┼ 古皮質      │ 歯状回
          （広義の嗅脳）│            ├ 海馬台
                      │            │ 中隔
                      │            └ 脳弓
                      │
                      │            ┌ 帯状回
                      │            │ 海馬傍回
                      └ 中脳皮質 ──┤   前部：内嗅皮質（28野）
                                   │   後部：TF/TH野
                                   └ 嗅周囲皮質（35/36野）

          ┌ 島
          │ 側頭回
          │ 前頭葉眼窩回
          │ 視床前核
傍辺縁系 ─┤ 視床髄条
          │ 手綱核
          │ 側坐核
          │ 脚間核
          └ 視床下部
```

図3　大脳辺縁系の分類
この分類では，固有辺縁系に加え，情動反応にかかわる脳の部位を傍辺縁系としてまとめてある．
（小野　1994[2]）

心理ストレスが，心血管系，瞳孔径と対光反射，唾液および唾液成分，胃機能へ与える影響についてまず紹介する．情動に伴って自律機能が変化することの意味については，様々な議論がなされてきた．古くはJames-Lange説があり，身体的変化に合わせて我々が感じるものが情動であるとする．すなわち，泣くから悲しいのであると考える．一方，Cannon-Bard説では，視床下部内に状況により異なった生理反応を触発する部位があり，それぞれの情動に伴い異なった生理反応が誘起されるとする．すなわち，悲しいから泣くのであると

考える.また,生理反応は情動を喚起するが,情動の解釈は生理反応が引き起こされた状況によって異なる(状況によるラベリング効果)という考えも提出された[3].たとえば,心拍数が高まるという生理反応とともに情動が喚起されるとしても,それが怒りとして認知されるのか,それとも恐怖として認知されるのかは,そのときの状況によるという考えである.これに対し,情動喚起が情動認知に先行することはないとの主張もあり[4],この考えには批判も多い.

近年,情動が人の意思決定機構に不可欠にかかわっていることがわかってきた.大脳皮質,特に前頭葉腹内側部(前頭葉眼窩部,または前頭眼窩皮質とも呼ばれる)と大脳辺縁系との相互学習の結果,個人の社会行動への意思決定がなされる.大脳皮質と辺縁系との相互学習の過程で,自律神経系に遠心性の信号が送られ自律反応が起こる.自律反応の結果は,感覚信号として脳にフィードバックされ,脳の学習に統合的な作用を発揮する.この考えは,DamasioによってSomatic Marker Theoryと命名された[5].この仮説により,情動に伴う生理反応の意味が,かなりの程度説明されたように思える.本稿でも,この仮説を支持する症例や実験結果について述べる.

情動の表出は,個体間のコミュニケーションの手段でもある.表情や声の調子などによる情動表出に関して,中脳中心灰白質の役割や延髄疑核に由来する迷走神経の役割が明らかとなりつつある.本稿でもこの問題を取り上げ,PorgesのPolyvagal Theoryを紹介し,情動のもつ社会生物学的側面にもふれる.

情動と自律機能

1.心血管系
1)皮膚血流

心拍数や皮膚の温度が情動に伴って変化することは,心臓の拍動や皮膚温の変化が体感できるため,古くから知られていた.皮膚血管は交感神経の支配を受け,皮膚交感神経活動の亢進は皮膚血管の収縮とそれによる皮膚血流と皮膚温の低下をもたらす.皮膚交感神経活動の減少は,逆に,皮膚血管の拡張とそれによる皮膚血流と皮膚温の増加をもたらす.被験者に異なる情動を喚起する映像を見せた場合,怒りと驚きに伴い皮膚温の増加が,嫌悪や悲しみ,恐れ,幸福感に伴い皮膚温が低下することが観察されている[6].その際,熱補償式血流計で測定した皮膚血流は,皮膚温と同じ方向の変化を示していた.さらに,血流が増加したまま,または低下したままで安定している時間は,幸福感の場合が最も長く,悲しみ,恐れ,怒りで中程度,驚きと嫌悪で最も短いことも示された.怒りの情動で皮膚温が高く,恐れと

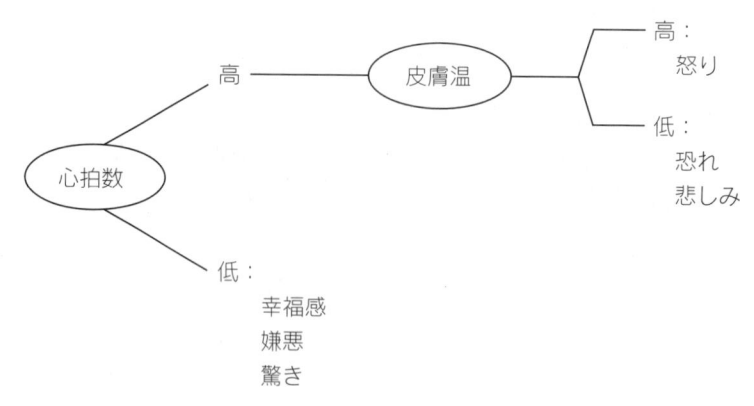

```
                        高 ──────── 高：
                       ┌─ 皮膚温 ──┤     怒り
                       │          └─ 低：
          ┌─ 高 ──────┘                恐れ
   心拍数 ┤                             悲しみ
          └─ 低：
               幸福感
               嫌悪
               驚き
```

図4 情動と皮膚温，心拍数
(文献7より，一部改変)

悲しみで皮膚温が低いことは，他の実験[7]からも示されている(図4).

近年，マイクロニューログラフィー(microneurography)の技術により，人の皮膚交感神経活動を直接電気的に記録することが可能となった．その結果，皮膚交感神経活動は，血圧変動の影響を受けにくいこと，すなわち，血圧調節系とは協同しないこと[8]，さらに，皮膚血流は元来体温調節上の意義が大きいことを反映して，温度刺激に敏感に反応することなどが明らかとなっている[9]．皮膚交感神経活動には，心理的ストレスの効果もよく現れ，一般にストレス度の増加により皮膚交感神経活動が増加し，ストレス度の低下により皮膚交感神経活動も低下することが報告されている[10]．

周囲から過度の，または予期せぬ注目を浴びることで，当惑したり自意識が高まったりすると顔面が発赤(顔面潮紅, blushing, facial flashing)する[11]．顔面潮紅は，社会的な居心地の悪さの表出であり，極端な場合には，当人に社会的不安感をもたせる原因ともなる．顔面潮紅を誘起するような心理状態では，交感神経活動が増加しているにもかかわらず，皮膚血流が増加する．その理由として，顔面血管におけるβ受容体の存在が挙げられている[12,13]．しかし，β受容体遮断薬が顔面潮紅の際の血流増加を完全に抑制することはなく[14]，またコリン作動性の血管拡張は唇や額に限られていることから[15]，顔面潮紅には非アドレナリン・非コリン性の血管拡張機構が介在する可能性も予想されている．

2) 心臓迷走神経活動

近年，心臓に分布する交感神経と副交感神経(迷走神経)の活動を非観血的に調べるための様々な手法が開発されてきた．代表的な手法は，記録された心電図(ECG：electrocardiogram)からR波とR波との間隔(R-R間隔)を測定し,一定時間のR-R間隔の変動を高速フーリエ変換(FFT:fast Fourier transformation)により周波数分析するものである.高周波成分(0.15～0.40 Hz)のパワー(HF:high frequency)を迷走神経活動の指標とし,低周波成分(0.04～0.15 Hz)のパワー(LF:low frequency)およびLF/HF比を交感神経活動の指標とするのが一般的である[16].暗算などの心理ストレスを負荷すると,HFの減少とLF,LF/HF比の増加が観察される[17,18].

R-R間隔は呼吸周期と相関し,吸息により短縮し,呼息により延長する.このような変動は,呼吸性洞性不整脈(RSA:respiratory sinus arrythmia)と呼ばれ,心臓迷走神経活動の指標として取り扱われている[19].RSAは,心理ストレスにより低下することが知られている[20].血圧が上昇すると,血圧受容器を介した反射によりR-R間隔が延長する.血圧変化とR-R間隔の一次回帰直線の傾きは圧反射感度(BRS:baroreflex sensitivity)と呼ばれ,心臓迷走神経活動の指標とされる.覚醒度の低下に伴い,BRSは上昇し,心拍数は減少する[21].逆に,暗算負荷などの心理ストレスにより,BRSは低下し,心拍数は増加することが報告されている[21~33].心理ストレスに関して見ると,RSAとBRSを指標にした実験の結果は,ともに急性ストレスによる心臓迷走神経活動の低下を示している.心理ストレスや情動研究の場でRSAやBRSを用いる場合のそれぞれの手法の特徴や問題点については,澤田により詳細な考察がなされている[24].

3)心臓交感神経活動

心臓交感神経の心筋へのβ作用の指標として,心電図のT波の振幅(T波高:T-wave amplitude)が用いられることがある.β受容体遮断薬プロプラノロール(propranolol)は,心拍数を減少させるとともにT波高を増加させ,β受容体作動薬イソプロテレノール(isoproterenol)は,心拍数の増加とT波高の低下を引き起こす[25].心理ストレスによりT波高は減少し,心拍数が増加することが観察されている[25,26].このようにT波高は,心拍数と逆相関して変化し,交感神経活動と副交感神経活動の相反的な増減をよく反映しているように見える.しかし一方で,T波高の変化は,心拍数変動に付随する現象であり,交感神経の心筋へのβ作用を反映するものではないという考えも提出されている[27].

心電図のQT間隔が,不安や怒りなどの負の情動の指標として有用である可能性が最近指摘されるようになった.QT間隔は心室筋の興奮性を反映し,心臓交感神経による修飾を受ける.一見健康に見える人でも,QT間隔の延長があれば心疾患に罹患する可能性が高いことが知られている[28].さらに,不安の高さが冠動脈性心臓病のリスクファクターであることが,2,280人を対象に32年間にわたって行われた追跡調査の結果により示されている[29].

不安が高い人ほど，QT間隔の変動幅が大きくなることが報告されている[30]．不安が高まるにつれ，心室筋の興奮性が交感神経による修飾を受けやすくなるものと考えられる．ラットを用いた実験では，心電図のT波に100ミリ秒先行する微小電気刺激を島(図3)の一部に与え続けると，QT間隔の延長や房室ブロックなどが起こることが知られている[31]．

インピーダンスカルディオグラフィー(impedance cardiography)と心電図，血圧の連続記録などを併用することで，1回拍出量(stroke volume)，心拍出量(cardiac output)，左室駆出時間(left ventricular ejection time)，前駆出期(pre-ejection period)，総末梢抵抗(total peripheral resistance)などを無侵襲で測定することができる．これらの指標は，総末梢抵抗を除き，心臓交感神経活動を反映している．総末梢抵抗は，血管支配の交感神経活動の指標とされる．暗算負荷による心理ストレスは，収縮期圧，弛緩期圧をともに上昇させる．その際，心拍出量は増加し，前駆出期と左室駆出時間および1回拍出量は減少している[32,33]．β受容体遮断薬の投与により，これらの反応は抑制される．インピーダンスカルディオグラフィーや心臓交感神経活動の推定法などに関しては，澤田と田中[34,35]による詳細な論評がある．

2．瞳孔径と対光反射

瞳孔径は，瞳孔括約筋と瞳孔散大筋に分布する副交感神経と交感神経の活動によって調節されている(図5)．アトロピン(atropine)によるコリン受容体遮断やβ-受容体作動薬の投与によって，瞳孔径は増大する(散瞳)．瞳孔径は，外界の明るさの変化に反応して大きくなったり小さくなったりして，網膜に投射される光の量を調節している．一方，瞳孔の大きさが変わると，表情が人に与える印象が異なってくることから，気分や情動の変化と瞳孔径との関連について，古くから，特に虹彩の色の薄いコーカソイド系の人々により関心をもたれてきた．好感度や関心度の高い映像を見るとき(女性被験者には赤ん坊や母子，男性被験者には女性のヌードなど)，瞳孔が散大することが報告されている[36]．計算課題遂行時[37]や皮膚に痛み刺激を与えたとき[38]などにも瞳孔径が増大することから，覚醒度の上昇が散瞳を起こすことがわかる．また，眠気や疲労の増大により，瞳孔径が小さくなっていくことも報告されている[39,40]．

瞳孔に光を投射すると，0.2～0.3秒の潜時で瞳孔収縮(縮瞳)が起こり，ついで散瞳が起こり瞳孔径は元に戻る(図6)．これを，瞳孔の対光反射(pupillary light reflex)という．縮瞳相は，瞳孔括約筋に分布する副交感神経活動の亢進によって起こる．散瞳相については，従来，交感神経活動を表すとされることが多かったが，近年では，交感神経活動よりも，括

第11章　情動と自律機能

ノルアドレナリン性ニューロン

視蓋前核

エディンガー・ヴェストファール核

副交感神経

瞳孔括約筋

β- ▽ -α

瞳孔散大筋

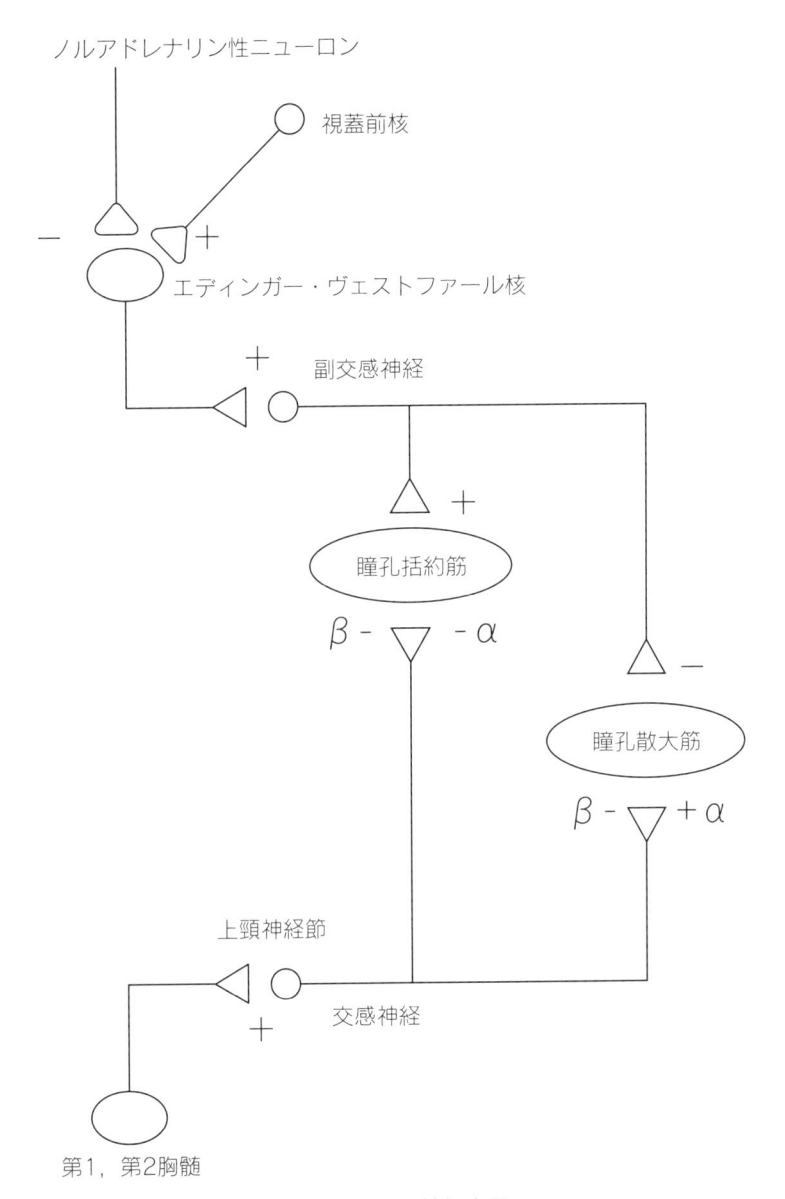

β- ▽ +α

上頸神経節

交感神経

第1，第2胸髄

図5　瞳孔の神経支配

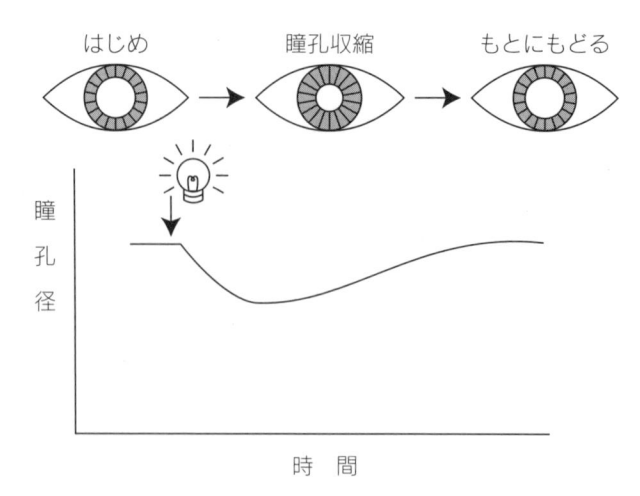

図6 瞳孔の対光反射の模式図

約筋および散大筋を支配する副交感神経の活動低下や，瞳孔支配の副交感神経の起始核であるエディンガー・ヴェストファール核への中枢性抑制（核上抑制）などの関与が大きいとされている[41]．α_2受容体作動薬のクロニジン（clonidine）の投与が，対光反射の散瞳相を遅くし，α_1受容体作動薬のヨヒンビン（yohimbine）が逆の効果をもつことから[42]，核上抑制にはアドレナリン性の伝達機構が介在すると思われる（図5）．

対光反射による縮瞳の大きさは情動の影響を受ける．被験者が電気ショックを受けるような実験では不安の増加とともに対光反射の反射高が減少する[43]，計算課題の難度が増すにしたがい瞳孔径は増大し対光反射は小さくなる[44]，などの結果が報告されている．不安症の患者でも同様に，対光反射の反射高の減少が観察されている[45]．その際，散瞳相には変化は見られないことも報告されている．α_2受容体作動薬のクロニジンは，不安による瞳孔の散大と対光反射の反射高の減少をともに阻害することから[46]，不安の効果はエディンガー・ヴェストファール核へのアドレナリン性の抑制路（図5）によってもたらされていると考えられる．抗不安薬ジアゼパム（diazepam）は，対光反射への不安の効果を減弱する[47]．

3．唾液および唾液成分

唾液は，耳下腺（parotid gland），顎下腺（submandibular gland），舌下腺（sublingual gland）の三つの大唾液腺と口腔内の小唾液腺から分泌される．耳下腺からは，アミラーゼを含む漿液性の唾液が分泌される．舌下腺からは，ムコ多糖類を含んだ粘液性の唾液が分泌

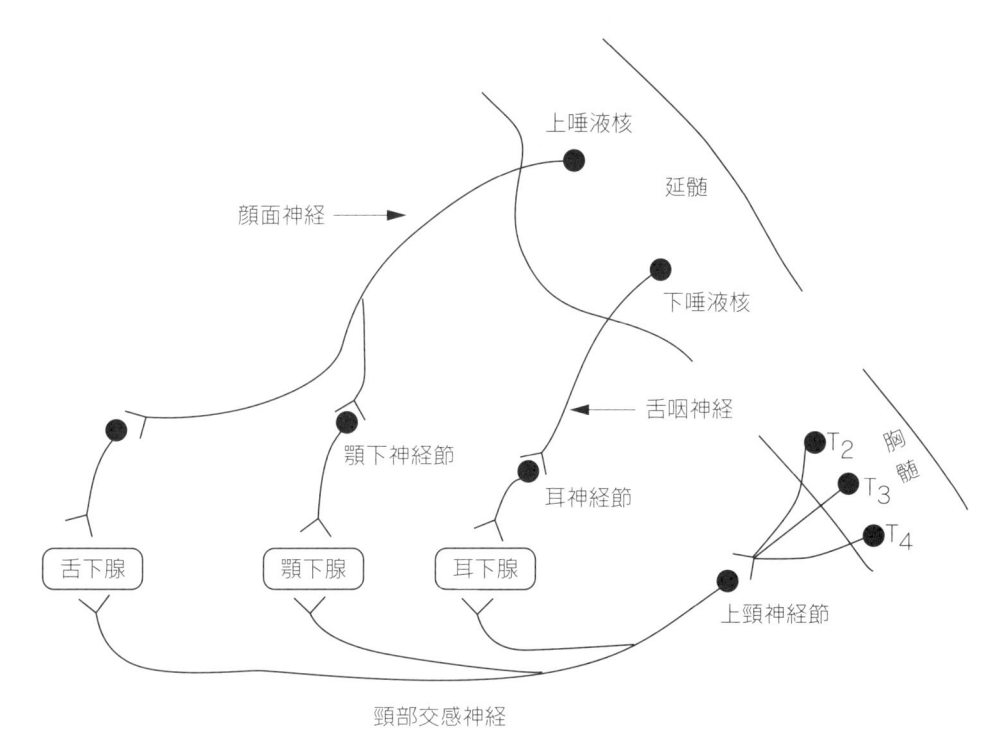

図7 唾液腺の神経支配

され，顎下腺からの唾液はそれらの中間型である．唾液腺は，交感神経と副交感神経の支配を受ける(図7)．どちらの神経が興奮しても唾液分泌量は増加するが，副交感神経が興奮した場合には漿液性の唾液が，交感神経が興奮した場合には粘液性の唾液が少量分泌される．情動と唾液分泌に関しては，不安を喚起する場面を明確に想起することで，唾液分泌量が減少することが報告されている[48]．ストレスマネージメントのため通院している患者でも，初診時の唾液分泌量の低下が報告されている[49]．唾液分泌量の低下は，心理ストレスにより交感神経活動が亢進したためと考えられる．しかし一方では，快活な気分を喚起する映画を見せたときでも，不安を喚起する映画を見せたときでも，唾液分泌速度は増加するという報告[50]や，日常的に不安を感じる頻度が高い職業人では，唾液分泌が亢進しているという報告もある[51]．また，試験前後の学生を対象にした縦断的調査では，試験によるストレスは唾液分泌量に影響しないとされている[52]．このように，情動と唾液分泌との関係については一定の結果が得られていない．交感神経が興奮しても，副交感神経が興奮しても唾液分泌は増加するという，唾液腺の神経支配の特性が，このような実験結果の不一致を引き起こしている

と思える.

　唾液中には，リゾチーム(lysozyme)やペルオキシデース(peroxidase)，ラクトフェリン(lactoferrin)など，細菌の侵入に対して防御的な働きをする生理活性物質が含まれている. 耳下腺から分泌されるαアミラーゼ(α-amylase)は，でんぷんを2単糖に分解する消化酵素としての働きの他に，口腔内で連鎖球菌の細菌膜と結合し細菌の凝集を起こすことで，細菌の口腔粘膜への結合を阻害する働きも知られている[53,54]. αアミラーゼの分泌は，交感神経の刺激によっても副交感神経の刺激によっても増加するが，交感神経刺激の効果がより強力であり[55]，血中のノルアドレナリン濃度とαアミラーゼ濃度が相関することも示されている[56]. 試験前の学生では，唾液中へのαアミラーゼ分泌の亢進が観察されている一方，不安の度合いが高い学生ほど連鎖球菌の凝集率が低下することも同時に観察されている[52]. αアミラーゼの分泌亢進と細菌の凝集率の不一致は，ラクトフェリンやムチンなどの細菌凝集にかかわる他の物質[57,58]の動態も考慮した上で解釈すべきであろう.

　唾液中に存在する分泌型免疫グロブリンA(sIgA)は，上部気道の感染症に対し防御的に働いていると言われる[59,60]. 唾液腺支配の副交感神経の刺激でも，交感神経の刺激でもsIgAは増加する[55]. 心理的にリラックスしている状態では，唾液中のsIgA分泌が増加することが報告されている[61,62]. 暗算負荷のような急性のストレスの場合にも，大多数の実験結果は，唾液中のsIgAが増加することを示している[63~66]. 一方，慢性ストレスにより積極的な気分に欠けている場合には，唾液中のsIgAは減少している[67,68]. 慢性ストレス下でのsIgA低下の原因としては，副腎皮質ホルモンの関与[69]や受容体のdown regulationの可能性[70]が挙げられている.

4. 胃機能

　気分の変化が空腹感や胃腸の状態に影響することは，日常よく経験することである. 人の食行動と気分を6日間にわたり連続的に調べたフィールドワークでは，怒りや緊張といった情動をより強く感じている場合に，空腹に関する身体的訴えが増加し，早食いや多食の傾向が現れ，逆にリラックスしているときや楽しい気分でいるときは，好みの食品を選択して摂取することが示されている[71].

　胃運動や胃液の分泌は，迷走神経活動によって亢進し，交感神経によって抑制的に修飾されている. 胃の内容物の排出(gastric emptying)は，不快刺激で遅延することが報告されている[72]. また，胃運動だけでなく胃液分泌も情動の影響を受ける. たとえば，手術中に逆流した胃液を吸入することによる嚥下性肺炎(aspiration pneumonia)が麻酔科領域で問題視

されているが，手術前日の不安の度合いが高い患者ほど胃液の量が減少していることが報告されている[73]．これらの現象の背景として，情動ストレスにより迷走神経活動が低下し，同時に交感神経活動が亢進していることが予想される．

近年，胃運動の簡便な観察法として胃電図(EGG：Electrogastrogram)が導入された．胃電図の観察結果では，情動ストレスは胃電図波形の高周波成分のパワーを増加させることが示されている．たとえば，合図を受けた後，できる限り素早くボタンを押して電気ショックを回避するという作業(ショック回避課題)を遂行中のヒトでは，情動喚起に伴い，胃の収縮の高周波成分が増加する[74]．胃の収縮運動は，迷走神経の活動を反映するとされる3 cpmの成分が基調にあり，4～9 cpmの高周波成分の出現(tachyarrhythmia)は，交感神経活動の亢進を反映すると言われている[75,76]．したがって，胃電図の解析からも，情動ストレスは交感神経活動を増加させることが予想される．

強いストレスと胃潰瘍(gastric ulcer)との関連は，一般によく知られている．ストレスによって胃粘膜血流が減少し粘膜障壁が障害されることで，胃壁が胃酸に曝されることが主因であるとされている．胃腺壁細胞による胃酸分泌は，迷走神経終末より放出されるアセチルコリン，幽門腺G細胞より分泌されるガストリンにより促進される．ガストリンの分泌はまた，迷走神経活動によって増加する．ヒスタミンはそれ自体で胃酸分泌を促進し，さらにアセチルコリンやガストリンの作用を増強する(図8)．ストレス性胃潰瘍の発症には，大脳辺縁系と迷走神経の活動が関与している．胃潰瘍のモデル動物としてよく用いられるラットでは，扁桃体(amygdala)の一部(centromedial amygdaloid nucleus)を破壊することでストレス性胃潰瘍の発症が抑えられる[77]．同様に，側脳室への6-ハイドロキシドーパミン(6-hydroxydopamine)の投与により，大脳辺縁系のドーパミン(dopamine)を枯渇させておくと，ストレス負荷時の胃粘膜血流の低下と粘膜内プロスタグランディンE_2(PGE$_2$：prostaglandin E_2)活性の低下の度合いがともに少なく，胃潰瘍形成が抑制される[78]．側脳室，または傍辺縁系の側坐核(nucleus accumbens)へのニューロテンシン(neurotensin)の投与は，ペンタガストリン(pentagastrin)およびカルバコール(carbachol)により誘起される胃酸分泌を抑制し，ストレス性潰瘍の形成に対し防御的に作用することも報告されている[78]．

一方，ストレスにより高まった迷走神経活動[79]により，強力な胃の収縮が起こり，そのため胃粘膜が障害されることも，ラットを用いた実験により示されている[80,81]．外側視床下部を破壊すると，胃の収縮運動の振幅の増大と胃粘膜障害が起こるが，迷走神経を切除するか，アトロピン(atropine)を投与することで，両者は見られなくなる[82]．胃酸の存在下での強力な胃の収縮は，胃粘膜障害を増悪させるものと思われる．

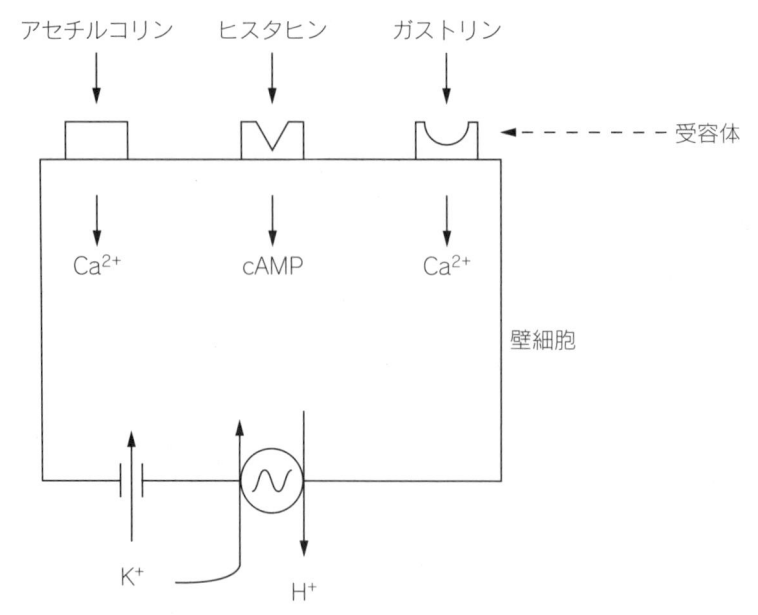

図8 胃酸分泌の促進因子
アセチルコリンとガストリンは，壁細胞の細胞内カルシウム濃度を上昇させることで胃酸分泌を増やす．ヒスタミンは，サイクリックAMP濃度を上昇させることで胃酸分泌を増やす．

情動と意思決定機構

　近年，情動に伴う自律機能の変化が，個人の社会行動への意思決定機構にかかわっている可能性が指摘されている．大脳皮質と皮質下の構造との相互の学習によって，個人的かつ社会的次元の推論に向けたシステムが獲得される．その過程で，これらの大脳皮質および皮質下の構造から脳の自律神経中枢へ信号が発せられ，その結果誘起された自律機能の変化の情報は，脳に向かってフィードバックされる．このようなメカニズムの存在が提起されている．このような自律神経の反応は，大脳皮質と皮質下の間の学習に統合的な役割を果たし，情動表出と意思決定に影響を与えると考えられる．このような考えは，Damasioによって Somatic Marker Theoryと命名されている[5]．
　この仮説の着想は，事故や脳腫瘍などで前頭葉腹内側部(ventromedial prefrontal region)に障害を受けた人の臨床例の観察から生まれた．これらの人に共通して見られたの

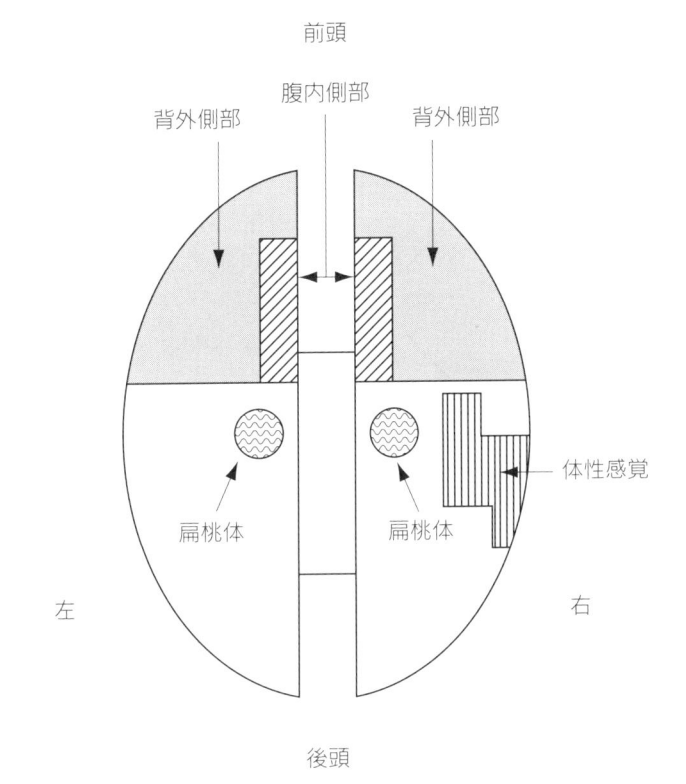

図9 損傷を受けると推論と情動の両プロセスが障害される領域
（文献5より，一部改変）

は，将来の計画を立てる能力の欠如，それまで学習した社会のルールにしたがって行動する能力の欠如，自己の存在に最も有利な行動を決定する能力の欠如などとなって表れる，推論と意思決定の障害であった．同時に，情動的刺激にも反応しない平坦化した気分も特徴であった．さらに，多数の症例を検討することで，損傷を受けると推論と情動の両プロセスが障害される領域が明らかとなった(図9)．これらの部位は相互に，また他の部位との間に図10に示すようなネットワークを形成している[83]．扁桃体は，大脳皮質経由，または視床や脳幹から皮質を経由せずに感覚入力を受ける．視覚情報は下側頭皮質を経由し，聴覚情報は上側頭回前部を経由して扁桃体に送られる．体性感覚は，島を経由して扁桃体に投射する．さらに，前頭葉腹内側部や，内嗅皮質，帯状回から扁桃体への線維投射も存在する．扁桃体からの出力は，視床下部や視床，脳幹部，大脳皮質に送られる．

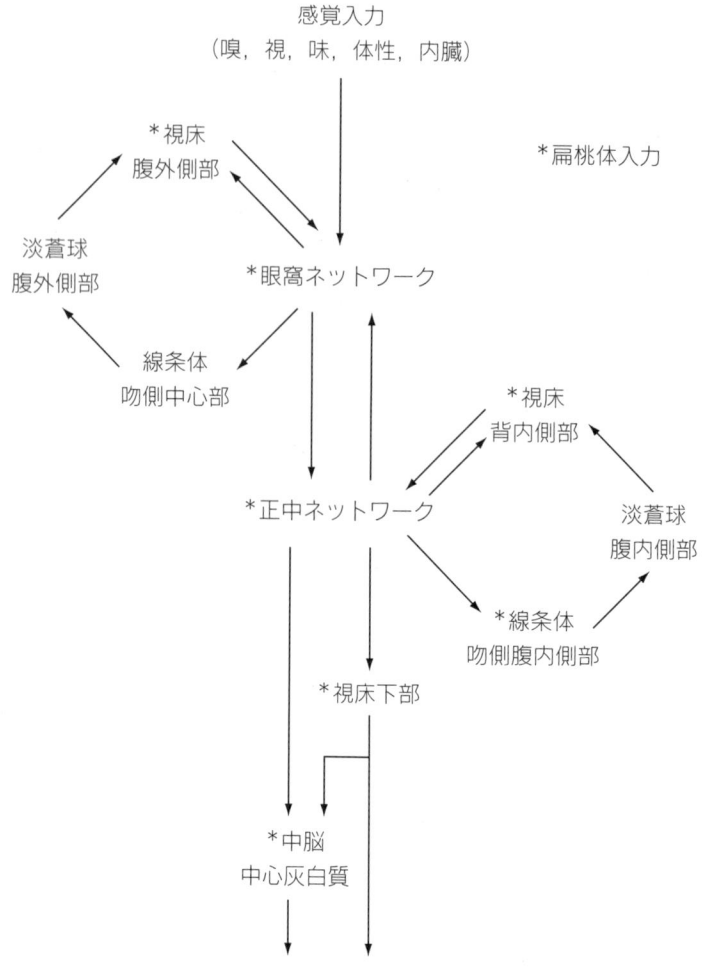

第3部 大脳辺縁系と情動・動機づけ

```
                    感覚入力
                (嗅,視,味,体性,内臓)
                        │
                        ▼
         *視床              *扁桃体入力
         腹外側部
            ↑↓
   淡蒼球   *眼窩ネットワーク
   腹外側部  ↑
      ↖   │
        線条体
        吻側中心部
            │
            ▼
        *正中ネットワーク ⇄ *視床
                           背内側部
                ↓           
                          淡蒼球
                          腹内側部
                ↓
              *線条体
              吻側腹内側部
                │
                ▼
            *視床下部
                │
                ▼
            *中脳
            中心灰白質
```

図10　前頭葉眼窩部と腹内側部におけるネットワークの概要
　　　　＊は,扁桃体よりの入力を受けることを示す.
　　　　（文献83より,一部改変）

　このような情動と意思決定にかかわる部位の活動が,情動喚起時の自律反応を引き起こしていると考えられている.たとえば,前頭葉腹内側部に損傷を受けた人では情動刺激による自律反応が欠落すること[84],扁桃体への線維連絡を切断すると条件づけ学習時の自律神経反応が消失すること[85]などは,この考えを支持する根拠となっている.暗算負荷による心理ストレスを受け,心拍数や血圧が変化しているとき,前帯状回や島の活動が高まることが陽電

子断層撮影法(PET:positron emission tomography)を用いた実験により報告されている[86,87]. 微小電気刺激を島に与えると，左側の刺激で心拍数と血圧の低下が，右側の刺激で心拍数と血圧の上昇が起こることから[88]，島の活動は循環系の反応を引き起こすことがわかる. 随意運動中にも，心拍数や血圧の上昇とともに前帯状回や島の活動が増加することが，PETを用いた実験[87]やシングルフォトン断層撮影法(SPECT:single photon emission-computer tomography)を用いた実験[89]により示されている. 近年，喫煙や肥満といった因子に加え，心理ストレスが冠動脈疾患の発現に大きく影響することが指摘されている. 冠動脈疾患をもつ人では，暗算負荷時の前帯状回の活動が，健常者より大きく増加することが報告されている[90]. 努力が強いられる，すなわち心理ストレスを伴う運動中にも前帯状回の活動は増加し，その増加高は，運動中の血圧上昇が大きいものほど大きい[87].

このように，前頭葉腹内側部と大脳辺縁系の活動の結果，情動喚起に伴い自律反応が引き起こされる. 自律機能の変化は，感覚入力として大脳皮質にも大脳辺縁系にもフィードバックされる. このような感覚フィードバックが，前頭葉腹内側部と大脳辺縁系の情動と意思決定機構の相互学習を保証する役割を担っていると，Somatic Marker Theoryでは考える. 興味深いことに，努力を強いられるという心理ストレス下で掌握運動を行うと，体性運動野だけでなく体性感覚野の活動が活発化し，その活発化の度合いは，感覚神経を局所麻酔して腕からの感覚入力を除去しても変わらないことが示されている[91]. また，運動中の心拍数と血圧の上昇度も，感覚入力除去の影響を受けない. 努力を要するという心理ストレスに関して，皮質構造と感覚入力との間に学習過程が介在することが予想される.

情動とコミュニケーション

あるメッセージが，多面的な表現を含んでいるものの全体としては好意的内容であると判定される場合，文字化された言語の果たす役割は7%，メッセージが伝えられる際の音声の抑揚の果たす役割は38%，メッセージを伝える人の表情の果たす役割は55%であるという[92]. また，ニュースキャスターがある特定の大統領候補について報道するとき，好意的表情を示すと，その候補者の得票率が上昇することが報告されている[93]. このように，人のコミュニケーションの場面では，音声の抑揚(パラ言語)や表情(非言語)といった言語によらない部分の果たす役割が大きいと言われている.

音声の抑揚，ストレス，リズムなどをプロソディ(prosody)と呼ぶ. プロソディはさらに，母国語や方言に内在する"固有プロソディ"と話し手が意図的に制御する"知的プロソディ"，および話し手の感情が伝わる"感情性プロソディ"に分類される. 右半球の障害により，感

情を伴った言語表現ができない（感情性プロソディの表現障害），または言語表現に含まれる感情が理解できない（感情性プロソディの理解障害）という症例，および表現障害と理解障害が同時に起こるという症例が観察されている[94,95]．プロのアナウンサーに，様々な感情を込めて単語を発音してもらうと，それぞれの感情特有の変化が音声上のパラメーターに現れる[96]．

近年，発声に関する中脳中心灰白質（periaquaductal gray）の役割の重要性が指摘されている[97]．中脳中心灰白質は，前帯状回や中隔（septum），扁桃体，視床下部など情動にかかわる上位脳から，グルタミン酸を伝達物質とする下行性の投射を受けている．中脳中心灰白質からは，延髄の疑核（nucleus ambiguus）に向かって神経路が下行する．疑核は，迷走神経の起始核の一つであり，咽頭（larynx）や喉頭（pharynx），軟口蓋（soft palate），食道（esophagus），気管支，心臓などへ有髄の運動神経を送っている．発声にかかわる中脳中心灰白質と疑核への入出力を図11にまとめて示す．中脳中心灰白質には，上丘，下丘，三叉神経脊髄路核，孤束核からの感覚入力も投射される．先に述べたように，コミュニケーションにおける音声の役割は大きいが，中脳中心灰白質は大脳辺縁系からの出力を受け，疑核の発声にかかわる運動神経群に出力を発し，さらに，孤束核を介して呼吸系からの感覚信号を受け取ることで，感情性プロソディの表現とその間の呼吸パターンの形成につき統合的な働きをしている[98]．

迷走神経背側核由来の迷走神経が，主として横隔膜下の臓器に分布するのに対し，疑核由来の迷走神経は，先に挙げたように発声器官や食道などの随意筋や心臓，気管などに分布する．疑核と迷走神経背側核は，それぞれに扁桃体と視床下部からの出力を受け，孤束核からの感覚入力も受けているが，疑核と迷走神経背側核の間の線維連絡はない（図12）．疑核由来の迷走神経系の役割は，系統進化上，哺乳類が音声コミュニケーションによる情動表出を発達させていく過程で獲得されたものであると考えられている[99]．この他，迷走神経系は偏側性が強いことや，線維の80％が感覚線維から構成されている[100]ことなど，多様な特徴をもっている．Porgesは，Polyvagal Theoryと名づけた考えを打ち出し，その中で迷走神経系の働きの多様性について考察している[101]．

表情もまた，非言語コミュニケーションの媒介として大きな役割を果たしている．表情のもつ情動的意味を理解できないことを情動表情失認（facial affect agnosia）と呼び，右半球の障害により発症することが知られている[102]．PETを用いて脳機能を画像化する実験では，恐怖を表す表情を見せられた被験者において，左側の扁桃体の活動が特に増加していることが報告されている[103]．また，機能的磁気共鳴断層撮影法（fMRI：functional magnetic res-

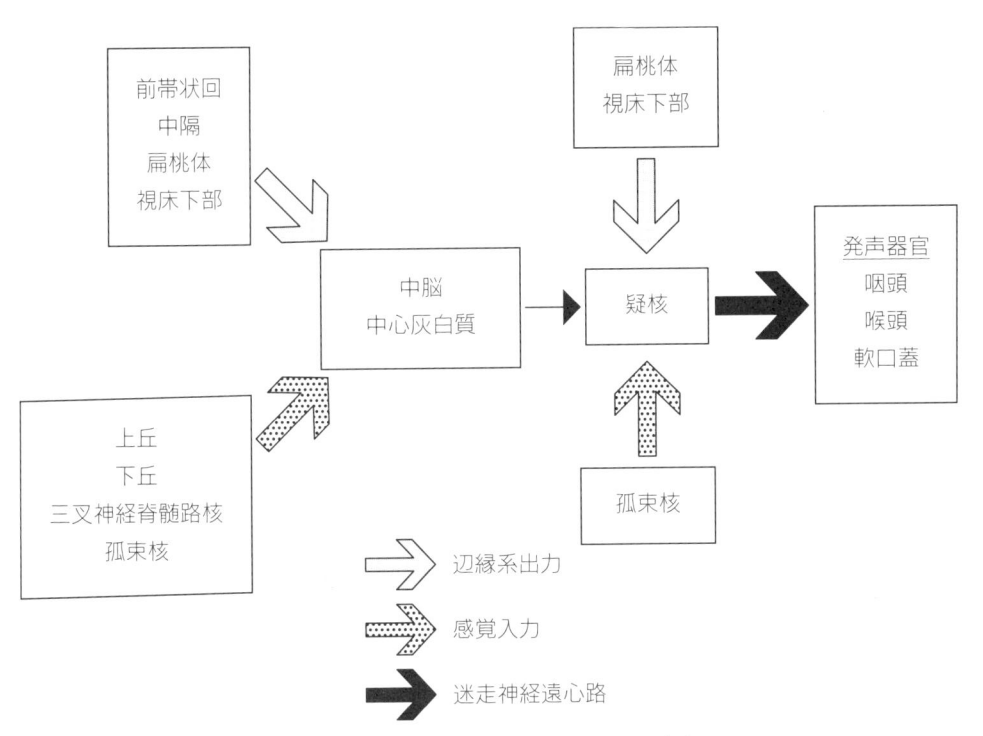

図11 中脳中心灰白質と疑核への入出力

前帯状回
中隔
扁桃体
視床下部

扁桃体
視床下部

中脳
中心灰白質

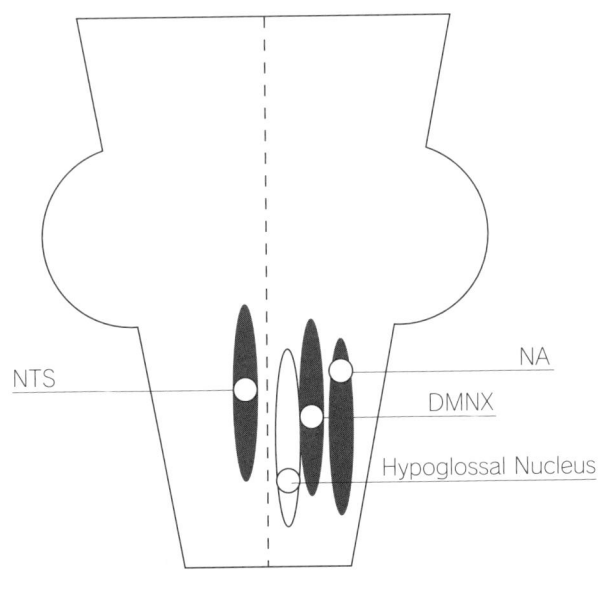

疑核

発声器官
咽頭
喉頭
軟口蓋

上丘
下丘
三叉神経脊髄路核
孤束核

孤束核

⇨ 辺縁系出力
⇨ 感覚入力
➡ 迷走神経遠心路

図12 迷走神経背側核と疑核
NA：疑核，DMNX：迷走神経背側核，NTS：孤束核，Hypoglossal Nucleus：舌下神経核．

図13 表情筋群

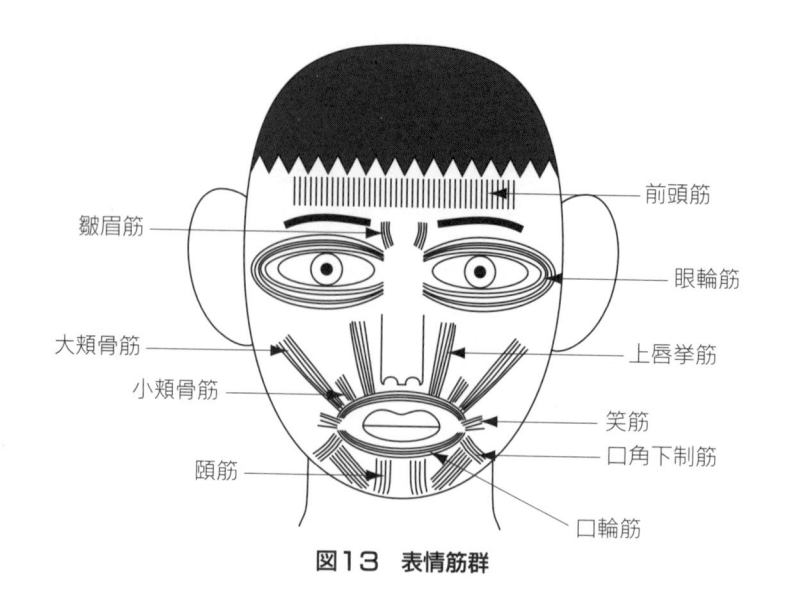

onance imaging)を用いた実験では，嫌悪を示す表情を見せられた被験者の，前部島皮質(anterior insula cortex)でも神経活動の増加が示されている[104]．表情筋(図13)の筋電図の解析では，わずかな情動変化も筋電図上に現れることが知られている[105]．皺眉筋(corrugator supercilii)は負の情動で活動し，眉が下がる，または眉根に皺が寄った表情を作る．大頬骨筋(zygomaticus major)は正の情動で活動し，口角が上がった表情を作る．嫌悪と怒りは，上唇挙筋の筋電図の大きさで区別できる[106]．このような表情筋の活動と同時に，負の情動には心拍数の増加が，正の情動には心拍数の減少が伴う[107,108]．このような心拍数の変化は，疑核由来の迷走神経活動によってもたらされる可能性が高い[109]．一方で，特定の表情筋を指示にしたがって動かし情動表情を作ると，情動喚起を伴わないにもかかわらず，それぞれに表現された情動により異なったパターンの自律機能の変化(図4)が現れることも報告されている[7]．表情筋を動かすことによるフィードバック信号が，このようなパターン化された自律機能の変化を引き起こしているのか，大脳皮質と大脳辺縁系との間で表情と自律機能の変化パターンが決まっているのか，これら二つの可能性が議論されている．表情による情動表出と自律神経反応の問題は，Somatic Maker仮説を検証する上でも，興味深いテーマであると思われる．

おわりに

　本稿では，情動により様々な自律機能がどのような影響を受けるかを述べた．情動喚起に伴う自律反応は多様であり一括して整理し難く，そのため，単に生体系のノイズであると見なされることもあった．しかし，Somatic Marker Theory に代表される考えにより，情動と自律反応のかかわりについての意味づけがなされた．今後，自律反応からフィードバックされた感覚入力が，前頭葉腹内側部（前頭眼窩皮質）および大脳辺縁系の相互学習にどのようにかかわっているのか，神経レベルで解明することを目指す研究が展開されることを期待したい．

　本文中でふれたように，心理ストレスは心疾患や胃潰瘍，感染症などへの生体の抵抗性を損なう．心理ストレスにより，たとえば心拍数や血圧が上昇しても，圧反射感度が上昇することはないので，心拍数や血圧の反応を抑制する機構は働かない．すなわち，心理ストレスの自律機能への影響は不可避的と言える．

　適切なストレス軽減法[110～112]による，ストレスマネージメントの必要性が再認識される．

引用文献

1) 梅本　守：生命保全システムとしての情動．伊藤正男，他・編，情動（岩波講座認知科学6），岩波書店，東京，1994，pp. 1-34.
2) 小野武年：生物学的意味の価値評価と認知．伊藤正男，他・編，情動（岩波講座認知科学6），岩波書店，東京，1994，pp. 71-108.
3) Schacter S, and Singer JE：Cognitive, social and physiological determinants of emotional state. Psychol Rev 69：379-399, 1962.
4) Reisenzein R：The Schachter theory of emotion：Two decade later. Psychol Bull 94：239-264, 1983.
5) Damasio AR：Descartes' Error：Emotion, Reason, and the Human Brain. Avon Books, New York, 1994（邦訳：生存する脳，田中三彦・訳，講談社，東京，2000）．
6) Collet Ch, Vernet-Maury E, Delhomme G, and Dittmar A：Autonomic nervous system response patterns specificity to basic emotions. J Autonom Nerv Syst 62：45-57, 1997.
7) Ekman P, Levenson RW, and Friesen WV：Autonomic nervous system activity distinguishes among emotions. Science 221：1208-1210, 1983.
8) Delius W, Hagbarth KE, Hongell A, and Wallin BG：Manoeuvres affecting sympathetic outflow in human skin nerves. Acta Physiol Scand 84：177-186, 1972.
9) Wallin BG：Sympathetic nerve activity underlying electrodermal and cardiovascular reactions in man. Psychophysiol 18：470-476, 1981.

10) Anderson EA, and Mark AL : Microneurographic measurement of sympathetic nerve activity in humans. In : Schneiderman N, Weiss SM and Kaufmann PG (eds), Handbook of Research Methods in Cardiovascular Behavioral Medicine, Plenum Press, New York, 1989, pp. 107-115.
11) Leary MR, Britt TW, Cutlip WD, and Templeton JL : Social blushing. Psychophysiol Bull 112 : 446-460, 1992.
12) Mellander S, Andersson PO, Afzelius LE, and Hellstrand P : Neural beta-adrenergic dilatation of the facial vein in man : Possible mechanism in emotional blushing. Acta Physiol Scand 114 : 393-399, 1982.
13) Drummond PD : Adrenergic receptors in the forehead microcirculation. Clin Autonom Res 6 : 23-27, 1996.
14) Drummond PD : The effect of adrenergic blockade on blushing and facial flushing. Psychophysiol 34 : 163-168, 1997.
15) Drummond PD : Lacrimation and cutaneous vasodilatation in the face induced by paiful stimulation of the nasal ala and upper lip. J Autonom Nerv Syst 51 : 109-116, 1995.
16) Pagani M, Lombardi F, Guzetti S, Rimoldi O, Furlan R, Pizzinelli P, Turiel M, Baselli G, Cerutti S, and Malliani A : Power spectral analysis of heart rate and arterial pressure variabilities in man and conscious dog. Circ Res 59 : 178-193, 1986.
17) Umeno K, Nagashima Y, Takakura H, Yata Y, Hori E, Ono T, and Nishijo H : Relation between γ-electroencephalography results and autonomic functions during mental arithmetic (in Japanese). Autonom Nerv Syst 37 : 572-579, 2000.
18) Lucini D, Covacci G, Milani R, Mela GS, Malliani A, and Pagani M : A controlled study of the effects of mental relaxation on autonomic excitatory responses in healthy subjects. Psychosom Med 59 : 541-552, 1997.
19) Grossman P, and van Beek J : A comparison of three quantification methods for estimation of respiratory sinus arrhythmia. Psychophysiol 27 : 702-714, 1990.
20) Grossman P, Stemmler G, and Meinhardt E : Paced respiratory sinus arrhythmia as an index of cardiac parasympathetic tone during varying behavioral tasks. Psychophysiol 27 : 404-416, 1990.
21) Conway J, Boon N, Vann Jones J, and Sleight P : Involvement of baroreceptor reflexes in the changes in blood pressure with sleep and mental arousal. Hypertension 5 : 746-748, 1983.
22) Sawada Y : Reproducible increases in blood pressure during intermittent noise exposure : underlying haemodynamic mechanisms specific to passive coping. Eur J Appl Physiol 67 : 367-374, 1993.
23) Ditto B, and France Ch : Carotid baroreflex sensitivity at rest and during psychological stress in offspring of hypertensive and non-twin sibling pairs. Psychosom Med 52 : 610-620, 1990.
24) 澤田幸展：心臓迷走神経活動．生理心理学と精神生理学 14：77-88，1996．
25) Contrada R, Krantz D, Durel LA, Levy L, La Riccia PJ, Anderson JR, and Weiss T : Effects of beta-adrenergic activity on T-wave amplitude. Psychophysiol 26 : 488-492,

1989.
26) Rau H : Responses on the T-wave amplitude as a function of active and passive tasks and beta-adrenergic blockade. Psychophysiol 28 : 231-239, 1991.
27) Schwartz PJ, and Weiss T : T‐wave amplitude as an index of cardiac sympathetic activity : A misleading concept. Psychophysiol 20 : 696-701, 1983.
28) Schouten EG, Dekker JM, Meppelink P, Kok FJ, Vandenbrouke JP, and Pool J : QT interval prolongation predicts cardiovascular mortality in an apparently healthy population. Circulation 84 : 1516-1523, 1991.
29) Kawachi I, Sparrow D, Vokonas PS, and Weiss MD : Symptoms of anxiety and risk of coronary heart disease. The normative aging study. Circulation 90 : 2225-2229, 1994.
30) Piccirillo G, Viola E, Bucca C, Santagada E, Raganato P, Tondo A, Lucchetti D, Nocco M, and Marigliano V : QT interval dispersion and autonomic modulation in subjects with anxiety. J Lab Clin Med 133 : 461-468, 1999.
31) Oppenheimer SW, Wilson JX, Guiraudon C, and Cechetto DF : Insular cortex stimulation produces lethal cardiac arrhythmias : a mechanism of sudden death? Brain Res 550 : 115-121, 1991.
32) Sherwood A, Allen MT, Obrist PA, and Langer AW : Evaluation of beta-adrenergic influences on cardiovascular and metabolic adjustments to physical and psychological stress. Psychophysiol 23 : 89-104, 1986.
33) Montoya P, Brody S, Beck K, Veit R, and Rau H : Differential β- and α-adrenergic activation during psychological stress. Eur J Appl Physiol 75 : 256-262, 1997.
34) 澤田幸展, 田中豪一：インピーダンス・プレチスモグラフィー再訪. 生理心理学と精神心理学 11 : 47-58, 1993.
35) 澤田幸展, 田中豪一：心臓交感神経活動―収縮時相値の現状評価―. 生理心理学と精神心理学 15 : 31-42, 1997.
36) Hess EH, and Polt JM : Pupil size as related to interest value stimuli. Science 132 : 349-350, 1960.
37) Hess EH, and Polt JM : Pupil size in relation to mental activity during simple problem-solving. Science 140 : 1190-1192, 1964.
38) Chapman CR, Oka S, Bradshaw DH, Jacobson RC, and Donaldson GW : Phasic pupil dilation response to noxious stimulation in normal volunteers : Relationship to brain evoked potentials and pain report. Psychophysiol 36 : 44-52, 1999.
39) Lowenstein O, Feinberg R, and Loewenfeld IE : Pupillary movements during acute and chronic fatigue. Invest Ophtalmol 2 : 138-157, 1963.
40) Yoss RE, Moyer NJ, and Hollenhorst RW : Pupil size and spontaneous pupillalry waves associated with alertness, drowsiness, and sleep. Neurol 20 : 545-554, 1970.
41) Heller PH, Perry F, Jewett DL, and Levinet JD : Autonomic components of the human pupillary light reflex. Invest Opthalmol Vis Sci 31 : 156-162, 1990.
42) Morley MJ, Bradshaw CM, and Szabadi E : Effects of clonidine and yohimbine on the pupillary light reflex and carbachol-evoked sweating in healthy volunteers. Br J Clin Pharmacol 31 : 99-101, 1991.

43) Bitsios P, Philpott A, Langley RW, Bradshaw CM, and Szabadi E : Comparison of the effects of diazepam on the fear-potentiated startle reflex and the fear-inhibited light reflex in man. J Psychopharmacol 13 : 226-234, 1999.
44) Steinhauer SR, Condray R, and Kasparek A : Cognitive modulation of midbrain function : task-induced reduction of the pupillary light reflex. Int J Psychophysiol 39 : 21-30, 2000.
45) Bakes A, Bradshaw CM, and Szabadi E : Attenuation of the pupillary light reflex in anxious patients. Br J Clin Pharmacol 30 : 377-381, 1990.
46) Bitsios P, Szabadi E, and Bradshaw CM : The effects of clonidine on the fear-inhibited light reflex. J Psychopharmacol 12 : 137-145, 1998.
47) Bitsios P, Szabadi E, and Bradshaw CM : Sensitivity of the fear-inhibited light reflex to diazepam. Psychopharmacol 135 : 93-98, 1998.
48) White KD : Salivation : The significance of imagery in its voluntary control. Psychophysiol 15 : 196-202, 1978.
49) Somer E, Ben-Aryeh H, and Laufer D : Salivary composition, gender and psychosocial stress. Int J Psychosom 40 : 17-21, 1993.
50) Hubert W, and de Jong-Meyer R : Emotional stress and saliva cortisol response. J Clin Chem Clin Biochem 27 : 235-237, 1989.
51) Graham NM, Bartholomeusz RC, Taboonpong N, and La Brooy JT : Does anxiety reduce the secretion rate of secretory IgA in saliva? Med J Aust 148 : 131-133, 1988.
52) Bosch JA, Brand HS, Ligtenberg TJ, Bermond B, Hoogstraten J, and Nieuw-Amerongen AV : Psychological stress as a determinant of protein levels and salivary-induced aggregation of Streptococcus gordonii in human whole saliva. Psychosom Med 58 : 374-382, 1996.
53) Bergmann JE, and Gulzow HJ : Detection of binding of denatured salivary alpha-amylase to Streptococcus sanguis. Arch Oral Biol 40 : 973-974, 1995.
54) Rudney JD, Ji Z, Larson CJ, Liljemark WF, and Hickey KL : Saliva protein binding to layers of oral streptococci in vitro and in vivo. J Dent Res 74 : 1280-1288, 1995.
55) Proctor GB, Carpenter GH, Anderson LC, and Garrett JR : Nerve-evoked secretion of immunoglobulin A in relation to other proteins by parotid glands in anaesthetized rat. Exp Physiol 85 : 511-518, 2000.
56) Chatterton RT Jr, Vogelsong KM, Lu YC, Ellman AB, and Hudgens GA : Salivary alpha-amylase as a measure of endogenous adrenergic activity. Clin Physiol 16 : 433-448, 1996.
57) Rudney JD, Hickey KL, and Ji Z : Cumulative correlations of lysozyme, lactoferrin, peroxidase, S-IgA, amylase, and total protein concentrations with adherence of oral viridans streptococci to microplates coated with human saliva. J Dent Res 78 : 759-768, 1999.
58) Ligtenbery AJ, Walgreen-Weterings E, Veerman EC, de Soet JJ, de Graaff J, and Amerongen AV : Influence of saliva on aggregation and adherence of Streptococcus gordonii HG 222. Infect Immun 60 : 3878-3884, 1992.
59) Jemmot JB, and McClelland DC : Secretory IgA as a measure of resistance of infectious

disease : Comments on Stone, Cox, Valdimarsdottir, and Neale. Behav Med 15 : 63-71, 1986.
60) Evans P, Doyle A, Hucklebridge F, and Clow A : Positive but not negative life events predict vulnerability of upper respiratory illness. Br J Health Psychol 1 : 339-348, 1996.
61) Green RG, and Green ML : Relaxation increases salivary immunoglobulin A. Psychol Rep 61 : 623-629, 1987.
62) Jasnoski ML, and Kugler J : Relaxation, imagery, and neuroimmunomodulation. Ann N Y Acad Sci 496 : 772-780, 1987.
63) Bristow M, Hucklebridge F, Clow A, and Evans P : Modulation of secretory immunoglobulin A in saliva in relation to an acute episode of stress and arousal. J Psychophysiol 11 : 248-255, 1997.
64) Carroll D, Ring C, Shrimpton J, Evans P, Willemsen G, and Hucklebridge F : Secretory immunoglobulin A and cardiovascular responses to acute psychological challenge. Int J Intern Med 3 : 266-279, 1996.
65) Zeier H, Brauchili P, and Joller-Jemelka HI : Effects of work demands on immunoglobulin A and cortisol in air traffic controllers. Biol Psychol 42 : 413-423, 1996.
66) Willemsen G, Ring C, Carroll D, Evans P, Clow A, and Hucklebridge F : Secretory immunoglobulin A and cardiovascular reactions to mental arithmetic and cold pressor. Psychophysiol 35 : 252-259, 1998.
67) Evans P, Bristow M, Hucklebridge F, Clow A, and Walters N : The relationship between secretory immunity, mood and life events. Br J Clin Psychol 32 : 227-236, 1993.
68) McClelland DC, Alexander C, and Marks E : The need for power, stress, immune function and illness among male prisoners. J Abnorm Psychol 91 : 61-70, 1982.
69) Cacioppo JT : Social neuroscience : autonomic, neuroendocrine, and immune responses to stress. Psychophysiol 31 : 113-128, 1994.
70) McClelland DC, Ross G, and Patel V : The effect of an academic examination on salivary norepinephrine and immunoglobulin levels. J Hum Stress 11 : 52-59, 1985.
71) Macht M, and Simons G : Emotions and eating in everyday life. Appetite 35 : 65-71, 2000.
72) Thompson DG, Richelson E, and Malagelada JR : Perturbation of gastric emptying and duodenal motility through the central nervous system. Gastroenterol 83 : 1200-1206, 1982.
73) Kawana S, Uzuki M, Nakae Y, and Namiki A : Preoperative anxiety and volume and acidity of gastric fluid in children. Paediatr Anaesth 10 : 17-21, 2000.
74) Muth ER, Koch KL, Stern RM, and Thayer JF : Effect of autonomic nervous system manipulations on gastric myoelectrical activity and emotional responses in healthy human subjects. Psychosom Med 61 : 297-303, 1999.
75) Uijtdehaage SH, Stern RM, and Koch KL : Effects of eating on vection-induced motion sickness, cardiac vagal tone, and gastric myoelectric activity. Psychophysiol 29 : 193-201, 1992.
76) Hu S, Grant WF, Stern RM, Koch KL : Motion sickness severity and physiological correlates during repeated exposures to a rotating optokinetic drum. Aviat Space Environm Med 62 : 308-314, 1991.

77) Morrow NS, Grijalva CV, Geiselman PJ, and Novin D : Effects of amygdaloid lesions on gastric erosion formation during exposure to activity-stress. Physiol Behav 53 : 1043-1048, 1993.
78) Kauffman GL : Stress, the brain, and the gastric mucosa. Am J Surg 174 : 271-275, 1997.
79) Cho CH, Qui BS, and Bruce IC : Vagal hyperactivity in stress induced gastric ulceration in rats. J Gastroenterol Hepatol 11 : 125-128, 1996.
80) Garrick T, Buack S, and Bass P : Gastric motility is a major factor in cold restraint-induced lesion formation in rats. Am J Physiol 250 : G191-G199, 1986.
81) Ephgrave KS, Cullen JJ, Broadhurst K, Kleinman-Wexler R, Shirazi SS, and Schulze-Delrieu K : Gastric contractions, secretions and injury in cold restraint. Neurogastroenterol. Motil 9 : 187-192, 1997.
82) Garrick T, Grijalva CV, and Trauner M : Lateral hypothalamic lesions cause gastric injury by stimulating gastric contractility. Am J Physiol 265 : G138-G142, 1993.
83) Price JL : Prefrontal cortical networks related to visceral function and mood. Ann N Y Acad Sci 877 : 383-396, 1999.
84) Damasio AR, Tranel D, and Damasio HC : Individuals with sociopathic behaviour caused by frontal damage fail to respond autonomically to social stimuli. Behav Brain Res 41 : 81-94, 1990.
85) Bechara A, Tranel D, Damasio H, Adolphs R, Rockland C, and Damasio AR : Double dissociation of conditioning and declarative knowledge relative to the amygdala and hippocampus in humans. Science 267 : 1115-1118, 1995.
86) Paus T, Koski L, Carammanos Z, and Westbury C : Regional differences in the effects of task difficulty and motor output on blood flow response in the human anterior cingulate cortex : a review of 107 PET activation studies. Neuroreport 9 : R37-47, 1998.
87) Critchley HD, Corfield DR, Chandler MP, Nathias CJ, and Dolan RJ : Cerebral correlates of autonomic cardiovascular arousal : a functional neuroimaging investigation in humans. J Physiol 523 : 259-270, 2000.
88) Oppenheimer SM, Gelb A, Girvin JP, and Hachinski VC : Cardiovascular effects of human insular cortex stimulation. Neurol 42 : 1727-1732, 1992.
89) Williamson JW, Nobrega AC, McColl R, Mathews D, Winchester P, Friberg L, and Mitchell JH : Activation of the insular cortex during dynamic exercise in humans. J Physiol 503 : 277-283, 1997.
90) Soufer R, Bremner JD, Arrighi J, Cohen I, Zaret B, Burg MM, and Goldman-Rakic P : Cerebral cortical hyperactivation in response to mental stress in patients with coronary artery disease. Proc Natl Acad Sci U S A 95 : 6454-6459, 1998.
91) Nowak M, Olsen KS, Law L, Holm S, Paulson OB, and Secher NH : Command-related distribution of regional cerebral blood flow during attempted handgrip. J Appl Physiol 86 : 819-824, 1999.
92) Mehrabian A : Nonverbal communication. Aldine Atherton, Chicago, 1972.
93) Mullen B, Futrell D, Stairs D, Tice DM, Baumeister RF, Dawson KE, Riordan CA, Radloff CE, Goethals GR, Kennedy JG, and Rosenfeld P : Newscaster's facial expressions and

voting behavior of viewers : Can a smile elect a President ? J Pers Soc Psychol 51 : 291-295, 1986.

94) Ross ED : Dominant language functions of the right hemisphere ? Prosody and emotional gesturing. Arch Neurol 36 : 144-148, 1979.

95) Ross ED : The aprosodias : Functional-anatomic organization of the affective components of language in the right hemisphere. Arch Neurol 38 : 561-589, 1981.

96) Whiteside SP : Acoustic characteristics of vocal emotions simulated by actors. Percept. Motor Skills 89 : 1195-1208, 1999.

97) Jurgens U : The role of the periaqueductal grey in vocal behaviour. Behav Brain Res 62 : 107-117, 1994.

98) Davis PJ, Zhang SP, Winkworth A, and Bandler R : Neural control of vocalization : respiratory and emotional influences. J Voice 10 : 23-38, 1996.

99) Porges SW : Emotion : An evolutionary by-product of the neural regulation of the autonomic nervous system. Ann N Y Acad Sci 807 : 62-67, 1997.

100) Agostini E, Chinnock JE, DeBurgh Daly M, and Murray JG : Functional and histological studies of the vagus nerve and its branches to the heart, lungs and abdominal viscera in the cat. J Physiol 135 : 182-205, 1957.

101) Porges SW : Orienting in a defensive world : Mammalian modifications of our evolutionary heritage ; A Polyvagal Theory. Psychophysiol 32 : 301-318, 1995.

102) Bowers D, Blonder LX, Feinberg T, and Heilman KM : Differential impact of right and left hemisphere lesions on facial emotion and object imagery. Brain 114 : 2593-2609, 1991.

103) Morris JS, Frith CD, Perrett DI, Raoland D, Young AW, Calder AJ, and Dolan RJ : A differential neural response in the human amygdala to fearful and happy facial expressions. Nature 383 : 812-815, 1996.

104) Phillips ML, Young AW, Senior C, Brammer M, Andrew C, Calder AJ, Bullmore ET, Perrett DI, Rowland D, Williams SCR, Gray JA, and David AS : A specific neural substrate for perceiving facial expressions of disgust. Nature 389 : 495-498, 1997.

105) Cacioppo JT, Petty RE, Losch ME, and Kim HS : Electromyographic activity over facial muscle regions can differentiate the valence and intensity of affective reactions. J Pers Soc Psychol 50 : 260-268, 1986.

106) Vrana SR : The psychophysiology of disgust : differentiating negative emotional contexts with facial EMG. Psychophysiol 30 : 279-286, 1993.

107) Dimberg U : Facial electromyographic reactions and autonomic activity to auditory stimuli. Biol Psychol 31 : 137-147, 1990.

108) Lang PJ, Greenwald MK, Bradley MM, and Hamm AO : Looking at pictures : Affective, facial, visceral and behavioral reactions. Psychophysiol 30 : 261-273, 1993.

109) Kettunen J, Ravaja N, Näätänen P, and Keltikangas-Järvinen L : The relationship of respiratory sinus arrhythmia to the co-activation of autonomic and facial responses during the Rorschach test. Psychophysiol 37 : 242-250, 2000.

110) Nagai M, Wada M, Usui N, Tanaka A, and Hasebe Y : Pleasant odors attenuate the blood pressure increase during rhythmic handgrip in humans. Neurosci Lett 289 : 227-229,

2000.
111) Nagai M, Wada M, Usui N, and Hasebe Y：Odors with different impressions act differently on autonomic nervous functions. Int J Psychol 35：54, 2000.
112) Wada M, Sunaga N, and Nagai M：Pleasant odor reduces tension, confusion and anxiety. Int J Psychol 35：56, 2000.

参 考 文 献

安保　徹：未来免疫学．インターメディカル，東京，1997．
堀　哲郎：脳と情動．共立出版，東京，1995．
伊藤正男，他・編：情動(岩波講座認知科学6)．岩波書店，東京，1994．
神庭重信：こころと体の対話．文春新書，東京，1999．
宮田　洋・監修：新生理心理学(1, 2, 3巻)．北大路書店，京都，1997-1998．
日本自律神経学会・編：自律神経機能検査．第3版，文光堂，東京，2000．
Schedlowski M, and Tewes U(eds)：Psychoneuroimmunology：An Interdisciplinary Introduction. Kluwer Academic/Plenum Publishers, New York, 1999.
Schneiderman N, Weiss SM, and Kaufmann PG(eds)：Handbook of Research Methods in Cardiovascular Behavioral Medicine. Plenum Press, New York, 1989.
戸田正直：感情(認知科学選書24)．東京大学出版会，東京，1992．

12 扁桃体と情動

上野 照子, 小野 武年

はじめに

　動物は，周りの様々な外界刺激によりその行動を変化させるが，その行動変化は現在の外界刺激が自己の生存に有益か否かの判断，すなわち対象物の生物学的価値評価に基づく．大脳辺縁系に分類される扁桃体は，外界の対象物と自己との関係（自己にとって有益か有害か，快か不快か）に基づく，対象物の生物学的な価値評価と意味認知に重要な役割を果たしていることが明らかにされており，情動機能に最も重要な役割を果たす部位として多くの注目を集めている．扁桃体は，新奇な対象物の出現や，既知の対象物の生物学的意味が変化した場合に，その対象物の生物学的意味を新たに学習し，その記憶を保持する過程でも重要であると考えられている．本稿では，情動における扁桃体の役割について，最近の行動学的研究，ヒトの神経心理学的研究，ならびに筆者らの神経生理学的研究について概説する．

扁桃体の解剖

　扁桃体は，側頭葉前方の背内側部に位置する．扁桃体は複数の核により構成される核群であり，一般的に13個の亜核に分類される（Price 1981）[1]．これらの亜核は，発生的に古い皮質内側核群（前扁桃体野，外側嗅索核，副嗅索床核，中心核，内側核，前皮質核，後外側皮質核，後内側皮質，扁桃体海馬移行野，介在核）と新しい基底外側核群（外側核，基底外側核，基底内側核）に分けられる．図1にはラット，ネコおよびサルにおける扁桃体亜核群を示してある．大脳皮質の発達の程度に応じて，ラット，ネコ，サルの順に亜核の構成が内側面に向かって回転するとともに，基底外側核群の占める割合が増加している．さらに霊長類では，その種における社会的集団の大きさと基底外側核群の体積（および大脳新皮質の大きさ）との間に正の相関のあることが報告されている（Emery et al 1997）[2]．

　扁桃体にはすべての感覚種の入力（求心性線維＝投射線維）がある（図2）．内臓感覚情報は

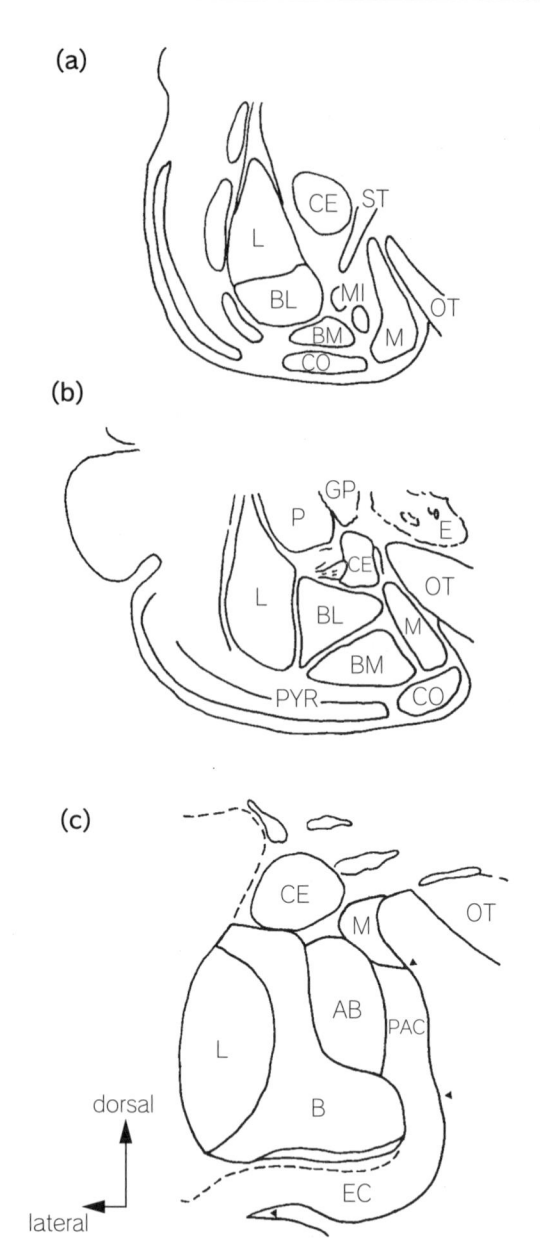

図1 脳前額断におけるラット(a), ネコ(b)およびサル(c)の扁桃体亜核群
CE:中心核, M:内側核, MI:介在核, CO:皮質核, ST:分界条, OT:視索, PYR:梨状皮質, P:被殻, GP:淡蒼球, L:外側核, BL:基底外側核, B:基底核, BM:基底内側核, AB:副基底核, PAC:扁桃体周囲皮質, EC:内嗅皮質.

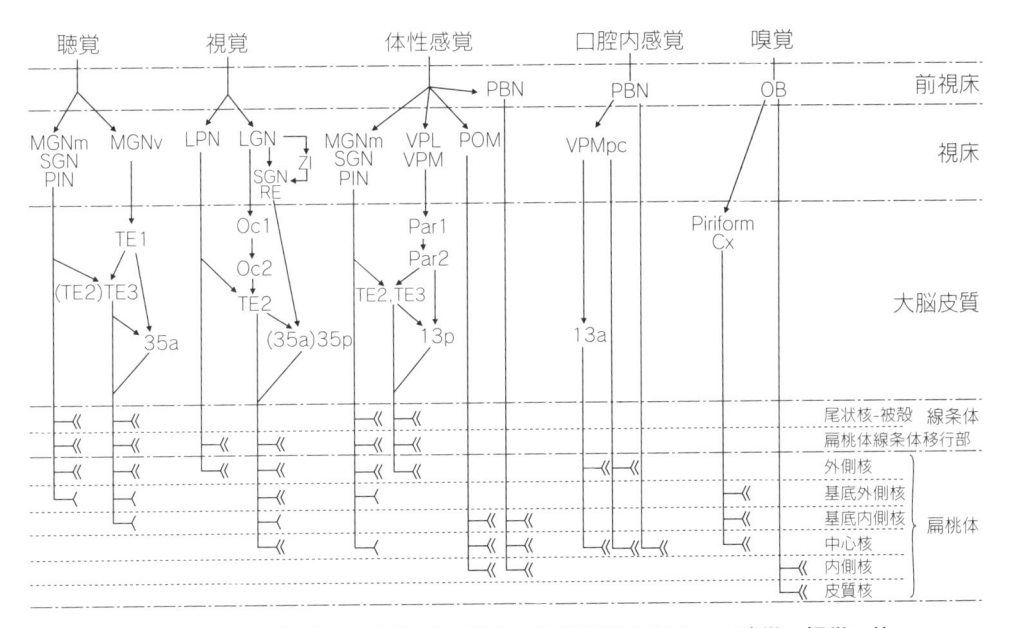

図2 ラット扁桃体への前視床，視床，大脳皮質を介する，聴覚，視覚，体性感覚，口腔内感覚および嗅覚の線維投射経路

⟨⟨：強い線維投射，⟨：弱い線維投射．［前視床］OB：嗅球，PBN：橋結合腕傍核．［視床］LGN：外側膝状体，LPN：外側後核，MGNm：内側膝状体内側部，MGNv：内側膝状体腹側部，PIN：後髄板内核，POM：内側後核群，RE：結合核，SGN：膝状体上核，VPMpc：後内側腹側核小細胞部，VPL：後外側腹側核，ZI：不確帯．［大脳皮質］Oc：後頭皮質，TE：側頭皮質，Par：頭頂皮質，35a：嗅周囲皮質前部，35p：嗅周囲皮質後部，13a：島皮質前部，13p：島皮質後部，Piriform Cx：梨状皮質．［線条体］CPu：尾状核-被殻，ASt：扁桃体線条体移行部．［扁桃体］L：外側核，Bl：基底外側核，Bm：基底内側核，Ce：中心核，Me：内側核，Co：皮質核．

脳幹から直接，あるいは視床下部を介して主に中心核に入力する．嗅覚情報は，嗅球から内側核および皮質核に直接入る経路がある．聴覚，視覚，体性感覚，および味覚などの感覚情報の入力には2種類あり，視床から大脳皮質を経て扁桃体に至る経路と，大脳皮質を介さず直接皮質下核から扁桃体に至る経路がある．大脳皮質を経由する感覚入力は，視覚，聴覚，体性感覚，味覚および嗅覚のすべての感覚種の大脳皮質感覚連合野から扁桃体へ局在性に投射する．すなわち，扁桃体外側核は，視床および大脳皮質のすべての感覚連合野から直接の線維投射を受け，外側核からの線維はさらに基底外側核に投射する．また，大脳皮質のすべての感覚連合野からは，嗅周囲皮質を介して扁桃体の基底外側核に線維投射する経路もある．扁桃体中心核には，外側核，基底外側核，および基底内側核から線維投射がある．これらの知見は，多種の感覚情報が扁桃体の基底外側核および中心核に収束することを意味する．さらに，扁桃体外側核群には多感覚性皮質領域（前頭眼窩皮質，前部帯状回，内嗅皮質など）からの入力がある．

一方，扁桃体からの出力線維は二つの主な経路（分界条および扁桃体腹側遠心路）により視床下部および脳幹へ投射し，情動反応の表出に深く関与する．また，扁桃体基底外側核群からは大脳皮質（前頭葉，側頭葉，および島皮質）への直接の線維投射がある．扁桃体基底外側核，基底内側核および中心核からは，無名質への強い線維投射がある．無名質からは大脳皮質へコリン作動性の線維投射があるので，扁桃体からの出力は間接的にも大脳皮質に影響し得る．さらに扁桃体基底核から腹側線条体へ，および扁桃体基底核群から視床内側核への線維投射がある．

扁桃体と情動発現

扁桃体は，外界の対象物と自己との関係（自己にとって有益か有害か，快か不快か）に基づく対象物の生物学的な価値評価と意味認知，およびそれに基づく情動表出に重要な役割を果たしている．扁桃体を電気刺激すると，視床下部性情動反応によく似た情動反応が起こる．ネコでは，扁桃体の背内側部や扁桃体と視床下部を結ぶ分界条床核を刺激すると，うなり声やヒッシングを伴う情動反応が起こる（図3，Fernandes de Molia and Hunsperger 1959[3]）．ヒトでは，扁桃体の電気刺激により怒りや恐れの感情が起こる．

一方，ネコやサルの両側扁桃体を含む広範な側頭葉の破壊によりKlüver-Bucy症候群が起こる（Klüver and Bucy 1937[4]，Klüver and Bucy 1939[5]）が，このKlüver-Bucy症候群の本質は感覚刺激の価値評価の障害，ならびにその学習障害と考えることができる．一般に，扁桃体を破壊しても，基本的な知覚・認知および運動機能は障害されない．たとえば，物体

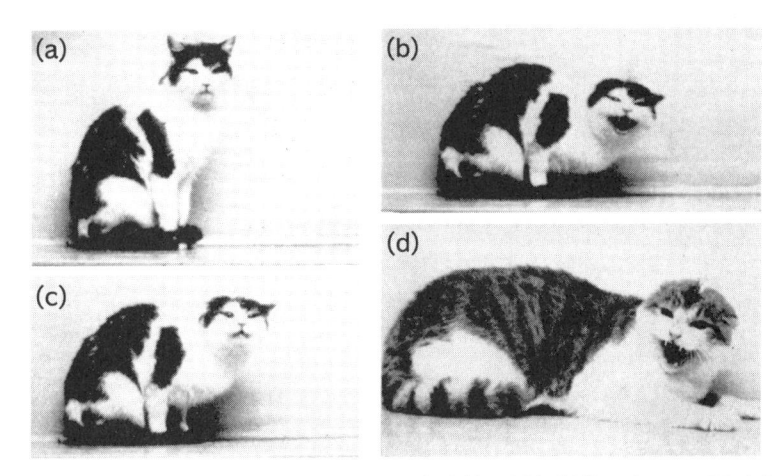

図3 ネコ扁桃体の背内側部および分界条床核の電気刺激によって誘発される情動反応
a：刺激前．b：25秒間の扁桃体電気刺激後，うなり声を発している．頭部を下げた姿勢，耳伏せ，瞳孔拡大，および立毛が観察される．c：35秒間の扁桃体刺激後，より強い情動反応であるヒッシングを発している．d：分界条床核刺激後，唸り声に続いてヒッシングを発している．
(Fernandes de Molia and Hunsperger 1959[3])

や顔(個人)の識別などはまったく正常である．さらに，痛覚刺激などの非条件刺激(学習しなくともそれを与えると，必ずなんらかの反応を誘発する刺激)自体に対する反応も正常である．しかし，扁桃体を破壊した動物あるいは両側扁桃体の損傷患者では，条件づけ情動反応の学習が障害される．

ラットに音刺激などの条件刺激を呈示後，一定の期間をおいて電気ショックなどの嫌悪刺激を与える操作を繰り返す"条件づけ"を行うと，条件刺激を呈示しただけで，うずくまって動かなくなる"すくみ反応"，脱糞，血圧上昇，副腎皮質ホルモンレベルの上昇などの情動反応が起こる．これらの情動反応は，自己に苦痛をもたらす可能性のある感覚刺激(すなわち，条件刺激)の認知に基づくものであり，恐怖条件づけ情動反応と呼ばれる．LeDouxら(1990)[6]は，聴覚刺激条件づけ情動反応における扁桃体の役割を明らかにするため，聴覚入力を受ける扁桃体外側核，またはその近傍を破壊したラットに，聴覚刺激(800 Hzの音)を10秒間呈示し，その最後の0.5秒間にラットの入っているケージの床に電気ショックを

与える聴覚条件づけ(恐怖条件づけ)を行った(図4).彼らの実験によると,扁桃体の外側核全部の破壊により,聴覚条件刺激に対する血圧変化量,およびすくみ反応の持続時間は減少するが(図4a),外側核が部分的にしか破壊されていないときには変化していない(図4b).一方,対照,あるいは扁桃体以外の領域(外側核のすぐ背側に当たる尾状核-被殻,あるいは外側核のすぐ外側部の皮質)の破壊では,聴覚条件刺激に対し約20 mmHgの血圧上昇および約100秒間のすくみ反応が起こっている(図4c).また,聴覚条件刺激と電気ショックを無関係に任意の時間間隔で与え,条件づけを行わない場合には,血圧変化量およびすくみ反応の持続時間のいずれも,外側核非破壊群と破壊群の間に有意差はない(図4d).これらのことから,扁桃体の外側核は,視床および大脳皮質の聴覚連合野からの情報の受容部位として重要であると考えられる.このような条件づけ情動反応の障害は,扁桃体基底外側核および扁桃体中心核の破壊でも起こる(Hitchcock and Davis 1991[7],Davis 1994[8]).

また,ヒトでは,恐怖条件づけによる情動反応として皮膚コンダクタンスの上昇が指標となるが,両側扁桃体損傷患者では,健常人にみられる条件刺激に対する皮膚コンダクタンス上昇が起こらず,恐怖条件づけの学習が障害される(Bechara et al 1995[9]).健常人では,条件づけ学習中に扁桃体の活動が上昇することが,機能的核磁気共鳴画像(fMRI)により示された(図5,LaBar et al 1998[10]).この研究では,青色あるいは黄色の視覚刺激のうちいずれか一方の色刺激の呈示直後に,左手首に弱い電気ショックを恐怖条件づけとして与える.図5aには,恐怖条件づけ学習中の被験者の皮膚コンダクタンス反応を示してある.最初に電気ショックを与えないで,視覚刺激だけを呈示すると,皮膚コンダクタンス反応はみられないが(視覚刺激への慣れ),視覚刺激と電気ショックを連合させると(視覚条件づけ),視覚条件刺激に対して皮膚コンダクタンスの上昇を示すようになる(視覚条件づけ学習の獲得).この条件づけ学習獲得後に,再び視覚刺激だけを呈示して電気ショックは与えない消去学習を行うと,皮膚コンダクタンス上昇は速やかに減少する(視覚条件づけ学習の消去).fMRIにより扁桃体の活動を観察すると,このような視覚条件づけ学習の獲得および消去の最初の数試行では活動の上昇を示したが,その後試行を繰り返すと,活動の上昇は起こらなくなる(慣れ).さらに,扁桃体内の学習獲得過程で有意の活動上昇を示した領域の大きさと,皮膚コンダクタンス上昇の度合いには正の相関がある(図5b).すなわち,扁桃体の活動は感覚刺激の生物学的意味づけを変える必要がある状況下では上昇し,情動反応の学習と消去が起こる.

実際に我々の神経生理学的研究により,扁桃体のニューロン応答性が感覚刺激の生物学的意味に応じて可塑的に変化することが確かめられている.Muramotoら(1993)[11]は,ラッ

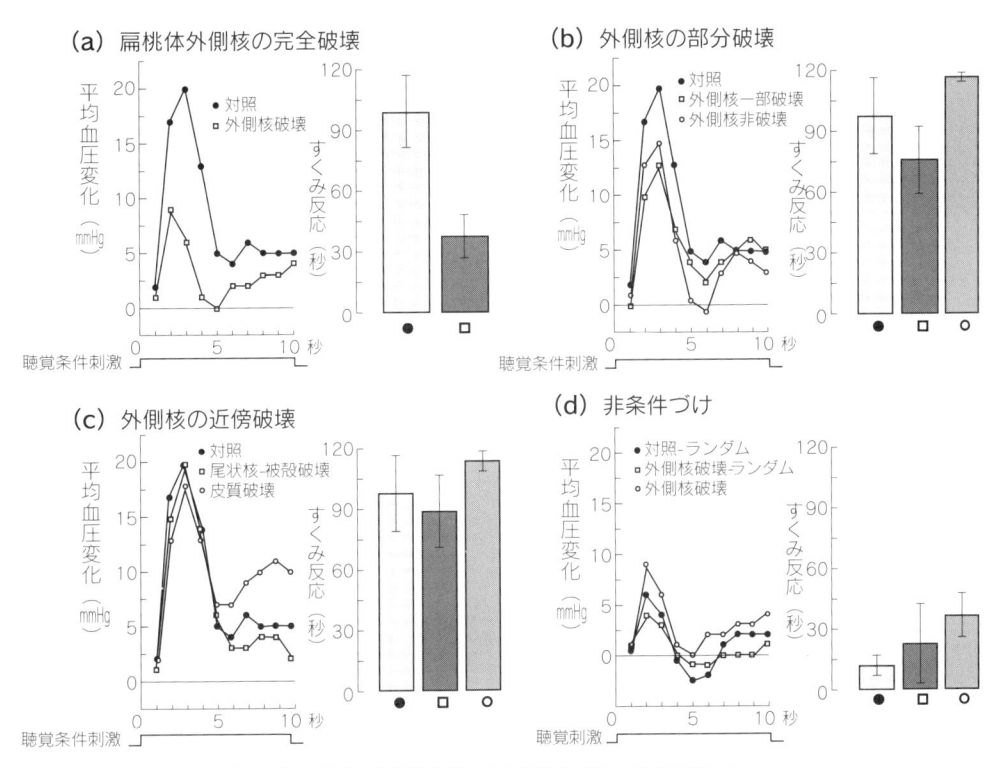

図4 ラット扁桃体破壊の聴覚条件づけ恐怖反応に対する効果

扁桃体の外側核完全破壊(a)，外側核の部分破壊(b)，扁桃体近傍の対照破壊(c)，および聴覚条件刺激と電気ショックを無関係に任意の時間間隔で呈示(d)したときの聴覚条件刺激に対する平均血圧の変化量およびすくみ反応の持続時間．各破壊(a-d)後，聴覚刺激(800Hzの音)を10秒間呈示し，その最後の500ミリ秒間に電気ショックを与える聴覚条件づけ(恐怖条件づけ)を行う．扁桃体の外側核を完全破壊(a)したときだけ学習性情動反応(血圧上昇，すくみ反応)が抑制される．

(LeDoux et al 1990[6])

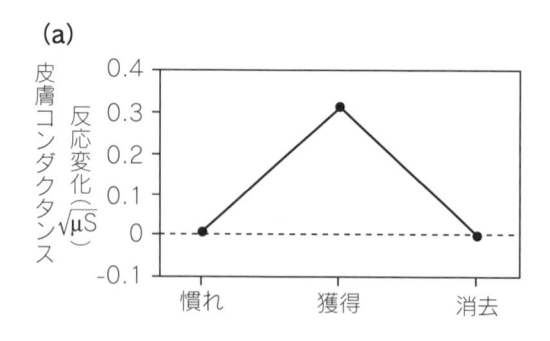

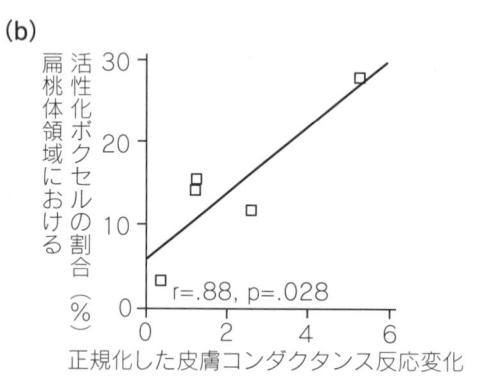

図5 ヒトの恐怖条件づけにおける皮膚コンダクタンス反応と扁桃体の活動
a：恐怖条件づけにおける皮膚コンダクタンス反応．視覚条件刺激だけの呈示（視覚条件づけ前）では，自律反応の指標である皮膚コンダクタンス上昇はみられない（視覚刺激への慣れ）．視覚条件刺激と手首への電気ショックを連合させると（視覚条件づけ），視覚条件刺激に対して皮膚コンダクタンス上昇を示すようになる（視覚条件づけ学習の獲得）．視覚条件づけ学習の獲得後，視覚条件刺激だけを呈示し電気ショックは与えない消去学習をさせると，皮膚コンダクタンス上昇は起こらなくなる（視覚条件づけ学習の消去）．b：視覚条件づけによる皮膚コンダクタンス上昇と扁桃体の活動上昇との相関．扁桃体内における学習獲得過程で有意の活動上昇を示したボクセルの割合（縦軸）と，皮膚コンダクタンス上昇の度合い（横軸）には正の相関がある．
(LaBar et al 1998[10])

ト扁桃体のニューロン活動を記録し，条件づけ連合学習に対する応答性を解析した．この研究では，まず扁桃体ニューロンを同定後，最初はブドウ糖溶液や脳内自己刺激(ICSS)，および電気ショックに対する応答性を調べた．その後，3種類の周波数の異なる音(聴覚条件刺激)を呈示し，2種類の報酬を意味する音(1200 Hz，4300 Hz)および無報酬を意味する音(2800 Hz)の弁別課題を行わせた．この際，常に一定の周波数(1900 Hz)の試行開始予告音(開始音)を呈示した．扁桃体には，最初の試行では強化刺激にだけ応答するが，条件づけ連合学習に伴い開始音あるいは聴覚条件刺激のいずれか一方，またはその両方に応答するように変化するニューロンが存在した．これらのニューロンは応答様式から，①最初の数試行は，開始音だけ，または開始音と聴覚条件刺激の両方に応答するが，開始音の反復により開始音に対する応答が消失(慣れ)する"I型ニューロン"と，②最初の数試行では，開始音と聴覚条件刺激のいずれの聴覚刺激にも応答しないが，その後の試行では聴覚条件刺激に対して応答するようになる"II型ニューロン"に分類した．**図6a**にはI型ニューロンの典型的な応答例を示してある．このニューロンは，最初の4試行では，開始音と聴覚条件刺激の両方に応答し，その応答強度には有意差がなかった．その後，開始音に対する応答は徐々に減弱し，14試行目ではほとんど消失した．一方，報酬刺激と連合する聴覚条件刺激に対する応答は変化しなかった．10-14試行目での聴覚条件刺激に対する応答強度は，開始音に対する応答強度よりも有意に大きかった．さらに15-20試行目で，報酬刺激と聴覚条件刺激の連合の解消(消去学習)を行うと，聴覚条件刺激に対する応答は次第に減弱し，19試行目からは開始音と聴覚条件刺激のいずれにも応答しなくなった．**図6b**にはII型ニューロンの典型的な応答例が示してある．このニューロンは，試行開始後5試行目までは，開始音と聴覚条件刺激のいずれにも応答しなかった．その後6-10試行目では，報酬刺激と連合する条件刺激に対する応答が徐々に増加した．一方，開始音に対する応答は増加傾向を示したが，有意ではなかった．最後の4試行(17-20試行目)では報酬刺激を与えない消去学習を行ったが，聴覚条件刺激に対する応答は減弱し，その応答強度は開始音に対する応答強度と有意差がなくなった．このように，いずれの型のニューロンも報酬刺激と連合した聴覚条件刺激には応答し，開始音や無報酬を意味する聴覚条件刺激には応答しないか，最初の数試行では応答しても試行の反復により応答しなくなった．

　サルの扁桃体にも，感覚刺激の好き嫌い(報酬や嫌悪性＝利益や危険)の度合いをインパルス放電頻度(応答強度)にコードする価値評価ニューロンや，報酬刺激や嫌悪刺激そのもの，あるいは報酬刺激や嫌悪刺激と連合する特定の物体または音の一つにだけ応答する意味認知ニューロンが存在し，感覚刺激と情動の連合学習に深く関与することが報告されている

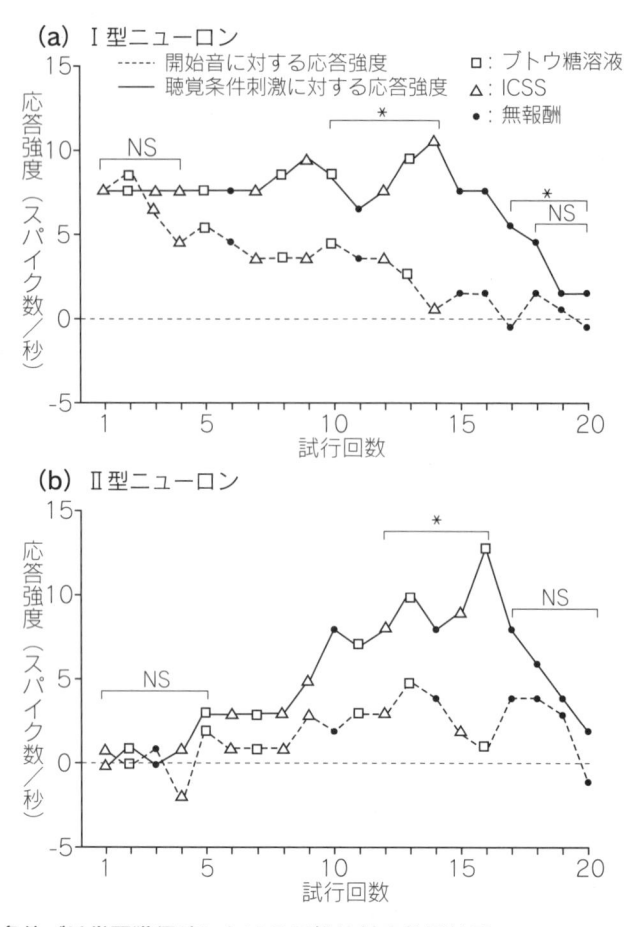

図6 条件づけ学習獲得時における扁桃体基底外側核群ニューロンの可塑性応答

I型ニューロン(a)およびII型ニューロン(b)の開始音と聴覚条件刺激に対する応答性の変化．a：最初の4試行では，開始音と聴覚条件刺激の両方に応答しているが，開始音に対する応答は徐々に減弱し，14試行目ではほとんど消失．報酬刺激と連合する聴覚条件刺激に対する応答は変化していない．15-20試行目で，消去学習を行うと，聴覚条件刺激に対する応答は次第に減弱．b：試行開始後5試行目までは，開始音と聴覚条件刺激のいずれにも応答していないが，聴覚条件刺激に対する応答が徐々に増加．17-20試行目の消去学習により，聴覚条件刺激に対する応答は減弱．□：ブドウ糖溶液獲得課題，△：ICSS獲得課題，●：無報酬．縦軸は各試行における開始音および聴覚条件刺激に対する応答強度．＊：開始音に対する応答強度と聴覚条件刺激に対する応答強度との間に有意差がある($p<0.05$, Mann-Whitney U-test)，NS：2種の音に対する応答強度に有意差はない($p>0.05$, Mann-Whitney U-test)．
(Muramoto et al 1993[11])

(Nishijo et al 1988[12], Nishijo et al 1988[13]）．価値評価ニューロンは，呈示物体に生物学的な価値があることを学習すれば価値の度合いに応じた強度の応答を示し，無意味であることを学習すれば応答が消失する．これら価値評価ニューロンは，呈示物体が無意味であることを学習していても，電気ショックを連合させ嫌悪性の意味を与えると促進応答を示すようになる．意味認知ニューロンも呈示物体の意味を報酬性から嫌悪性，あるいは嫌悪性から報酬性に逆転させると応答が消失する．このように，扁桃体価値評価および意味認知ニューロンは，感覚刺激の生物学的意味の学習により臨機応変の可塑的応答を示すのが特徴である．

　このようなニューロン応答性の変化は，どのようなメカニズムで起こるのであろうか．神経解剖学的には，扁桃体への聴覚経路である大脳皮質連合野（あるいは視床内側膝状体）→扁桃体外側核→扁桃体基底外側核間の神経伝達物質はグルタミン酸を含む興奮性アミノ酸であることが示唆されており（Farb et al 1992[14]），扁桃体ニューロンの可塑的応答にはNMDAやAMPA型シナプスにおける長期増強現象（long-term potentiation：LTP）が関与していると考えられる．実際に，外包，視床内側膝状体および海馬体の高頻度反復刺激により，それぞれ外包（連合線維を含む）-扁桃体外側核および扁桃体基底外側核間，視床内側膝状体-扁桃体外側核間，海馬体-扁桃体基底外側核間のシナプスでLTPが起こる（Maren and Fanselow 1995[15], Rogan and LeDoux 1995[16]）．さらに，扁桃体内へのNMDA受容体拮抗薬であるAPV（2-amino-5-phosphonovaleric acid）の直接注入により，恐怖増強性驚愕反応や回避行動などの条件づけ学習が障害される（Miserendino et al 1990[17], Campeau et al 1992[18], Liang et al 1994[19]）．一方，Roganら（1997）[20]は，ラット扁桃体から聴覚刺激を用いた電気ショック条件づけ学習中に聴覚誘発電位を記録し，聴覚条件づけによる誘発電位の変化を解析している（図7）．彼らは，視床内側膝状体より聴覚情報入力を受ける扁桃体外側核に記録電極を埋め込み，聴覚条件刺激［クリック音（音の高さ：1000 Hz，強度：72 dB，持続時間：50 ms）を1Hzで20回呈示（合計20秒）］を呈示し，刺激終了直後に電気ショック（0.3 mA，500 ms）を与える条件づけを行った．対照ラット（非条件づけラット）には同様の聴覚刺激を呈示したが，電気ショックは聴覚条件刺激の終了直後ではなく，試行間期に与えた．聴覚条件づけ群では，聴覚誘発電位の潜時18 msの波形成分の傾きおよび振幅が，対照群に比べ有意に増大した（図7a〜c）．また，非条件刺激（電気ショック）を呈示した訓練中における聴覚条件刺激の呈示前20秒間と呈示期20秒間のすくみ反応は，条件づけ群および対照群のいずれのラットでも増大した（図7dのセッション3〜5）．その後2日間における聴覚条件刺激呈示だけによる反応の時間は，条件づけ群では対照群と比較して有意に長かった．訓練中は，対照群のラットにも非条件刺激を呈示するので，すくみ反応は条件

図7 ラット扁桃体における聴覚条件づけ学習の聴覚誘発電位に及ぼす影響
a:聴覚条件づけ群(A)および対照群(B)ラットの扁桃体外側核より記録した聴覚誘発電位.聴覚条件刺激[クリック音(音の高さ:1000Hz,強度:72dB,持続時間:50ms)を1Hzの頻度で20回呈示(合計20秒)]は140～200秒間隔で5回呈示し(1セッション),合計7セッション行った.聴覚誘発電位は,各クリック音に対する誘発電位を記録し,1セッション当たり100回の記録を加算平均した.聴覚条件づけ群では,セッション3では,電気ショック(0.3mA,500ms)を聴覚条件刺激間期に任意の時間間隔で与えたが,セッション4と5では,聴覚条件刺激の終了直後に電気ショックを与えた(クリック音と電気ショックの条件づけ).対照群(非聴覚条件づけラット)では,セッション3～5において,電気ショックを試行間期に与えた.セッション3および4は,同一実験日に行ったが,それ以外は一日に1セッションを行った.聴覚条件づけ群では,潜時18msの誘発電位(↑)が増大している.b:潜時約18msの聴覚誘発電位の傾きの変化.データは,セッション1と2における傾きの平均を100%として示してある.*:対照群と条件づけ群とで有意に異なる($p<0.05$),#:セッション1と2における傾きと有意に異なる($p<0.05$).c:潜時約18msの聴覚誘発電位の振幅変化.セッション1と2における振幅の平均を100%として示してある.*:対照群と条件づけ群で有意に異なる($p<0.05$),#:セッション1と2における振幅と有意に異なる($p<0.05$).d:聴覚条件刺激に対するすくみ反応.聴覚条件刺激の呈示前20秒間と呈示期20秒間のすくみ反応を測定した.電気ショックを与えたセッション3～5において,対照群と聴覚条件づけ群のいずれのラットでもすくみ反応時間が増大しているが,電気ショックを与えていないセッション6では,聴覚条件づけ群のすくみ反応時間が対照群に比較して有意に長い(*:$p<0.05$).
(Rogan et al 1997[20])

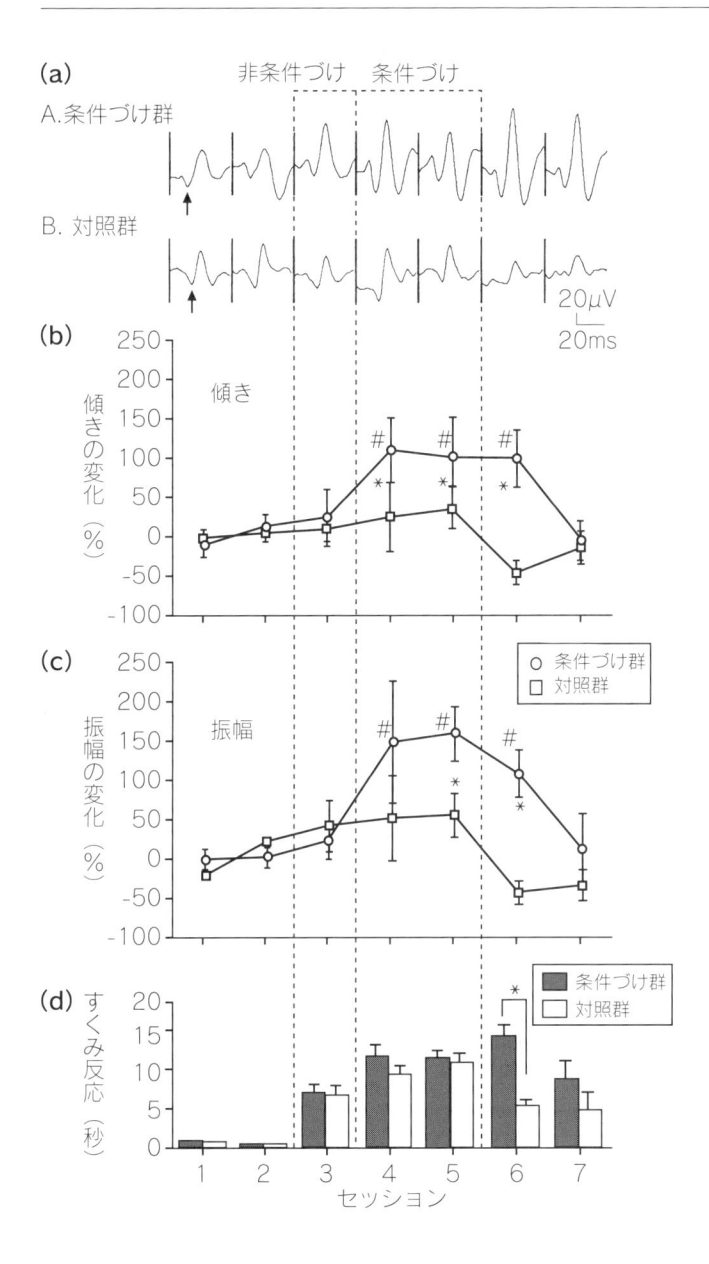

第12章　扁桃体と情動

づけの有無にかかわらず非特異的に増大するが，その後の2日間は条件刺激だけを呈示するので，この2日間におけるすくみ反応は条件づけにより獲得された記憶を反映していると考えられる．これらのことは，扁桃体で条件づけ学習によりLTP様現象が起こっていることを強く示唆している．

扁桃体と情動記憶

　扁桃体が情動記憶の貯蔵にも関与することは，扁桃体に損傷のあるヒトや動物が，種々の物体に対する怒りや恐れ反応の消失など，いわゆるKlüver-Bucy症候群を示すことからも示唆される．たとえば，以前に恐れていた動物や物体に対して何の恐れも示さず接近したり，食物と非食物の区別ができなくなるが，この障害は両側扁桃体の選択的な破壊により起こることが，サル以外の様々な動物種でも報告されている．これら扁桃体を破壊した動物では，単純な感覚障害や運動障害はないので，この障害は，以前経験した情動体験の再生や感覚刺激の価値判断や意味認知の障害に基づくものであると考えられる．これらの破壊実験の結果は，扁桃体に感覚刺激の生物学的価値評価や意味認知に必要な情動記憶が貯蔵される可能性を示唆している．

　ラットで聴覚条件刺激に対する恐怖条件づけを長期間行い，条件刺激に関する記憶固定がすでに終了していると考えられる時期に扁桃体を破壊しても，条件刺激に対する情動反応が障害される(Kim and Davis 1993[21])．また，長期間訓練した動物では，扁桃体内へNMDA受容体拮抗薬を注入しても課題遂行は障害されないが(Campeau et al 1992[18], Kim and McGaugh 1992[22])，扁桃体あるいは海馬体内にAMPA受容体拮抗薬を注入すると障害される(Kim and Davis 1993[21], Bianchin et al 1993[23])．これら行動薬理学的研究の結果は，情動記憶が扁桃体あるいは扁桃体と海馬体両方のAMPA感受性の神経回路により保持される可能性を示唆する．

　筆者らは，扁桃体に情動記憶が貯蔵される可能性を神経生理学的に明らかにするため，次の実験を行った(図8，Uwano et al 1995[24])．第1群のラットには，それぞれの感覚条件刺激(視覚，聴覚，および体性感覚)を呈示し，その終了時に口直前に突き出されたチューブを舐める(リックする)ことにより，報酬性強化刺激(蔗糖溶液あるいはICSS)は獲得し，嫌悪性強化刺激(尾部痛覚刺激)は回避する，感覚刺激と強化刺激の連合課題を学習させる．第2群のラットには，感覚刺激と強化刺激の連合学習は行わず，感覚刺激と強化刺激を無関係にランダムに呈示する．これら2群のラットから扁桃体ニューロン活動を記録し，感覚刺激に対する応答性を比較した．ラット扁桃体にも，サルと同様に単一の感覚種および複数の感

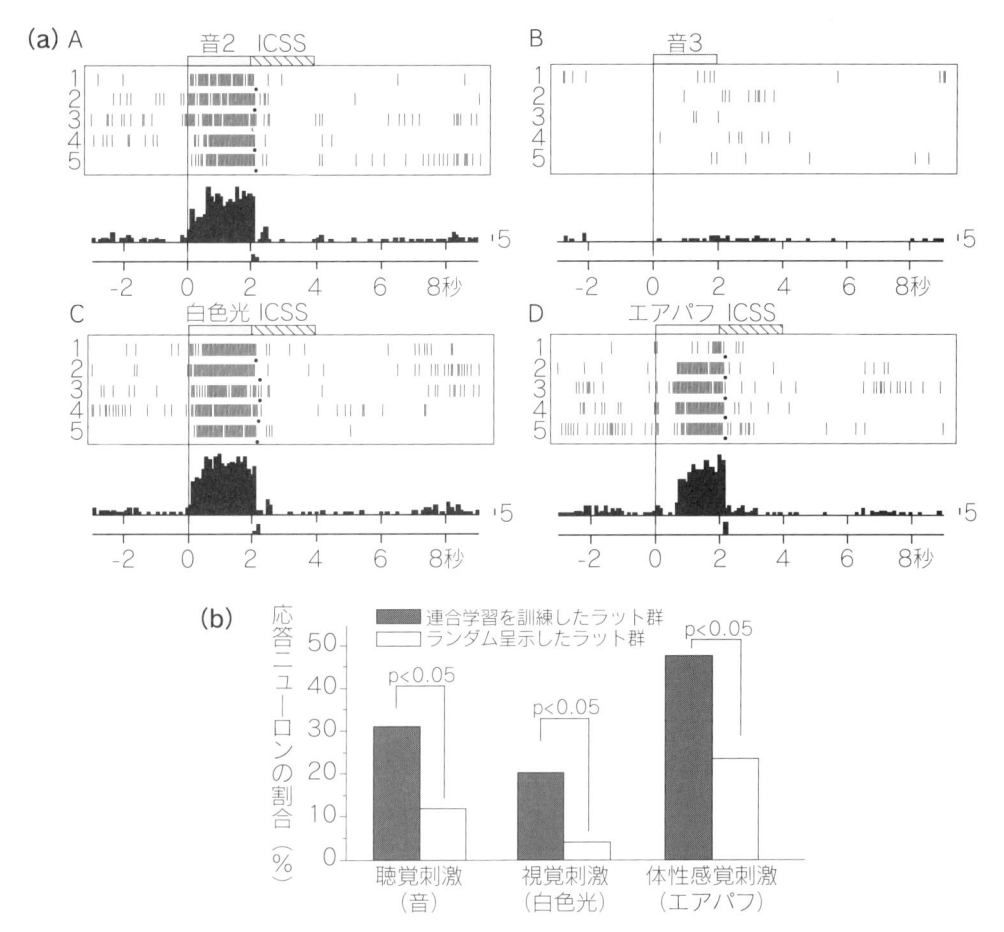

図8 各種感覚刺激と強化刺激の連合課題を学習させたラットから記録した多種感覚応答ニューロンの応答例(a)と，感覚条件刺激と強化刺激の連合課題を学習させたラット群，および感覚刺激と強化刺激をランダムに呈示したラット群の扁桃体における感覚応答ニューロンの割合(b)

a：各種感覚条件刺激に対するニューロン応答のラスター表示，およびその加算ヒストグラム(同一ニューロンからの記録)．A：音2(4300 Hz)-ICSSの連合，B：音3(2800 Hz)-無報酬，C：ライト(視覚刺激)-ICSSの連合，D：エアパフ(体性感覚刺激)-ICSSの連合．ICSSと連合した各種感覚条件刺激に応答し，強化刺激と連合しない音3には応答しない．図には示していないが，音1(1200 Hz)-蔗糖溶液の連合課題中の音1に対しても応答．ラスター下のドット：ラットのリック行動，ヒストグラム：ラスター表示した5試行のニューロン応答(上)およびリック行動(下)の加算，ビン幅：100ミリ秒，時間軸上のゼロ(0)：各感覚条件刺激開始時点．

b：各種感覚条件刺激と強化刺激の連合を学習させたラット群は，それぞれ聴覚，視覚，体性感覚刺激に応答する割合が，ランダムに呈示したラット群よりも有意に多かった．

(a：Uwano et al 1995[24])

覚種(多種感覚)に応答するニューロンが局在し，感覚刺激応答ニューロンの割合が連合課題を学習したラットで有意に増加していることが明らかになった．図8aには，感覚刺激と強化刺激の連合を学習したラットから記録した多種感覚応答ニューロンの例を示してある．このニューロンは，蔗糖溶液と連合した音1(図には示していない)，ICSSと連合した音2(A)，白色光(C)，およびエアパフ(D)に応答したが，無報酬を意味する音3(B)に対しては応答しなかった．このニューロンの白色光に対する応答は，白色光だけを呈示してICSSは与えない消去学習により速やかに消失した．さらに，このニューロンは，クリック音，体各部位への触圧覚刺激，および種々の味溶液刺激など，条件刺激以外の感覚刺激に対しては応答しなかった．図8bには，各ラット群の扁桃体における感覚応答ニューロンの割合を示してある．各種感覚条件刺激と強化刺激を連合学習させたラット群では，それぞれ連合学習させた聴覚，視覚，および体性感覚刺激に応答する割合が，未学習のラット群よりも有意に多かった．これらの結果は，連合学習により扁桃体ニューロンの応答性が変化し，扁桃体に感覚刺激と情動の連合記憶が貯蔵される可能性を示唆する．

　ヒトの神経心理学的研究によっても，扁桃体が情動記憶に関与することが示唆されている．先天性疾患であるUrbach-Wiethe病による両側扁桃体損傷患者では，情動的出来事の再認が障害される(Cahill et al 1995[25])．健常人における扁桃体のグルコース代謝を陽電子断層撮影法(PET)を用いて調べた研究によると，情動的内容のビデオを見たときの右側扁桃体のグルコース代謝変化の度合いと，その後に行った再生テストの成績との間に正の相関が認められている(Cahill et al 1996[26])．このように，ヒトでは左右差があるが，動物と同様に，扁桃体が情動的出来事の長期記憶の貯蔵に関与することが示唆される．また，睡眠中の脳血流をPETを用いて調べると，記憶の固定に重要であると考えられているREM睡眠時に，扁桃体および前部帯状回などの領域の血流が増加していた(Maquet et al 1996[27])．これらの領域は，いわゆるYakovlevの回路に相当する部位である．

扁桃体と社会状況認知

　扁桃体は，顔の表情や声の抑揚の認知に重要であることが報告されている．先天性疾患であるUrbach-Wiethe病による両側の扁桃体損傷患者では，様々な表情の中でも，特に"恐れ"と"驚き"の表情認知が障害される(Adolphs et al 1994[28], Adolphs et al 1995[29])．また，難治性てんかんの治療のために両側扁桃体に損傷を有する患者では，声の抑揚による感情の判断が障害される(Scott et al 1997[30])．健常人では，陽電子断層撮影法(PET)により"恐れ"，"幸福"および特定の表情のない"中性"の表情の顔写真を呈示して性別を判断さ

第12章 扁桃体と情動

せているときの脳血流を測定すると，"恐れ"の表情の呈示中に左側扁桃体の脳血流が増加する(Morris et al 1996[31])．また，特定の表情のない"中性"の顔写真を繰り返し呈示する間に，"幸福"あるいは"恐れ"の表情を短時間(33 ms)呈示すると，被験者は"中性"の顔写真を意識するが，"幸福"あるいは"恐れ"の表情は意識に上らない．この条件下では，右側扁桃体の脳血流は，"幸福"の表情の呈示期には減少し，"恐れ"の表情の呈示期には増加するが，"幸福"の表情による右側扁桃体の脳血流の減少度は"恐れ"の表情による脳血流の増加度に比べるとわずかである(Whalen et al 1998[32])．これらの報告は，ヒトでは，表情認知における扁桃体の機能が意識レベルにより左右で異なる可能性を示唆する．したがって，健常人でみられる"恐れ"の表情に対する扁桃体の血流増加は，幼少期を通じて学習した，"恐れ"の表情から予期される危機的状況の評価あるいは記憶を反映している可能性もある．一方，サルの扁桃体には，ヒトの笑顔やサルの威嚇の表情の写真に応答するニューロンが存在する(Nakamura et al 1992[33])．

　我々人類やサルのような霊長類は，集団生活を営んでいく上で，周囲にいる相手と自己との社会的な関係を判断することが必要である．たとえば，Klüver-Bucy症候群を呈したサルは，敵に対して何の反応もなく近づいていき攻撃され傷つけられるが，これは対象物の生物学的価値判断が障害されただけでなく，対象物と自己との関係の判断が障害されている可能性がある．ヒトでは，複数の人物の顔写真を呈示して社会的判断を行わせると，両側の扁桃体損傷患者は健常人とは異なる判断を行うことが報告されている(Adolphs et al 1998[34])．図9には，健常人および扁桃体を含む様々な脳損傷患者に対して，総数100枚の顔写真を呈示したときの，それぞれの写真の人物に対する接近度と信用度の評価を示してある．各被験者に見知らぬ人物の顔写真を1枚ずつ呈示し，接近度としてその人物に接近して話しかけようとするか(図9a)，および信用度としてその人物に自分の全財産や生涯を任せられるか(図9b)について，−3〜+3の7段階で評価させた．健常人が接近度・信用度が低いと判断した顔写真については，片側扁桃体損傷患者および扁桃体以外の脳損傷患者による評価は，健常人と同様であるが，両側扁桃体損傷患者による評価は，健常人に比べ有意に高い．健常人が，接近度・信用度が高いと判断した顔写真については，各脳損傷患者で健常人と同様の評価であった．さらに，両側の扁桃体損傷患者は，健常人がより接近度・信用度が低いと判断した顔写真に対して，むしろより高い評価をした．人間性を表現するような形容詞や人物の伝記といった語彙についての"好ましさ"の評価，および顔写真の人物自体の識別には障害がみられなかった．これらのことは，扁桃体が相手の外観に基づいて社会的に適切な判断を下す際に重要であることを示唆する．自閉症は，脳の機能障害が推測されている発達障害

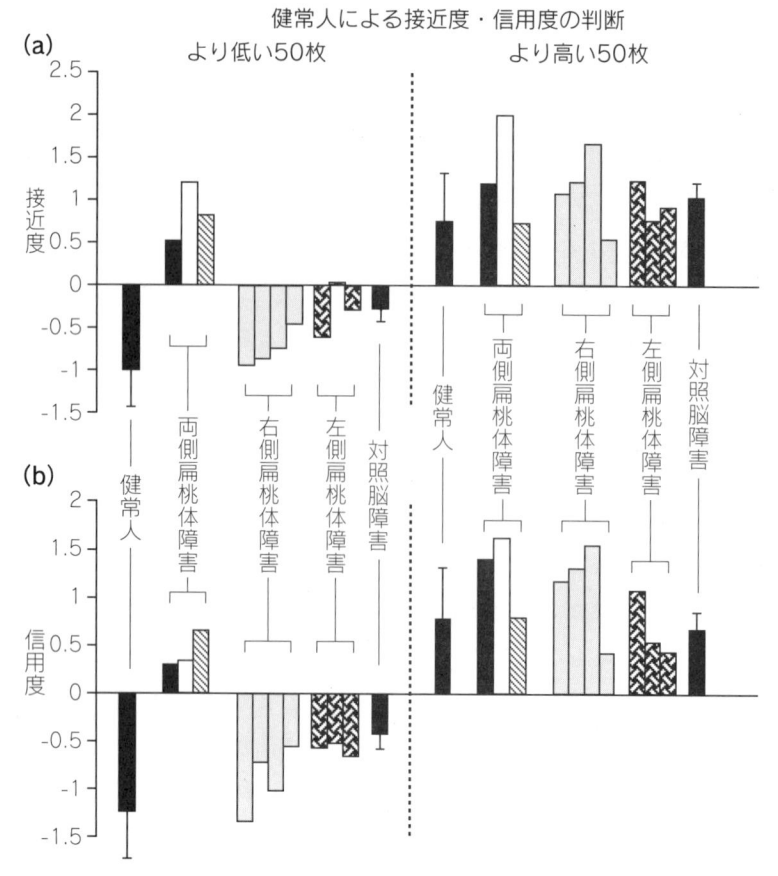

第3部 大脳辺縁系と情動・動機づけ

図9 健常人および脳損傷患者における社会的判断の違い

各被験者に全部で100枚の見知らぬ人物の顔写真を1枚ずつ呈示し，その写真の人物に接近して話しかけようとするか(a：接近度)，およびその写真の人物に自分の全財産や生涯を任せられるか(b：信用度)について，-3〜+3の7段階で評価させた．健常人(46人の平均値)，両側扁桃体損傷患者〔3人の患者(JM, SM, RH)による評価〕，右側扁桃体損傷患者(4人の患者による評価)，左側扁桃体損傷患者(3人の患者による評価)，および扁桃体以外の脳損傷患者(10人の平均値)のデータを，健常人の評価平均に基づき50枚ずつの2グループ〔接近度・信用度が低い顔(左)および高い顔(右)〕に分けて示してある．健常人が，接近度・信用度の低い顔であると判断した顔写真については，片側扁桃体損傷患者および扁桃体以外の脳損傷患者による評価は，健常人と同様であるが，両側扁桃体損傷患者による評価は，健常人の評価に比べ有意に高い．健常人が，接近度・信用度の高い顔であると判断した顔写真における評価は，各患者群で健常人と同様である．
(Adolphs et al 1998[34])

であり，コミュニケーションの障害，対人的相互作用の障害，および限定された反復的活動と興味を示すのが特徴である．自閉症患者は，上述と同様の顔写真による人物の社会的評価テストにおいて，扁桃体損傷患者と同様な結果を示すことが報告されている（Adolphs et al 2001[35]）．発症の病理学的機序や神経基盤についてはまだ明らかにされていないが，その責任部位の一つとして扁桃体が想定される．

扁桃体と情動障害

情動障害患者の脳には，扁桃体や海馬体の萎縮あるいは様々な異常所見のあることが報告されている（Barta et al 1990[36]，Bogerts et al 1990[37]，Gershon and Rieder 1992[38]）．驚愕障害（panic disorder）は，不安の原因となる明らかな刺激がないにもかかわらず，反復性の不安発作を起こす情動障害である．このような患者の脳をPETで調べると，安静期および不安発作期にそれぞれ右の海馬傍回，および両側の側頭葉極部，島，前障または被殻外側部の血流量が増加している（Reiman et al 1984[39]，Reiman et al 1989[40]）．Pearlsonら（1997）[41]は，分裂病患者と躁うつ病患者の脳の体積をMRIにより健常人の脳と比較解析している．分裂病患者では，両側内嗅皮質が萎縮しているが，躁うつ病患者では健常人と違いがない．さらに，分裂病患者では，後部上側頭溝領域の左右非対称性がより顕著であり，左側がより萎縮している．躁うつ病患者では，左側扁桃体の萎縮と右側前部上側頭溝の拡大がみられる．Drevets（1998）[42]は，PETを用いて，感情障害患者の脳機能を詳細に検討し，家族性純粋うつ病患者では，左側の腹外側前頭葉と扁桃体（図10a），および左側視床内側部の血流量が増加していることを示している．この視床内側部は，視床背内側核に相当する部位であり，解剖学的に扁桃体および眼窩皮質と密接な線維連絡を有する部位である．さらに，うつ病患者と躁うつ病患者の両者で，前部帯状回皮質腹側部の血流量が減少し（図10b），この部位の灰白質が萎縮している（Drevets 1998[42]）．このように，扁桃体を中心とする基底外側辺縁回路を構成する領域の委縮や機能異常がみられる．

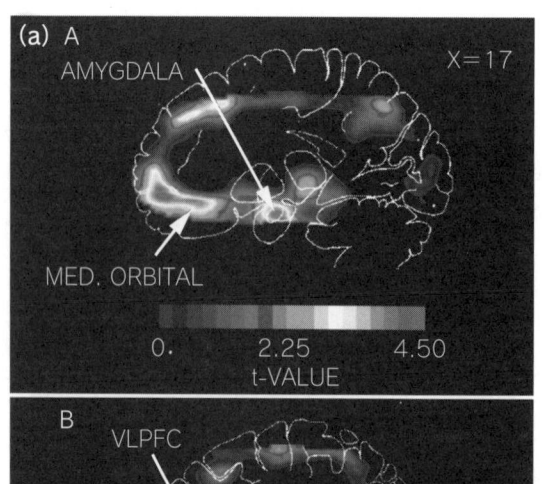

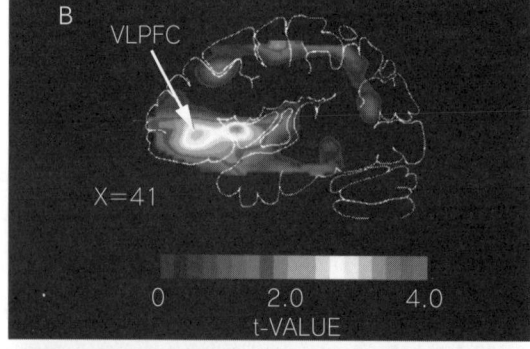

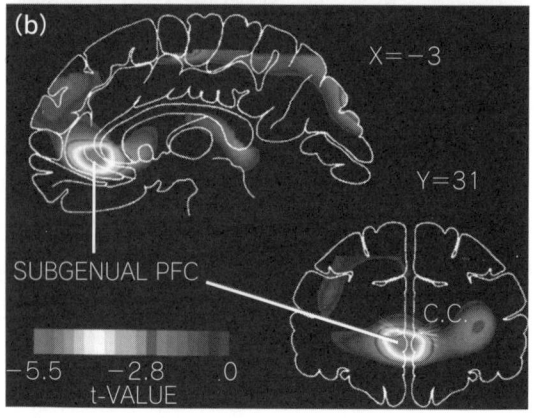

図10 うつ病患者の脳のPET像

a：家族性単極性うつ病患者と正常人との平均脳血流量の差をT値で示してある（T値が大きいほど，うつ病患者における血流増加が顕著である）．Aは正中から左へ17 mmの部分の矢状断で，左側扁桃体および左側眼窩皮質内側部の血流増加を示している．Bは正中から左へ41 mmの部分の矢状断で，左側前頭葉皮質の腹外側部の血流増加を示している．b：家族性双極性うつ病および単極性うつ病患者と正常人とのグルコース代謝量の差（マイナスの値が大きいほど，うつ病患者における代謝減少が顕著である）．うつ病患者では正常人に比べ，左側前部帯状回皮質の脳梁膝腹側部におけるグルコース代謝が顕著に減少している．

(Drevets 1998[42])

おわりに

近年,fMRI や PET を用いたヒトの脳機能に関する知見が集積してきており,扁桃体が他の脳部位との間に構成されるネットワークの一部として,顔の表情認知をはじめとする様々な社会状況の生物学的意味認知に重要な役割を果たしていることは間違いなさそうである.これらの領域の機能について,行動,細胞,分子レベルでの系統的な研究がさらに必要であろう.また左右差は,コミュニケーション手段として言語を選択したヒトの特徴であるのかもしれない.今後,さらに情動の神経基盤とその生後発達が明らかにされ,脳と心の問題の解明につながることを期待する.

引用文献

1) Price JL：Toward a consistent terminology for the amygdaloid complex. In：Ben-Ari J (ed), The Amygdaloid Complex, Elsevier, Amsterdam, 1981, pp. 13-18.
2) Emery NJ, Lorincz EN, Perrett DI, Oram MW, and Baker CI：Gaze following and joint attention in rhesus monkeys(Macaca mulatta). J Comp Psychol 111：1-8, 1997.
3) Fernandes de Molia A, and Hunsberger RW：Central representation of affective reactions in forebrain and brain stem：electrical stimulation of amygdala, stria terminalis, and adjacent structures. J Physiol 145：251-265, 1959.
4) Klüver H, and Bucy PC："Psychic blindness" and other symptoms following bilateral temporal lobectomy in rhesus monkeys. Am J Physiol 119：352, 1937.
5) Klüver H, and Bucy PC：Preliminary analysis of functions of the temporal lobes in monkeys. Arch Neurol Psychiat 42：979-1000, 1939.
6) LeDoux JE, Cicchetti P, Xagoraris A, and Romanski LM：The lateral amygdaloid nucleus：sensory interface of the amygdala in fear conditioning. J Neurosci 10：1062-1069, 1990.
7) Hitchcock JM, and Davis M：Efferent pathway of the amygdala involved in conditioned fear as measured with the fear-potentiated startle paradigm. Behav Neurosci 105：826-842, 1991.
8) Davis M：The role of the amygdala in emotional learning. Int Rev Neurobiol 36：225-266, 1994.
9) Bechara A, Tranal D, Damasio H, et al：Double dissociation of conditioning and declarative knowledge relative to the amygdala and hippocampus in humans. Science 269：1115-1118, 1995.
10) LaBar KS, Gatenby JC, Gore JC, Ledoux JE, and Phelps EA：Human amygdala activation during conditional fear acquisition and extinction：a mixed-trial fMRI study. Neuron 20：937-945, 1998.

11) Muramoto K, Ono T, Nishijo H, and Fukuda M : Rat amygdaloid neuron responses during auditory discrimination. Neuroscience 52 : 233-241, 1993.
12) Nishijo H, Ono T, and Nishino H : Topographic distribution of modality-specific amygdalar neurons in alert monkey. J Neurosci 8 : 3556-3569, 1988.
13) Nishijo H, Ono T, and Nishino H : Single neuron responses in amygdala of alert monkey during complex sensory stimulation with affective significance. J Neurosci 8 : 3570-3583, 1988.
14) Farb C, Aoki C, Milner T, Kaneko T, and LeDoux JE : Glutamate immunoreactive terminals in the lateral amygdaloid nucleus : a possible substrate for emotional memory. Brain Res 593 : 145-158, 1992.
15) Maren S, and Fanselow MS : Synaptic plasticity in the basolateral amygdala induced by hippocampal formation stimulation in vivo. J Neurosci 15 : 7548-7564, 1995.
16) Rogan MT, and LeDoux JE : LTP is accompanied by commensurate enhancement of auditory-evoked responses in a fear conditioning circuit. Neuron 15 : 127-136, 1995.
17) Miserendino MJD, Sananes CB, Melia KR, and Davis M : Blocking of acquisition but not expression of conditioned fear-potentiated startle by NMDA antagonists in the amygdala. Nature 345 : 716-718, 1990.
18) Campeau S, Miserendino MJD, and Davis M : Intra-amygdala infusion of the N-methyl-D-aspartate receptor antagonist AP 5 blocks acquisition but not expression of fear-potentiated startle to an auditory conditioned stimulus. Behav Neurosci 106 : 569-574, 1992.
19) Liang KH, Hon W, and Davis M : Pre- and posttraining infusion of N-methyl-D-aspartate receptor antagonist into the amygdala impair memory in an inhibitory avoidance task. Behav Neurosci 108 : 241-253, 1994.
20) Rogan MT, Staubi UV, and LeDoux JE : Fear conditioning induces associative long-term potentiation in the amygdala. Nature 390 : 604-607, 1997.
21) Kim M, and Davis M : Lack of a temporal gradient of retrograde amnesia in rats with amygdala lesions assessed with the fear-potentiated startle paradigm. Behav Neurosci 107 : 1088-1092, 1993.
22) Kim M, and McGaugh JL : Effects of intra-amygdala injections of NMDA receptor antagonists on acquisition and retention of inhibitory avoidance. Brain Res 585 : 35-48, 1992.
23) Bianchin M, Walz R, Ruschel AC, Zanatta MS, Da Silva RC, Bueno E, Silva M, Paczko N, Medina JH, and Izquierdo I : Memory expression is blocked by the infusion of CNQX into the hippocampal and/or the amygdala up to 20 days after training. Behav Neural Biol 59 : 83-86, 1993.
24) Uwano T, Nishijo H, Tamura R, and Ono T : Neuronal responsiveness to various sensory stimuli, and associative learning in the rat amygdala. Neuroscience 68 : 339-361, 1995.
25) Cahill L, Babinsky R, Markowitsch HJ, and McGaugh JL : The amygdala and emotional memory. Nature 377 : 295-296, 1995.
26) Cahill L, Haier RJ, Fallon J, Alkire MT, Tang C, Keator D, Wu J, and McGaugh JL :

Amygdala activity at encoding correlated with long-term, free recall of emotional information. Proc Natl Acad Sci U S A 93：8016-8021, 1996.

27) Maquet P, Peters J-M, Aerts J, Delfiore G, Degueldre C, Luxen A, and Franck G：Functional neuroanatomy of human rapid-eye-movement sleep and dreaming. Nature 383：163-166, 1996.

28) Adolphs R, Tranel D, Damasio H, et al：Impaired recognition of emotion in facial expressions following bilateral damage to the human amygdala. Nature 372：669-672, 1994.

29) Adolphs R, Tranel D, Damasio H, and Damasio A：Fear and the human amygdala. J Neurosci 15：5879-5891, 1995.

30) Scott SK, Young AW, Calder AJ, et al：Impaired auditory recognition of fear and anger following bilateral amygdala lesions. Nature 385：254-257, 1997.

31) Morris JS, Frith CD, Perrett DI, Rowland D, Young AW, Calder AJ, and Dolan RJ：A differential neural response in the human amygdala to fearful and happy facial expressions. Nature 383：812-815, 1996.

32) Whalen PJ, Rauch SL, Etcoff NL, McInerney SC, Lee MB, and Jenike MA：Masked presentations of emotional facial expressions modulate amygdala activity without explicit knowledge. J Neurosci 18：411-418, 1998.

33) Nakamura K, Mikami A, and Kubota K：Activity of single neurons in the monkey amygdala during performance of a visual discrimination task. J Neurophysiol 67：1447-1463, 1992.

34) Adolphs R, Tranel D, and Damasio AR：The human amygdala in social judgment. Nature 393：470-474, 1998.

35) Adolphs R, Sears L, and Piven J：Abnormal processing of social information from faces in autism. J Cogn Neurosci 13：232-240, 2001.

36) Barta PE, Pearlson GD, Powers RE, Richards SS, and Tune LE：Auditory hallucinations and smaller superior temporal gyral volume in schizophrenia. Am J Psychiat 147：1457-1462, 1990.

37) Bogerts B, Ashtari M, Degreef G, et al：Reduced temporal limbic structure volumes on magnetic resonance images in first episode schizophrenia. Psyciat Res 35：1-13, 1990.

38) Gershon ES, and Rieder RO：Major disorders of mind and brain. Sci Am 267：126-133, 1992.

39) Reiman EM, Raichle ME, Bulter FK, Herscovitch P, and Robins E：A focal brain abnormality in panic disorder, a severe form of anxiety. Nature 310：683-685, 1984.

40) Reiman EM, Raichle ME, Robins E, Mintun MA, Fusselman MJ, Fox PT, Price JL, and Hackman KA：Neuroanatomical correlates of a lactate-induced anxiety attack. Arch Gen Psychiat 46：493-500, 1989.

41) Pearlson GD, Barta PE, Powers RE, et al：Ziskind-Somerfeld Research Award 1996. Medial and superior temporal gyral volumes and cerebral asymmetry in schizophrenia versus bipolar disorder. Biol Psychiat 41：1-14, 1997.

42) Drevets WC：Functional neuroimaging studies of depression：The anatomy of melancho-

lia. Annu Rev Med 49 : 341-361, 1998.

参 考 文 献

Aggleton JP : The Amygdala : A Functional Analysis, 2nd ed. Oxford University Press, Oxford, 2000.
Davis M : The role of the amygdala in emotional learning. Int Rev Neurobiol 36 : 225-266, 1994.
Damasio AR : Descartes' Error : Emotion, Reason, and the Human Brain. G. P. Putnam, New York, 1994.
LeDoux JE : Emotion. In : Mountcastle VB(ed), Handbook of Physiology, Section 1 : The Nervous System, Vol. 5, Pt. 1, American Physiological Society, Washington, 1987, pp. 419-459.
MacLean PD : The triune brain, emotion and scientific bias. In : Schmitt FO(ed), The Neurosciences : Second Study Program, Rockefeller Univ Press, New York, 1970, pp. 336-348.

13 情動回路と不安

前田　久雄

はじめに

　科学的研究対象としての情動回路の歴史を紐解くと，それは19世紀末のJames-Langeに始まるとされるのが定説である[1]．彼は，情動に脳の働きが関与していることを初めて指摘したのであるが，情動の主観的体験には，まず内臓や骨格筋に変化が生じ，それを大脳皮質が知覚するという過程が必要であるとし，「悲しいから泣くのではなく，泣くから悲しいのである」という有名な言葉を残した．しかし，この説は生理学的根拠をまったく欠いていた．多少とも実験的根拠に基づくものとしては，視床下部を含めた間脳の興奮が感情体験の源になるとしたCannonの視床説[1]や，情動の表出と体験には視床下部と大脳皮質がそれぞれ必須であるとしたBardの説[2]などがある．

　このような研究の流れの中で，さらに，神経解剖学や臨床例から得られた知見をもとにして，もう少し複雑な回路を提唱したのがPapezであり，情動回路なる用語を初めて用いた[3]．彼は，視床前核-帯状回-海馬-脳弓-乳頭体-乳頭視床路-視床前核という閉回路が情動の表出だけでなく，情動の体験をもつくり出すと考えた．しかし，この回路には，後で述べるように，情動との深いかかわりが明らかにされている視床下部，扁桃核，中脳中心灰白質などの重要な脳部が含まれていなかった．また，怒り，恐れ，快感など各情動ごとの中枢機序も示されておらず，情動として一括して扱われていた．

　情動や本能の種類により機能局在がみられることを提唱したものにMacLeanの説[4]がある．彼は，大脳辺縁系を前頭側頭領域(眼窩面，島，側頭極，梨状皮質，扁桃核など)と中隔・海馬・帯状回領域とに分け，前者は怒り，反撃行動，恐怖など生存競争に関係する反応や摂食といった自己保存の機能に関係しており，後者は，その刺激により快反応，毛づくろい，陰茎勃起などがみられることから種族保存に関係しているとした．しかし，この説も，情動が形成され，さらに行動として発現されるに至る機序を説明できるものではなかった．

本章では，どのような過程を経て情動が形成され，さらには行動として現れるに至るかという観点に立って情動回路の構成を論じ，その中で不安の機序についても考察を試みることにしたい．

恐怖と不安

恐怖(fear)と不安(anxiety)とは通常区別して考えられる．恐れる対象がある特定の物や状況に限定されるのが恐怖であり，恐れの対象が複数存在したりあるいは特定できず漠然としているのが不安である．後で述べるように，脳内の中枢機序がある程度明らかにされているのは恐怖の方であって，不安の脳内過程はほとんどわかっていない．ただし，ベンゾジアゼピン系薬物は，中枢神経系に存在しているベンゾジアゼピン受容体と結合することによって抗不安作用をもたらす．このことは，この受容体に作用する何らかの内在性物質，すなわち不安物質が存在することを示唆している．その候補としてはジアゼパム結合阻害物質やoctadecaneuropeptide などが挙げられているが，まだ確定された物質はない．Corticotropin-releasing hormone(CRH)をマウスの脳室内に投与すると不安様の行動が出現し[5]，CRH受容体1をノックアウトすると不安様の行動は減るものの[6]，CRH受容体2を欠いたマウスでは逆に増加する[7]．glucocorticoid 受容体遺伝子を欠くマウスでは不安が減る[8]．同様に5-HT_{1A}受容体を欠いたり[9]，$GABA_A$受容体が減少しているマウス[10]では，不安様の行動が増加することが報告されている．しかし，これらの行動変化と情動回路との関連はよくわかっていない．

一方，精神医学の臨床においても恐怖と不安は区別されており，それぞれを主症状とする神経症の治療法も異なっている．

これらの理由により，本章では，主に恐怖の中枢機序について述べることになる．

行動をどのようにとらえるか―動機づけと学習の関係―

行動の中枢機序を明らかにしようと試みる場合，行動をとらえる心理学的枠組みが不可欠となる．適切な心理学的枠組みをもつことで，初めて，脳内の現象とそれに対応する行動変化の解釈を，仮説とその検証という科学的論理性にゆだねることが可能となる．このような作業を可能にする心理学的枠組みとしては，それ自体が実験による検証を第一義としてきた学習心理学が最も適切である．

中尾はHullやTolmanらが提唱した新行動主義をさらに敷衍させ，人間や動物の行動を構成する基本骨格として，

表 1　行動の構成要素

$$S-(L_1)-D-(L_2)-R$$

S：環境刺激, 観念, 表象
D：動因(本能, 情動など)
R：反応(行動)
　　　筋肉, 自律神経, 内分泌腺の変化, 思考
L_1：古典的条件づけ学習(Pavlov)
L_2：試行錯誤学習, 報酬学習(Thorndike)

(中尾　1966[11])

環境刺激(S)―学習1(L_1)―動因(D)―学習2(L_2)―反応(R)

という心理系列を提唱した(**表 1**)[11,12]. たとえば, サルがイヌに吠えたてられる(環境刺激)と恐怖(動因)にかられ逃げ出す(反応)という一連の行動を考えてみるだけで, この心理系列の妥当性は容易に納得されよう. 動因とは, 反応や行動を引き起こすエネルギーとなるものであるが, 恐怖や怒り, 快感などの情動や他の感情, 性欲, 食欲などの本能が代表的なものである. 人間ではSとなり得るものは環境刺激にとどまらず, 内的体験としての観念や記憶表象なども容易に情動, 感情, 本能などの動因を喚起し得ることも多言を要しない. さらに, 動因によって発動されるRも, 随意筋の活動による動作や行動, 自律神経や内分泌腺の活動の変化というような外的, 客観的に観察可能なものにとどまらず, 外からは観察されない思考という形のものも含まれる. 人間ではむしろ, 観念や記憶表象を刺激とし, 思考を反応とする「あらわでない行動(covert behavior)」としての活動の方が,「あらわな行動(overt behavior)」よりもはるかに多彩で活発である.

　SとDとの間に介在する学習L_1は, 中性刺激と無条件刺激の対呈示を繰り返すことにより, 中性刺激が無条件刺激と同じ性質を帯びるに至る学習であるPavlovの古典的条件づけ学習に相当する. 人間では対呈示の繰り返しは必ずしも必要ではなく, 1回学習や他人の体験を見て学ぶ代理学習で十分なことが多い. DとRの間の学習L_2は, たとえば飢えを動因として餌を得るべく迷路やバー押しを学習する試行錯誤学習やThorndikeの報酬学習に相当するものである. これら二つの学習を成立させる長期記憶は, L_1では陳述記憶(declarative memory)であり, L_2では手続き記憶(procedural memory)が主役を担うと考えられる[13].

第1型	S—(L_1)—D—(0)—R
第2型	S—(L_1)—D—(L_2)—R
第3型	S—(0)—D—(L_2)—R
第4型	D—(L_2)—R

図1 学習行動の類型
（中尾 1966[11]）

中尾はさらに，学習L_1とL_2の有無により学習行動は4型に類型化されるとした（図1）[11]．ちなみに，L_1, L_2の両方とも介在しないのが無条件反射性の生得的な行動である．条件反射学習は当然第1型の学習である．条件回避学習やスキナー箱学習では，条件づけ学習としてのL_1と，報酬学習としてのL_2の両方が介在しており，いずれも第2型の学習とみなされている．これに対して，逃避学習や単純な報酬訓練にはL_1はなくL_2だけがみられるので第3型の学習となる．第4型の学習は実験室だけで観察される特殊なものであり，後述する脳幹情動系の電気刺激によって直接引き起こされた情動を動因とし，その解消をもたらす行動を学習した場合がこれに相当する．視床下部刺激による逃走行動を利用し，スイッチを切ることで視床下部刺激電流を中断させることを学習するスイッチ切り学習（後述の図5参照）[12,14]などがその1例である．

この行動理論を情報の入出力という観点からみると，S—Dは入力過程であり，L_1は入力過程に組み込まれた学習である．一方，D—Rは出力過程であり，L_2はそこに関与する学習である．後で述べるように，情動の中枢機序は入力系，脳幹情動系，出力系からなっており，したがって，中尾の行動理論は学習行動の統一的理解に役立つだけでなく，行動理論と脳機能との共通した座標軸ともなり得るものである．

情動回路からみた恐怖

情動回路すなわち情動の中枢機序は，先にも述べたように，情報の入力過程，出力過程に対応する形で組織されている．両過程の中心に位置しており，そこの興奮が情動反応を直接もたらす脳部が脳幹情動系である．刺激を認知し脳幹情動系の特定の情動中枢を興奮させたり抑制するに至る機能，すなわち入力過程を担っている脳部が入力系である．一方，脳幹情動系の興奮を受けて，その解消をもたらすような行動を選択し統合する機能，すなわち出力過程を担っている脳部が出力系である．以下，これらの3系に分けて，それぞれの機能と構造について述べてみたい．

第13章　情動回路と不安

1. 脳幹情動系

脳幹情動系が存在しているのは視床下部と中脳である．ネコやネズミの視床下部を電気刺激すると，その刺激部位によって攻撃行動，逃走行動および脳内自己刺激行動が現れる（図2）．腹内側核を刺激したときに現れる攻撃行動は，唸り，耳伏せ，ヒッシング，立毛，爪の剥き出しなどを伴い，脅威となる対象に正確に向けられ，叩いたり咬んだりする，よく統合された指向的な行動であり，これと人の攻撃行動との類似性から怒りの情動を伴っていると想定されている．脳内自己刺激行動とは，バーを押すと脳に微量の電流が短時間流れるようにしておくと，動物がバーを頻回に押し続けるようになるもので，その脳部の刺激が報酬効果をもっているとみなされている．報酬効果がすべて快感によるものとは考えられていないが，外側視床下野刺激による自己刺激は餌や睡眠をとることなく続けられる強力な行動であり，人の快感に相当する体験を伴っていると考えられている．ちなみに，内側視床下野は交感神経系の，外側視床下野は副交感神経系の最高中枢でもあり，攻撃行動や次に述べる逃走行動では交感神経系の興奮がみられ，自己刺激では副交感神経系の興奮を伴うことの解剖学的背景となっている．

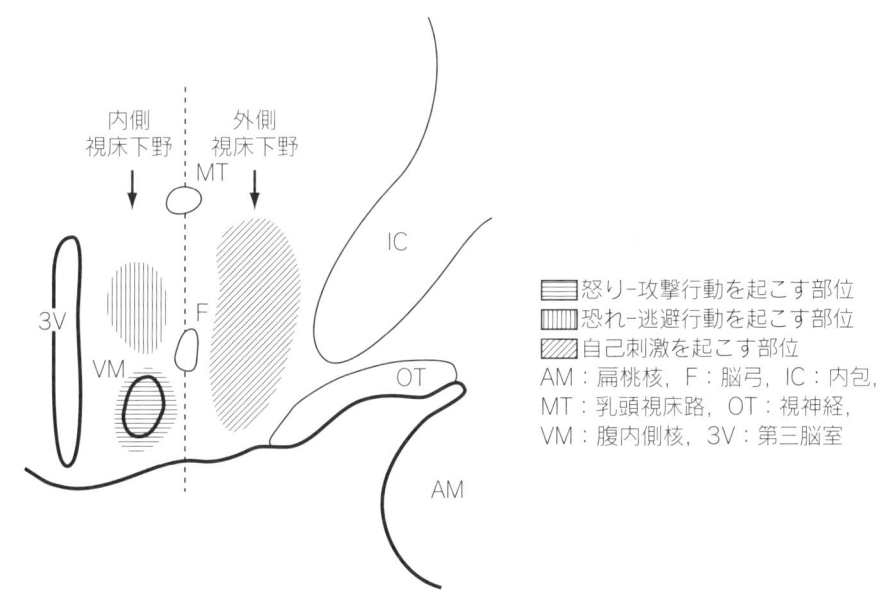

図2　電気刺激により情動行動が引き起こされる視床下部の部位
簡略化するため同じ前額断面に示されている．
（中尾　1978[15])）

図2は単純化され，逃走行動も他の行動が現れる部位と同じ前額断面から生じるように図示されているが，正確には，逃走行動は腹内側核よりも前方の内側視床下野の刺激によって現れる（図3）．この逃走行動はうろうろと走り回り，逃げ口をみつけるとそこから必死に逃げようと試みる行動であり，次に述べるように，この行動を用いてネコに刺激電流を切るスイッチ切り行動を学習させることができる[11,12,14]．この逃走行動は逃げ口を探してそこから逃げ出そうとする方向性をもったものであり，さらに学習の動因ともなり得ることから真の情動を伴っており，それは恐怖と同質のものであろうと考えられている．

　ほぼ同じような攻撃行動や逃走行動が中脳中心灰白質の刺激でも現れる（図4）[12]．内側視床下野と中脳中心灰白質とは背側縦束で密に連絡されており，これらが怒りや恐怖の脳幹情動系であると考えられている．機能的には視床下部の方が上位にあり，中脳中心灰白質を破壊すると視床下部刺激による攻撃行動や逃走行動はみられなくなる．

　ここで，先にも出てきたスイッチ切り行動（switch-off behavior）についてもう少し具体的に紹介してみたい．図3および図4に示したネコの内側視床下野や中脳中心灰白質に刺激電極を植え込んでおき，微量の電流で刺激するとネコは観察箱の窓から逃げ出そうとする．そこで窓に透明なプレートを仕掛けておき，ネコがそれを押すとスイッチが切れ電流が流れなくなるようにしておくと，ネコは容易にスイッチを切る行動を学習する（図5）[16]．図5bに示した学習曲線のように，反応潜時は急速に短くなり1秒強のところで安定する．この現象は，これらの部位の刺激が行動を引き起こす動因をもたらすだけでなく，罰効果ももっていることを物語っている．この学習行動には環境刺激は存在せず，電気刺激によって動因となる情動が直接生じていることから，図1に示した学習行動の類型では第4型に当てはまることになる．

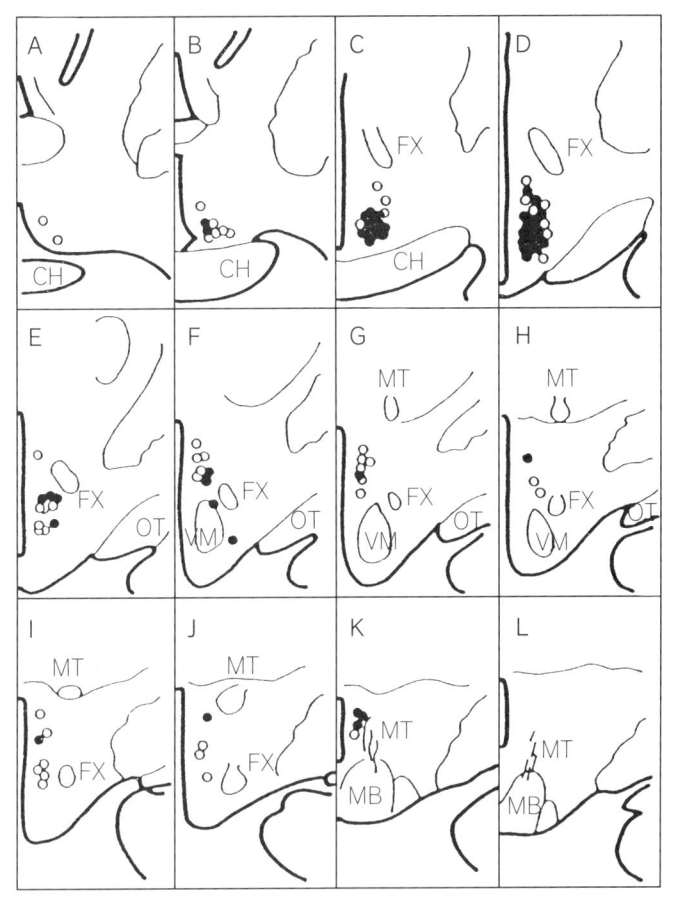

図3 スイッチ切り行動可能な逃走行動が現れるネコの視床下部刺激部位
CH：視交差，FX：脳弓，MB：乳頭体，MT：乳頭視床路，OT：視索，VM：腹内側核，●：閾値が0.5〜0.9V，○：閾値が1.0〜1.5V．
(Nakao 1971[12])

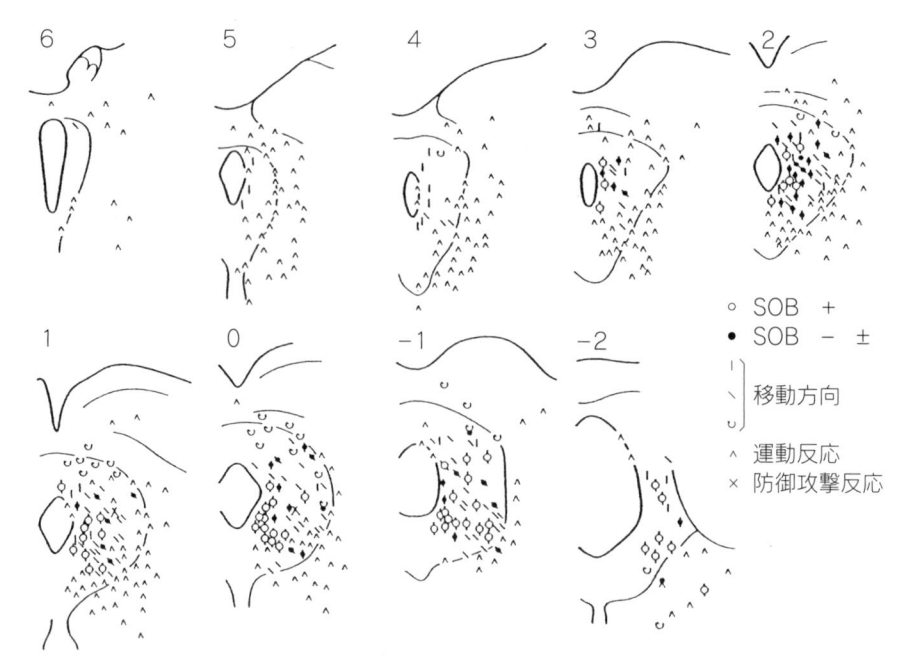

図4 スイッチ切り行動可能な逃走行動が現れるネコの中脳中心灰白質刺激部位

SOB：スイッチ切り行動．数字は耳孔間線からの距離（単位：mm／正は前方，負は後方）を示す．

(Nakao 1971[12])

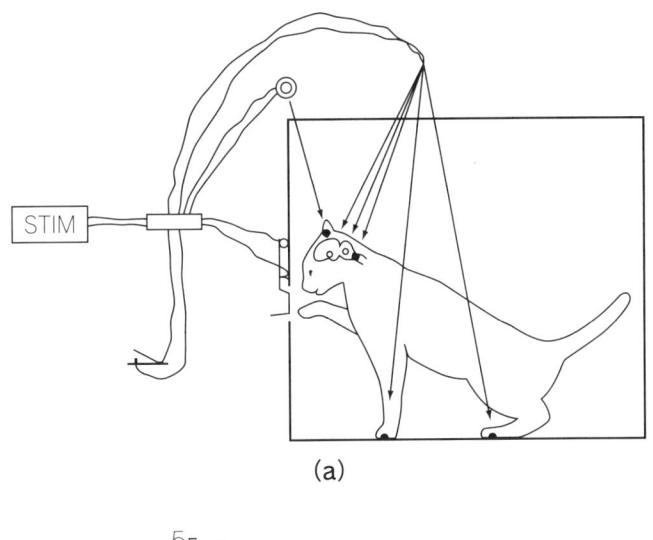

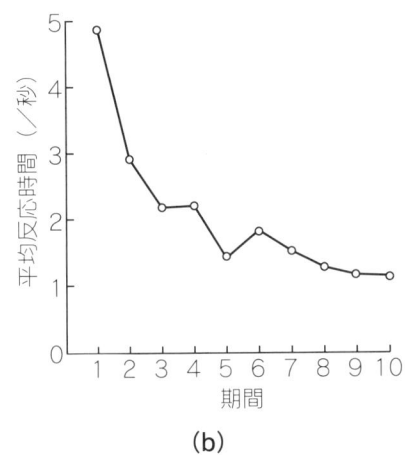

図5 スイッチ切り行動の学習装置(a)とスイッチ切り行動の学習曲線(b)
STIMは刺激.
(a:Nakao 1967[16], b:Nakao 1971[12])

2. 入力系

環境刺激は，まず，それぞれの感覚の種類に応じて眼や耳などの感覚器官によって感知され，視神経や聴覚神経を介して各感覚に固有な1次感覚皮質へと伝達される．視床で中継されたものは1次感覚皮質だけでなく大脳辺縁系や脳幹部へも伝えられる．1次感覚皮質へ到達した感覚情報は連合皮質を経て，すべての種類の神経情報が側頭葉へ集まってくる(図6)[17]．この中の，視覚情報の流れについてさらに詳しく示したのが図7である[18]．この過程で環境刺激とすでに貯蔵されている記憶との照合が行われ，認知さらには情動の選択がなされるものと推測される．この図は側頭葉へ達した視覚情報がさらに内側へと向かい，大脳辺縁系の扁桃核および海馬へと流入することを示している．その際，海馬への入力はすべて内嗅領を経由しているのに対して，扁桃核へは側頭葉から直接あるいは内嗅領を介して間接的に入力する．

図8には大脳辺縁系の終脳における位置(a)および内部構造(b)とが示されている．大脳辺縁系の一部は旧皮質とか古皮質と呼ばれていたように，ウサギやネコといった下等な哺乳動物でもよく発達しており，一部は大脳皮質に露出していることがわかる．内部構造も基本的には人と同じである．図8bに示されているように内部構造は一見かなり複雑である．しかし，これらの構造は二つのシステムに分けられる．すなわち，①扁桃核-分界条あるいは腹側投射系-視床下部や他の脳幹部，②海馬-脳弓-外側中隔-視床下部や他の脳幹部，の二つである．ということは，皮質を経由してきた感覚性神経情報は，この二つのシステムのいずれかを通過することにより，脳幹情動系としての視床下部に到達することを意味している．解剖学的には，感覚器官から視床下部直前までが入力系であり，その主要構成要素である大脳辺縁系は二つのシステムに分かれていることになる．

そこで問題となるのが大脳辺縁系の二つのシステムの機能および相互関係である．

1) 扁桃核系

情動行動における扁桃核の機能を端的に示してくれているのが，サルで観察されたKlüver-Bucy症候群である(表2)[19]．中心となる行動変化は怒りや恐怖の情動の消失であり，一方では食欲や性欲といった本能行動は逆に亢進する．サルは事物のもつ情動的意味が読み取れなくなり，それを確かめるためにかじったりなめたり嗅いだりして何であるかを確かめようとするのである．最初KlüverとBucyは，これらの行動変化は両側側頭葉を広範囲に切除したときにみられるとしたが，その後の研究により，これらの行動変化は扁桃核の両側性破壊によるものであることが明らかにされた．さらに，このような行動変化は，先に述べた扁桃核に至るまでの視覚性情報経路をどこかの部位で両側性に遮断したときにも生じ

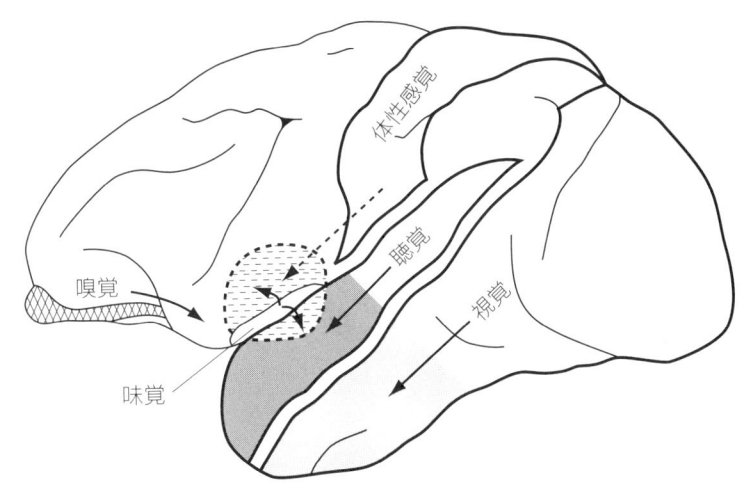

図6 大脳皮質における感覚性神経情報の流れ
(Turner et al 1980[17])

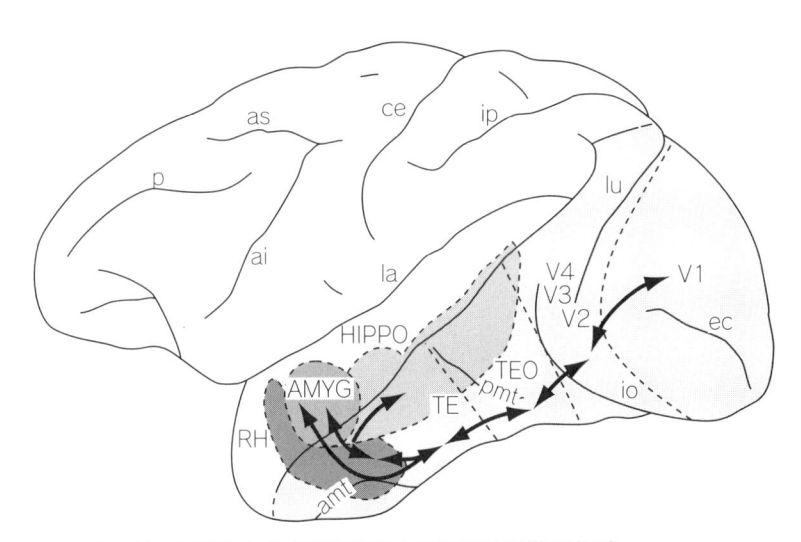

図7 後頭葉・側頭葉から大脳辺縁系に至る視覚情報の経路
amt:前中側頭溝, AMYG:扁桃核, HIPPO:海馬, pmt:後中側頭溝, RH:嗅皮質, TE・TEO:後期視覚連合野, V1−V4:視覚皮質および早期視覚連合野.
(Mishkin 1993[18])

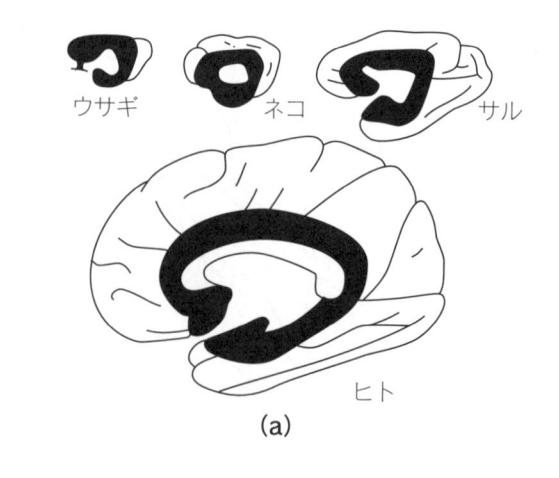

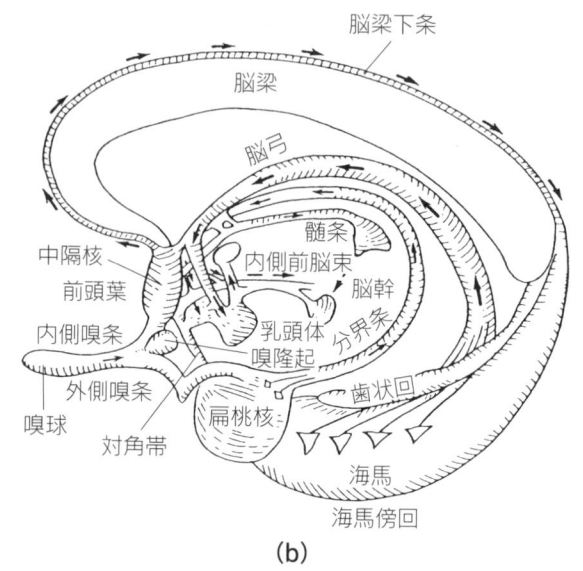

図8 各哺乳動物における大脳辺縁系(a)とMcLeanによる大脳辺縁系の構成模型図(b)

表2 Klüver-Bucy症候群

1) 精神盲(視覚失認)
2) 口唇傾向
3) 視覚刺激への過度のとらわれ
4) 性行動の亢進
5) 過食と異食
6) 怒りや恐怖の消失

(Klüver and Bucy 1937[19])

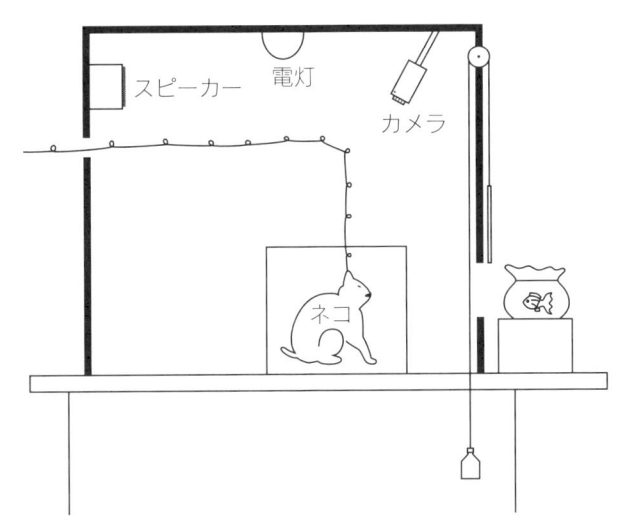

図9 無麻酔，無拘束下に凶暴なネコの扁桃核から神経活動を記録し，情動を喚起する様々な刺激を呈示するための実験装置
(Maeda et al 1990[23])

ることが証明され，今では一つの神経路遮断症候群であると考えられている[20,21]．このことは，扁桃核が少なくとも視覚系に関しては入力過程に関与しており，怒りや恐怖の脳幹情動系に対しては促進性に機能していることを物語っている．

より直接的には，脳幹情動系を電気刺激したときの情動反応に対する扁桃核破壊の影響をみることで明らかにできる．ネコの腹内側核を電気刺激すると攻撃行動が現れることは先に紹介したが，この視床下部性攻撃行動の閾値は威嚇的環境刺激が存在することで著しく低下する．扁桃核を両側性に破壊すると，この環境刺激による促進性の影響は減弱ないしは消失する[22]．

凶暴なネコの扁桃核から無麻酔，無拘束の状態でニューロン活動を記録し，ネコに小動物を含む様々な刺激を与え，その影響を調べてみた（図9）[23,24]．窓の遮蔽板を上下させることにより，ネコに視覚刺激を呈示できるようになっている．刺激の呈示時間との関係をみてみると，刺激が呈示されている間だけ興奮や抑制を示すニューロン（図10b）が反応したニューロンのおよそ60％を占め，さらにその後まで興奮や抑制が残るもの（図10c）が30％を占めていた．これらの結果は，扁桃核ニューロンの活動が環境刺激の呈示と密接に関連しており，一部はその後しばらく影響が残ることを示している．反応の様式をみてみると，これ

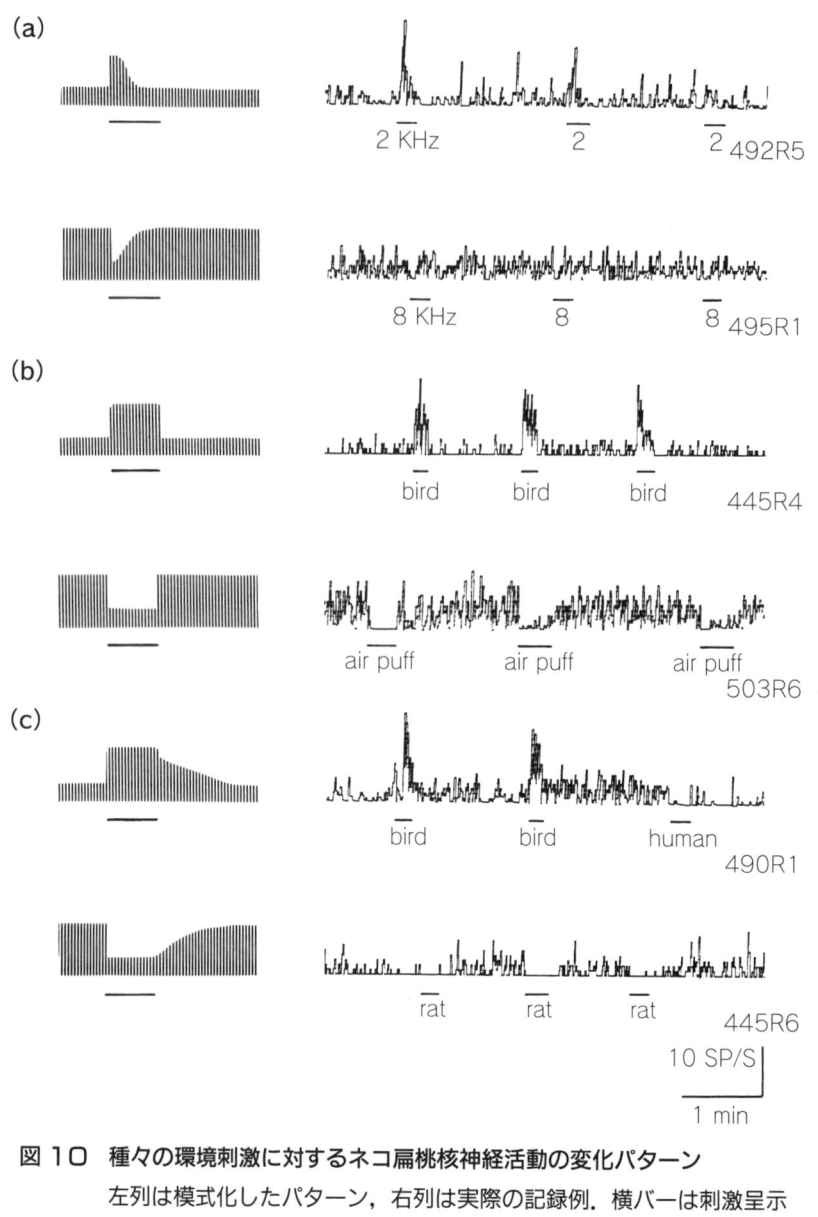

図10 種々の環境刺激に対するネコ扁桃核神経活動の変化パターン
左列は模式化したパターン，右列は実際の記録例．横バーは刺激呈示時間を示す．
(Maeda 1993[24])

表3　種々の環境刺激に対するネコ扁桃核神経活動の反応様式

type		n.	tone	light on	light off	window up	dummies	door open	air puff	human	mouse	rat	goldfish	bird	cat
I	Ii	12	—	—	—	—	—	↓	↓	↓	↓	↓	↓	↓	↓
	Ie	9	—	—	—	—	—	↑	↑	↑	↑	↑	↑	↑	↑
II	IIa	15	—	—	—	—	—	↑↓	↑↓	↑↓	—	—	—	—	—
	IIr	2	—	—	—	—	—	—	—	—	↑↓	↑↓	↑↓	↑↓	↑↓
	IIo	4	—	—	—	—	—	↑	↓	↑	↓	↑	↓	↑	↓
III		3	—	—	—	—	—	—	—	(↑)	—	—	—	(↑)	—
IV		8	others												

total 53/90(59%)

上向きの矢印は興奮を，下向きの矢印は抑制を示す[23,24]．

らのニューロンは玩具などの中性刺激には反応を示さず，情動を喚起するような刺激だけに反応しており，ニューロンによっては嫌悪刺激だけに反応したり嫌悪刺激と快刺激に逆方向の反応を示したりしている（**表3**）．これらのことは，扁桃核のニューロンが刺激の物理的特性に反応しているのではなく，刺激のもっている情動的意味に反応していることを示唆している．

　以上のことをまとめると，扁桃核系は，脅威・嫌悪的性質をもった環境刺激に由来する経皮質性神経情報を最終的に脳幹情動系に伝達し，相応の脳幹情動系を興奮させる機能をもっていると解釈される．

2）海馬-外側中隔系

　海馬の下降性出力はすべてまず外側中隔に終わり，そこでシナプスを介して視床下部や他の脳幹部へと投射する[25]．海馬の形態的特徴から動物の海馬を両側性に破壊することは困難であることもあり，海馬-外側中隔系の情動行動における機能を知るうえでは，海馬と視床下部以下の脳幹部との中継核である外側中隔を破壊したときの行動変化を調べる方が適切である．

　ネズミの中隔を破壊したときの情動行動の変化は中隔症候群として知られている．中隔を破壊すると，その直後からネズミの情動反応性は高まり，些細な刺激にも極端な驚愕反応，

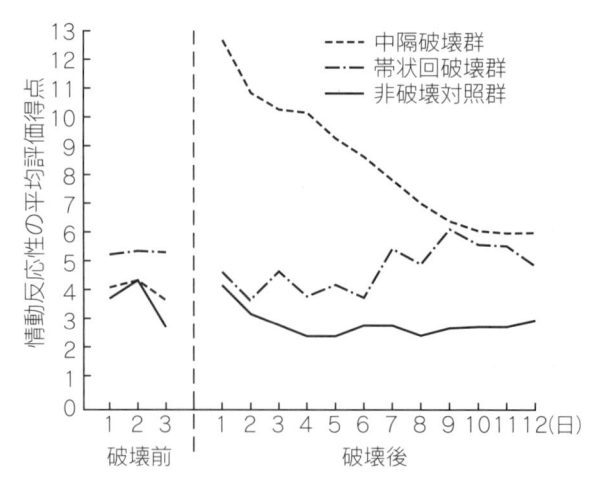

図 11　ネズミの中隔破壊による情動反応性の変化
詳細は本文参照.
(Brady and Nauta 1955[26])

逃走反応あるいは噛みつくなどの攻撃反応を示すようになる(**図 11**)[26]. すなわち,怒りや恐怖の反応が極端に起こりやすくなる. このような状態では食行動や性行動は抑制されている. 時間経過とともに情動反応性は減弱し破壊前の水準に近づいてくるが,これは脳に備わっている代償機能による. いずれにしろ,中隔の機能は破壊直後の行動変化に最もよく反映されている.

ネコの視床下部性攻撃反応への威嚇的環境刺激の促進効果に対する外側中隔破壊の影響をみると,扁桃核破壊の場合とは逆に,促進効果がさらに増強される[27]. あらかじめ扁桃核を破壊しておくと,この外側中隔破壊による促進増強効果はほとんどみられなくなる. 内側中隔の破壊ではこのような現象はみられない.

これらの事実は,海馬-外側中隔系を下降してくる神経情報は,怒りや恐怖の脳幹情動系に対し抑制的に働いており,外側中隔の破壊はその脱抑制をもたらすことを示唆している. 一方では,ネズミやサルの外側中隔刺激はかなり強い報酬効果をもっており,また,人でもここを電気刺激すると多幸感,恍惚感が生じることも知られている.

このように,扁桃核系と海馬-外側中隔系とは,情動行動や本能行動に関してはまったく逆の機能を担っていることがわかる(**表 4**). この二つの系は相互抑制的に機能し,これらの情動や本能の発動を調整していると考えられている.

表 4　扁桃核系と海馬-外側中隔系それぞれの破壊後にみられる情動および本能行動の変化

	攻撃行動	逃走行動	性 行 動	食 行 動
扁桃核破壊	⇓	⇓	⇑	⇑
外側中隔破壊	⇑	⇑	⇓	⇓

3. 出力系

　脳幹情動系の興奮によって生じた情動は自律神経反応や内分泌反応を伴うとともに，それぞれの情動行動を引き起こすエネルギーとなる．このエネルギーをもとに，どのように行動がプログラムされ，それが実際に実行されるかというところまでを司っている脳部が出力系である．出力系の主体となるのは前頭葉と大脳基底核であるが，脳幹情動系とこれらの脳部との線維連絡は入力系のそれほど密でない．自律神経活動などからみた情動興奮と実際の行動発現までの時間は，視床下部性怒り反応の場合でも少なくとも数十秒から数分と長い時間を要しており，単に神経連絡を介しているとはみなしにくい．何らかの体液性の情報伝達が介在していることが予想される．

　一方，前頭前野背外側部へは，先に述べた視覚，聴覚，体性感覚の連合野から，それぞれの処理段階ごとの神経情報が直接入力する(図12)[28,29]．これらの感覚情報の入力は，前頭前野がその機能としてもっている行動のプログラミング[30]に際して当然必要となる，環境に関する感覚的手がかりを提供しているものと考えられている．

　前頭前野の中でも破壊によって情動行動の変化が目立つのは眼窩面である．人の前頭前野背外側部の破壊ではアパシーと活動性低下がみられるのに対して，眼窩面を破壊すると衝動的で不適切な行動が増え，厳しい自己評価を行うことが困難になる．

　前頭前野から効果器に至るまでの神経経路はかなり明らかにされている．前頭前野からは一方向性に線条体(尾状核)へ投射し，そこからは淡蒼球や黒質などの他の大脳基底核，さらには視床から前頭葉補足運動野や運動野などを経由した複雑な神経回路が形成され，行動の最終的な発現経路となっている[31]．

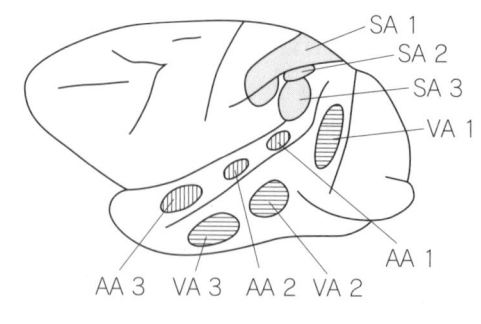

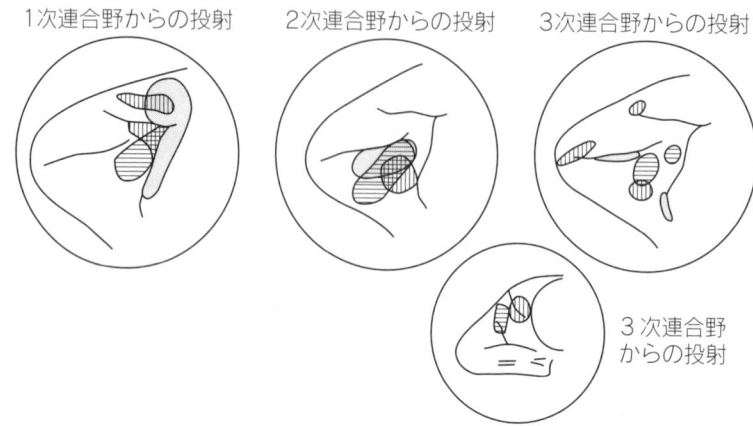

図12 後方連合野から前頭前野への感覚性神経情報の入力
文献28を二木が表示法を変えたもの[28,29]．AA：聴覚連合野，SA：体性感覚連合野，VA：視覚連合野．

4．情動回路

これまで述べてきたことを情動回路として図示したのが**図13**である[32]．Papezの情動回路は，海馬-外側中隔系に付属した形になっている．恐怖の中枢機序を考える場合，ここに示したような全体的な構成や相互関係を視野に入れなければならないことは言うまでもない．

この情動回路を，先に述べた行動の心理系列，すなわち入出力過程に対応する形にしたのが**図14**である[33]．環境刺激から行動に至る神経情報の流れは必ずしも一方向性ではなく，必要に応じてフィードバックがかけられる．図中の実線は神経線維を介した経路を示しており，点線は行動の結果として生じた状況の変化の認知や，報酬を得たことによる体液変化の感知などによる非解剖学的，間接的経路によるフィードバックを示している．一方では，陳

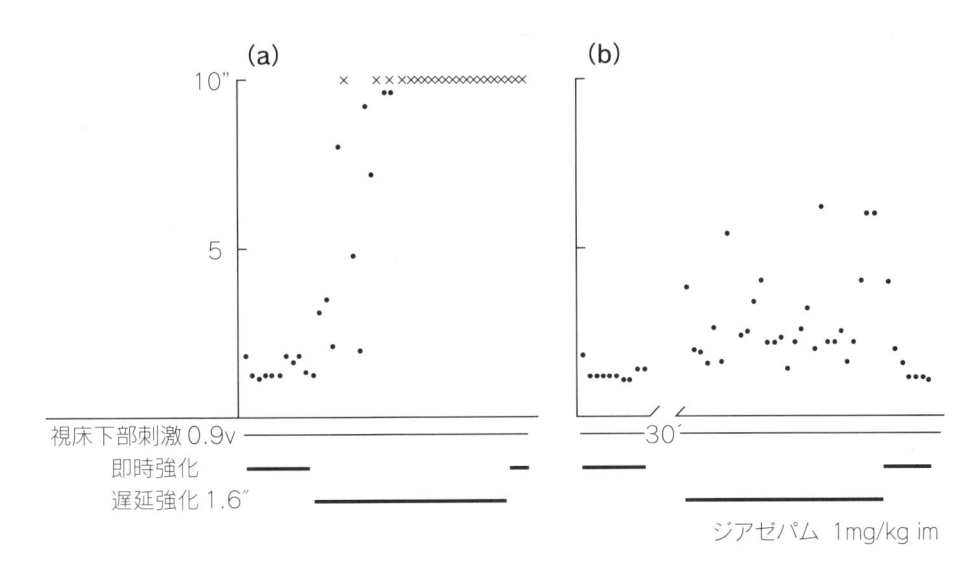

図 15 スイッチ切り行動遅延強化時の反応時間(a)およびジアゼパムの効果(b)
(Nakao 1971[12])

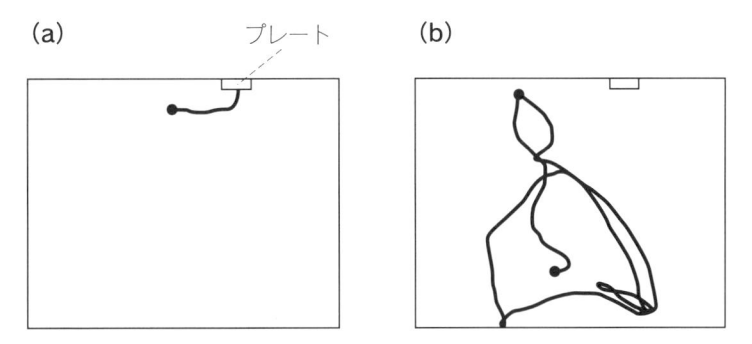

図 16 スイッチ切り行動遅延強化前(a)と強化時(b)のネコの行動の軌跡
(Nakao 1971[12])

恐怖，不安の臨床

臨床との関連でいえば，恐怖や不安が病因として直接関与しているのが諸々の神経症である[35]．

まず条件づけされた恐怖が発症に関与していると思われる一群の神経症がある．すなわち，図1に示した行動類型のうちPavlov型学習L_1が成立している第1型と第2型を基本骨格とするタイプである．ある恐怖体験を契機に恐怖の条件づけが獲得され，そのために本人が悩み日常生活にも支障を来すものである．典型的には高所恐怖や動物恐怖といった特定の恐怖症であり，多くは逃避や回避行動，すなわち学習L_2も伴う．このタイプの神経症の治療には恐怖の脱条件づけが必要であり，系統的脱感作法や暴露法などが用いられる．

不安すなわち葛藤性不安が関係していると思われる神経症には，全般性不安障害や転換性，解離性，身体化障害などのいわゆるヒステリー性神経症などがある．ほとんどの場合，対人葛藤が背景に存在しており，全般性不安障害を除いて症状の出現が葛藤性不安を弱める，いわゆる一次疾病利得がみられるのが特徴である．治療では環境調整や精神療法で葛藤の解消を図ることが必要である．詳細は文献35を参照して欲しい．

おわりに

以上，不安と恐怖の違い，行動を理解するための心理的枠組み，恐怖の中枢機序，心理学と情動回路との統合，さらには恐怖と不安の臨床といった幅広い領域について筆者が理解するところの概説を試みた．理解を容易にするために図表を多く用いたつもりである．紙幅の関係で恐怖の中枢機序についての最近の知見を盛り込むことはできなかったが，基本的な部分は修正を必要としないと考えている．最近の知見を追加したものも別に書いているので，興味のある方は文献36を参照して欲しい．

引用文献

1) Cannon WB: Again the James-Lange and the thalamic theories of emotion. Psychol Rev 38: 281-295, 1931.
2) Bard P: A diencephalic mechanism for the expression of rage with special reference to the sympathetic nervous system. Am J Physiol 84: 490-515, 1928.
3) Papez JW: A proposed mechanism of emotion. Arch Neurol Psychiat 38: 725-743, 1937.
4) MacLean PD: The limbic system with respect to self-preservation and the preservation of

the species. J Nerv Ment Dis 127：1-11, 1958.
5) Molden SO：Neurobiology of anxiety and fear：Challenges for genomic science of the new millennium. Biol Psychiatry 12：1144-1146, 2000.
6) Tarantino LM, and Bucan M：Dissection of behavior and psychiatric disorders using the mouse as a model. Hum Mol Genet 9：953-965, 2000.
7) Bale TL, Contario A, Smith GW, et al：Mice deficient for corticotropin-releasing hormone receptor-2 display anxiety-like behavior and are hypersensitive to stress. Nat Genet 24：410-414, 2000.
8) Tronche E, Kellendonk C, Kretz O, et al：Disruption of the glucocorticoid receptor gene in the nervous system results in reduced anxiety. Nat Genet 23：99-103, 1999.
9) Gross C, Santarelli L, Brunner D, et al：Altered fear circuits in 5-HT(1A)receptor KO mice. Biol Psychiatry 48：1157-1163, 2000.
10) Crestani F, Lorez M, Baer K, et al：Decreased $GABA_A$-receptor clustering results in enhanced anxiety and a bias for threat cues. Nat Neurosci 2：833-839, 1999.
11) 中尾弘之：ネコ脳幹刺激によるスィッチ切り行動の意義．九神精医 12：228-292, 1966.
12) Nakao H：Brain Stimulation and Learning. Switch-off Behavior. Fisher, Jena, 1971.
13) Squire LR(河内十郎・訳)：記憶と脳．医学書院，東京，1989.
14) Nakao H：Emotional behavior produced by hypothalamic stimulation. Am J Physiol 194：411-418, 1958.
15) 中尾弘之：情動の神経機構と心身相関．岡村靖・編，婦人の心身症(婦人科MOOK No.3)，金原出版，東京，1978, p.60.
16) Nakao H：Facilitation and inhibition in centrally induced switch-off behavior in cats. In：Adey WR, and Tokizane T(eds), Progress in Brain Research, Elsevier, 1967, pp.128-143.
17) Turner BH, Mishkin M, and Knapp M：Organization of the amygdalopetal projections from modality-specific cortical association areas in the monkey. J Comp Neurol 191：515-544, 1980.
18) Mishkin M：Cerebral memory circuits. In：Poggio TA, and Glaser DA(eds), Exploring Brain Functions：Models in Neuroscience, John Wiley & Sons, New York, 1993, pp.114-125.
19) Klüver H, and Bucy PC："Psychic blindness" and other symptoms following bilateral temporal lobectomy in rhesus monkeys. Am J Physiol 119：352-353, 1937.
20) Herzog AG：The importance of localizing neocortical amygdaloid disconnections in behavioral investigations. Neuropsychol 15：813-817, 1977.
21) Horel JA, and Keating EG：Recovery from a partial Klüver-Bucy syndrome in the monkey produced by disconnection. J Comp Physiol Psychol 79：105-114, 1972.
22) Maeda H, and Hirata K：Two-stage amygdaloid lesions and hypothalamic rage：a method useful for detecting functional localization. Physiol Behav 21：529-530, 1978.
23) Maeda H, Morimoto H, and Maki S：A population of amygdaloid neurons which respond in opposite directions according to emotional nature of environmental stimuli in cats. Neurosciences 16：433-438, 1990.
24) Maeda H, Morimoto H, and Yanagimoto K：Response characteristics of amygdaloid

neurons provoked by emotionally significant environmental stimuli in cats, with special reference to response durations. Can J Physiol Pharmacol 71：374-378, 1993.
25) Swanson LW：The hippocampus-new anatomical insights. Trends Neurosci 2：9-12, 1979.
26) Brady JV, and Nauta WJH：Subcortical mechanisms in emotional behavior：the duration of affective changes following septal and habenular lesions in the albino rat. J Comp Physiol Psychol 48：412-420, 1955.
27) Maeda H：Effects of septal lesions on electrically elicited hypothalamic rage in cats. Physiol Behav 21：339-343, 1978.
28) Chavis DA, and Pandya DN：Further observations on corticofrontal connections in the rhesus monkey. Brain Res 117：369-386, 1976.
29) 二木宏明：脳と心理学．朝倉書店，東京，1984，p. 257.
30) Luria AP(鹿島晴雄・訳)：神経心理学の基礎―脳の働き―．医学書院，東京，1978.
31) Selemon LD：Connections of the basal ganglia in primates. Trends Neurosci c1-c4, 1990.
32) Maeda H, Maki S, and Morimoto H：A proposed emotional circuit for defensive attack behavior. In：Iwai E, and Mishkin M(eds), Vision, Memory, and Temporal Lobe, Elsevier-USA, New York, 1990, pp. 169-173.
33) 前田久雄：脳と行動―大脳辺縁系の機能―．石井威望，岡博，岸本忠三，星猛，和田博・編，脳と行動(新医科学大系 10)，中山書店，東京，1994，pp. 21-37.
34) 前田久雄，取違慎一：行動実験法．中尾弘之・編，葛藤―心理学・生物学・精神医学―，金剛出版，東京，1988，pp. 100-115.
35) Maeda H：A tentative classification of of "neuroses" based on behavioristic consideration of the pathogenetic mechanisms. Jpn J Psychiat Neurol 47：743-751, 1993.
36) 前田久雄：不安の脳機構．高橋徹・編，不安の精神医学，ライフ・サイエンス，東京，2001，pp. 37-45.

参 考 文 献

久保田競，小野武年・編：行動の生理学(新生理科学大系 11)．医学書院，東京，1989.
中尾弘之・編：攻撃性の精神医学．医学書院，東京，1984.
中尾弘之・編：葛藤―心理学・生物学・精神医学―．金剛出版，東京，1988.
Roll ET：The Brain and Emotion. Oxford University Press, New York, 1999.

選者略歴

永井洋一［作業療法士］
1976年　広島大学教育学部卒業
1983年　国立療養所犀潟病院附属リハビリテーション学院作業療法学科卒業
1990年　米国コロラド州立大学大学院応用人間科学部作業療法学科修士課程修了
1998年　北海道立札幌医科大学保健医療学部作業療法学科講師
2001年　新潟医療福祉大学医療技術学部作業療法学科助教授

【研究領域】
感覚統合障害の評価(就学前幼児における立体感覚の発達,学童の手指機能の発達,感覚-運動遊びの発達など)を主な研究領域としている.
日本感覚統合障害研究会事務局長.

セラピストのための基礎研究論文集(4)

人間行動と皮質下機能

ISBN 4-7639-6012-1

2002年4月1日　初版　第1刷発行
定価はカバーに表示

発　行　者　　木　下　　攝
発　行　所　　株式会社　協同医書出版社
113-0033　東京都文京区本郷3-21-10浅沼第2ビル4階
　　　　　　　　　　電話　03-3818-2361／2362
　　　　　　　　　　ファックス　03-3818-2368
　　　　　　　　　　郵便振替　00160-1-148631
印刷・製本　　株式会社　三　秀　舎

JCLS 〈(株)日本著作出版権管理システム委託出版物〉
本書の無断複写は著作権法上での例外を除き禁じられています.複写される場合は,そのつど事前に(株)日本著作出版権管理システム(電話 03-3817-5670, FAX 03-3815-8199)の許諾を得てください.

セラピストのための基礎研究論文集
シリーズの刊行にあたって

　理学療法士，作業療法士を養成する教育プログラムがより洗練された形で発展していくにつれて，人間を科学的に研究しようとするさまざまな学問領域が，今，何を探り，何を考察し，何を見い出しているのかについて知ることがますます大切になってきつつあります．特に理学療法，作業療法の治療・援助の技術体系を直接支える基礎研究の最新の成果を理解することは，技術をより効果的に駆使し，また新たな技術を開発していく際には不可欠な基盤となるものです．ただその一方では，こうした基礎的な，あるいは関連する諸科学の展開を効率よく学習できる素材(出版物に限らず)が少ない現状もあります．そこで私たちは，セラピストの関心を強く引きつけるテーマを選びながら，教育や臨床の中で常に基礎・関連諸科学の成果に触れていくための一つの手段として，こうした論文集を適宜，刊行してまいります．

　この論文集を編むにあたっては，理学療法士あるいは作業療法士が選者となってテーマの選択を行い，それぞれの領域の第一線の研究者に執筆をお願いいたしました．その際に心がけたことは，本論文集が臨床家にとっては日頃の疑問に解決の糸口や考察のてがかりを与えてくれるものになること，そして学生にとっては理学療法や作業療法が拠って立つ広い学問領域に対する興味深いガイドとなることでした．ただしここに収録された論文は，執筆者の広い見識と豊富な経験をもとにしつつも，できる限りテーマを絞り込み，要点のみを抽出したものです．そのために多くの事柄，多くの細かな記述が割愛されております．ですから個々の執筆者による本格的な論文に触れるためには，それぞれの論文中に示された文献をさらに検索していくことが望まれます．

　また，一冊の論文集として「テーマ構成をどうするか」「どなたに執筆をお願いするか」ということでは，選者となった理学療法士あるいは作業療法士の考え方や個性，そして検索し得た論文の数や範囲の限界を，結果としては反映したものにならざるを得ませんでした．今後とも本書の構成に対するご意見をお寄せいただければ幸いです．

協同医書出版社編集部
1997年6月1日